W0185561

GESCHICHTE DER APOTHEKE

GESCHICHTE DER APOTHEKE

VON DER MAGISCHEN HEILKUNST ZUR MODERNEN PHARMAZIE

FRIEDEMANN BEDÜRFTIG

© Fackelträger Verlag GmbH, Köln
Gesamtherstellung: Fackelträger Verlag GmbH, Köln
Alle Rechte vorbehalten
ISBN 3-7716-4327-9
www.fackeltraeger-verlag.de

Inhalt

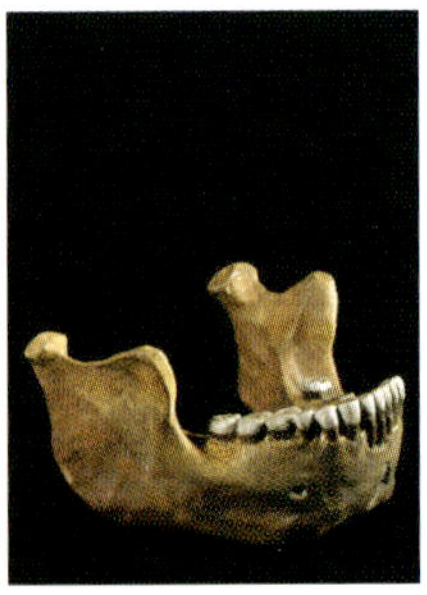

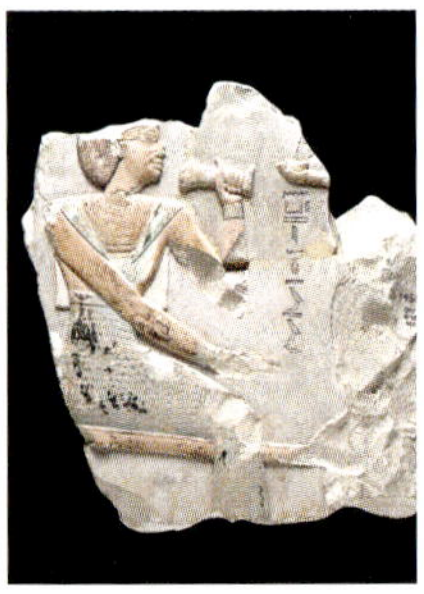

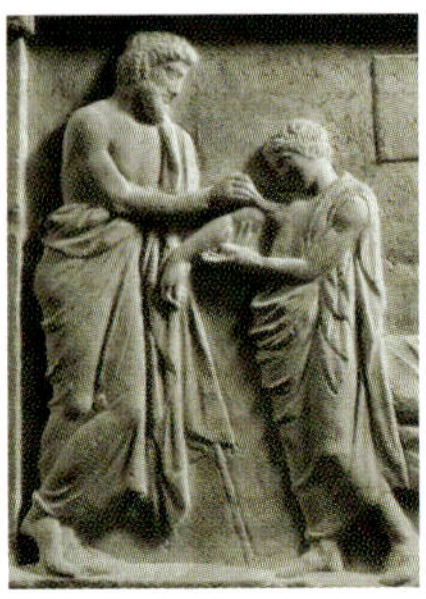

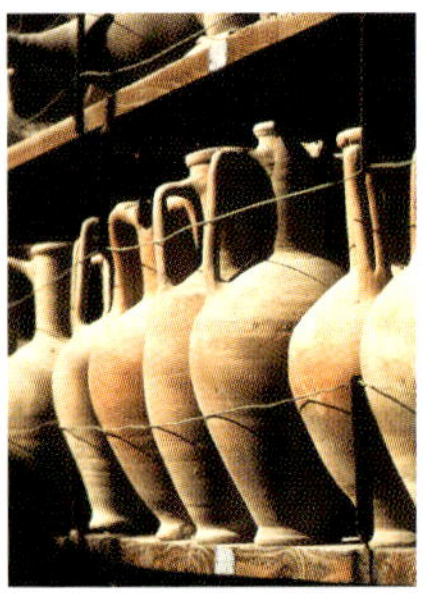

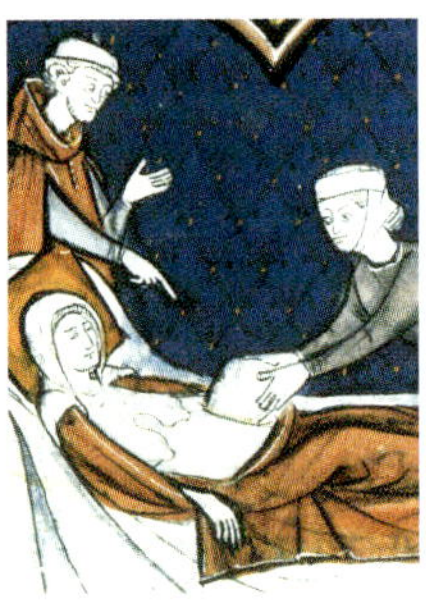

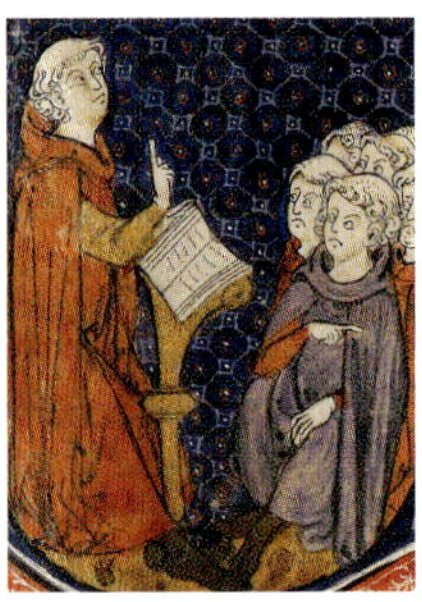

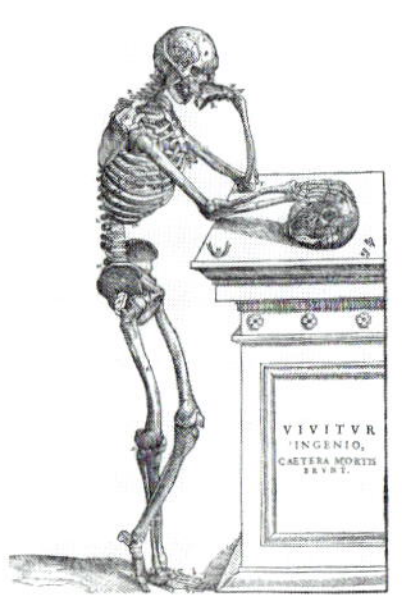
VIVITVR
INGENIO,
CAETERA MORTIS
ERVNT.

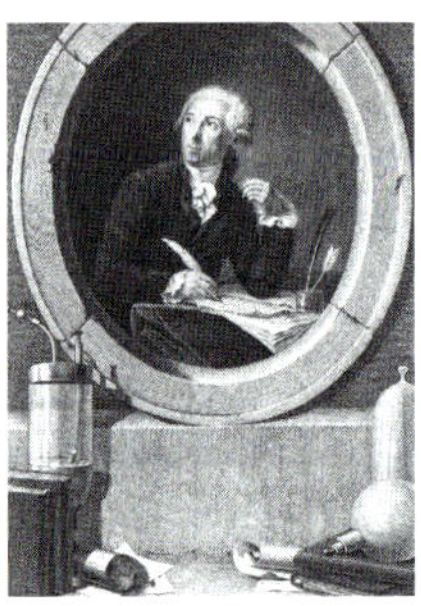

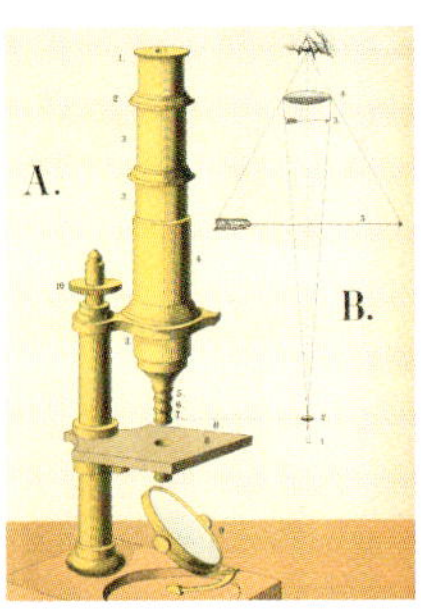
A.
B.

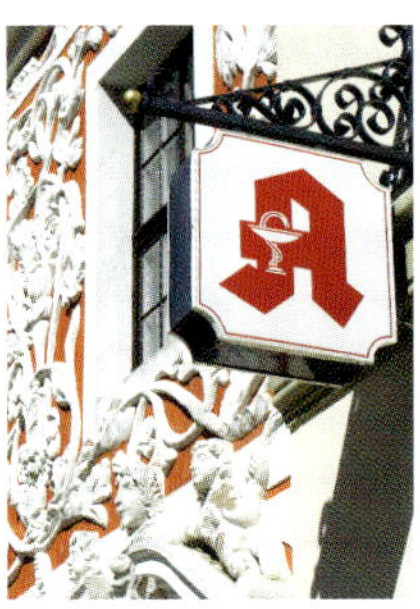

Vorbemerkung

In einer Geschichte der Apotheke geht es um mehr als um die Entwicklung der Zubereitung von und des Handels mit Medikamenten. Im Vordergrund steht vielmehr eine Geschichte der Arzneimittelkunde und der Krankenbehandlung mit Medikamenten pflanzlicher, tierischer, mineralischer oder chemischer Art von den vorgeschichtlichen Anfängen bis heute. Die Bereitstellung über ein Netz von besonders ausgebildeten und lizenzierten Herstellern und Fachhändlern wird erst relativ spät zum Thema, so wie es auch bis zum Mittelalter dauert, ehe sich die Personalunion von Arzt und Heilmittelkundigem (Pharmazeut) aufzulösen beginnt und der jeweiligen Spezialisierung weicht.

Eine isolierte Betrachtung der Pharmaziegeschichte ist schon von daher nicht möglich; sie bleibt immer Teil der Medizinhistorie und zudem abhängig vom jeweiligen Menschenbild der Gesellschaften sowie von ihrem kulturellen Niveau. Und natürlich auch vom Stand der Wissenschaft und der Technik, die bei der Gewinnung von Arzneien, ihrer Aufbereitung und Applikation eine entscheidende Rolle spielen. Unsere Darstellung muss daher eine chronologische sein, und sie wird vor allem die Entwicklungen im Abendland zu schildern haben. Zwar bleiben andere Schulen wie etwa der indische Ayurveda oder die arabische Heilkunst nicht außer Betracht, doch im Zentrum steht der Wissensstrom vom klassischen Altertum über die Klostermedizin bis hin zur wissenschaftlichen Chemie und Pharmazie der letzten beiden Jahrhunderte.

Die Apotheke selbst als Forschungsstätte und Handelsunternehmen betritt um die erste Jahrtausendwende die Bühne; die Emanzipation des Apothekers vom Arzt ist noch weit jünger. Erst in der Stauferzeit (12./13. Jahrhundert) setzt die Trennung ein und zieht sich hin bis in den Streit um die Arnzeimittellehre des Paracelsus (16./17. Jahrhundert). In diese Epoche fällt dann die erste Hochblüte der Apotheke. War sie bis dahin nicht viel mehr als ein nur mäßig spezialisierter Kramladen, so spiegelt sie nun das gewachsene Selbstbewusstsein des Standes der Apotheker, die zwar vom Arzt abhängen, für ihn aber ebenso unentbehrlich sind. Das ist bis heute so geblieben, wenn auch so ziemlich alles andere sich grundlegend gewandelt hat. Dieser Wandel ist Thema der letzten Kapitel, die den historischen Streifzug mit einem Ausblick abrunden.

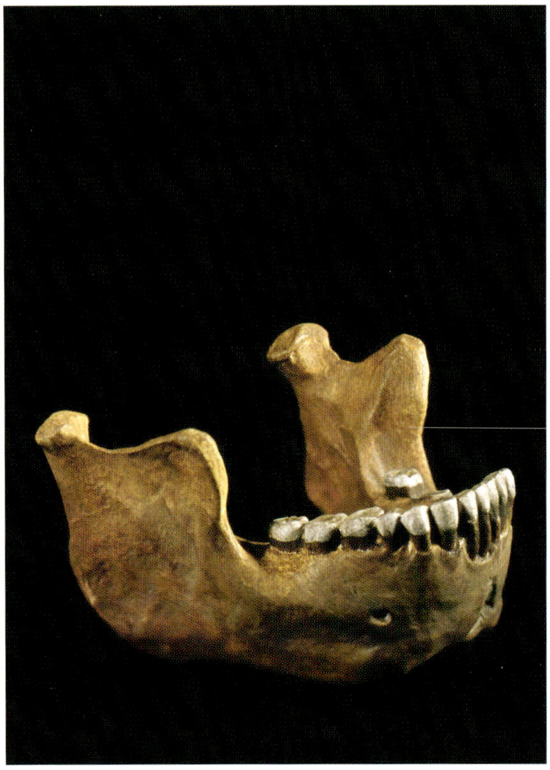
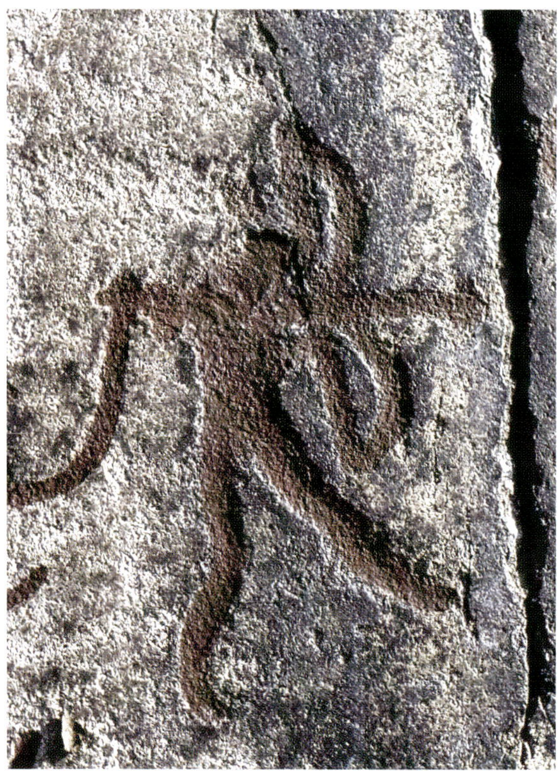

I

Vor- und Frühgeschichte

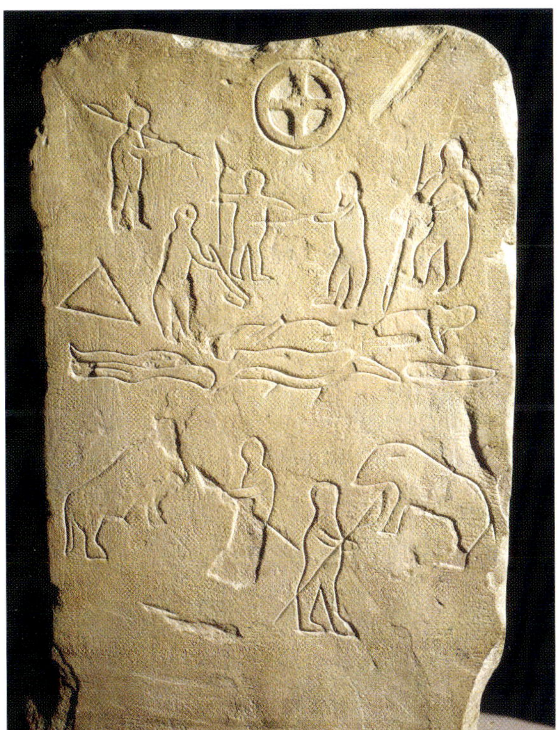

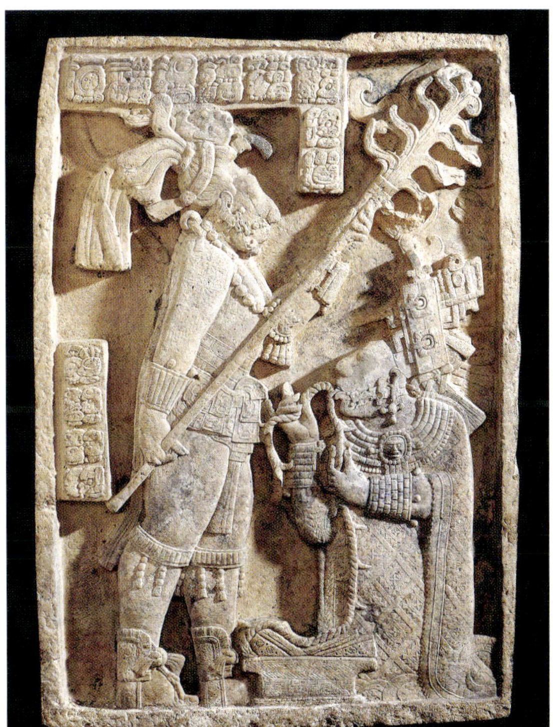

Gegenüberliegende Seite: Die essenzielle Bedeutung des Feuers in der Frühzeit des Menschen thematisiert der französische Regisseur Jean-Jacques Annaud in seinem Film „Am Anfang war das Feuer". Entscheidend für die weitere Evolution des Menschen war nicht nur die Fähigkeit, von der Natur entzündetes Feuer zu bewahren, sondern zu lernen, Feuer selbst zu entfachen und beherrschbar zu machen.

Überspitzt könnte man behaupten, die Pharmazie sei älter als die Menschheit, denn auch Tiere nutzen instinktiv etwa die Heilkraft von Pflanzen oder Mineralien, die sie bei bestimmten Leiden gezielt suchen. Da aber der wissenschaftliche Begriff (von griechisch *pharmakon* = Heil-, Arzneimittel) bewusstes Handeln voraussetzt, ist die Pharmazie (Arzneimittelkunde) im engeren Sinn erst mit dem Menschen in die Welt gekommen und hat nicht unwesentlich zu seinem Überleben beigetragen.

Bei einer Zeitreise in die Welt des Frühmenschen und einer Begegnung mit „Lucy", der Vertreterin des *Australopithecus afarensis* im Pliozän vor etwa drei Millionen Jahren, nähme kein vernünftiger Jetztmensch Wetten darauf an, dass dieses schwache, wehr- und schutzlose, relativ wenig behaarte Wesen auf Dauer den Lebensrisiken werde trotzen können. Oft genug auch mögen die Urmenschen noch in den Zeiten des *Homo habilis* und des *Homo erectus* während des Pleistozäns im Bestand gefährdet gewesen sein; nur ihr kleiner kognitiver Vorsprung, der sie zum Sprechen brachte und ihnen die Fertigung erster grober und dann immer feinerer Steingeräte (Faustkeile) ermöglichte, rettete sie über die Jahrmillionen. Erst in neuester Zeit will es scheinen, dass besagter Vorsprung das eigentliche Risiko und dass der Mensch vielleicht gerade ihm, also sich selbst nicht gewachsen ist – doch das ist ein anderes Thema und gehört hier allenfalls umweltmedizinisch gesehen her.

AM ANFANG WAR DAS FEUER

Der Ethologe Konrad Lorenz (1903–1989) hat für das Wunder des Überlebens der Spezies Homo „Fulgurationen" verantwortlich gemacht, nicht ganz geklärte und zu klärende vergleichsweise „blitz"-artige Entwicklungsschübe, wie eben die Herausbildung der Sprache oder – und hier setzt unser Thema ein – die Beherrschung des Feuers.

Erst diese mindestens 350 000 Jahre zurückreichende Kulturtechnik gab den Menschen gute Chancen, sich zu behaupten: Sie ließ sich als Waffe gegen Raubtiere einsetzen, erleuchtete die besonders gefährlichen Nächte, machte die Existenz in unwirtlichen Zeiten und Räumen durch Heizen möglich, führte zur Entwicklung des Kochens, senkte das

Infektionsrisiko und erlaubte eine relativ sichere Aufzucht des Nachwuchses. Außerdem zwang die Feuerwirtschaft zur Vorsorge für Heizmaterial und förderte damit das planerische Denken, das auch für das Sammeln und Bevorraten von Nahrungsmitteln, Heilkräutern und anderen tatsächlich oder angeblich wirksamen Arzneien unerlässlich ist.

Ansätze einer Heilkunde in diesem Sinn muss es schon in grauer Vorzeit gegeben haben, denn natürlich erkannten, lernten oder mutmaßten bereits die Frühmenschen, was gegen welche Übel helfen konnte, was bekömmlich und was weniger ratsam war. Sie unterschieden Gifte und Nahrungs- sowie Heilmittel, verstanden den Nutzen von Wa-

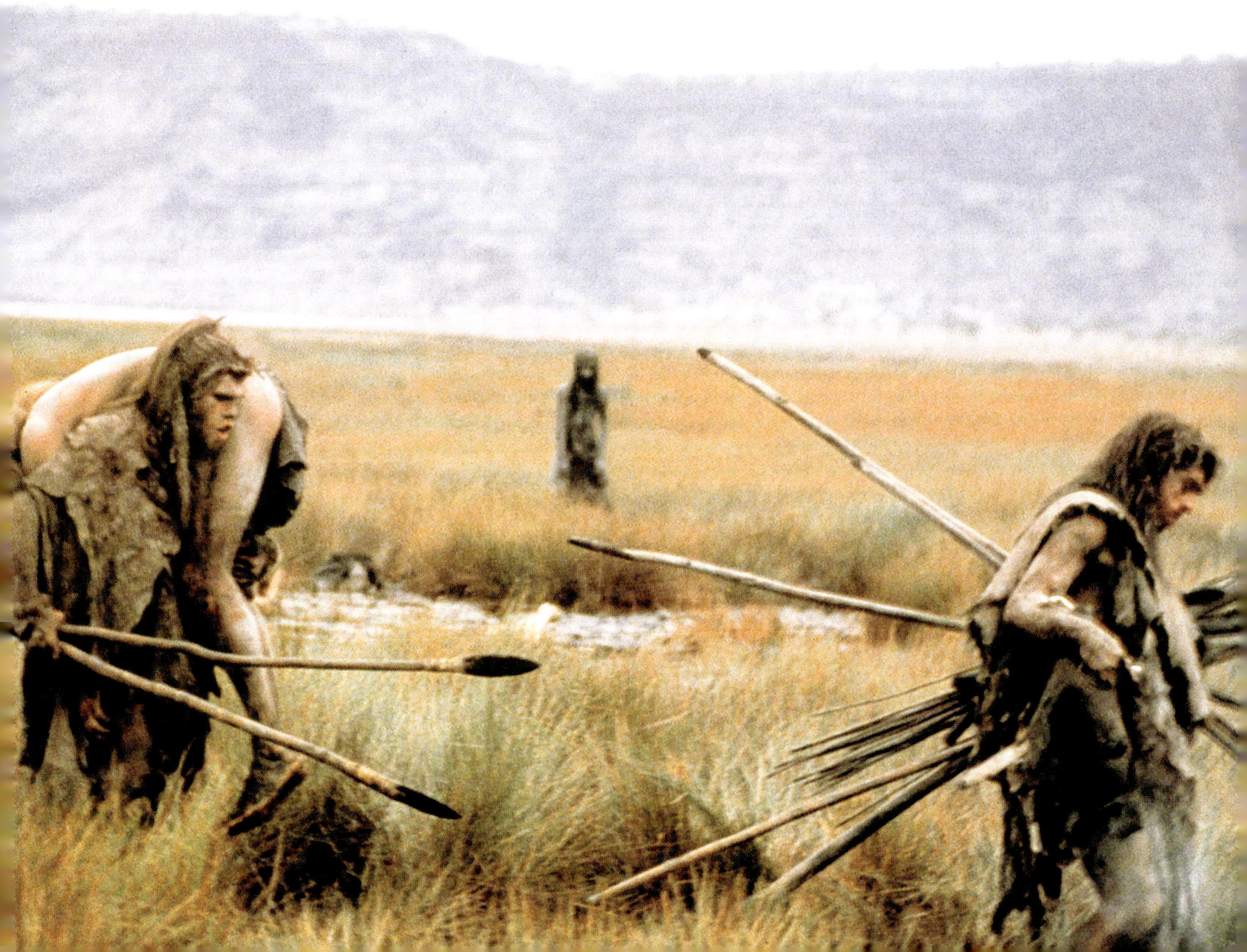

Die Faszination des Feuers als urzeitliches Symbol hat sich über die Jahrtausende erhalten. Feuer dient bis heute in vielen Naturreligionen Schamanen nicht nur als Quelle für die Heilkunst, sondern auch für rituelle Handlungen. Die Aufnahme aus dem Jahr 1998 zeigt einen Regenmacher aus der russischen Tuva-Region.

schen und Reinlichkeit und überlieferten das Wissen von Generation zu Generation mündlich, ehe vor rund 5000 Jahren die Schrift entstand. Doch schon für die Epochen davor liefern uns archäologische Funde wie Höhlenmalereien, Gefäße, Grabbeigaben, Werkzeuge, Speisereste und Knochen mit Behandlungsspuren Hinweise auf medizinisch-pharmakologische Kenntnisse und Methoden. Wie diese in etwa beschaffen gewesen sein mögen, lässt sich auch aus Beobachtungen an Naturvölkern rückschließen.

GUTE UND BÖSE GEISTER

Ihre Bräuche und Riten bestätigen zudem einen archäologischen und psychologischen Befund: Gemeinsam war allen frühen Kulturen eine enge Verbindung zwischen Heil-

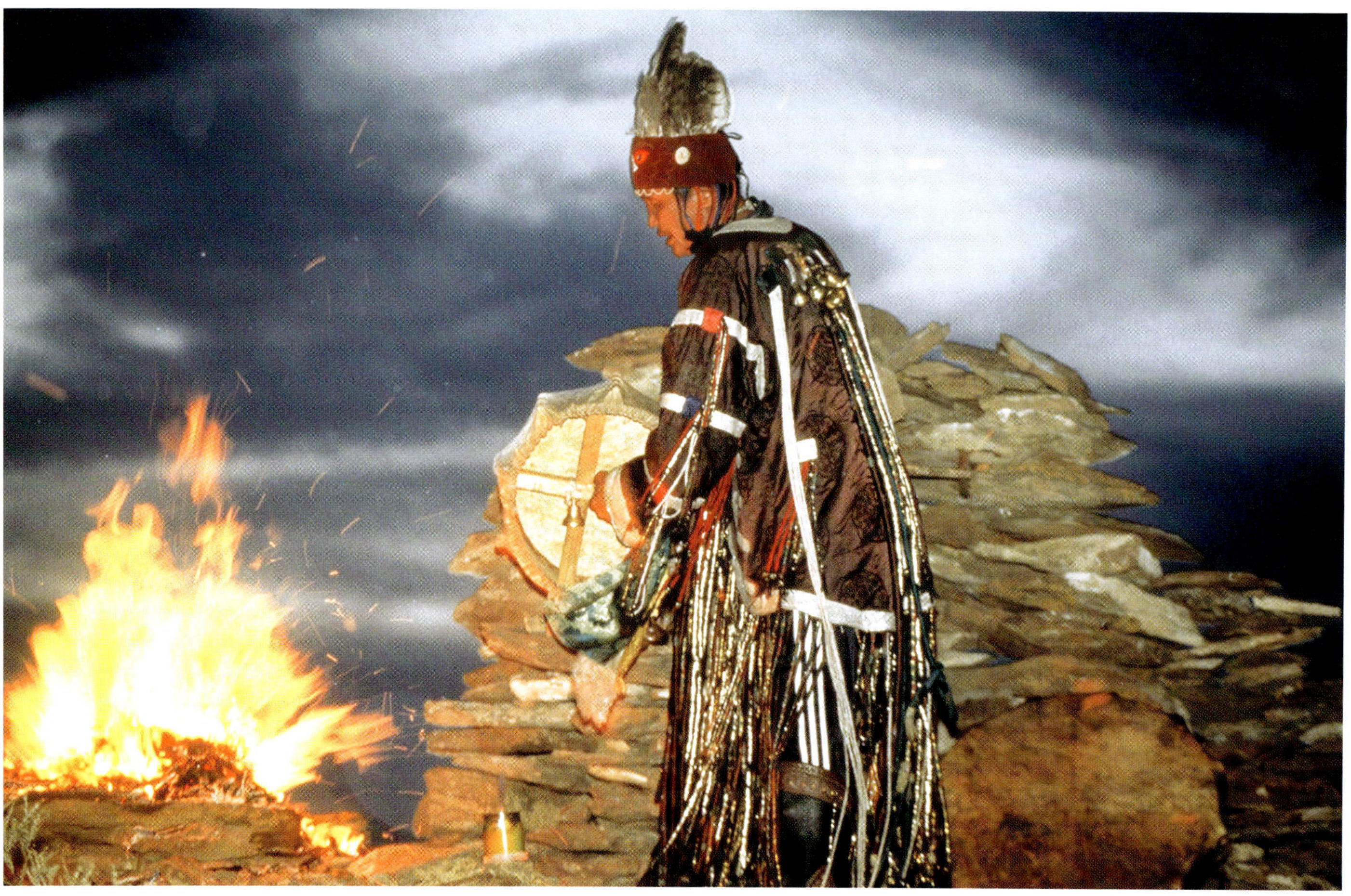

kunst und Religion. Und bis heute sind die daraus abgeleiteten magischen Vorstellungen noch vielfach anzutreffen, bei Teufelsaustreibung wie bei Warzenbesprechung, bei Liebeszauber wie in Hexenkulten, bei astrologischer Medizin wie bei hypnotischen Methoden; Esoterik hat sich gerade auf medizinischem Gebiet als besonders hartnäckig erwiesen, weil Krankheit immer noch als schicksalhaft erfahren wird und ihre Ursachen nicht selten unergründlich scheinen. Die zugrunde liegende animistische Weltsicht hat offenbar derartige Plausibilität, dass sie bis in die Moderne fortwirken kann.

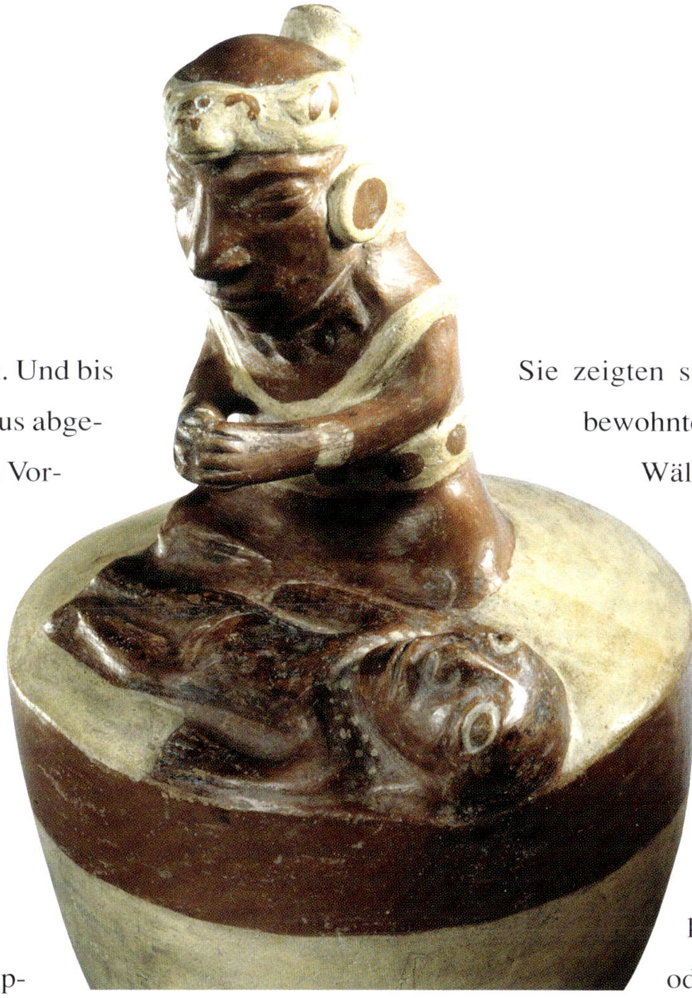

In den Frühzeiten der Menschheit aber war sie praktisch ohne Alternative. Den unerklärlichen, oft als bedrohlich und übermächtig erfahrenen Gewalten der Natur weitgehend hilflos ausgesetzt, glaubte der Vorzeit-Mensch überall Geister und Götter am Werk. Sie zeigten sich als Gestirne, bewohnten Gewässer und Wälder, Pflanzen und Tiere, trieben ihr Wesen unter der Erde und auf den Gipfeln der Berge, verbargen sich im Windhauch und im Wolkenkleid, waren gut oder böse, spendeten Segen oder Fluch, schenkten Gesundheit oder straften mit Krankheiten und anderen Schicksalsschlägen.

Personen, die sich mit diesen Mächten auskannten oder glaubwürdig zu vermitteln verstanden, dass sie über enge Beziehungen zum Numinosen verfügten und Einfluss darauf hatten, genossen höchste Achtung. Sie galten als Eingeweihte und Auserwählte, die arglistige von freundlichen Geistern zu unterscheiden und die Götter durch Opfer günstig zu stimmen vermochten. Sie bedienten sich magischer Rituale bevorzugt an geweihten Orten zur Bannung, Austreibung oder Besänftigung von erzürnten, durch

Was sich in der Frühgeschichte des Menschen schon herausgebildet hatte, blieb noch lange Zeit erhalten. Die Behandlung von Kranken war einem speziell ausgebildeten Personenkreis vorbehalten. Priester oder Schamanen – wie in dieser peruanischen Figurenszene dargestellt – kümmerten sich nicht nur um sakrale Belange, sondern waren zunehmend auch für das körperliche Wohl ihres Volkes verantwortlich.

Krankheiten strafenden Dämonen und zur Beschwörung von hilfreichen Mächten. Zugleich waren sie Hüter des medizinischen Wissens und hatten ein Monopol auf Krankenbehandlung.

Jagdzauber, Heilzauber und Magie liegen bei Naturvölkern oft eng beieinander. Besonders in der Position des Medizinmannes oder Schamanen der nordamerikanischen Indianer zeigt sich die enge Verquickung des Konzepts einer „Medizin", die nicht nur der Heilung von Krankheiten dienen sollte, sondern dem, der in den Genuss dieser Medizin kam, auch reiche Beute, Kraft und Stärke versprach.

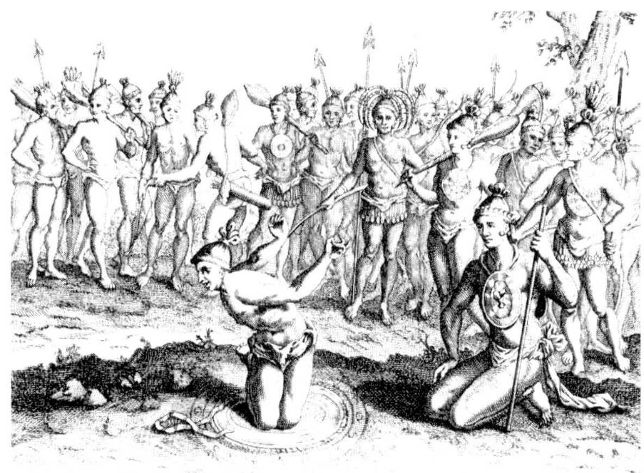

Es entwickelte sich daraus, vermutlich schon sehr früh, der „Beruf" des Schamanen, Priesters oder Medizinmannes, der oberste sakrale und nicht selten auch oberste politische Autorität war. Er gab sein Geheimwissen an seine Erben weiter, sodass ein dynastisches Moment ins Machtgefüge der Stämme kam.

Neben dem Jagdzauber, der reiche Beute bescheren sollte, kannten die frühen Kulturen auch den Heilzauber. Wir haben zigtausend Jahre alte Ritzzeichnungen von Heilkräutern und anderen Pflanzen. In Gräbern fanden sich Amulette, die die Verstorbenen ganz offensichtlich vor Krankheiten schützen sollten, denn man dachte sich das Jenseits als direkte Fortsetzung des irdischen Lebens in einer anderen Sphäre. Auf den Höhlenbildern aus dem letzten Abschnitt der jüngeren Altsteinzeit (Paläolithikum), dem vor etwa 17 000 Jahren einsetzenden Magdalénien, sind durch besonderen Schmuck ausgezeichnete Magier zu sehen, die sich an liegenden Personen, also vermutlich Kranken, zu schaffen machen oder vor ihnen Tänze ausführen. Sie dienten nicht nur der Beschwörung der Dämonen, sondern auch der eigenen Inspiration des Medizinmannes, der die Krankheitsursache visionär ergründete und danach sein weiteres therapeutisches Vorgehen wählte.

Bei einem bösen Geist griff der Heiler zu Austreibungsriten wie Aussaugen oder Bedrohen des Schädlings. Er verordnete aber auch Brechmittel wie zum Beispiel Tierexkremente, die über den Ekel wirken und den oder das Böse ausscheiden sollten. Handelte es sich hingegen um einen Verlust von Lebenskraft, dann musste diese zurückgewonnen werden durch stärkende Nahrung oder durch Körperöffnungen, sodass sie wieder einströmen konnte. Manche Tänze und Gesänge animierten den Kranken aber auch so, dass er wieder an Spannkraft gewann und die Krankheit überwand. Hierin haben wir wohl die Anfänge einer Krankengymnastik zu sehen, wie das Reiben und Drücken von schmerzenden Stellen erste Formen der Massage gewesen sein dürften.

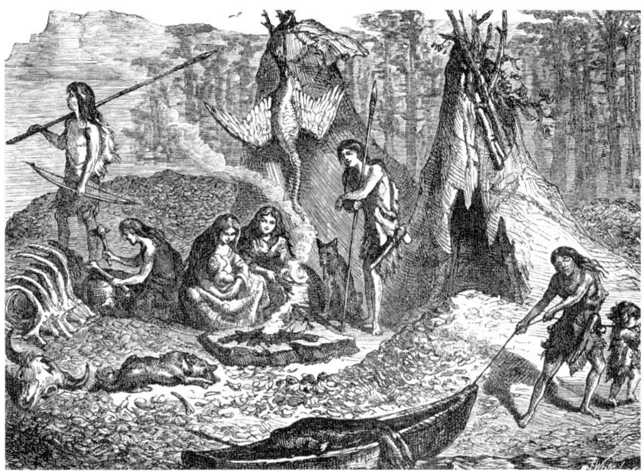

Auch schon in frühgeschichtliche Zeit fiel die besondere Zubereitung von Heilmitteln. Wie der Vorgang des Heilens selbst immer von rituellen Handlungen begleitet war, gewannen tierische, pflanzliche oder mineralische Arzneien erst die wahre Heilkraft durch kultische Bräuche bei der Herstellung. Sie wurde ebenfalls von eigens dazu entwickelten Gesängen oder Zaubersprüchen begleitet. Bestimmte Zeitpunkte astrologischer oder tages- und jahreszeitlicher Art waren bei Gewinnung und Verarbeitung zu beachten. Feuer spielte auch hierbei eine wichtige Rolle, weil Kochen oder Erhitzen beim Behandeln der Grundstoffe als Wirkungssteigerung angesehen wurde. Speisen gewannen ja durch Kochen oder Braten auch eine ganz andere Qualität als im Rohzustand. Dass beim Erhitzen Keime abgetötet wurden, wusste natürlich niemand, doch schloss man aus der Bekömmlichkeit der gegarten Nahrung, dass auch Arzneien vom Feuergott in ihrer heilenden Potenz unterstützt würden.

Das Erhitzen veränderte zudem die Konsistenz der Arznei, sodass sie nicht unbedingt oral verabreicht werden musste. Sie ließ sich auch als Brei in Form von Umschlägen (Kataplasmen) applizieren oder mithilfe von Harz als klebendes Pflaster für längere Zeit aufbringen oder in näher am vermuteten Krankheitsherd liegende Körperöffnungen einführen; eine Frühform des Suppositoriums oder des Einlaufs mögen mit Arznei ge-

Während des Mesolithikums, als das Eis der letzten Eiszeit zurückwich, entwickelten sich die Menschen zu Jägern und Sammlern. Zahlreiche Funde vor allem in Nord- und Südeuropa von Objekten aus Feuerstein lassen darauf schließen, dass nicht nur das Feuer inzwischen zum Allgemeingut zählte. Die Sesshaftigkeit nahm zu, Siedlungsplätze wurden oft über Jahre beibehalten.

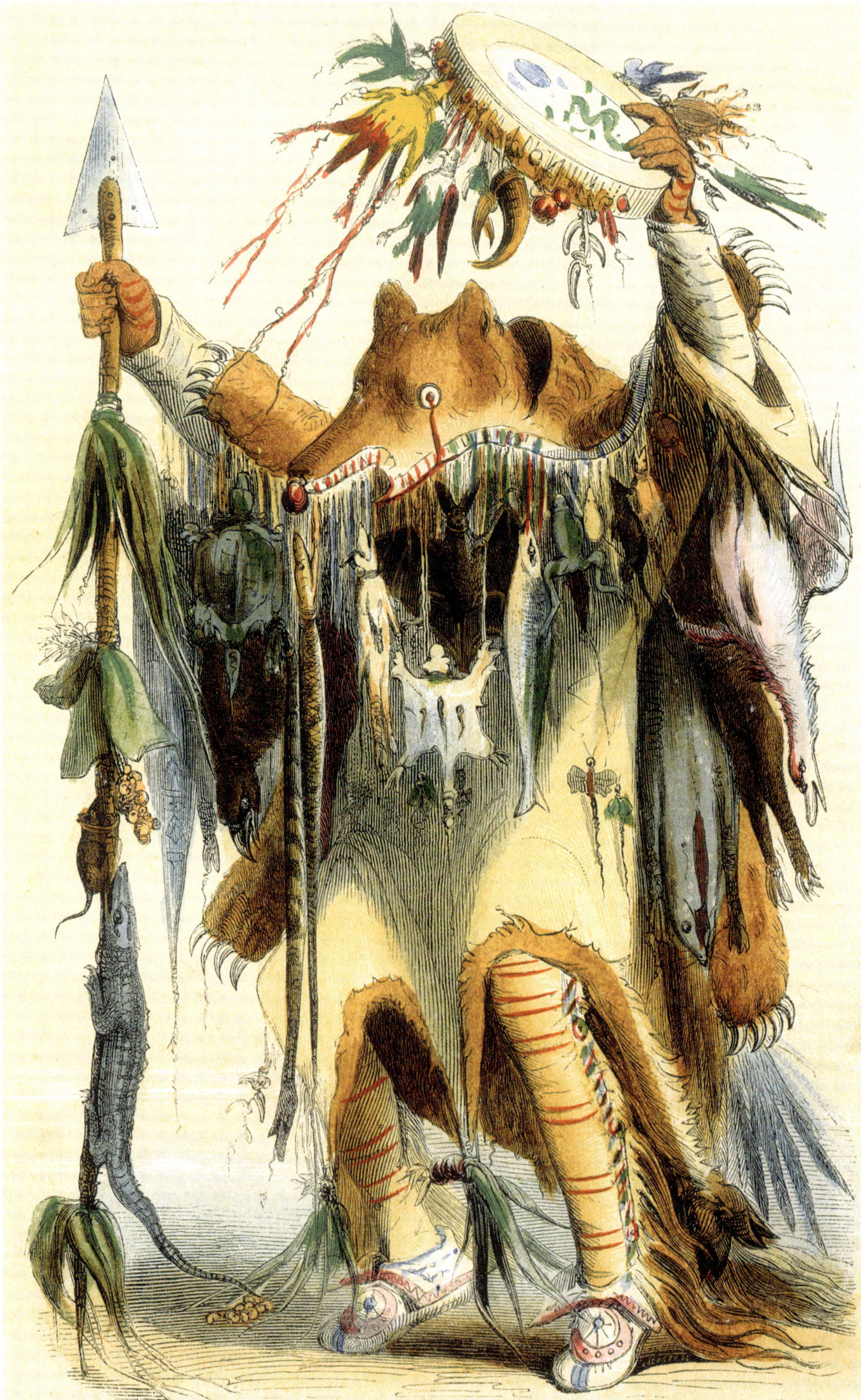

Eine Arbeitsteilung zwischen Priester, Schamane, Medizinmann und Heilkundigem hat es bei vielen Naturvölkern nie gegeben. Im Gegenteil: Wer sich mit der Magie auskannte, war geradezu prädestiniert, auch als Heiler tätig zu sein. Nichtsdestoweniger müssen viele Schamanen ein fundiertes Wissen über die Heilkräfte der Natur gehabt haben.

tränkte Lappen gewesen sein. Und weiche Masse ließ sich zudem formen. Da aber die Form nach seinerzeitiger Vorstellung immer mitwirkte, schuf man Rundes (erste Pillen) als Verkörperung des Vollkommenen und Heilen, aber auch je nach Befund an Tiere oder Pflanzen Erinnerndes als Urbild des Lebens.

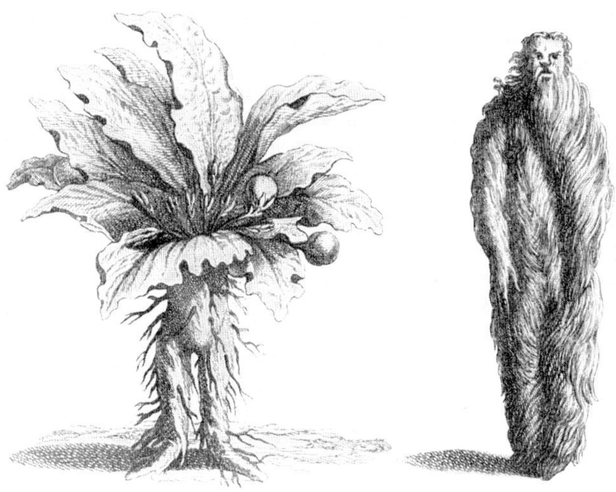

Pflanzen wie die Alraunwurzel leisteten noch bis zum Ende des 18. Jahrhunderts der Signaturenlehre Vorschub, einer Theorie, die aus der äußeren Form einer Pflanze oder eines Heilkrauts auf ihre angebliche therapeutische Wirkung schließen ließ. Kupferstich aus Picards „Botanik" von 1733.

Auch unbearbeitete Heilmittel aus der Natur wählten die frühen Priesterärzte und Zauberer nach Gestaltmerkmalen und bereiteten so die spätere Signaturenlehre vor (lateinisch *signum* = Zeichen). Danach lässt sich aus Statur oder Farbe eines Gegenstandes oder Lebewesens auf dessen Eigenschaften schließen. So kam die Alraune, die wie ein kleiner Mensch gestaltete Wurzel des Nachtschattengewächses Mandragora, zu ihrer Karriere als Mittel des Glücks- und Liebeszaubers. Hodengestaltige Teile von Orchideen galten als Arznei bei Liebeskummer oder Leiden im Genitalbereich. Und die schmarotzende (parasitäre) Mistel bot sich mithin als Mittel gegen Wucherungen (Tumoren) an. Sie wurde etwa bei den keltischen Priestern und Heilkundigen, den Druiden (von *drus* = Eiche und *wid* = Weisheit), wegen ihres Lebens in den mächtigen Kronen der heiligen Eichen selbst als heilig und somit auch als heilend angesehen. Noch heute findet die Mistel als Therapeutikum Anwendung in der Krebsbehandlung; Extrakte daraus fördern nachweislich die Selbstheilungskräfte.

Natürlich kannte man ebenfalls schon früh Beigaben für Waschungen oder Bäder; das später berühmte verschönenende Bad in Eselsmilch hatte sicher allerlei Vorläufer auf der Basis von Pflanzensud, Duftstoffen oder Heilerden. Dahinter standen wohl außerdem hygienische Überlegungen, die neben einer allgemeinen Zurückhaltung und Furcht auch früh dazu geführt haben dürften, dass bereits die Neandertaler ihre Toten außerhalb des

Neuere archäologische Funde wie dieses 2003 freigelegte Steinkistengrab, das aus der Mittelsteinzeit stammt und in dem neben Beilen auch Tongefäße als Grabbeigaben gefunden wurden, belegen die Theorie, dass getöpferte Gefäße schon in jener Zeit von enormem Belang waren.

Gegenüberliegende Seite: Inwieweit Höhlenmalereien wie diese Felszeichnung aus der Altsteinzeit den engen Zusammenhang zwischen Schamanentum und Heilkunst belegen, ist nur schwierig zu beweisen. Gedeutet wurde diese Zeichnung aber als Darstellung von Schamanen, wobei die konzentrischen Kreise die Trance des Tänzers widerspiegeln.

Wohnbereichs ihrer Siedlungen beigesetzt haben.

Einen Schub in Richtung Hygiene brachte die für die Mittelsteinzeit (Mesolithikum, bis etwa 5000 v. Chr.) anzunehmende Erfindung der Töpferei, auch sie ohne Beherrschung des Feuers nicht denkbar. In den ersten einfachen Gefäßen bewahrten die vorgeschichtlichen Menschen außer einem Nahrungsmittelvorrat sicherlich auch Arzneien und vor allem Wasser auf, das nun ständig für alle Zwecke von Weihehandlungen über Waschen bis zum Kochen bereitstand und nicht mehr für jeden Bedarfsfall aufgesucht werden musste.

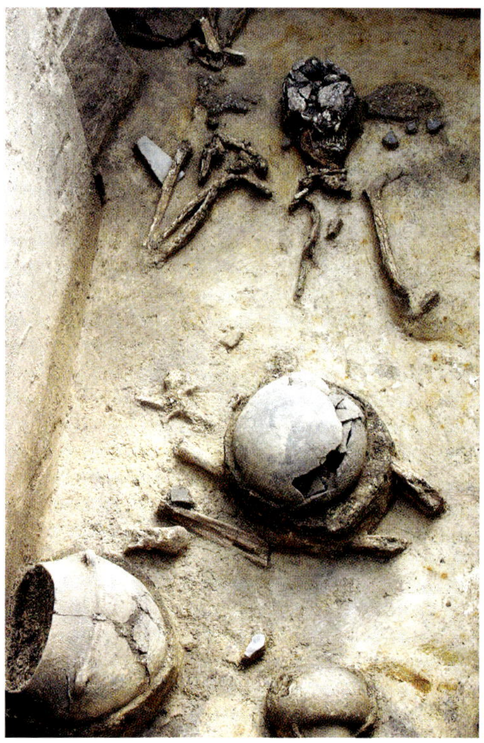

Deswegen ist anzunehmen, dass auch andere Arzneiformen schon in vorgeschichtlicher Zeit bekannt waren: Beipielsweise dürfte sehr früh die lindernde Wirkung von Aufgüssen bei Problemen der Atemwege oder bei Hautunreinheiten erkannt worden sein. Auch Nasen- und Ohrenbehandlung durch Einträufelungen sowie Räucherungen und Wärmeanwendungen sind sicher erheblich älter als die ersten Aufzeichnungen darüber. Außer dem Bemühen um möglichst gute Gesundheit spielte von Anfang an der Wunsch nach gutem Aussehen beim Menschen, nicht nur beim weiblichen, eine große Rolle und führte zum Ausprobieren diverser Mittel in Puder- oder Pulverform, aufgekocht als Tee oder in Wasser breiig bis flüssig verdünnt oder mit Fett schmierfähig gemacht. Aus solchen Schminken, Salben und wohlriechenden Ölen entwickelten sich nicht selten Arzneimittel, wie denn überhaupt viele Stoffe in der Krankenbehandlung eingesetzt wurden, weil es ja weniger auf deren direkte Wirkung ankam als auf die flankierenden Beschwörungen durch Priester und Zauberer.

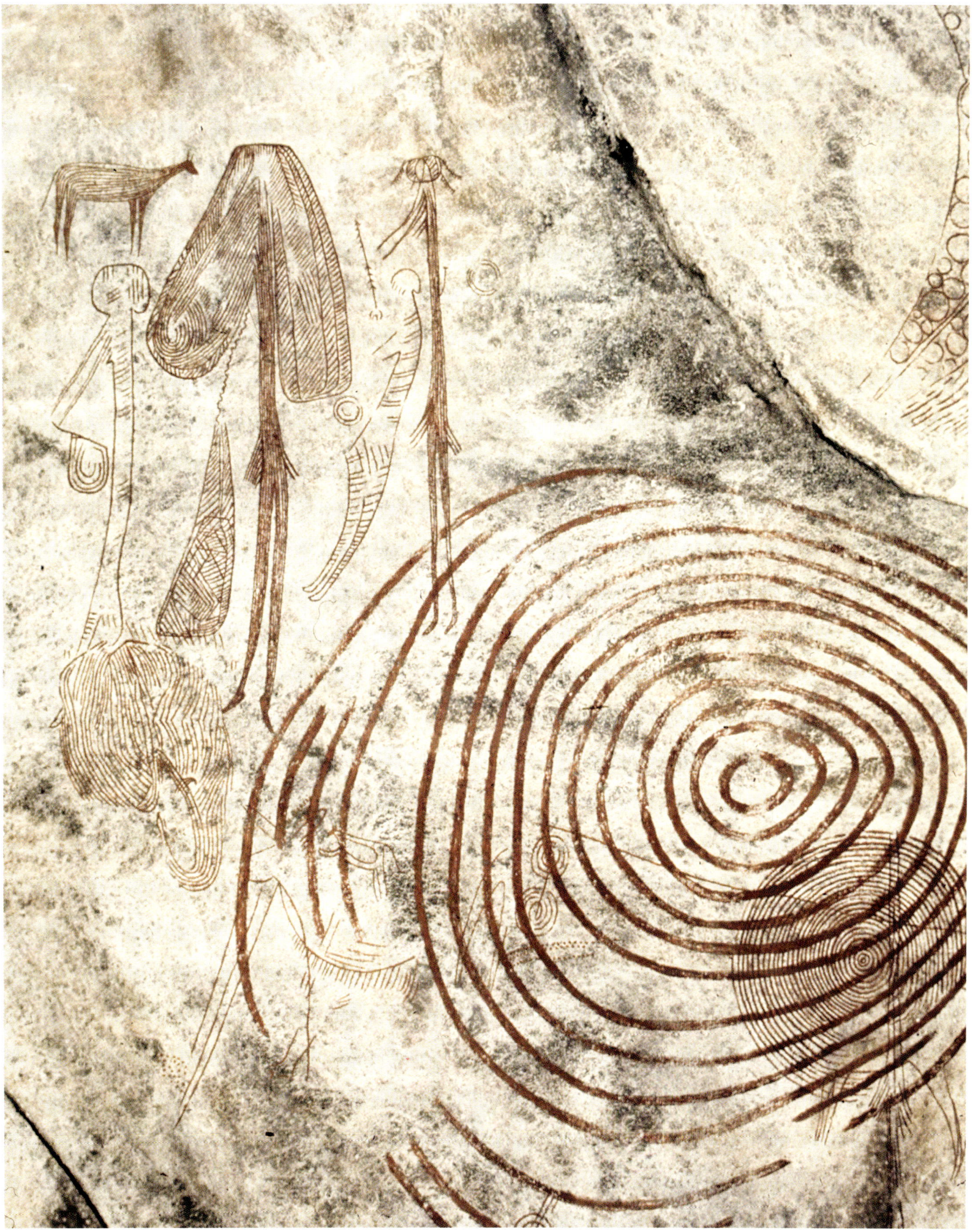

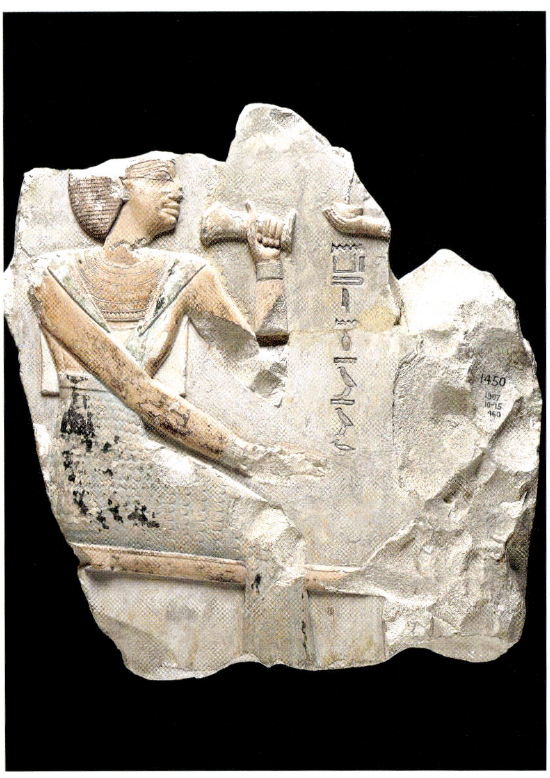

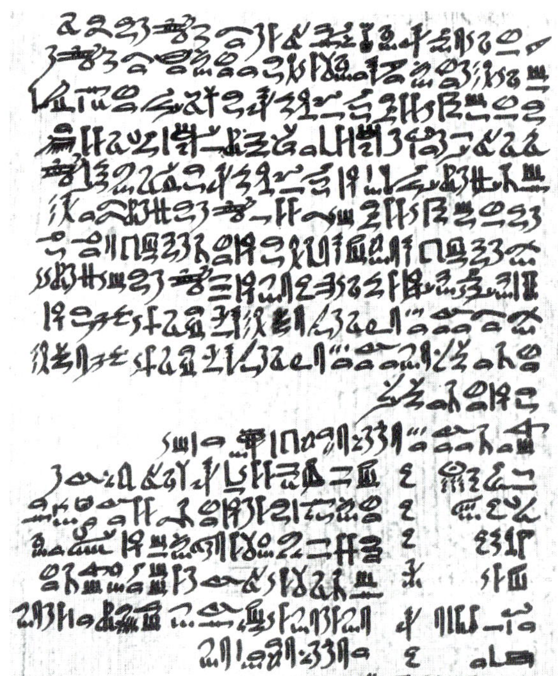

Altertum II

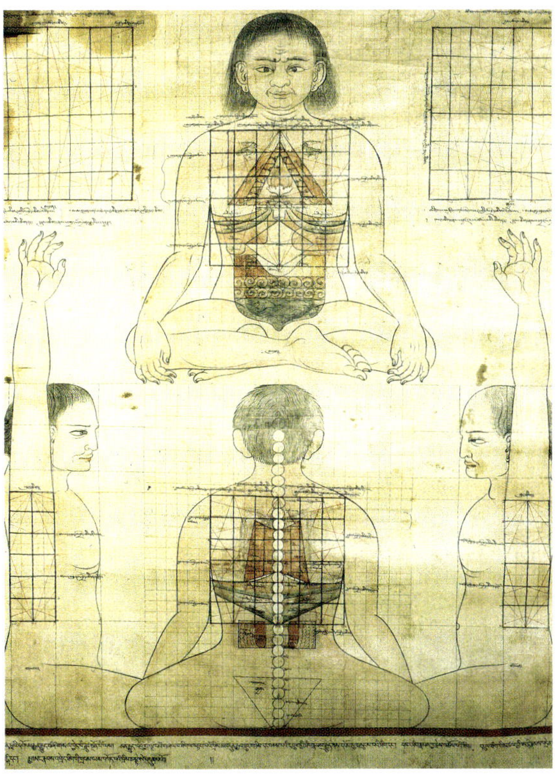

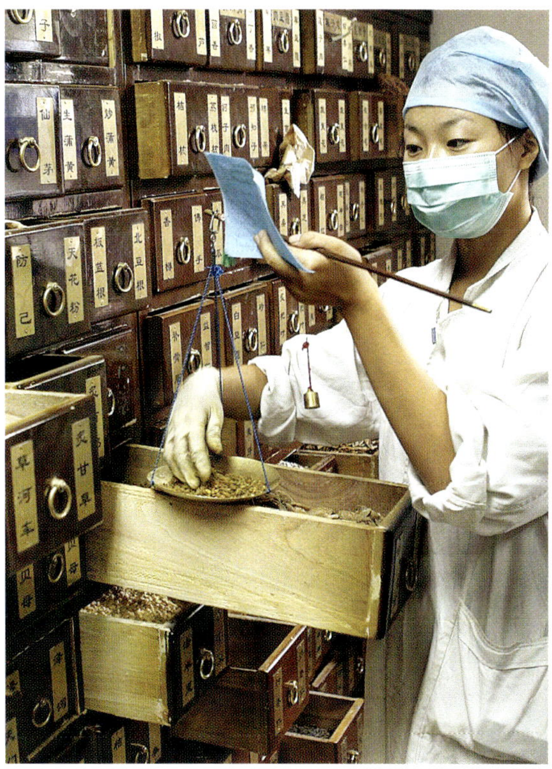

Die zivilisatorische Entwicklung der Menschheit gewann im östlichen Mittelmeerraum, in Mesopotamien und in den Tälern der süd- und südostasiatischen Ströme vor rund 5000 Jahren (um 3000 v. Chr.) besonderes Tempo. Das lag zum einen an einer stärkeren Verdichtung der Bevölkerung als anderswo bei günstigen klimatischen und agrarischen Bedingungen, zum anderen am großräumigeren Austausch von Kenntnissen als in den weniger bewohnten nördlichen Breiten, wo die Mobilität nicht zuletzt aufgrund der Witterung eingeschränkt war.

Der wohl bedeutendste Reisende des Mittelalters war Marco Polo (1254–1324), der 1271 als Kaufmann nach China aufbrach. Er verbrachte dort mehrere Jahre am Hof des Kublai Khan und reiste schließlich über Vorderindien und Persien nach Venedig zurück. Seinen Reiseberichten verdankte die westliche Welt nicht nur Informationen über chinesische Erfindungen, sondern auch Aufschluss über Gewürze und Heilkräuter.

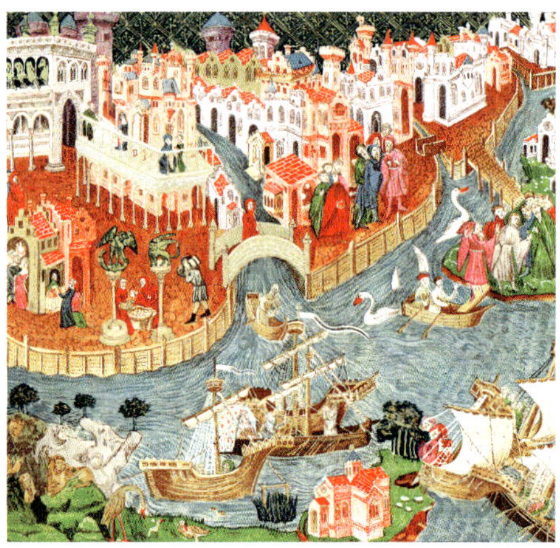

Von „Altertum" sprechen wir daher in den asiatischen und nordafrikanischen Gebieten schon zu einer Zeit, als in Europa noch vorgeschichtliche Strukturen, Techniken und Kleingesellschaften vorherrschten. Hier entstanden erst über ein Jahrtausend später und dann zunächst auch nur im Süden hochkulturelle Formen der Staatenbildung, die sich dann allerdings als wesentlich erfolgreicher und folgenreicher für uns erwiesen als die orientalischen Vorläufer. Diese „klassisches Altertum" oder „Antike" genannte Epoche der Menschheitsgeschichte wird in den nächsten Kapiteln behandelt, während hier zunächst die Kulturen in den Blick rücken sollen, die sie vorbereiteten.

Zwar bestanden anfangs wohl kaum direkte Verbindungen zwischen den vier ersten großen Hochkulturen, die relativ zeitgleich blühten, und zwar am Huanghe (Gelber Fluss), am Indus, im Zweistromland (Mesopotamien) und am Nil. Ganz ohne Berührung aber sind sie schon während des Altertums nicht geblieben. Händler und Seefahrer sorgten für einen gewissen Austausch. Sonst wäre kaum erklärlich, dass in Aufzeichnungen aus dem Mittelmeerraum schon vor unserer Zeitrechnung ostasiatische Kräuter als Heilmittel auftauchten.

Wir wollen uns dem Arznei-Thema von fern her nähern, denn erstaunlicherweise hat heute gerade das Ferne Konjunktur. Man verspricht sich von der Analyse fernöstlicher oder indischer Spiritualität und den von ihr geprägten Heilsystemen einen ganzheitlichen Ansatz und neue Erkenntnisse für die rationalistische westliche Medizin und mithin auch Pharmazie.

TRADITIONELLE CHINESISCHE MEDIZIN (TCM)

Das, was heute Traditionelle Chinesische Medizin genannt wird und schon zu Abkürzungsehren gekommen ist (TCM), entwickelte sich ebenso in einem Jahrtausende währenden Prozess wie das indische „Wissen vom langen Leben", so die deutsche Übersetzung des altindischen Gesundheitskonzepts Ayurveda. Nur die schriftlichen Anfänge lassen sich fixieren, sie bildeten aber bereits einen vorläufigen Endpunkt, dem eine in ihrer Dauer nicht abzuschätzende mündliche Überlieferung vorausgegangen ist. Erste Dokumente über altchinesische Heilkunst haben wir aus der zweiten Hälfte des 1. Jahrtausends v. Chr., darunter auch Aufzeichnungen vor allem über pflanzliche, aber auch über eine Reihe von tierischen und über viele mineralische Arzneien. Ehe darauf eingegangen werden kann, bedarf es einer kurzen Skizze des Welt- und Menschenbildes, das hinter dem Bemühen der chinesischen Ärzte und in dessen Dienst auch ihre Pharmazie stand:

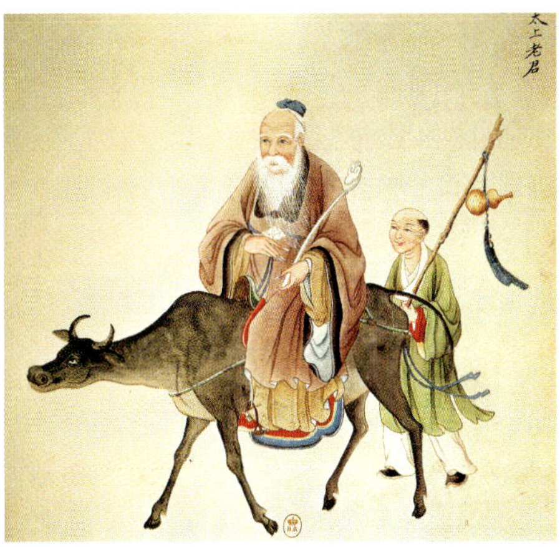

Uralte Gedanken zur Erklärung des Seienden bündelte der legendäre Denker Laozi (Lao-tse), der wohl im 5. vorchristlichen Jahrhundert lebte, und baute sie zu einem philosophischen System aus. Ihm wird das Werk „Daodejing" („Tao-te ching", Buch vom Weg und seiner Kraft) zugeschrieben, obwohl es erst einige Jahrhunderte nach ihm entstanden und daher allenfalls durch seine Lehren inspiriert ist. Es beschäftigt sich mit dem *Dao* und seiner Wirkkraft *De*. Unter Dao (wörtlich „Weg") versteht Laozi das allumfassende Erste Prinzip, auf dem alles basiert und aus dem alles hervorgeht (nicht zu verwechseln mit einem

Ohne den Unterbau der überlieferten Schriften der chinesischen Philosophen, allen voran Laozi, wäre auch die chinesische Medizin und Heilkunst kaum denkbar. Im Gegensatz zur westlichen Medizin legt die TCM seit ihren Anfängen ein gänzlich anderes Menschenbild zugrunde und verfolgt damit auch bei der Behandlung von Krankheiten einen anderen Ansatz als die westliche Schulmedizin.

Das Qi im menschlichen Körper versorgt sämtliche Organe mit Lebenskraft. Hat ein Organ ein ausgewogenes Qi, funktioniert es optimal und ist gesund. Eine mögliche Qi-Schwäche ist meist die Folge unausgewogener Yin- und Yang-Kräfte, im Organ entsteht eine Über- beziehungsweise Unterfunktion. Durch gezielte Reize, zum Beispiel einen Fingerdruck bei der Akupressur und einen Nadelstich beziehungsweise eine Wärmeanwendung bei der Akupunktur, werden die regulativen Selbstheilungskräfte des stimulierten Organismus angeregt. Es gibt insgesamt 361 klassische Akupunkturpunkte, die jeder chinesische Arzt und Apotheker kennen sollte.

personalen Schöpfergott wie in westlichen Systemen). Vor allem resultiert aus dem Dao das Gesetz vom *Qi* (Chi), einem alles durchwirkend gedachten „Hauch" oder abendländisch gesagt: „Odem", und das Gesetz von *Yin* und *Yang*. Danach tragen alle Dinge und Erscheinungen immer auch ihr Gegenteil in sich, wie – mit der modernen Physik gesagt – jeder Materie eine Antimaterie entspricht. Das Yang identifiziert Laozi mit dem Himmel, der Sonne, dem Tag; er sieht es am Werk in Feuer, Männlichkeit, Bewegung, Dynamik, Wachstum. Yin dagegen bedeutet für ihn Nacht und Mond, Erde und Wasser (Feuchtigkeit); es äußert sich in Kälte und Ruhe, Weiblichkeit und Passivität, Dunkelheit und Schrumpfung.

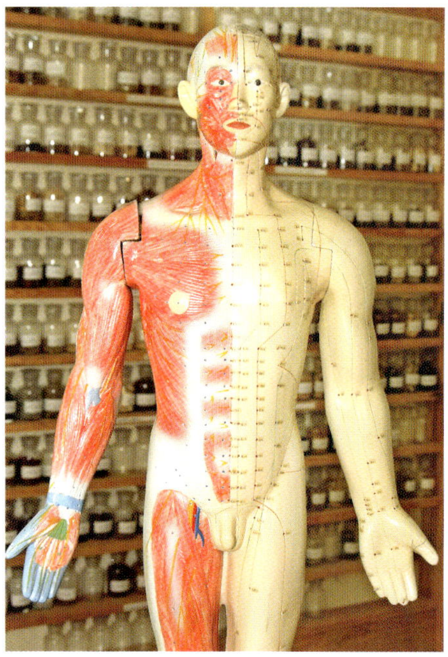

Die Yin-und-Yang-Balance ist demgemäß für die Gesundheit des Menschen wie für die Harmonie des Kosmos konstitutiv. Geraten Yin und Yang in ein starkes oder dauerhaftes Ungleichgewicht, kommt es zu einem Stau des Qi, und der Mensch wird krank. Seine Behandlung hat nun darin zu bestehen, die beiden Komponenten wieder auszutarieren. Bei Fieber etwa liegt eine Yin-Schwäche vor, das Yang hat ungezügelt die Herrschaft übernommen, was zu Schockzuständen führen könnte. Aufgabe des Arztes ist es dann, mit bestimmten Methoden und Mitteln das Yin zu stärken und das Yang zurückzudrängen. Gelingt das nicht, trennen sich die beiden aufeinander angewiesenen Kräftegruppen und das Individuum stirbt, kehrt also, nach daoistischer Lehre, in den ewigen Kreislauf der Natur zurück.

Bekannteste Methode der chinesischen Medizin zur Ausbalancierung von Yin-Yang-Störungen ist die Akupunktur. Eine Variante davon ist die Moxibustion, bei der die Akupunktur-Punkte des Körpers durch verglimmende Kräuter, also durch Hitze und Wirkstoffe stimuliert werden.

Gegenüberliegende Seite: In einer chinesischen Apotheke mischt eine Mitarbeiterin die Zutaten für spezielle Arzneimittel.

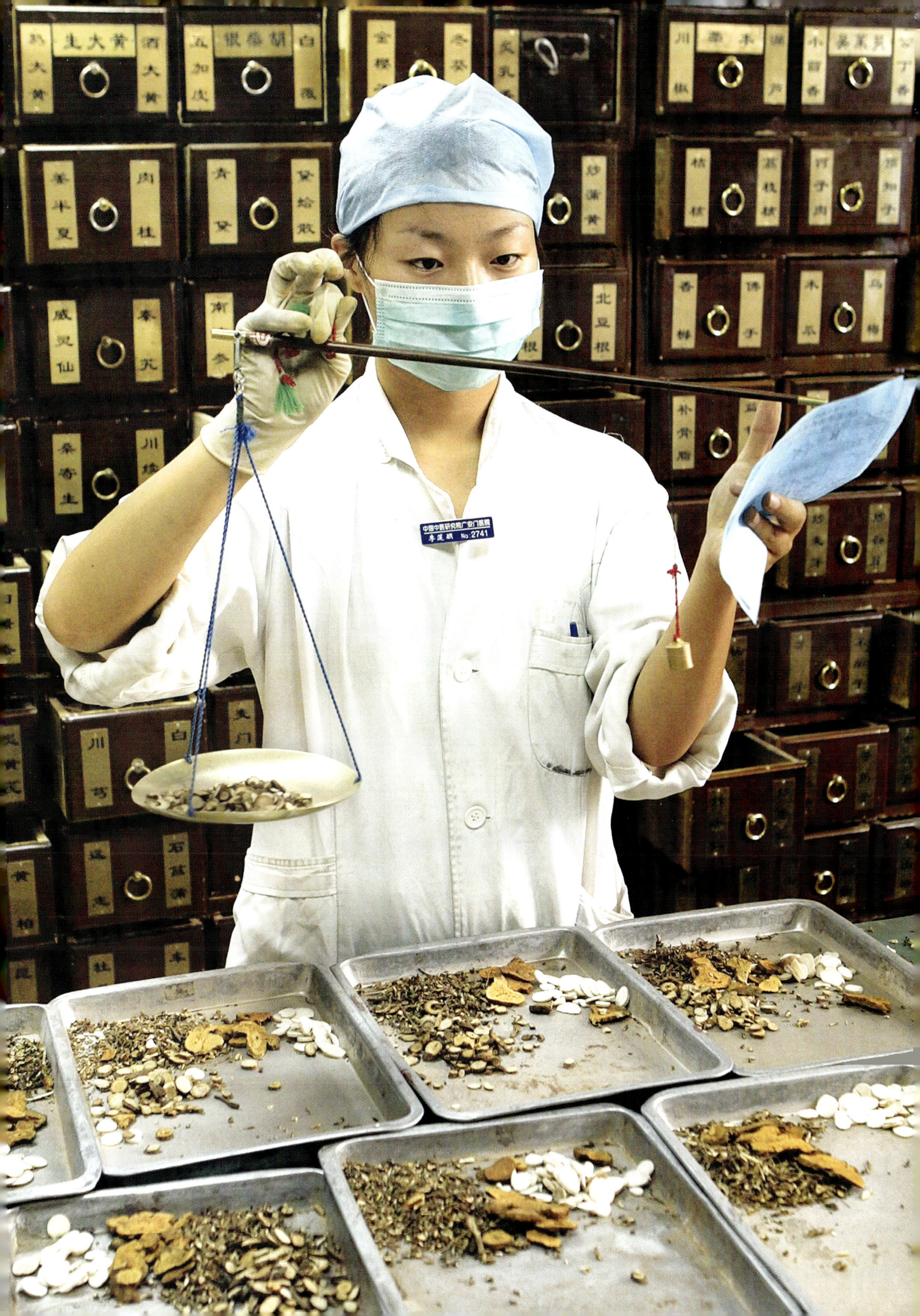

生大黄
酒大黄
银柴胡
五加皮
白薇
肉桂
威灵仙
北豆根
川芎
远志
石菖蒲
香橼
佛手
木瓜
乌梅
No:2741

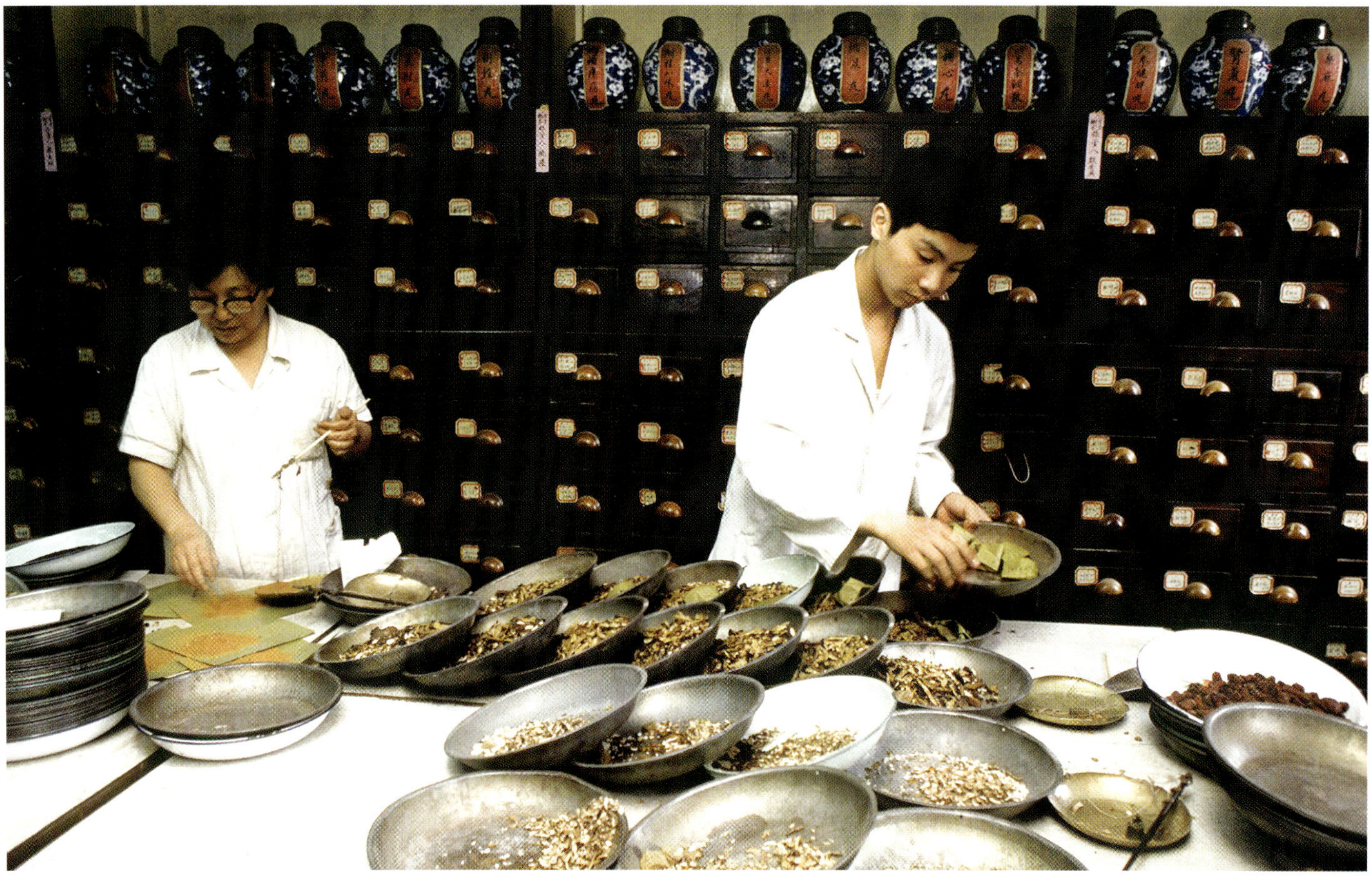

In der TCM spielt die Kräutermedizin eine äußerst wichtige Rolle. Nach einer Legende ist die Entdeckung der Kräutermedizin dem Kaiser Shen Nung vor 5000 Jahren zu verdanken. Im 16. Jahrhundert verfasste der Arzt und Naturforscher Li Shizhen eine Abhandlung über die Kräutermedizin, in der 1892 Arzneien und mehr als 10 000 Rezepturen aufgeführt sind.

Damit haben wir den Übergang zur Arzneimittel-Therapie der TCM, die ebenfalls auf jahrtausendealte Erfahrungen zurückblickt. Natürlich sind immer weitere Medikamente im Verlauf der Geschichte hinzugekommen, doch die Grundlagen sind seit dem Altertum unverändert, erstmals festgehalten im „Nei Jing" (Buch der inneren Medizin) des Huangdi (Huang-ti), des mythischen „Gelben Kaisers", im 3. Jahrhundert v. Chr.: Wie das Gegenteil des jeweils Seienden in diesem immer schon beschlossen ist, so entspricht jeder Krankheit ein Heilmittel. Und wie jeder Krankheit ein Ungleichgewicht von Yin und Yang zugrunde liegt, so teilt man die Medikamente der jeweiligen Kraft zu; dementsprechend gibt es Yin oder Yang stärkende und schwächende Arzneien, die man sich im Altertum beseelt dachte. Je nach Grad und Dauer der eingetretenen Disharmonie im Kräftehaushalt richten sich der Einsatz der Arznei, ihre Mischung nach Yin- und Yang-Anteilen und ihre Dosierung. Der therapeutische Ansatz muss dabei immer den ganzen Menschen im Auge haben, denn was immer der Patient nimmt, es wirkt auf ihn insgesamt, auf Körper und Seele. Die Abstimmung wird also stets eine individuelle zu sein haben in Mixtur, Menge und Dauer der Anwendung. Große Bedeutung dabei hatten und haben Stärkungsmittel, die später auch nach Europa vordrangen: Kampfer, Rhabarber, Ginseng, Ephedra und andere.

Bevorzugte Verabreichungsform war schon in den frühesten Zeiten der Tee aus Kräutern, Rinden oder Wurzeln. Mineralien wurden oft hinzugegeben; auch tierische Produkte, sogar Exkremente, spielten eine Rolle. Tee und aufgekochter Sud (Dekokt) eignen sich besonders zur Bereitung der richtigen Mischungen, die genau auf das jeweilige Krankheitsbild antworten. Bei der Herstellung von Arzneien soll auch auf scheinbare Äußerlichkeiten wie Geschmack und Aussehen (vor allem Farbe) des Mittels geachtet werden, weil sie nach altchinesischem Verständnis an der Wirkung maßgeblich beteiligt sind; selbst die Temperatur des Suds oder auch des festen Heilmittels gilt es bei der Applikation zu beachten.

In der jeweiligen Mixtur unterscheiden die chinesischen Apotheker nach dominierenden, assistierenden und Signal-Stoffen. Letztere informieren den Körper über die Therapieabsicht, zum Beispiel Ableitung von Störenergien oder Stärkung des Herzens, wozu bevorzugt rote Arzneimittel einzusetzen sind nach der Gleichung Rot = Blut, Kreislauf. Hier berührt sich die chinesische Pharmazie mit der abendländischen Signaturenlehre.

AYURVEDA

Ähnliche Lösungen für gesundheitliche Probleme wie in der TCM entwickelte die altindische Medizin und Pharmazie. Die rein magische Phase in den Hochkulturen am Indus mündete im 2. Jahrtausend v. Chr. in die Epoche der Veden, also der uralten Bücher des „Wissens". Damit war in erster Linie eine religiöse Welterklärung auf der Basis der Erfahrungen von unzähligen Generationen gemeint („was den Weisen der Vorzeit offenbart wurde").

Als einer der Hauptgötter des Hinduismus ist Shiva zum einen der Gott der Zerstörung, gleichzeitig aber auch Heilsbringer, und spielt insofern für die ayurvedische Heilkunst eine nicht zu unterschätzende Rolle. Dargestellt wird er meist wie hier mit einem dritten Auge auf der Stirn als ekstatischer Tänzer.

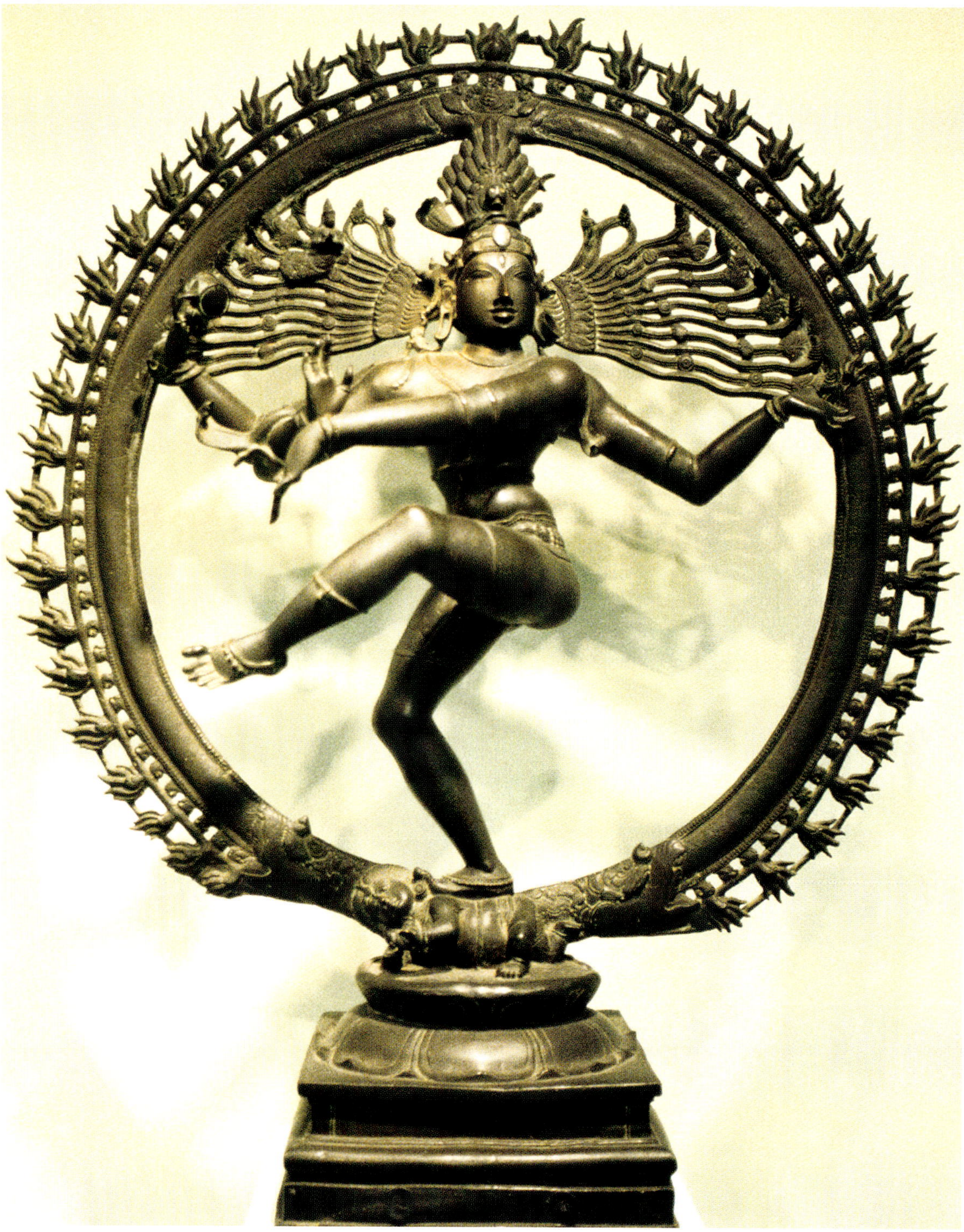

Die Gesundheitslehre, der Ayurveda, nahm nur einen sehr kleinen Teil der Schriften ein. Mit Wissenschaft in unserem Sinn hatte die Lehre natürlich nur vom Bemühen her Ähnlichkeit, nämlich nicht Dämonen, Götter oder sonstige Geistwesen für die Vorgänge im Körper allein verantwortlich zu machen, sondern auch physische und psychische Zusammenhänge und die Einflüsse der Umwelt ganzheitlich zu begreifen. So weit ab von den psychosomatischen Erkenntnissen der Jetztzeit lag das Ergebnis allerdings nicht, weswegen sich dieses „Wissen vom langen (gesunden) Leben" heute auch im Westen zunehmender Aufmerksamkeit erfreut. Wie bei der TCM interessiert hier zunächst der ayurvedische Denkansatz, ehe eine Skizze der Heilmittellehre folgen kann.

Beim gesunden Menschen sind nach ayurvedischer Auffassung Geist, Seele, Körper und Umwelt harmonisch im Gleichklang. Dafür maßgeblich sind aber nicht zwei Kräftegruppen wie Yin und Yang nach chinesischer Lehre, sondern drei aus den fünf Urelementen Raum, Luft, Feuer, Wasser und Erde entstandene dynamische (bioenergetische) Wirkprinzipien, die so genannten *Doshas Vata, Kapha* und *Pitta*. Für den Körperbau (das Skelett), das Immunsystem und die geistige Fundierung steht Kapha („Erde und Wasser"); Pitta („Feuer") steht für die Körpertemperatur, die Verdauung und den gesamten Stoffwechsel sowie für den Gefühlshaushalt; Vata („Raum und Luft") steht für die Mobilität, die Körpersäfte (Blut, Lymphe u. a.), die Ausscheidungsprozesse und das Nervensystem. Je nach der Mischung der Doshas entwickelt sich ein bestimmter Menschentyp.

Dominiert Vata oder herrscht Vata gar allein, prägen das Individuum ungemeine geistige Regsamkeit, aber auch Ungeduld und eine gewisse Sprunghaftigkeit bei labiler Gesundheit und ängstlicher Nervosität. Den Kapha-Typ zeichnen Seelenruhe, Hilfsbereitschaft und Zuverlässigkeit aus; er neigt allerdings zur Untersetztheit und bei Störung des Kapha-Anteils zu Niedergeschlagenheit und vor allem im jugendprallen Frühling zu Hader mit seiner Beleibtheit. Je größer der Pitta-Anteil bei einem Menschen, desto größer seine Zufriedenheit bei gleichzeitiger Impulsivität; er handelt eher „aus dem Bauch" heraus als intellektgesteuert und verarbeitet auch Belastungen mit dem Körper, der dann vor allem mit Verdauungsstörungen

Auch die ayurvedische Medizin kommt ohne die entsprechenden Hilfsmittel nicht aus. Händler für Gewürze und Kräuter waren früher gleichermaßen Lieferanten und Zubereiter von Arzneimitteln.

oder Hautreizungen reagiert. Auch diese uralte Klassifizierung liegt nicht weit ab von der Lehre der Körperbau- oder Konstitutionstypen, wie sie Ernst Kretschmer 1921 entwickelt hat.

Der Ayurveda aber geht über die reine Beschreibung hinaus und zieht Schlüsse aus den Dosha-Anteilen bei einem Kranken für eine angemessene Therapie. Diese Anteile zu gewichten, vermag nur der langjährig geschulte Ayurveda-Arzt *(Vaidya),* der dazu den Puls des Patienten untersucht, um seinen Momentanzustand zu überprüfen. Dann folgt die so genannte *Prakriti*-Analyse, benannt nach dem Sanskritwort für „(Ur-)Materie". Dabei erhebt der Therapeut die astrologische Lage bei der Zeugung, während des

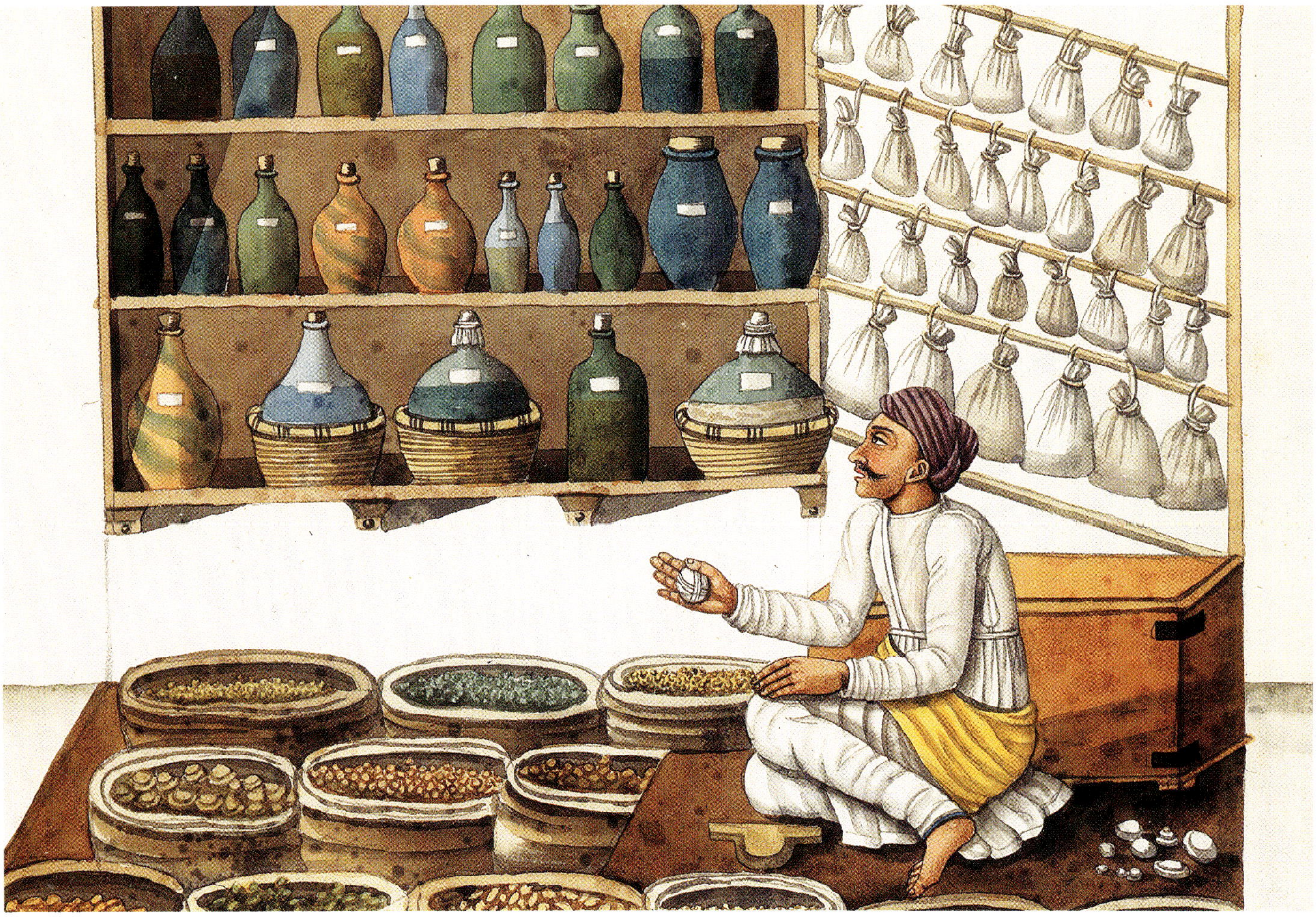

Reifens im Mutterleib und bei der Geburt. Diese Konstellationen nämlich prägen den Menschen aus ayurvedischer Sicht ein Leben lang aufgrund des Einflusses von Prakriti auf die Persönlichkeit. Je nachdem, wie stark die Störung der Dosha-Anteile beim Kranken einzuschätzen ist, wählt der Arzt die Behandlung. Sie zielt darauf ab, das Gleichgewicht der Wirkprinzipien wiederherzustellen, wozu Massagen, Bäder und Arzneimittel eingesetzt werden.

Die Dosha-Harmonie ist wesentliche Voraussetzung dafür, dass *Prana,* bei den Chinesen mit *Qi* bezeichnet, also der Lebenshauch, frei durch den Körper pulsieren kann. Davon hängen gesunder Schlaf und stabiles Immunsystem ebenso ab wie die Stimmung

Die Huldigung an Götter bei gleichzeitiger Selbstkasteiung ist im Hinduismus ein heute noch verbreitetes Phänomen. Diese Zeichnung aus dem frühen 19. Jahrhundert zeigt eine Zeremonie am Tempel Negapattam (Südindien) zu Ehren von Mariatale, der Schutzgöttin gegen die Pocken.

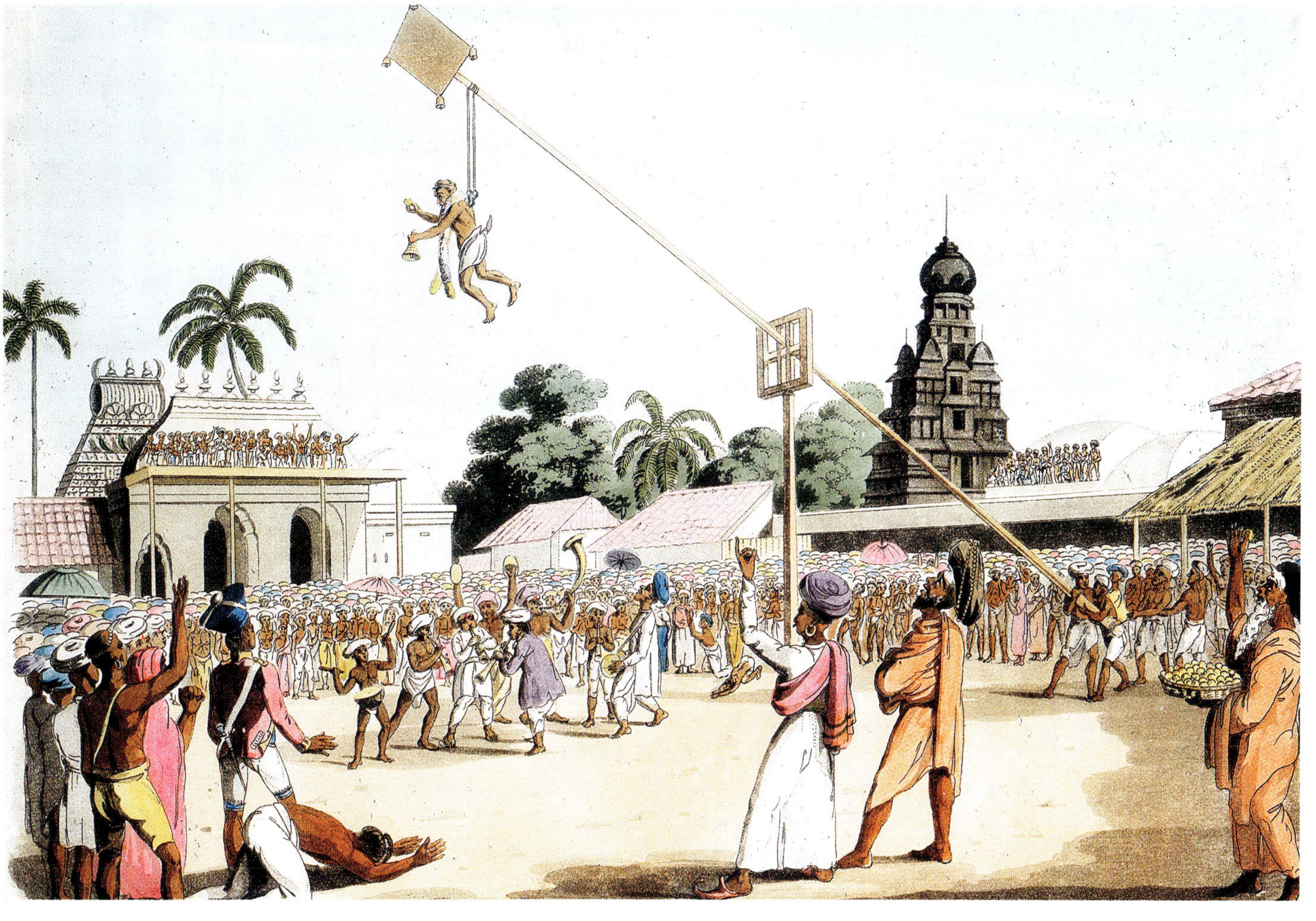

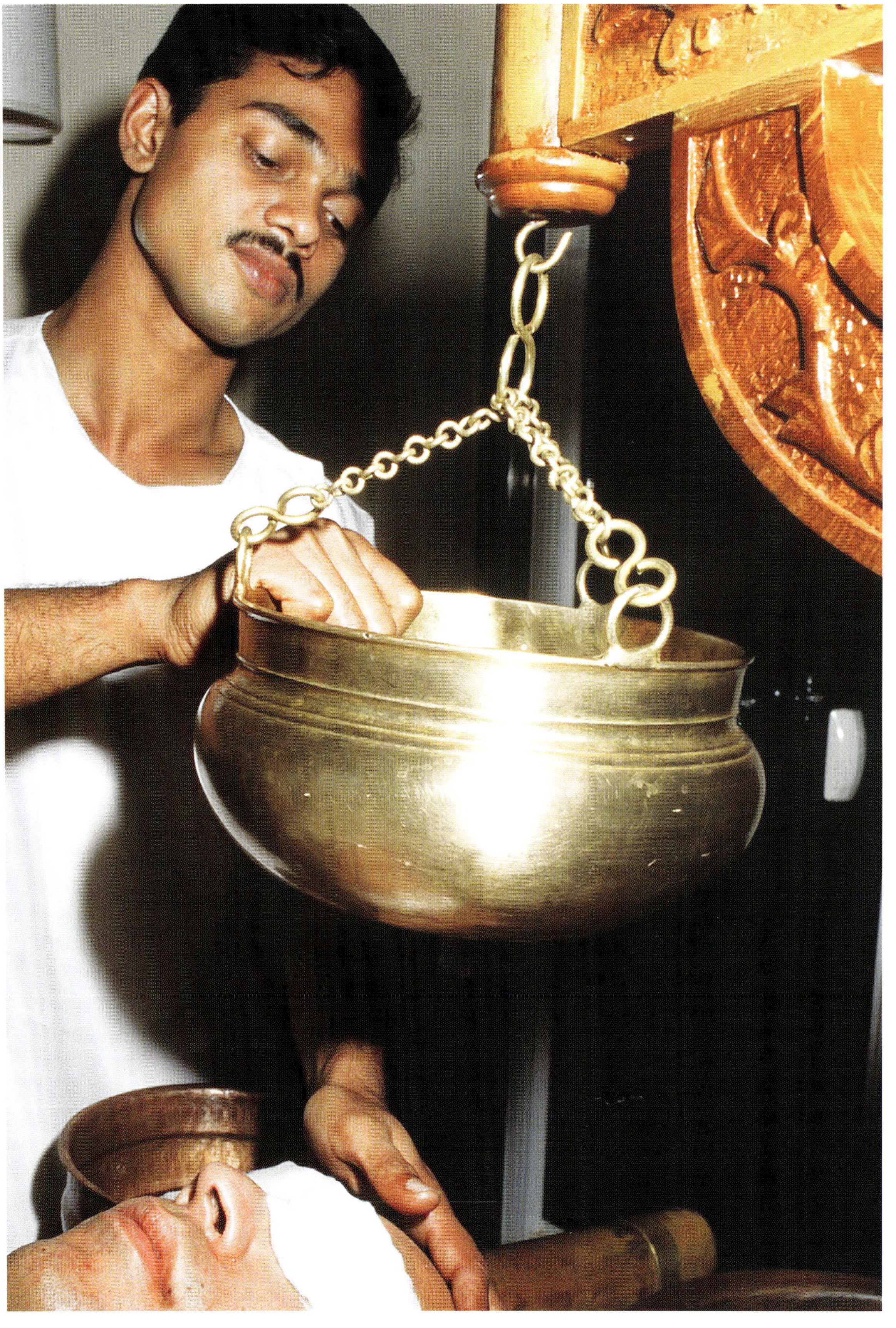

Ayurvedische Behandlung in einem indischen Krankenhaus

und der Stoffwechsel. Im Ayurveda gibt es eine lange Reihe von Verhaltensratschlägen dazu, wie ein optimaler Strom von Prana zu fördern und wie Störungen vorzubeugen ist. Vor allem gilt es, Neid und Gier in sich abzutöten und nicht nach Anerkennung von außen zu streben, sondern sich des eigenen Wertes in vollem Umfang selbst bewusst zu werden. Handeln sollte außerdem nie von Angst motiviert sein, sondern stets aus Neigung, ja Liebe geschehen. Verpasstem nachzutrauern sollte man sich versagen und sich bemühen, über dem Vergangenen nicht die Zukunft zu versäumen.

Auch zur Stabilisierung positiver Seelenlagen werden Medikamente, genauer Stärkungsmittel eingesetzt, denn als solche gilt im Ayurveda jede Arznei, nämlich als Hilfe zur Selbsthilfe. Vornehmlich stammen die ayurvedischen Arzneien aus einem umfangreichen Katalog von etwa 2000 Heilpflanzen, die schon von alters her bekannt sind und in Form von ganzen Blättern, Tinkturen, Pulvern oder Extrakten, als Pillen, Gelees, Salben, Einreibemittel oder Tees verabreicht werden. Beimischungen von Mineralien und Metallen werden ebenfalls häufig angewandt.

Die indischen Apotheker konnten und können aus einer ungewöhnlich großen Zahl von Pflanzen auswählen, denn zum einen lässt das Klima auf dem Subkontinent fast alles gedeihen, zum anderen gilt dem Ayurveda nahezu alles als Arznei; die Wirkung hängt nur vom genauen Zuschnitt auf das Krankheitsbild durch richtige Aufbereitung, Mischung, Dosierung und Anwendungsdauer ab. Dabei soll das Mittel nicht die Symptome bekämpfen, sondern die Ursache der Störung aufspüren und beseitigen. Krank ist nie nur ein Organ, sondern immer der Mensch. Heilen bedeutet daher: ihn körperlich, seelisch und sozial zu stabilisieren.

Daher ist im Ayurveda auch die Grenze zwischen Nahrungs- und Heilmitteln fließend oder richtiger: eine Frage der Perspektive. Denn was heilt, nährt zugleich, und was nährt, wirkt wie eine Arznei. Die Nahrungsmittel sollten daher nach ayurvedischer Vorstellung genauso sorgfältig gewählt und bedachtsam dosiert werden wie Medikamentengaben. Individuelle Verträglichkeit rangiert klar vor Fragen des Fettgehalts oder des Nährwerts. Selbst wertvollste Lebensmittel können sich ja je nach Typ schädlich auf die Dosha-Harmonie auswirken und sind

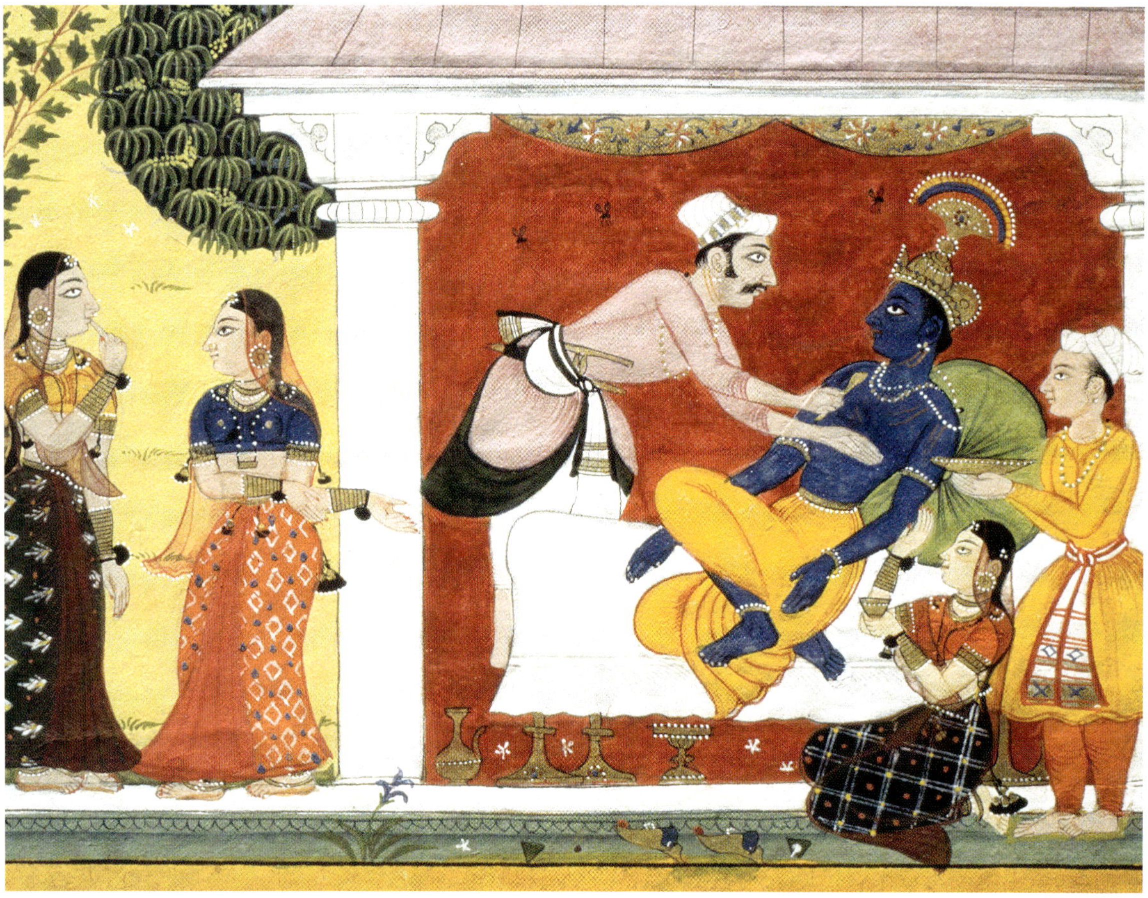

Behandlung eines Edelmannes durch einen ayurvedischen Arzt. Indische Miniatur aus dem 17. Jahrhundert.

aus diesem Grunde von der betreffenden Person zu meiden.

Ernährungsberatung spielt im Ayurveda eine Hauptrolle beim Heilen wie beim Gesunderhalten. Die Berater berücksichtigen, dass Pitta, Vata und Kapha auch auf Aroma und Farbe, ja sogar auf jahreszeitliche Einflüsse reagieren, und stellen daher entsprechende saisonale Speisepläne für den Einzelnen auf, je nach Überwiegen bestimmter Dosha-Elemente und je nachdem, welches gestärkt oder welches gedämpft werden soll.

Die reiche Palette der Heilmittel – besonders häufig eingesetzt werden Ingwer, Sandelholz, Zimt, Kardamom, Pfeffer, Eisenhut, Lakritze – führte dazu, dass in Indien erste Apotheken entstanden. Schon im 3. vorchristlichen Jahrhundert ließ König Aschoka so genannte Behandlungshäuser für jedermann einrichten, wo Schwerkranke stationär aufgenommen wurden und ärztlicher Rat und Heilmittel kostenlos erhältlich waren. Die Medikamente mussten daher bevorratet werden, was in gesonderten Abteilungen der Hospitäler geschah, wo auch die individuell verordneten Rezepturen hergestellt wurden. Im Abendland kamen solche Einrichtungen erst sehr viel später auf.

MESOPOTAMIEN

Anders als in den vergleichbaren Hochkulturen entwickelte sich im Zweistromland (Mesopotamien) an Euphrat und Tigris keine einheitliche Religion. Großreiche verschiedener Prägung lösten einander als Vormächte in der Region ab und übernahmen immer nur Versatzstücke der Vorgänger oder Konkurrenten. Grob unterteilt unterscheiden wir vier Epochen: die sumerische (4./3. Jahrtausend v. Chr.), die nachfolgende babylonische bis ins 14. vorchristliche Jahrhundert, die assyrische (um 1350–612 v. Chr.) und erneut im 7./6. Jahrhundert v. Chr. eine babylonische (neubabylonisches Reich bis 539 v. Chr.). Dann wurde das Gebiet Teil des Perserreichs. Es handelte sich hier im Grunde immer um theokratische Systeme mit einer starken Priesterschaft, der auch die Heilkunst oblag. Ihre Götterwelten unterschieden sich allerdings und mithin auch Riten und medizinische Vorstellungen. Allen gemeinsam aber war die Verehrung eines speziellen Gottes oder einer Göttin (die Frau galt als naturnäher) der Heilkunde, die Beinamen wie „Herr der Ärzte" oder „Große Dame der Heilkundigen" trugen und oft gleichermaßen für Gesundheit und Tod zuständig waren, wie denn viele Gottheiten gern ambivalent als böse und gut in einem gedacht wurden.

Schon hier kam die später durch die Griechen bekannt gewordene Darstellung des Gesundheits-Gottes mit einem Stab auf, um den sich eine Schlange windet. Die Darstellung wurde zum Symbol der Ärzte und ihrer Kunst, selbst gefährlichste Krankheiten zu heilen wie den sonst tödlichen Biss der Schlange durch Gegengift und Gegenzauber. Eine Rolle spielte dabei auch, dass die Schlange wegen ihrer Erneuerung durch Häutungen als Zeichen ewiger Jugend galt.

Diese Ärzte waren in Mesopotamien immer zugleich Priester, die im Dialog mit der Gottheit das geeignete Heilmittel suchten und

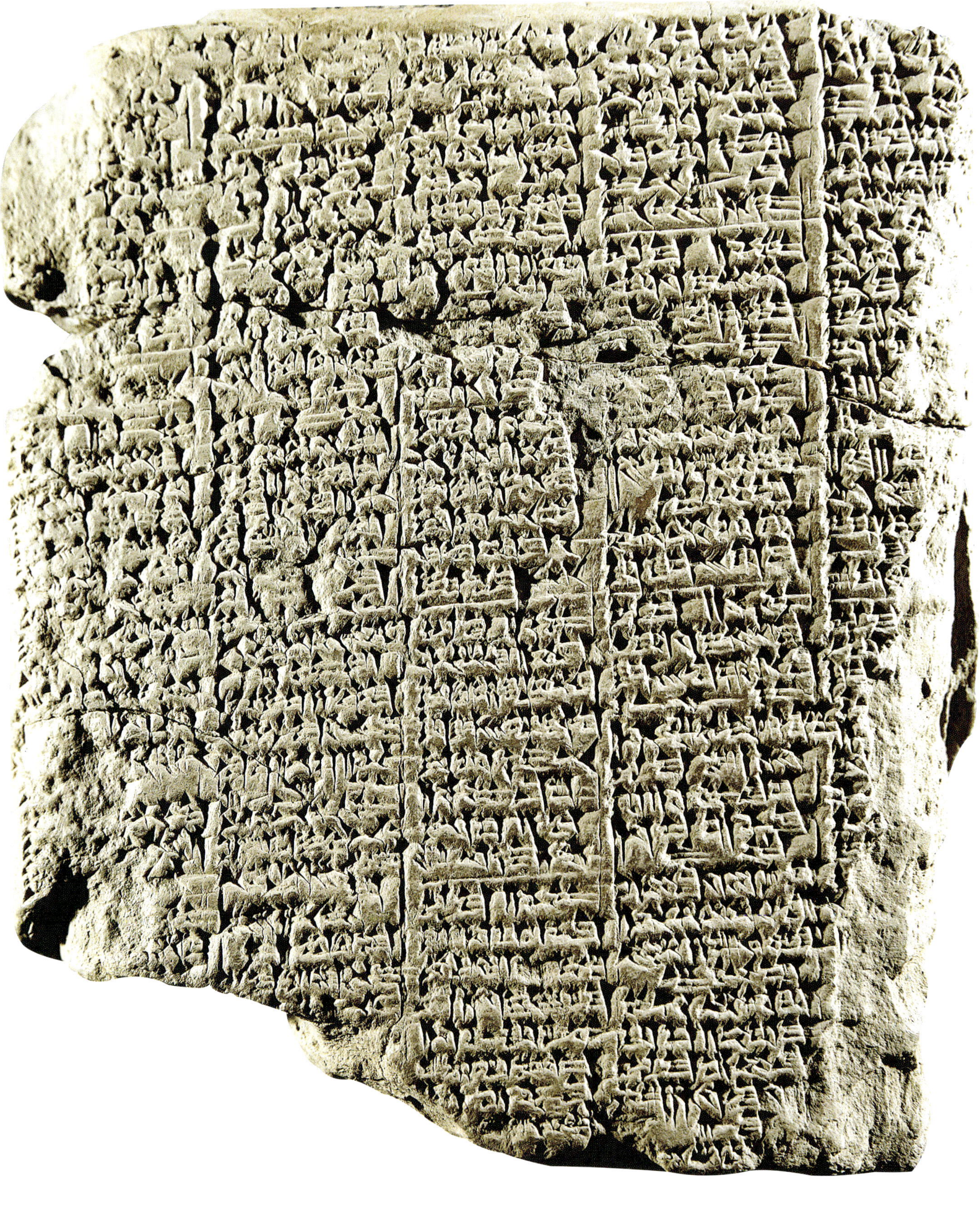

unter Gebeten und magischen Ritualen den Kranken verabreichten.

Bei vielen dieser Medikamente kannte man die Wirkung, führte sie aber weniger auf die Eigenschaften der Substanz zurück als darauf, dass der Kranke sich ernsthaft bemühte, den erzürnten Gott gnädig zu stimmen, weswegen man ihm zuweilen auch Widerwärtiges zu schlucken gab (so genannte Dreckapotheke). Da Krankheit als Folge von Übertretungen göttlicher Gesetze oder Verletzungen von Tabus gedeutet wurde, gehörten zur Heilung immer auch Opfer, die dem Tempel zugute kamen, aus dem der Priesterarzt stammte. Diese „Honorierung“ war zur Zeit des babylonischen Königs Hammurabi (1728–1686 v. Chr.) sogar gesetzlich geregelt:

Wenn ein Arzt ein zerbrochenes Glied eines freien Mannes geheilt hat und kranke Eingeweide hat wieder leben lassen, so bezahlt der Kranke dem Arzt fünf Schekel.

Gegenüberliegende Seite: Fragment des Codex Hammurabi in Keilschrift

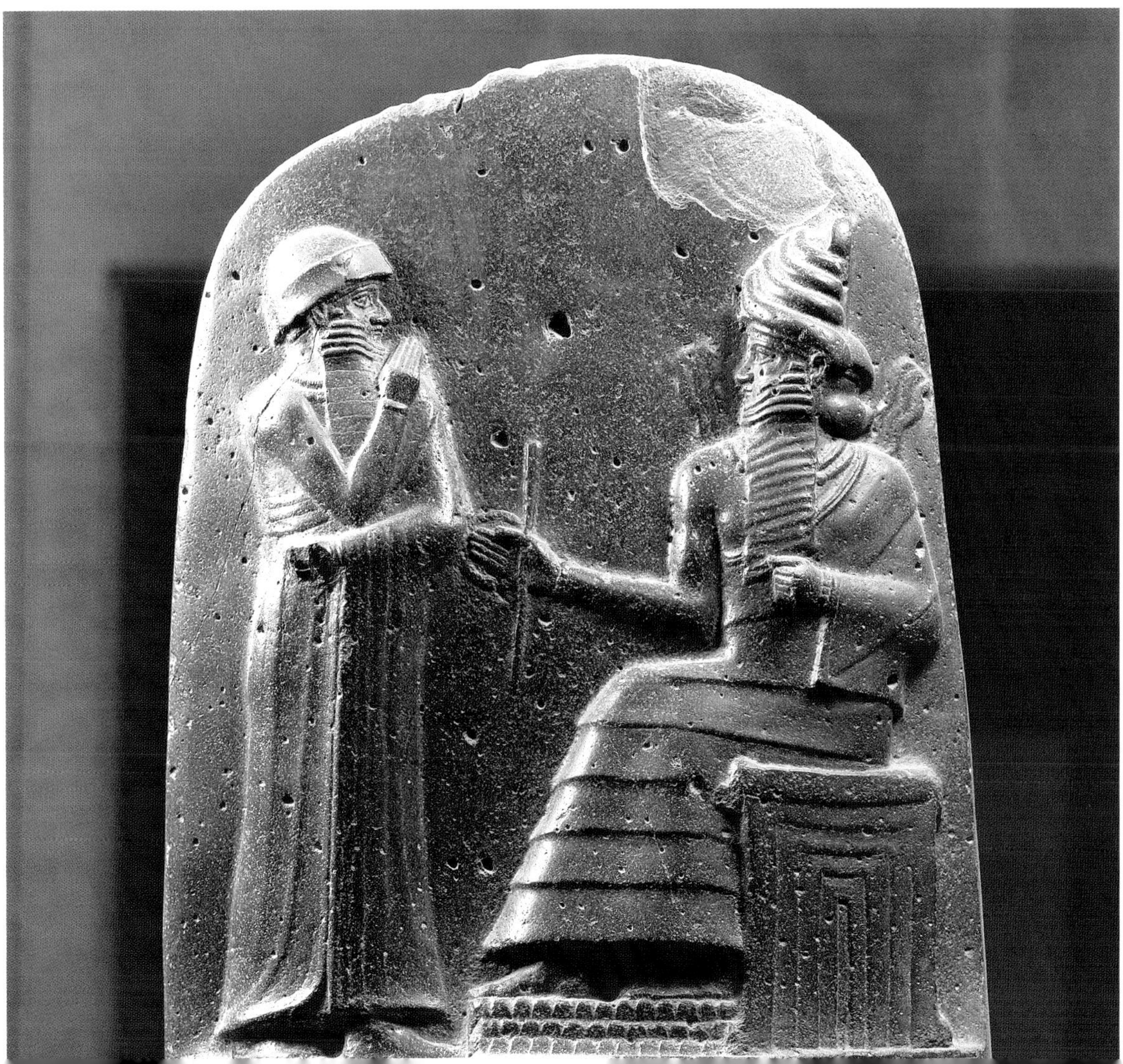

Gesetzesstele des babylonischen Königs und Reichsgründers Hammurabi

Ein üppiger Lohn, bedenkt man, dass für die Heilung eines Zugtiers nur „ein Sechstel eines Schekels“ fällig wurde. Auf Kunstfehler des Arztes bei menschlichen Patienten standen entsprechend drastische Strafen bis hin zum Handabschlagen.

Wie weit die medizinischen Kenntnisse schon in der ersten, der sumerischen, Epoche fortgeschritten waren, dafür haben wir ein bemerkenswertes Zeugnis. Schriftliches hat sich hier in großer Fülle erhalten, weil die in Mesopotamien verbreitete Keilschrift mit Griffeln in Tontäfelchen gedrückt wurde. Dennoch war das Auffinden eines fast 5000 Jahre alten Textes über die seinerzeit üblichen Heilmittel eine Sensation; es ist wohl das älteste medizinhistorische Dokument. Es nennt Heilmittel und beschreibt ihre Zubereitung und Anwendung sehr detailliert. Genannt sind etwa 30 Simplicia (elementare Arzneien mit nur einem Stoff, der heilend wirkt) sowie eine große Zahl an Composita (aus mehreren Wirkstoffen gemischte Präparate). Es finden sich Ratschläge zur Herstellung von Extrakten und Filtraten, zum Aufkochen von Wurzeln oder zur Pulverisierung von Pflanzenteilen, zum Einsatz in Form von Aufgüssen oder als Einreibemittel in öligen Lösungen. Manches ist den Entzifferern allerdings dunkel geblieben, weil die Bezeichnungen für Mineralien oder sonstige Stoffe nicht immer zu deuten sind.

Schaut man auf die Zeugnisse der vorletzten Epoche der Kultur im Zweistromland, also auf die assyrische, so lässt sich trotz der natürlich lückenhaften Überlieferung ein gewisser Fortschritt feststellen. König Assurbanipal (668–627 v. Chr.) verfügte über eine umfangreiche Tontafelbibliothek in seiner Hauptstadt Ninive; sie wurde im 19. Jahrhundert entdeckt und freigelegt. Auf rund 800 von insgesamt weit über 30 000 Tontäfelchen sind Mitteilungen medizinischen Inhalts entdeckt worden, darunter Hinweise auf 560 Arzneimittel, in der Mehrzahl pflanzlicher Art, doch auch tierische und mineralische Stoffe sind in erheblicher Zahl darunter. Angegeben ist auch, wie sie mittels Öl, Wein, Wachs, Fett, Honig oder Milch einnahme- oder einreibefähig zu machen sind; auffallend sind einige kräftige Abführmittel, die dem der mesopotamischen Medizin zugrundeliegenden Gedanken der Reinigung geschuldet sein dürften. Es spricht aus den Aufzeichnungen jedenfalls eine weit entwickelte Kunst der Medikamenten-

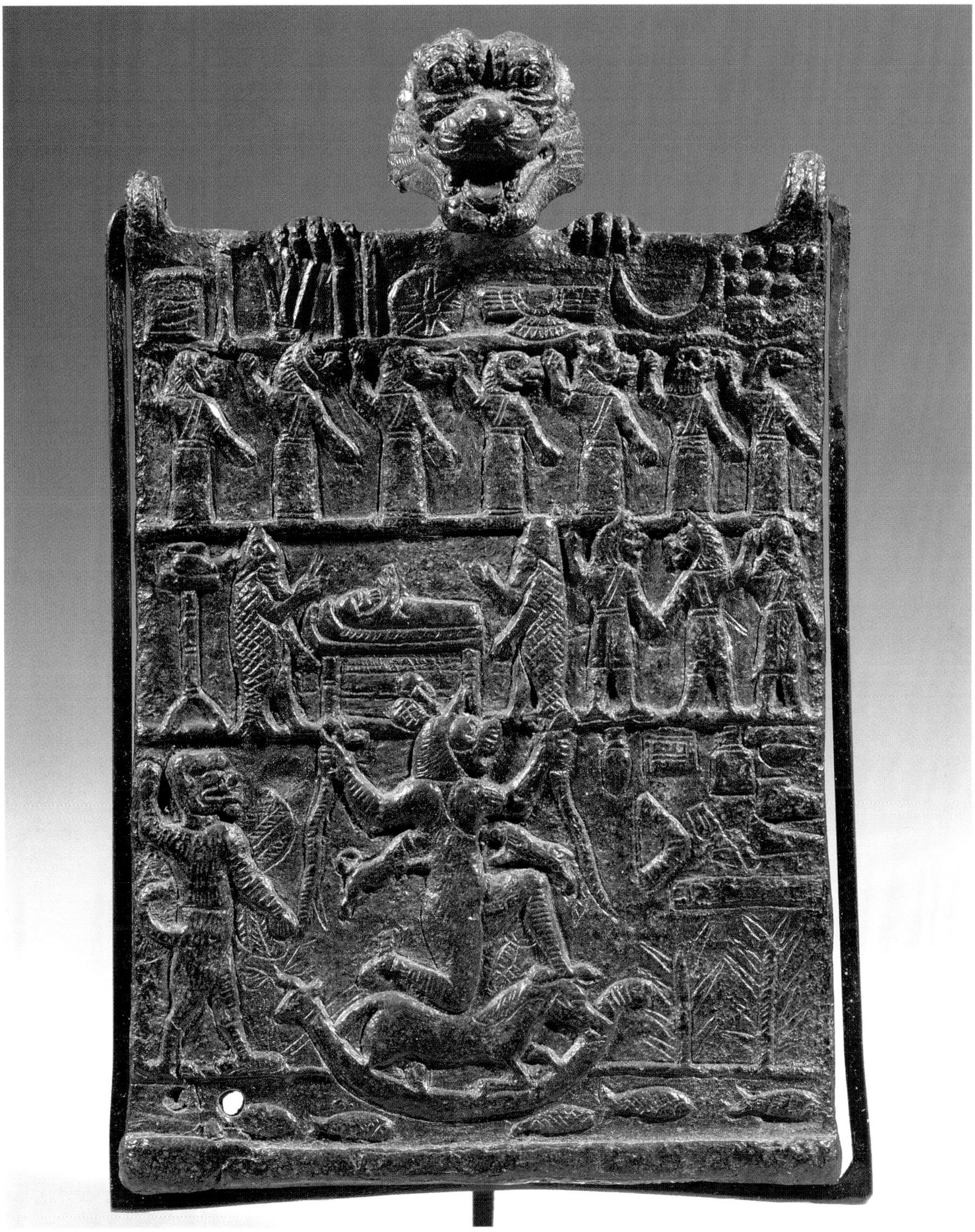

Diese assyrische Plakette mit dem Kopf des Pazuzu stammt aus dem 9. Jahrhundert v. Chr. Pazuzu war der Gott des Südoststurmwindes und Krankheitsbringer. Die obere Reihe zeigt Schutzgottheiten, in der mittleren Reihe behandeln fischgestaltige Priester einen Kranken. Ganz unten vertreibt Pazuzu Lamaschtu, die Dämonin des Kindbettfiebers.

Produktion, die sogar Züge von Marketing aufweist: Man achtete darauf, dass im Ergebnis schmackhaft-gefällige Heilwaren angeboten werden konnten oder – siehe Abführmittel – zumindest spektakulär wirkende. Es scheint, als sei der Handel damit schon seinerzeit ein hochgeachteter und erstrebenswerter Beruf gewesen.

Innere und äußere Reinigung waren, wie gesagt, Grundpfeiler der mesopotamischen Gesundheitslehre; Wasser spielte daher eine wichtige Rolle in Kult und Alltag. Das im 18. Jahrhundert v. Chr. in Babylon entstandene Gilgamesch-Epos berichtet von dem Meer der Häuser aus gebrannten Ziegeln in der Stadt Warka und von der Hochschätzung

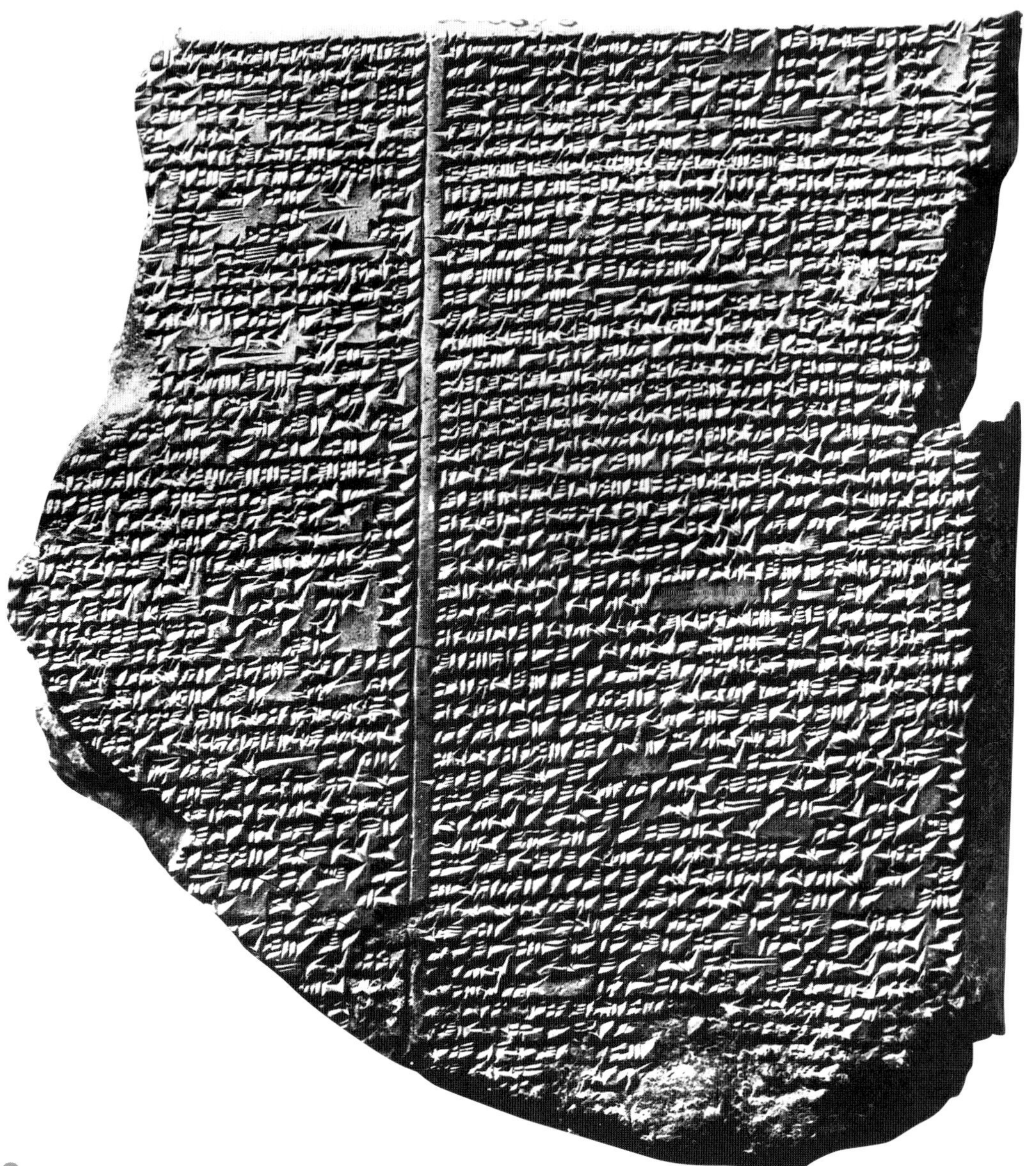

Assyrische Tontafel, die in Ninive gefunden wurde, mit einem Fragment des Gilgamesch-Epos. Die Tontafel stammt aus dem 7. Jahrhundert v. Chr.

des Wassers durch die Sumerer im Gleichnis vom Bade: Gilgamesch holt aus den Tiefen des Wassers die stachelige Pflanze der ewigen Jugend herauf, eine Traumarznei für jeden Apotheker. Sie wird Gilgamesch zwar von einer Schlange wieder entwendet, doch bleibt ihm die Fähigkeit, sich im Wasserquell zu verjüngen. Daher die Forderung des Epos:

Deine Kleidung sei rein,
gewaschen dein Haupt,
mit Wasser sollst du
gebadet sein!

Nicht nur religiöse Vorstellungen standen hinter dem allgemeinen Bemühen um Reinlichkeit, sondern auch die Erfahrungen in den großen Städten. Man wusste zwar noch nicht, wie es zu Seuchen und Ansteckung kommt, man wusste aber, dass Unsauberkeit anfällig für Krankheiten macht und dass Abwasser eine Gefahr darstellt; man setzte daher auf Hygiene. Ur in Chaldäa am Unterlauf des Euphrat war mit über 10 000 Einwohnern um 2000 v. Chr. die wohl größte Stadt. Dort löste man die Abwasserfrage durch Sickertechnik.

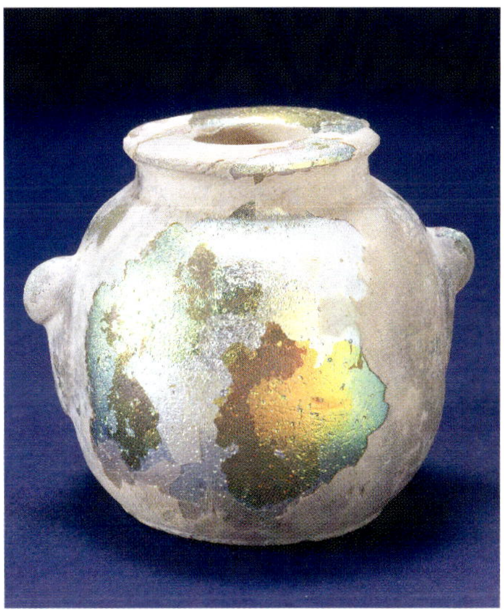

Zahlreiche Funde wie dieses Glasgefäß aus dem nördlichen Irak belegen, dass die mesopotamische Kultur bereits weit fortgeschritten war.

Den Baumeistern kam dabei die Tatsache entgegen, dass die Häuser auf einer drei Meter dicken Lehmschicht standen, die eine große Flut, die Sintflut der Mythen, im 5. Jahrtausend v. Chr. zurückgelassen hatte. Diese Schicht durchstießen die senkrecht aus den Innenhöfen der Häuser vorgetriebenen bis neun Meter tiefen Abwasserschächte, deren Mauerringe unterhalb des Lehms durchlöchert waren, sodass die Feuchtigkeit versickerte und nicht wieder hochsteigen konnte.

Auch sonst waren die sanitären Einrichtungen fortschrittlich: In den trockenen Jahreszeiten standen Wassergefäße zum Besprengen des Innenhofs der fensterlosen und nur von dorther durch offene Türen erhellten und belüfteten Wohnräume bereit. Dachrinnen besorgten die Entwässerung in der Regenzeit, in den Vorräumen gab es Fuß- und Handwaschbecken, die Abtritte aus bodenlosen Tongefäßen standen meist unter der Treppe zum Obergeschoss und mündeten in eine Sickergrube.

ÄGYPTEN

Womöglich noch größer schrieben die alten Ägypter die Reinlichkeit. Jedenfalls wissen wir darüber noch mehr. Zwar nutzten sie als Schriftträger vornehmlich vergänglicheres Material, nämlich Papyrus oder Wandverputz, doch ihre Mitteilsamkeit war so groß, dass die Ausbeute der Archäologen die der mesopotamischen Funde noch übertrifft.

Ausgrabungen erbrachten Weiteres. Vor allem aus Amarna, der von Pharao Echnaton (Amenophis IV.) im 14. Jahrhundert v. Chr. erbauten Hauptstadt, wissen wir viel über den Alltag der Ägypter: In den meisten Häusern fanden sich Nischen mit Fußböden und Wänden aus Kalksteinplatten, am Boden leicht geneigt zu einem Ablauf hin: Hier badeten die Bewohner, und zwar durch Übergießen; Wannen waren unbekannt. Wie wichtig ihnen Reinlichkeit war, sagt die Inschrift auf einem Waschnapf:

Mögest du dein Gesicht waschen in Wohlgefühl und Gesundheit. Bleib frohen Herzens.

Dass die alten Ägypter Krankheiten nicht nur mit medizinischen, sondern gleichermaßen mit spirituellen Mitteln zu vertreiben suchten, zeigt dieser Talisman mit einem Text, in welchem dem Träger Schutz vor Fieber gewährt wird.

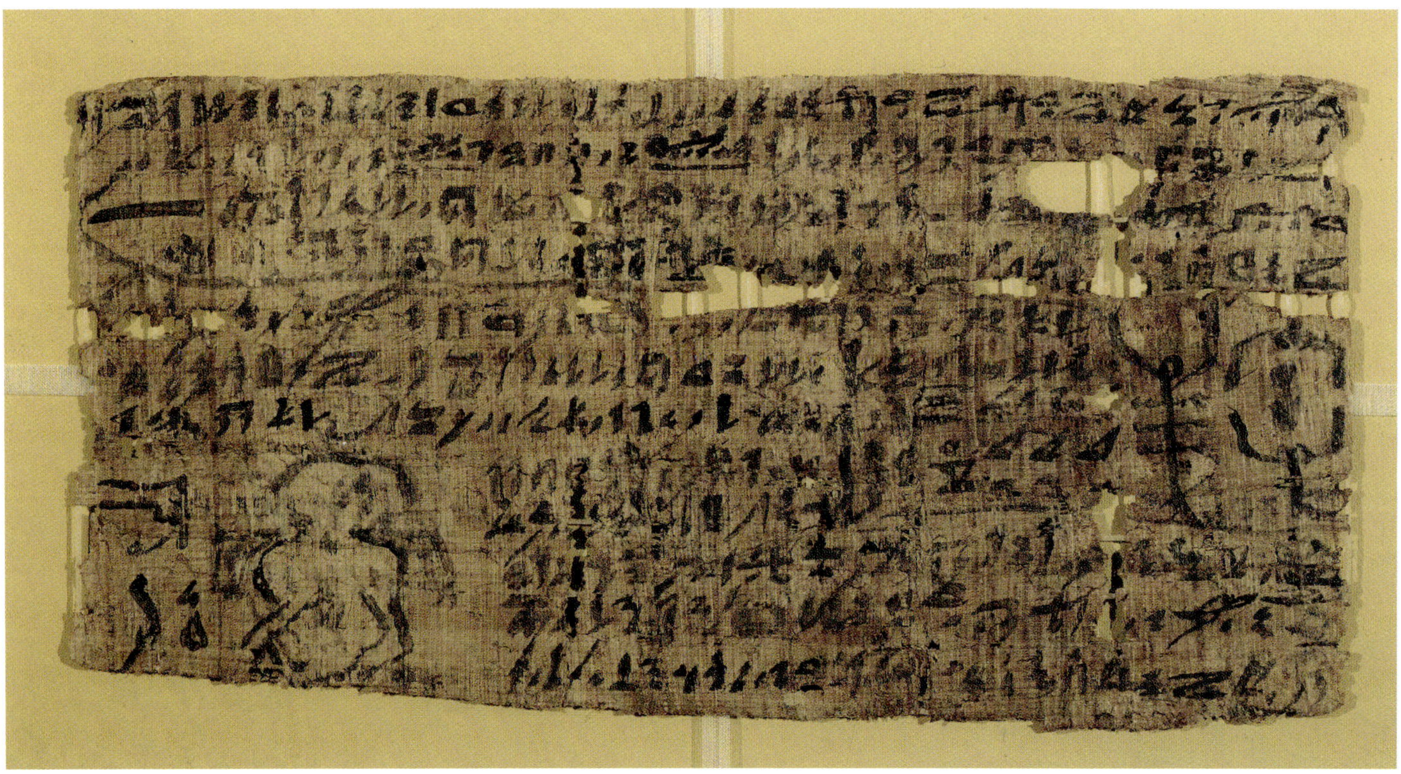

Manche Häuser hatten mehrere Bäder im gleichen Raum, die dann mit so genannten Schamwänden abgeteilt waren. Sie trennten oft auch den Abtritt vom anderen Raum ab: Steinsitze mit nach vorn gekerbtem Loch, unter die das Geschirr geschoben wurde. Eine große Rolle bei der Hygiene spielte Natron, das in der Oasenlandschaft von El Fajum gewonnen wurde. Es fand Verwendung in der Mundpflege, bei der Einbalsamierung, als Heilmittel bei Verdauungsstörungen, als Bleichmittel, als Speisenzusatz u. a. Der Hüter der Natronvorräte trug den Titel „Vorsteher des Natronhauses" und war ein hochrangiger Priester.

Dass so viele Aufzeichnungen überliefert sind, mag auch daran gelegen haben, dass die ägyptische Schrift, die Hieroglyphen, eine so hohe Kunstfertigkeit verlangte, dass sie nur ausgebildete Spezialisten beherrschten, Priester natürlich zumeist auch sie. Und das bildet die Brücke zu unserem Thema, denn die Heilkunst war ebenfalls in den Tempeln beheimatet, ebenso wie die Zubereitung von Arzneien.

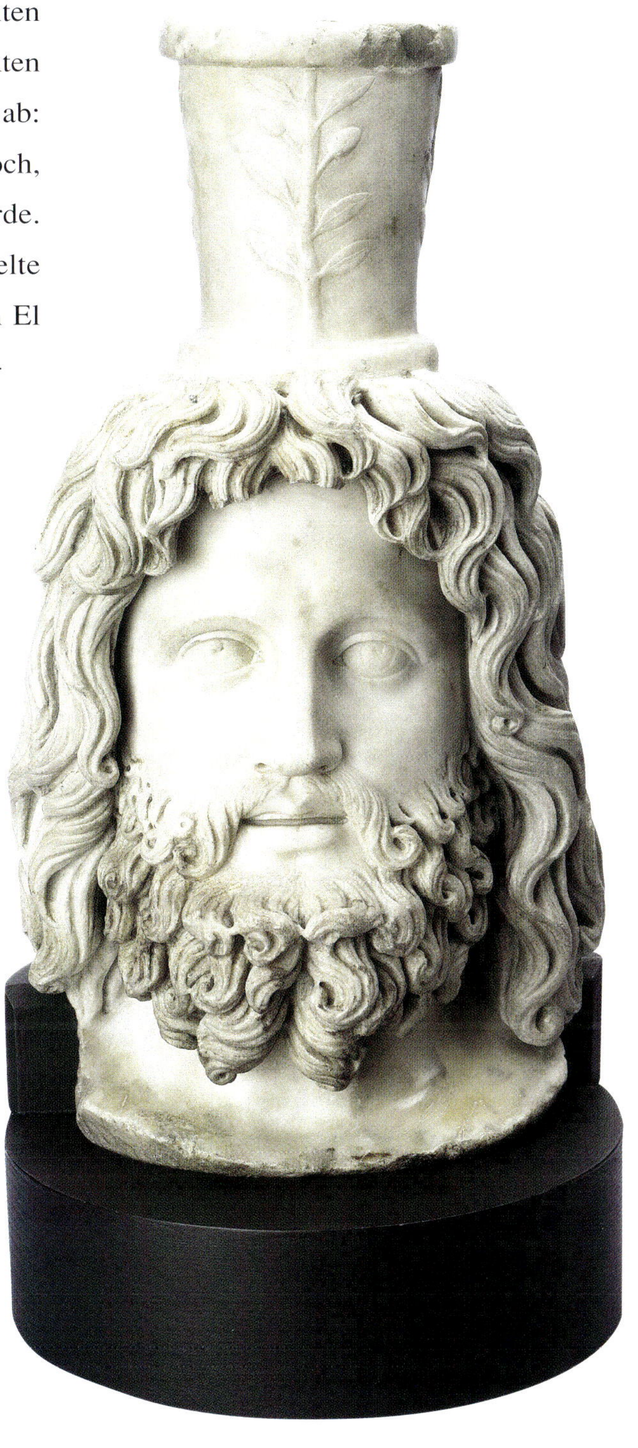

Auch wenn die Ikonographie des Serapis eher an einen griechischen denn an einen ägyptischen Gott erinnert, so handelt es sich bei dem Gott der Heilkunst doch keineswegs um einen „Import", sondern eine originäre ägyptische Schöpfung. Wie vielen ägyptischen Gottheiten fiel ihm nicht nur eine Funktion zu; er war gleichermaßen der Gott des Ackerbaus und der Toten. Andererseits gab es im ägyptischen Pantheon noch weitere Gottheiten, die sich die Funktion des Heilers mit Serapis teilten.

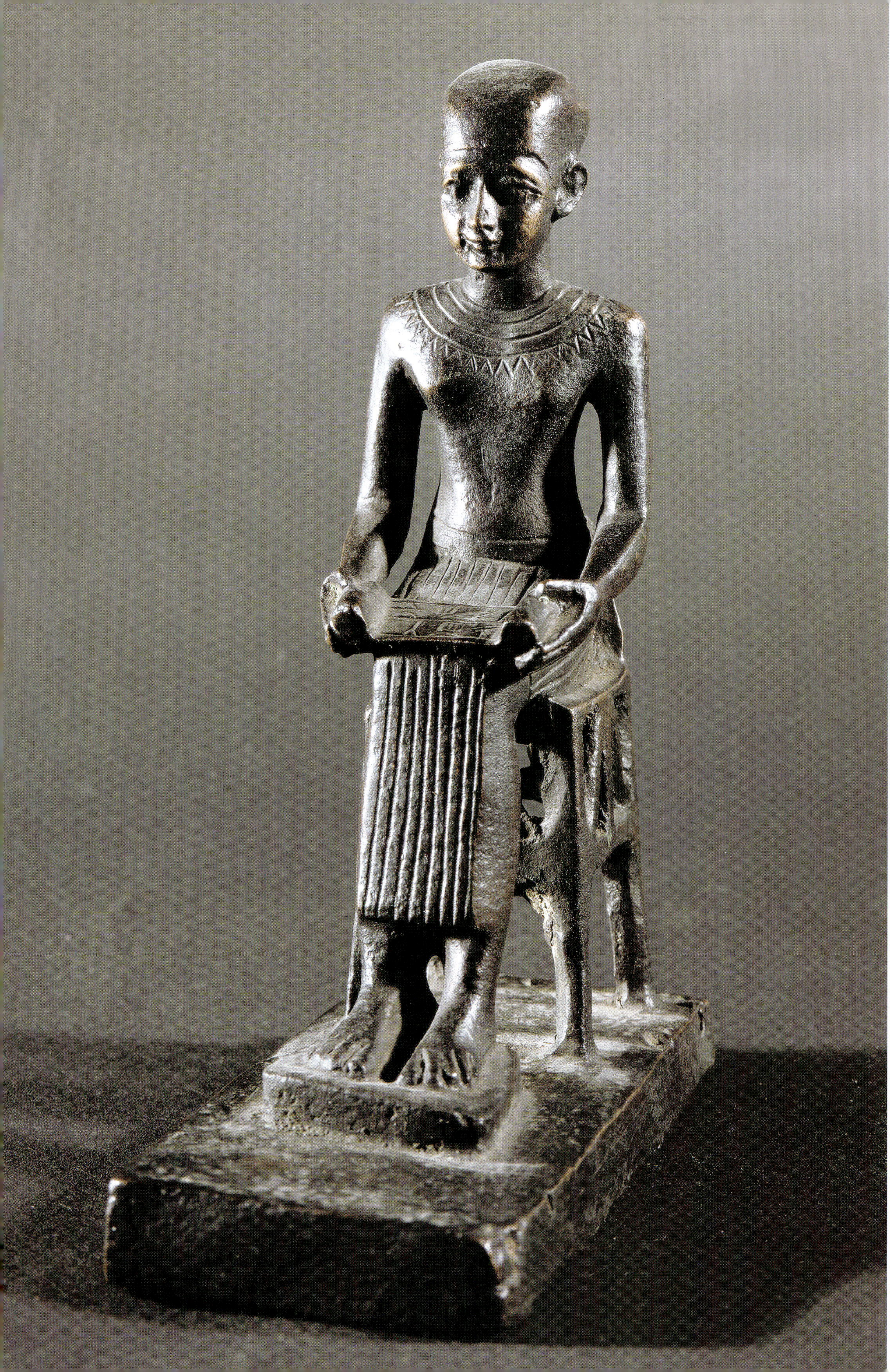

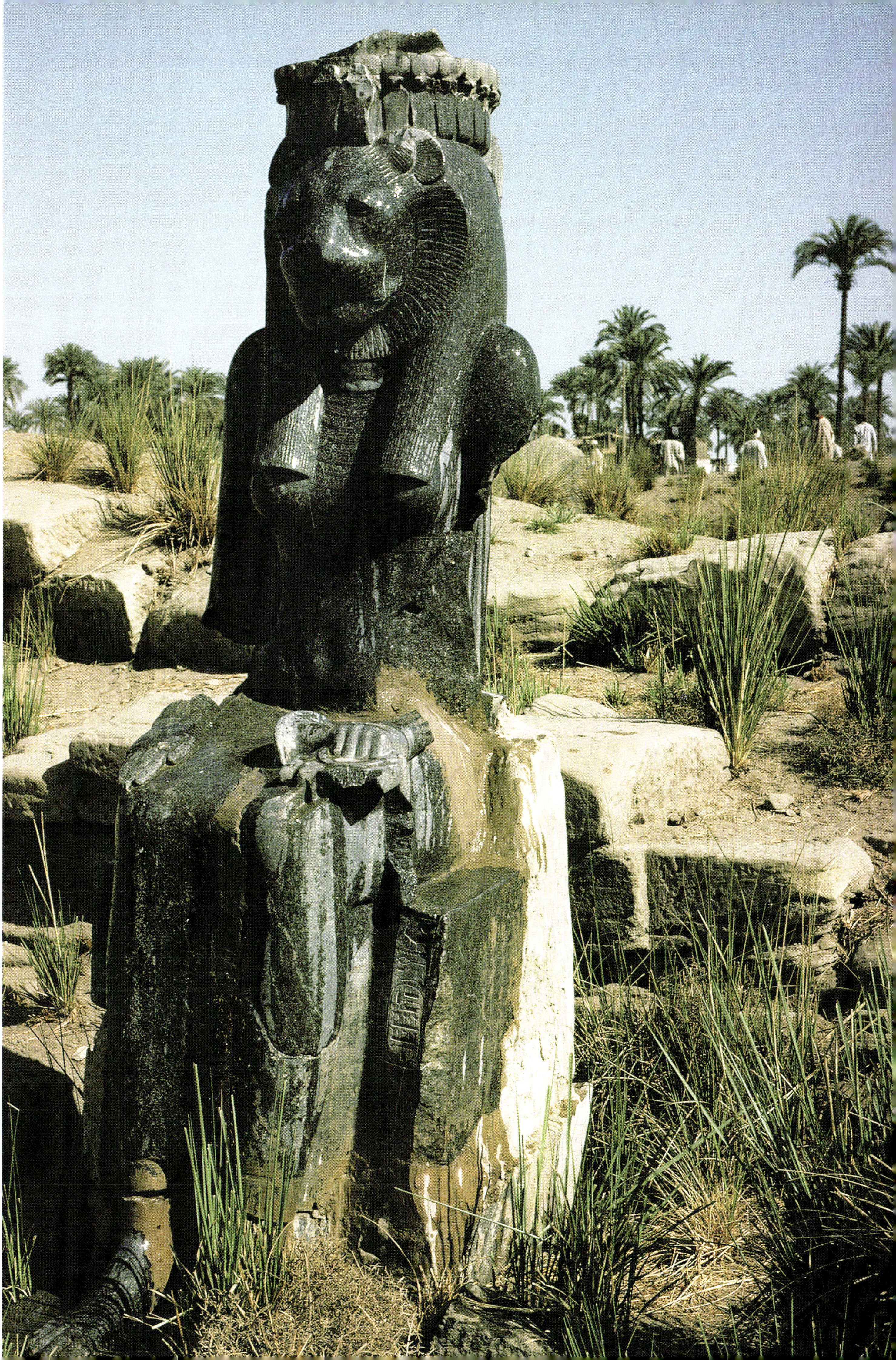

Vorhergehende Seite links: Bekannt ist Imhotep (um 2700 v. Chr.) vorrangig als Baumeister und Ratgeber des Pharaos Djoser, für den er eine der ersten Pyramiden, die Stufenpyramide in Sakkara, plante und konzipierte. Darüber hinaus aber war er auch als Arzt schon zu Lebzeiten hoch geachtet. Die Technik, bei der Mumifizierung die inneren Organe des Toten zu entnehmen und in separaten Gefäßen, so genannten Kanopen, aufzubewahren, ist auf ihn zurückzuführen.

Vorhergehende Seite rechts: Die Göttin Sechmet repräsentiert im ägyptischen Pantheon die Botin des Todes und Bringerin von Krankheit und Seuchen. Gerade aber weil sie sich darauf versteht, Unheil zu bringen, kann sie auch für dessen Beseitigung sorgen. In ihrem Hauptheiligtum Memphis war sie die Schutzpatronin von Medizinern und Tierärzten.

Seltsamer- oder gerade bezeichnenderweise waren es vor allem Priester der Göttin Sechmet, die als Ärzte und Heiler auftraten. Die löwenköpfige Göttin war vom Sonnengott Re geschaffen worden, damit sie die bei den Menschen in Vergessenheit geratene Ehrfurcht vor ihm wieder herstelle. Das tat sie, indem sie Krankheit, Seuchen und Tod über die Welt brachte. Sie wollte ihr Wüten aber auch dann noch nicht einstellen, als sie ihren Zweck längst erreicht hatte. Re musste sich schließlich eine List ausdenken, damit die Menschheit nicht ganz ausgerottet würde: Er ließ rotgefärbtes Bier in ihrem Haus ausgießen, das sie beim Aufstehen für Blut hielt und begierig in sich hineintrank, bis sie ganz berauscht war und von ihrem verderblichen Tun lassen musste. Vielleicht war ihre Verehrung und die hohe Achtung für ihre Priester sozusagen eine Flucht nach vorn, eine Art Umarmung des Verhängnisses, das man so zu neutralisieren, ja ins Gegenteil zu verkehren suchte: Wer Krankheit brachte, der würde sie auch heilen können, wenn man ihn günstig stimmte, so das einfache religiöse Kalkül.

Auch andere Götter und Göttinnen waren auf die eine oder andere Weise mit der Heilkunst verbunden: So zum Beispiel Isis, der es gelungen war, den zerstückelten Körper ihres Bruders und Gatten Osiris wieder zusammenzufügen und zu beleben, eine chirurgische Großtat. Oder Thot, der Schutzgott der Schreiber, der seinem Götterkollegen Horus, dem Herrn über Licht und Finsternis, das bei einem schweren Kampf herausgerissene Auge wieder einsetzte und so auch für die Augenärzte zuständig wurde. Überhaupt war schon im Alten Reich (um 3000–2181 v. Chr.) die Spezialisierung weit fortgeschritten. Der griechische Historiker Herodot (5. Jahrhundert v. Chr.) berichtete darüber:

Jeder Arzt behandelt nur eine einzige Krankheit, nicht mehrere. Und alles ist voll von Ärzten. Es gibt Ärzte für den Kopf, für die Augen, für die Zähne, für den Unterleib und für innere Krankheiten.

Herodot hat über das, was er auf seinen Reisen gesehen und gehört hatte, auch allerhand Unzuverlässiges erzählt, etwa dass es in Mesopotamien keine Ärzte gebe und man die Kranken auf den Markt bringe, wo sie von jedermann Ratschläge bekämen – eine absurde Vorstellung, wie wir gesehen haben. Sein Bericht über die Spezialisierung der ägyptischen Mediziner hingegen wird von ausführlichen medizinischen Papyri und eingeritzten Notizen auf Ostraka (Tonscherben) bestätigt. Ebenso seine Darstellung, dass nach Ansicht der ägyptischen Mediziner, viele Krankheiten über die Nahrung in den Körper gelangten, weswegen sie regelmäßige Anwendung von Klistieren empfahlen. Seine Behauptung freilich, die Ägypter seien das gesündeste aller Völker, übersieht die vielfältigen Gesundheitsrisiken durch das Klima und durch Parasiten, die zum Beispiel Bilharziose zu einer wahren Geißel des Niltales machten; dagegen hatte auch die ägyptische Medizin kein Mittel.

Die umfangreichste direkte Quelle für die altägyptische Heilkunst ist der Papyrus Ebers, benannt nach dem Leipziger Ägyptologen Georg Ebers (1837–1898), der das unschätzbare Dokument 1873 von Grabräubern erworben hatte. Der Papyrus stammt aus dem 17./16. Jahrhundert v. Chr., greift aber auf weit ältere Kenntnisse zurück. Er umfasst 108 Seiten auf einer 18,63 Meter

Der umfangreichste Beleg für die weit fortgeschrittene Entwicklung von Behandlungstechniken bei Krankheiten ist der Papyrus Ebers. Für die Schrift auf dem gelben Papyrus wurde sowohl rote als auch schwarze Tinte verwendet.

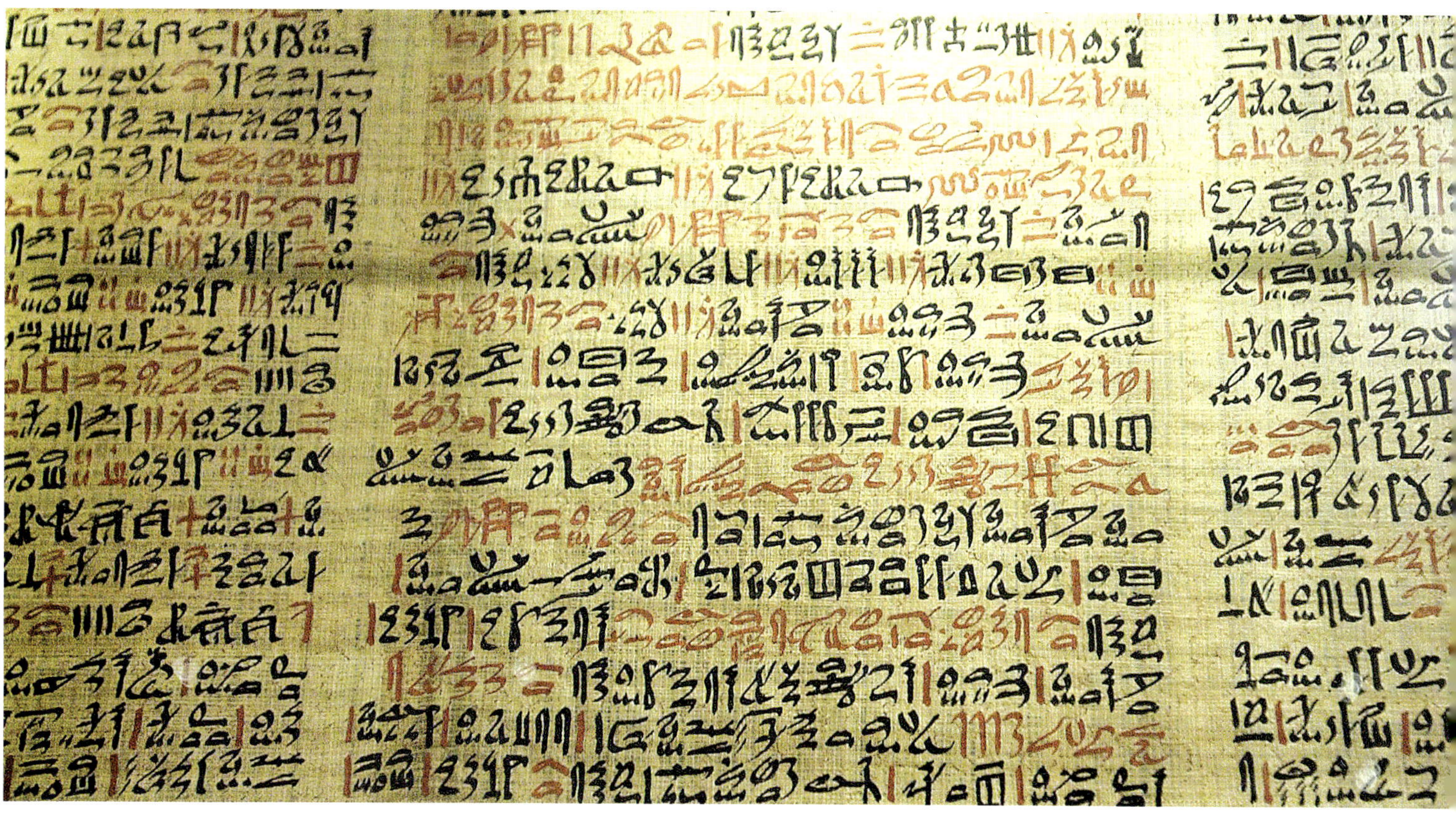

langen und 30 Zentimeter breiten Schriftrolle. Er nennt 877 Einzelrezepte ohne erkennbare Ordnung und dürfte so etwas wie ein medizinisch-pharmazeutisches Nachschlagewerk gewesen sein. Es finden sich darin Abschnitte über Salben bei Hautkrankheiten, Heilmittel bei Bauchkrankheiten, Lehrtexte und Rezepte bei Magenleiden, Heilmittel gegen Husten und Asthma, Rezepte gegen Bisswunden, Heilmittel für Gliedmaßen, Arzneien zur Behandlung der Gefäße, Heilmittel bei von Dämonen ausgelösten Krankheiten, Zahnbehandlung, praktische Anweisungen für den Hausgebrauch, Lehrtexte gegen Geschwülste, Frauenheilkunde und viele andere Themen. Anweisungen für Ärzte hören sich etwa folgendermaßen an:

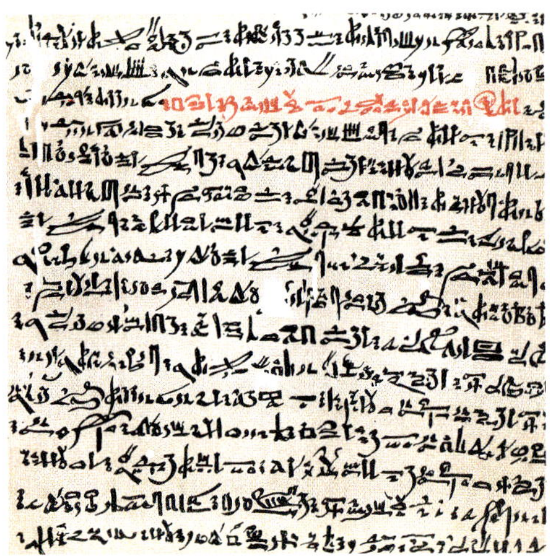

Auch wenn zahlreiche Passagen aus dem Papyrus Ebers durchsetzt sind mit magischen Formeln oder abergläubischen Beschwörungen, ist das Wissen um die Anatomie und die chirurgische Behandlung von Leiden dennoch höchst erstaunlich.

Wenn du einen Mann untersuchst, der an seinem Magen leidet, [...] dann legst du die Hand auf seinen Magen. Und wenn du seinen Magen trommelartig findest, er geht und kommt unter deinen Fingern, dann sollst du dazu sagen: Das ist die Trägheit der Nahrung, die ihn nicht weiter essen lässt. Dann bereitest du für ihn irgendein Abführmittel, etwa Kerne der Dattel, durchgepresst in geronnenem Bier, und sein Appetit kehrt zurück.

Oder ein Tipp für Enthaarungscreme:

Panzer der Schildkröte zerkochen, zerreiben, auf Fett vom Bein des Nilpferds geben, damit salben sehr, sehr, sehr oft.

Oder ein Heilmittel gegen Kopfschmerzen, wie es „Isis für das Kopfweh des Re bereitete“:

Nimm die gleichen Mengen von Korianderbeeren, Körnern der Sesam-Pflanze, Mohnkörnern, Wermut, Wacholderbeeren, vermische sie bis zu einer breiigen Masse. Reibe die betreffende Person damit ein, und die Kopfschmerzen werden sofort verschwinden.

In schweren Fällen empfiehlt der Papyrus noch einen gemahlenen Fischschädel beizugeben, vermutlich weil man dachte, dass Gleiches am besten Gleiches heilt. Bekannt war aber auch das Behandeln mit Gegensätzlichem: Fieber etwa bekämpfte man mit kühlen Umschlägen, Schwachsichtigkeit mit Lebergaben, wobei deren ausgebratener Saft in die Augen geträufelt wurde. Das half, auch wenn man nicht wusste, dass dafür der hohe Vitamin-A-Gehalt verantwortlich war. Trotz der unübersehbar magischen Elemente in der altägyptischen Medizin lässt sich feststellen, dass sie offenbar schon weit vor dem 16. vorchristlichen Jahrhundert hochentwickelt war.

Chef des Gesundheitswesens war der „Verwalter des Hauses der Gesundheit und Wahrer des Geheimnisses der Gesundheit im Hause des Thot". Er ahndete Verstöße gegen die strengen ärztlichen Regeln und überwachte die Ausbildung. Angehende Priester-Ärzte lernten anhand von heiligen Schriften. Sie empfahlen Zaubersprüche, setzten auf Beschwörungen und Amulette, gaben aber auch Tipps für Einläufe, Bäder, Umschläge, Packungen, Salben und für eine ganze Reihe von Wasserverschreibungen (z. B. Weizenwasser-Umschläge bei Magenverstimmungen). Den Körper teilten die ägyptischen Mediziner in 36 Areale ein, denen je eine Gottheit zugeordnet war. Die Therapie umfasste daher auch das Auflegen der Hand auf das befallene Gebiet unter entsprechenden Gebeten, war also Be-Handlung im Wortsinn. Einige Krankheiten wie Aussatz, Fallsucht (Epilepsie), Bilharziose oder Beulenpest, die man „asiatische Krankheit" nannte,

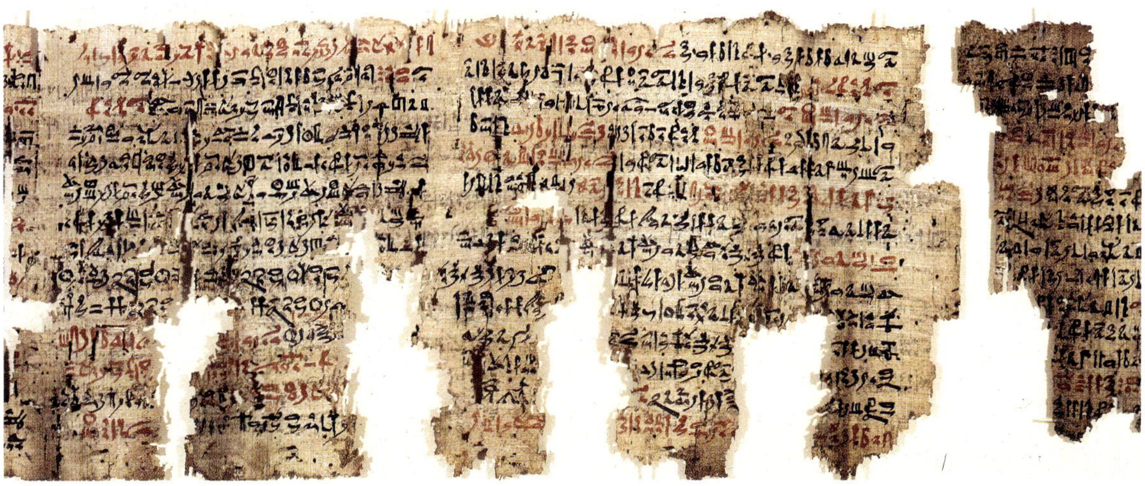

Ebenfalls aus der 18. Dynastie datiert das Londoner Papyrus, das im British Museum in London aufbewahrt wird. Ähnlich wie im Papyrus Ebers ist es eine Mixtur aus magischen und praktischen Behandlungsmethoden, vorrangig gegen Hautkrankheiten und Wurmbefall.

sind im Papyrus Ebers und etwa 20 weiteren detailliert beschrieben, wobei ständig betont wird, dass Reinlichkeit gegen viele Übel die beste Prophylaxe sei. Auch die gefährliche Rolle des Ungeziefers war bekannt, das durch Natronwasser ferngehalten werden sollte.

Dass die Ärzte schon den Puls gefühlt haben, steht stark zu vermuten, denn sie kannten seine Bedeutung wie die Bezeichnung „Stimme des Herzens" belegt. Messtechnisch war die Pulsberechnung kein Problem, denn es gab recht genaue Wasseruhren: kegelförmige Gefäße mit Ablauf, deren Wasserstand die buchstäblich verflossene Zeit anhand von Linien angab.

Aufzuhalten vermochten die Zeit natürlich auch die Mediziner nicht, aber um Verbesserung der Lebensqualität bemühten sie sich: Kosmetik spielte eine erhebliche Rolle. Man verschrieb Alabasterpuder, Salben aus mit Honig versetztem Salz, ja man setzte sogar auf Verjüngungskuren und bekämpfte – wohl ebenso vergeblich wie heute – Glatzen-

Dieses gut erhaltene Skelett einer Frau wurde im Jahr 2005 bei Abydos in Unterägypten entdeckt. Die Tonkrüge, die der Toten als Grabbeigaben mitgegeben wurden, enthielten höchstwahrscheinlich Öle und alkoholische Essenzen.

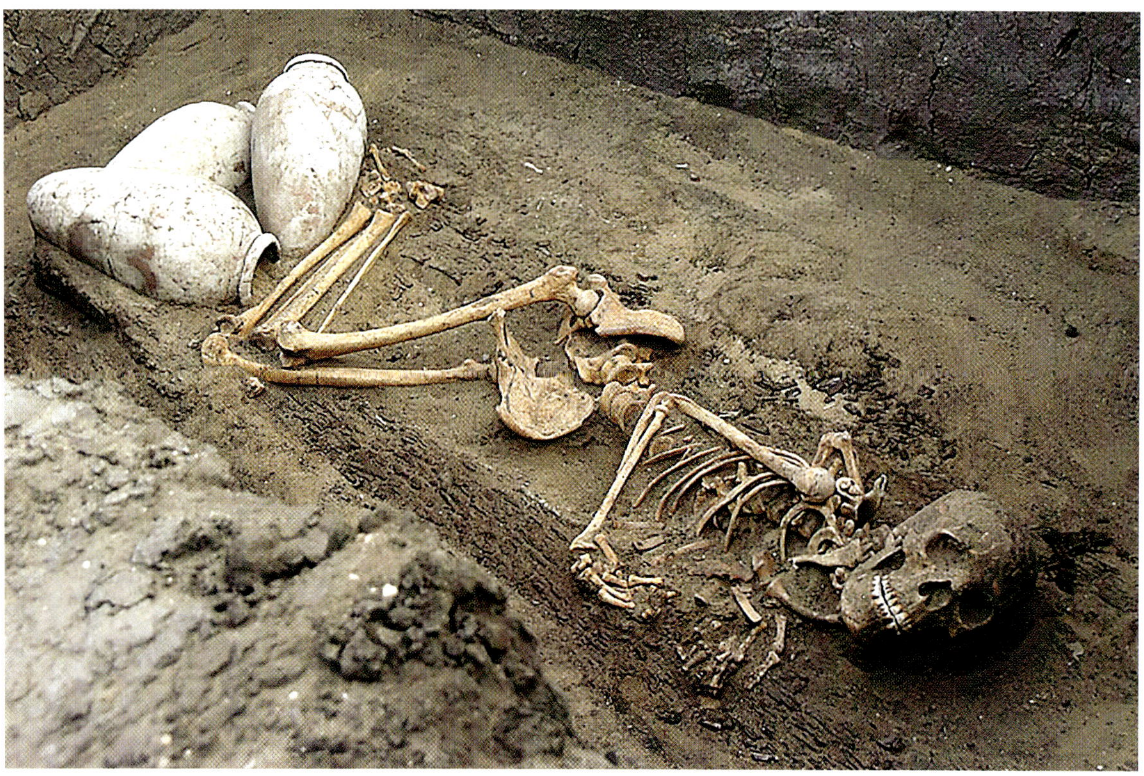

bildung durch Haarwuchsmittel. Salben spielten ohnehin eine große Rolle – nicht nur bei den Mumifizierungstechniken und bei der Einbalsamierung, sondern ebenso im Alltag. Insbesondere die „sieben heiligen Öle“ waren beliebt und wurden in Schminkkästchen mitgeführt, darunter „syrischer Balsam“ und Zedernöl.

Das Raumklima beeinflusste man durch Duftstoffe, wobei vor allem im sakralen Bereich Weihrauch eine besondere Rolle spielte. Wir kennen von Wandbildern den um 1480 v. Chr. initiierten – allerdings letztlich fehlgeschlagenen – Versuch der Königin Hatschepsut (1490–1468 v. Chr.), Weihrauchbäume in Ägypten heimisch zu machen: In großen Krügen transportierten Arbeiter Bäume mit gewässertem Wurzelstock aus dem Land Punt (dem heutigen Ost-Sudan) oder über die „Weihrauchstraße“ aus Süd-Arabien mit Karawanen an den Nil. Aus dem Harz gewann man gummiartige Kügelchen, die beim Verbrennen in kunstvoll gestalteten Pfännchen an Bronzearmen ihren betörenden Duft entwickelten.

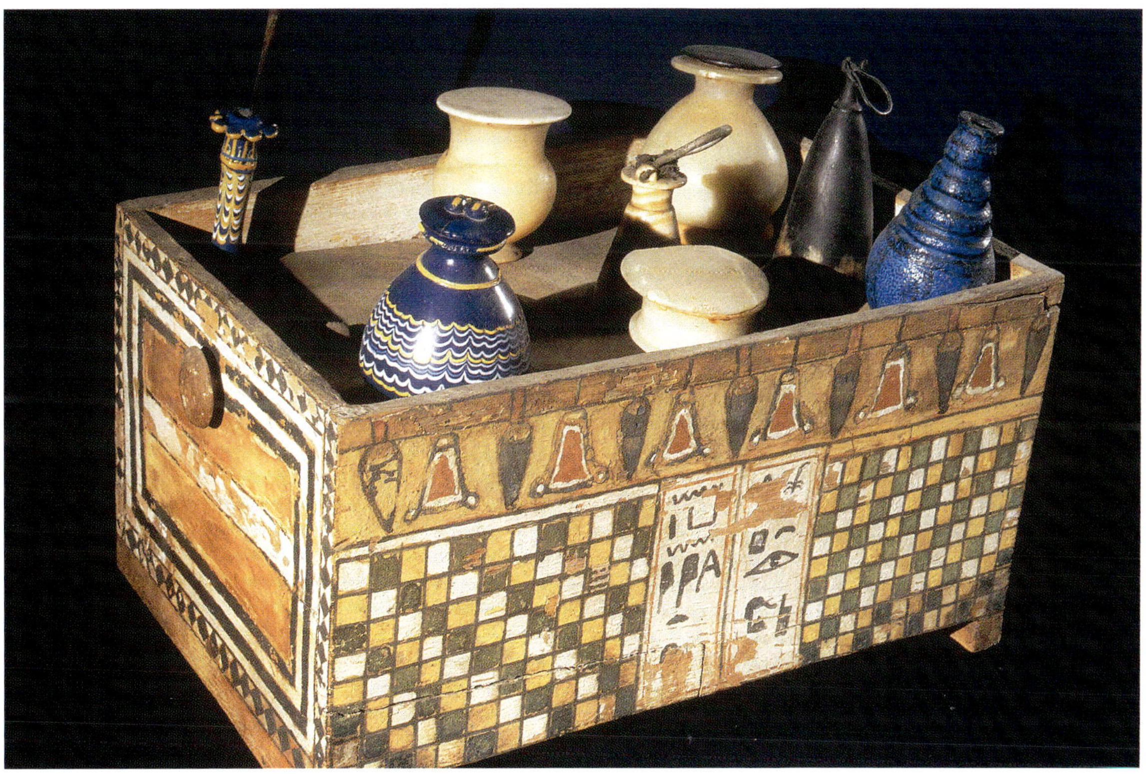

Ein Kosmetikkästchen mit verschiedenen Flaschen für Duftöle. Es stammt aus dem Grab der Merit, der Frau des Baumeisters Kha, und wurde in Theben gefunden.

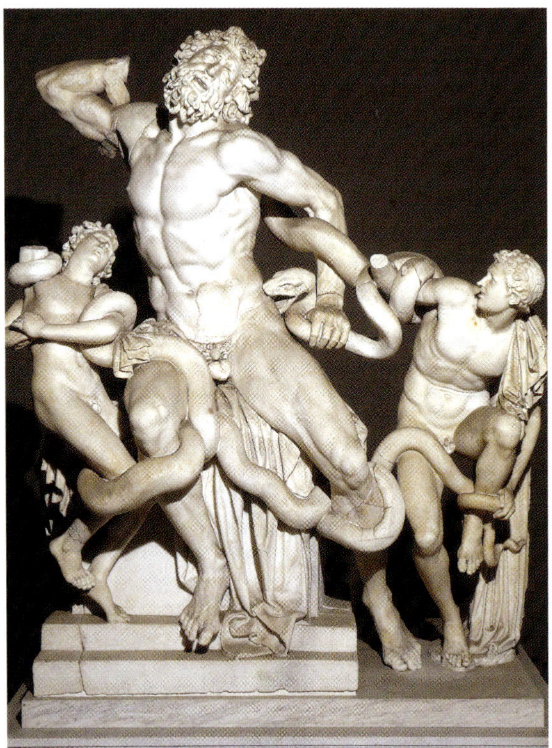

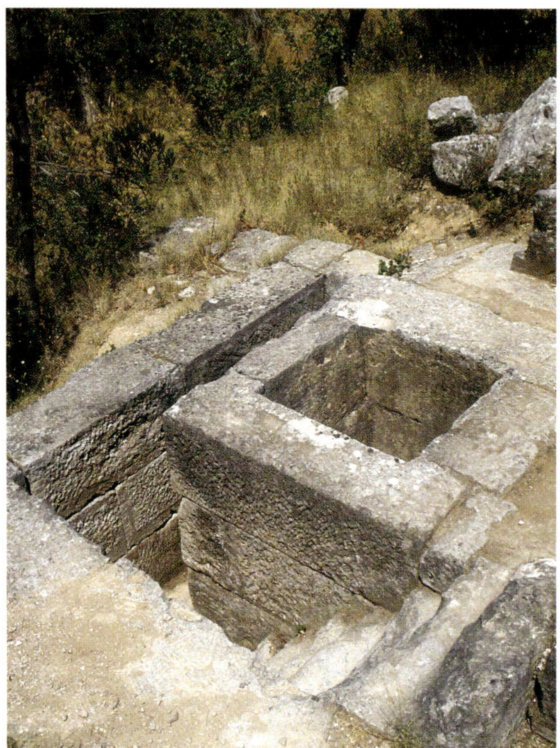

III Antikes Griechenland

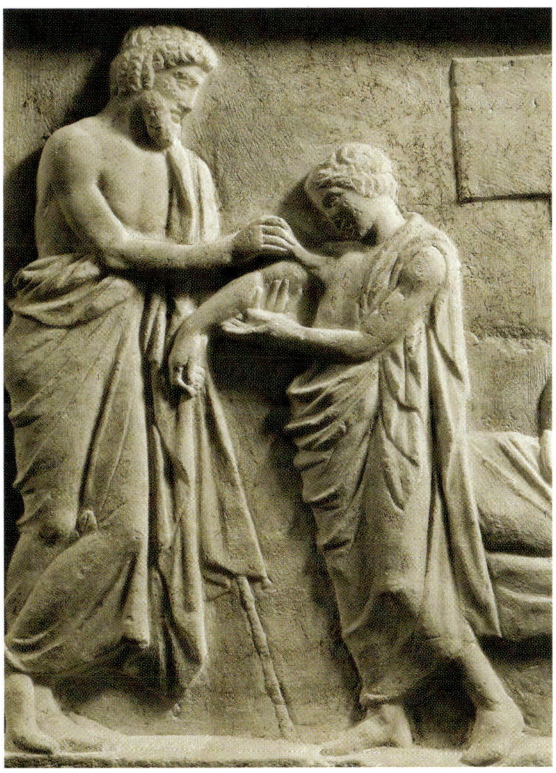

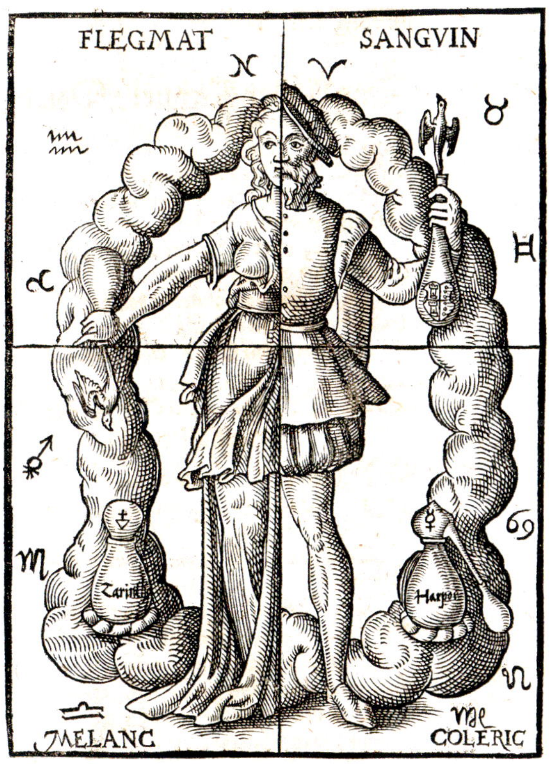

Griechische Vasenmalerei aus dem letzten Viertel des 6. Jahrhunderts v. Chr. Wenn man den Beschreibungen Homers und seiner Zeitgenossen Glauben schenken kann, wird bei den zahlreichen kriegerischen Auseinandersetzungen die Anwesenheit von Militärärzten zur Behandlung der Wunden unabdingbar gewesen sein.

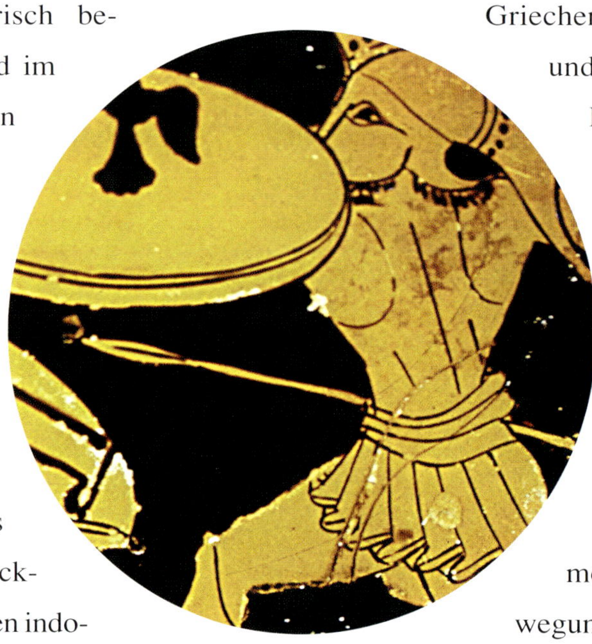

Epochengrenzen gelten immer nur bedingt, geschichtlich wie regional: Während sich im seit dem Jahr 1350 v. Chr. assyrisch beherrschten Orient und im Ägypten des Neuen Reiches (1550–1069 v. Chr.) zunächst einmal nichts Wesentliches wandelte, kam mit dem illyrischen Völkersturm in Europa um 1200 v. Chr. ein neues Element in die Entwicklung: Die anbrandenden indogermanischen Stämme aus der ungarischen Tiefebene oder aus noch nördlicheren Regionen waren durchweg weniger weit entwickelt als die Kulturen, auf die sie trafen und die sie, wo nicht zerstörten, so doch tiefgreifend veränderten.

In der Begegnung zwischen den kriegerischen Einwanderern und den Zivilisationen des Mittelmeers kam es zu einer vitalen kulturellen Legierung, die dem Abendland die Basis gab. Entscheidend wurde vor allem das Vordringen dorischer Stämme in Griechenland bis auf die Ägäischen Inseln, nach Kreta und auf das kleinasiatische Festland.

Die achäisch-mykenische Kultur, die in Griechenland geblüht hatte, und das kleinasiatische Hethiter-Reich fielen ihnen zum Opfer, gaben ihnen aber auch Impulse, die in der Folgezeit fruchtbar werden sollten. Die gesamte Völkerwelt des östlichen Mittelmeerraums kam in Bewegung, weil die so genannten Seevölker, etwa die in der Bibel erwähnten kriegerischen Philister, vor den Eindringlingen zurückwichen und erst von den Ägyptern zum Stehen gebracht werden konnten.

VORKLASSISCHE ZEIT

Ein Nachklang jener Kämpfe ist uns in den beiden großen Epen („Odyssee", „Ilias") des griechischen Dichters Homer überliefert, der zwar erst im 8. Jahrhundert v. Chr. schrieb, doch seinen Berichten wesentlich ältere Geschehnisse zugrunde legte. Er hielt wohl nur fest, was bis dahin mündlich von fahrenden Sängern über den Trojanischen Krieg tradiert worden war.

In seinen Texten kommen erstmals griechische Ärzte vor: Machaon und Podaleirios, angeblich Söhne des Heilgottes Asklepios. Sie werden von Homer als besonders geachtete Mitstreiter genannt, um deren Wohl sich der Feldherr der Griechen sehr besorgt zeigt. Als einer der beiden verwundet wird, befiehlt er die sofortige Bergung: „Denn ein Arzt ist höher als viele andre zu achten, Pfeile herauszuschneiden und lindernde Kräuter zu streuen." Zur Hand gingen den angesehenen Ärzten beim Versorgen und Verbinden von Wunden angelernte Laien-Helfer; über die Gabe von schmerzdämpfenden Mitteln und (berauschenden) Tränken, beispielsweise vor chirurgischen Maßnahmen, wird berichtet, dass dafür in der Regel Frauen zuständig waren. Bei Homer kommt in diesem Zusammenhang auch erstmals das Wort *Pharmakon* vor.

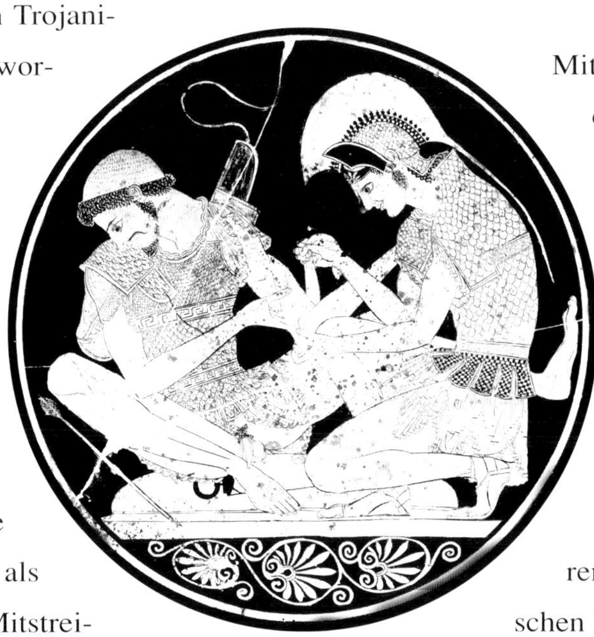

Auch Helden brauchen medizinische Betreuung. Diese griechische Vasenmalerei zeigt Achilles, der die Wunden des Patroklos verbindet.

Mit Asklepios hatte es eine besondere Bewandtnis: Er galt selbst ebenfalls als Arzt und genoss schon früh als der Sohn des Lichtgottes Apollon eine hohe Verehrung. Das mag unter anderem an seinen ägyptischen Beziehungen gelegen haben. Die Griechen nämlich identifizierten ihn mit dem Arzt Imhotep, der zur Zeit des Pharaos Djoser (27. Jahrhundert v. Chr.) als Pyramidenbauer und Heilkundiger weithin berühmt war. Vermutlich über Kreta sind sein Ruhm und seine Kenntnisse nach Norden vorgedrungen und haben Kult und Wissenschaft befruchtet. Das erst später konkret fassbar werdende Gesundheitskonzept der Griechen ist stark von ägyptischen Einsichten geprägt. Auf sie zurückführen lässt sich auch die allmähliche Lösung der Medizin von der religiösen Vormundschaft, denn gerade Imhoteps im Papyrus Smith überlieferte chirurgische Vorgehensweise (bei einer Kopfverletzung) zeichnete sich durch nüchterne Diagnostik und Prognostik aus. Während in Ägypten später jedoch wieder die Magie die Oberhand über die rationale Medizin gewann, war in Griechenland ein wissenschaftlicher Keim gelegt, der erfolgreich aufgehen sollte.

Ob es auch Verbindungen zu den altorientalischen Kulturen des Zweistromlandes gegeben hat? Das steht stark zu vermuten, wenn auch nicht feststeht, wann die Übernahme des mesopotamischen Schlangen-Stab-Symbols für Asklepios stattgefunden hat. Dass es sich dabei um eine zufällige Duplizität gehandelt hat, ist eher unwahrscheinlich, denn dazu sind die Motive zu ähnlich: Die

Asklepios gilt als einer der ersten Heilkundigen, der Magie und Aberglaube von nüchterner Diagnostik zu trennen wusste. Darüber hinaus gilt er als Begründer einer Gesundheitsfürsorge, bei der sich das Honorar für den Arzt an der finanziellen Situation des Patienten orientierte.

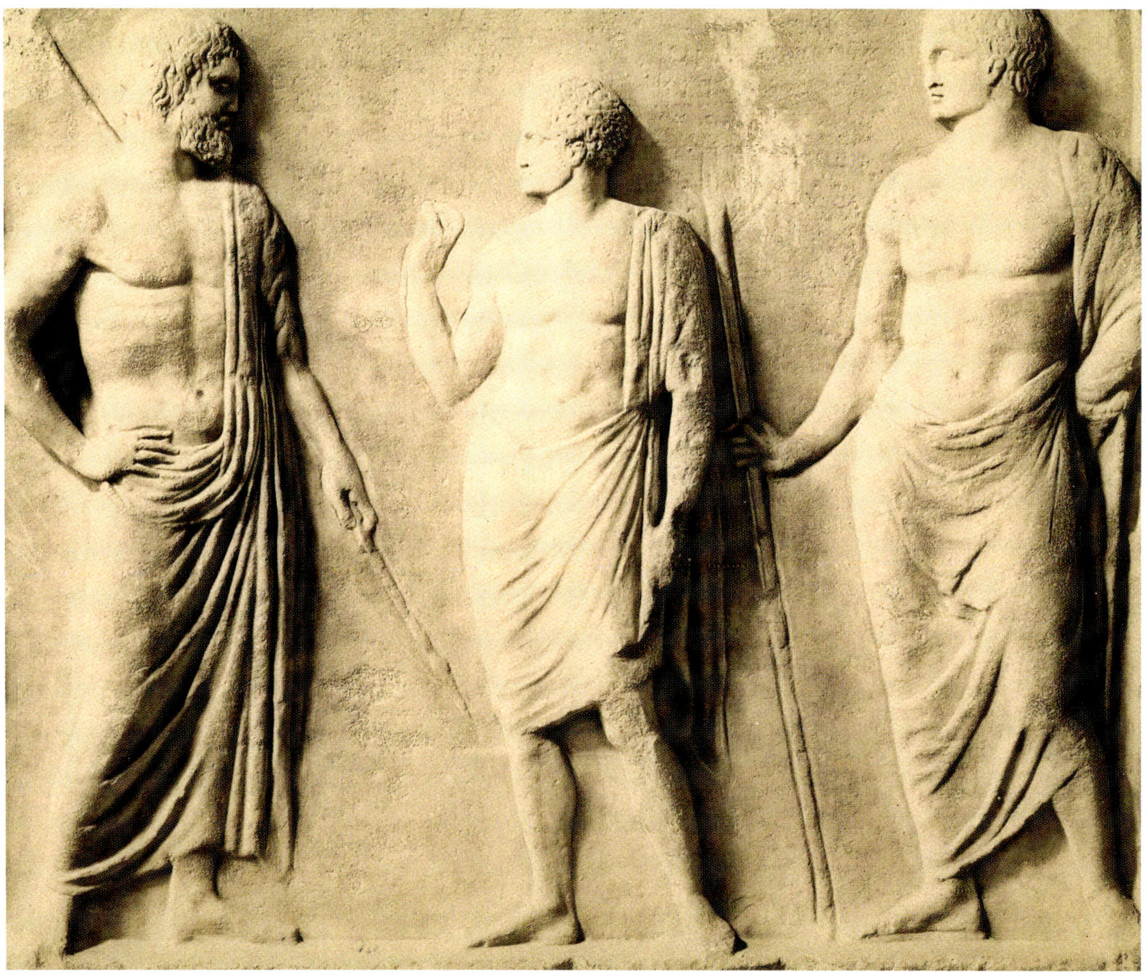

Schlange als Zeichen für Leben und Tod in einem, als Inbegriff für Gefahr und ihre Bannung durch den Herrn der Schlange sowie als Symbol für Selbstverjüngung dürfte es in vielen Kulturen gegeben haben, doch das dazu gehörige Stabarrangement scheint übernommen zu sein. Ob dabei schon Kenntnisse über Schlangenbeschwörung eine Rolle gespielt haben, lässt sich nur mutmaßen. In jedem Fall wies der Stab mit der Schlange den Träger des Symbols als furchtlos aus und als einen, der auch größte Gefahren buchstäblich im Griff hatte.

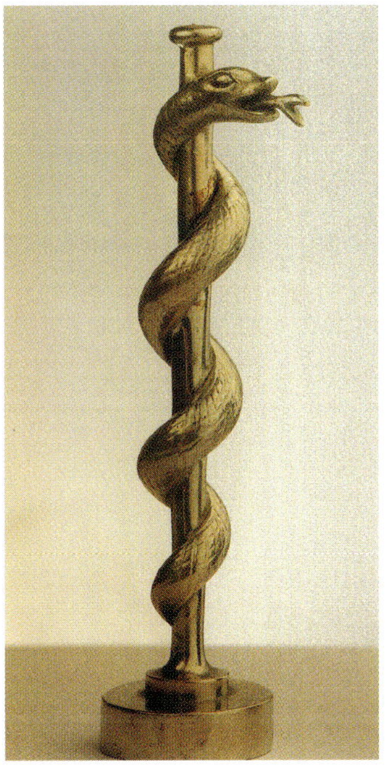

In vielen Kulturen gilt die Schlange wegen ihrer Häutungen als Symbol von Unsterblichkeit und ewiger Jugend. Das Wahrzeichen der Hygieia, Tochter des Asklepios, ist eine Schale, aus der eine Schlange trinkt. Aus dieser Symbolik entsprang das Wahrzeichen der Ärzte und Apotheker, die Äskulapnatter.

Ehe sich ein rationaleres Medizinkonzept durchsetzte, dauerte es noch einige Jahrhunderte; die Bindung der ärztlichen Kunst an eine Gottheit ist bester Beleg dafür, dass auch im vorklassischen Griechenland Beschwörungen, Gebete, Zauber und Opfer anfangs ständige Begleiter der Ärzte waren. Krankheit wurde wie in fast allen Kulturen als Strafe, Heilung als Gnade erlebt. Die Wirkung der von Homer angesprochenen Heilkräuter führte man nicht auf irgendwie chemisch gedachte Prozesse, sondern auf in der Arznei wirkende göttliche Kräfte zurück, was die Griechen schon daran zu erkennen meinten, dass dieselbe Substanz auch als Gift wirken und mithin schädigen konnte.

Der Gedanke, dass dies eine Frage der Dosierung oder der individuellen Verträglichkeit sein könnte, lag noch fern. Die unterschiedlichen Reaktionen bei unterschiedlichen Personen und in unterschiedlichen Situationen erklärten sich die Heilkundigen mit dämonischen Mächten und ihren jeweiligen Launen. Im griechischen Himmel, also auf dem Olymp, ging es ja auch ziemlich willkürlich zu; Zauber, Verwandlung, Bann und Fluch spielten eine entscheidende Rolle bei den göttlichen Positionskämpfen, bei Eifersüchteleien und allerhöchsten Rachefeldzügen. Insofern war Medizin immer und sogar vornehmlich der Versuch, das wetterwendische Göttervolk bei Laune zu halten.

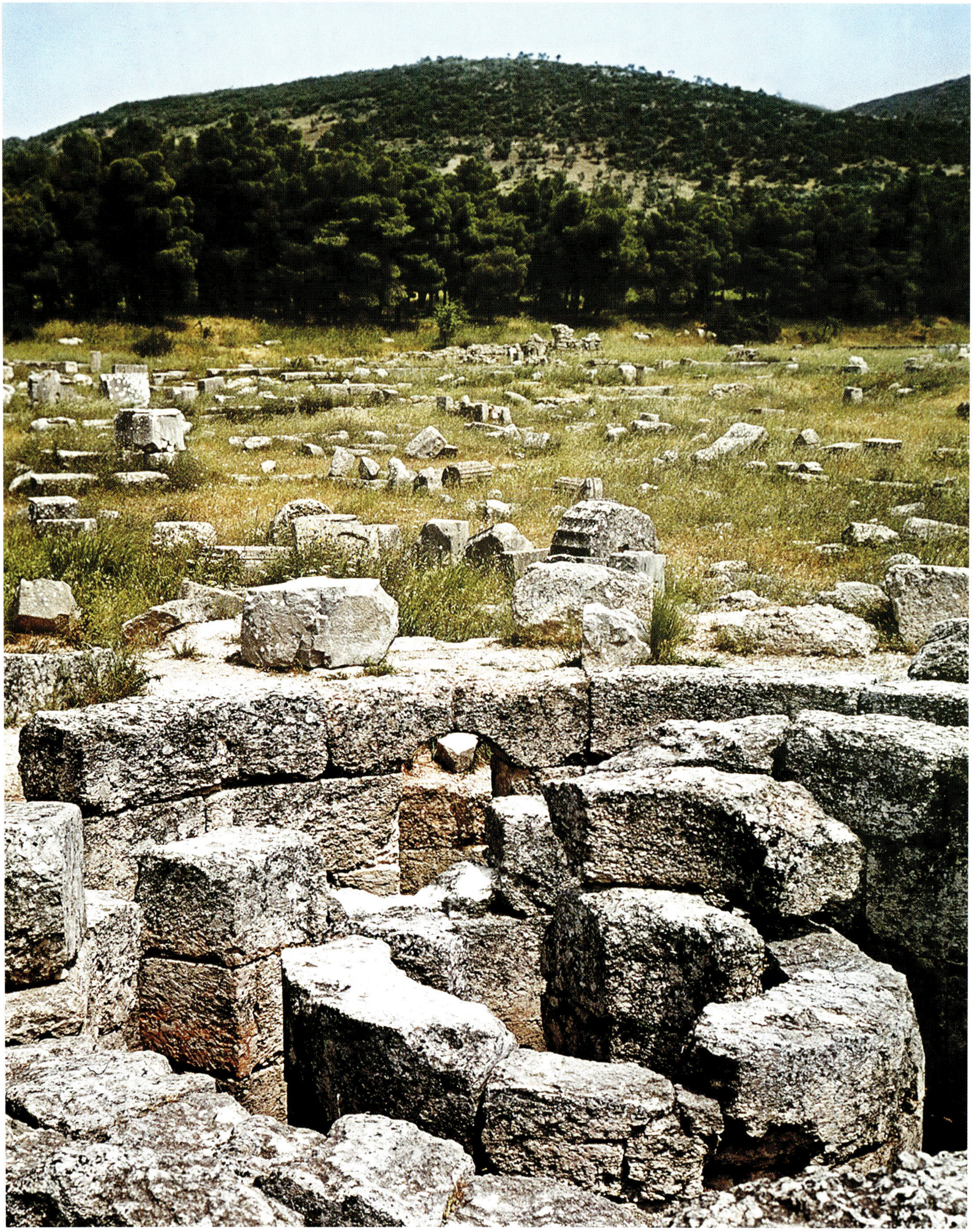

Und es gab daher neben der weltlichen Ärzteschaft eine florierende Tempel-Medizin und -Pharmazie. Die Kranken suchten je nach Leiden Wallfahrtsorte und Orakelstätten auf, in späterer Zeit vor allem solche, die dem Asklepios (so genannte Asklepieien) geweiht waren, und ließen sich bei der Behandlung ihrer Krankheiten von Sehern und Priestern beraten, wobei schon das Gespräch über mögliche Ursachen der Erkrankung (Anamnese) therapeutischen Wert hatte. In manchen Tempeln versuchte man durch Heilschlaf, die so genannte Inkubation, gesundheitliche Besserung herbeizuführen oder wenigstens weitere Aufschlüsse über Mittel zur Bekämpfung des Leidens zu bekommen. Was die Kranken nach Beachtung gewisser Riten wie Waschungen, Salbungen oder dergleichen schließlich in der sakralen Umgebung träumten, deuteten die Priester und richteten danach ihre Behandlung.

Im heiligen Bezirk selbst herrschten strenge kultische und hygienische Regeln, die zur Disziplinierung anhielten und die Bereitschaft förderten, sich den Verordnungen der Priester-Ärzte zu fügen. Diese bestanden meistens in diätetischen Ratschlägen, Wasseranwendungen oder anderen physiotherapeutischen Maßnahmen sowie in religiösen Anweisungen.

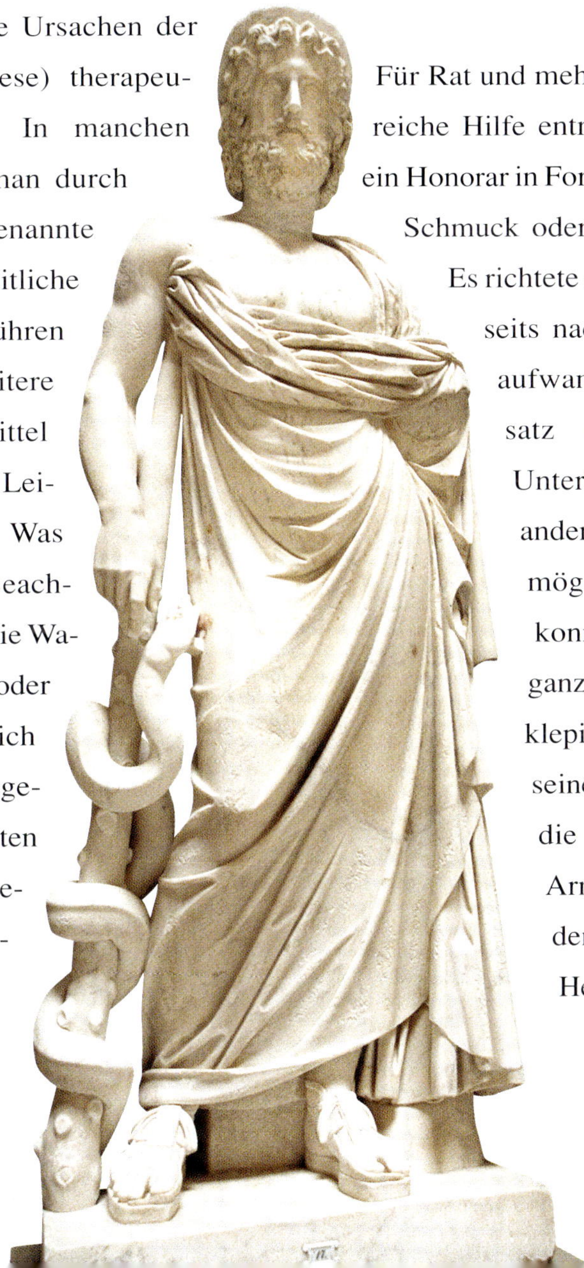

Für Rat und mehr oder weniger erfolgreiche Hilfe entrichteten die Patienten ein Honorar in Form von Geld oder Gold, Schmuck oder anderen Opfergaben. Es richtete sich in der Höhe einerseits nach dem Behandlungsaufwand (Dauer, Arzneieinsatz und gegebenenfalls Unterkunft, Verpflegung), andererseits nach dem Vermögen des Patienten und konnte bei Armut auch ganz erlassen werden. Asklepios nämlich hatte neben seiner Heilkompetenz auch die Zuständigkeit für Arme und Notleidende, denen Hilfe in seinem Heiligtum nicht verwei-

Gegenüberliegende Seite:
Das griechische Epidauros, seit 1988 UNESCO-Weltkulturerbe, gehörte zu den antiken Heilzentren, in denen der Sage nach Asklepios selbst gewirkt haben soll.

Römische Kopie einer griechischen Statue des Asklepios, die den Arzt und Heiler mit seinem Symbol, der um einen Stab gewundenen Schlange, zeigt.

gert werden durfte. Aus dem Glauben heraus entstand so eine Volksgesundheitspflege; die stationäre Aufnahme zum Heilschlaf in Tempel-Einrichtungen kann als Vorläufer eines Klinikwesens und die Bevorratung von Heilkräutern und anderer Mittel als Anfang eines Apothekenwesens gelten.

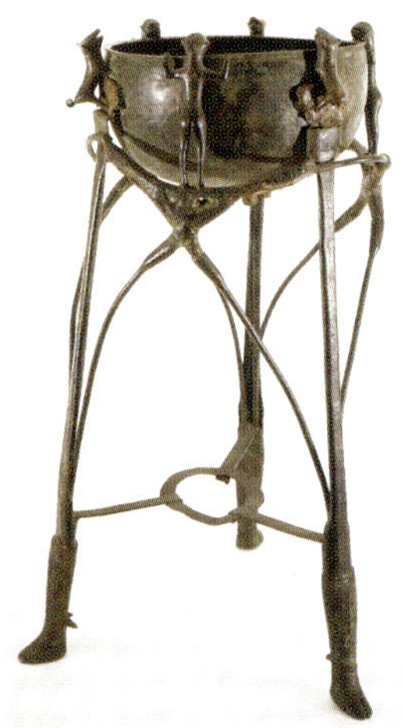

Links ein Bronzekessel auf einem Dreifuß, wie er in der griechischen Antike für das Erwärmen von Wasser benutzt wurde. Ein ähnliches Motiv findet sich in der rechten Abbildung, die eine junge Frau bei der Toilette zeigt. Die Vasenmalerei stammt aus dem 5. Jahrhundert v. Chr.

Für die Reinlichkeit, auch bei den Griechen von zentraler Bedeutung, war Hygieia, die Tochter des Asklepios, zuständig; daher der Begriff „Hygiene", was wörtlich übersetzt eben „Gesundheit" bedeutet. Von Homer hören wir auch darüber einiges. Er erzählt zwar aus vergangenen Zeiten, doch dürfte er hin sichtlich Wohnen und Waschen die eigene Zeit abgeschildert haben.

Zum Standard der Wohnungen gehörte inzwischen die Wanne, in der die Badenden im Sitzen mit warmem Wasser übergossen wurden, aufgeheizt in einem Kessel mit Dreifuß über offenem Feuer. Über die Wannen heißt es bei Homer, sie seien „schön geglättet" gewesen, was auch Fundstücke belegen. Ganz Reiche verfügten sogar über Wannen aus Silber. Für Fußwaschungen gab es eigene Wannen. Neben dem Vollbad standen Ganzkörperwaschungen. Von Hephaistos, dem Gott der Schmiedekunst, berichtet Homer – Schmieden ist ja eine ziemlich rußige und schweißtreibende Arbeit:

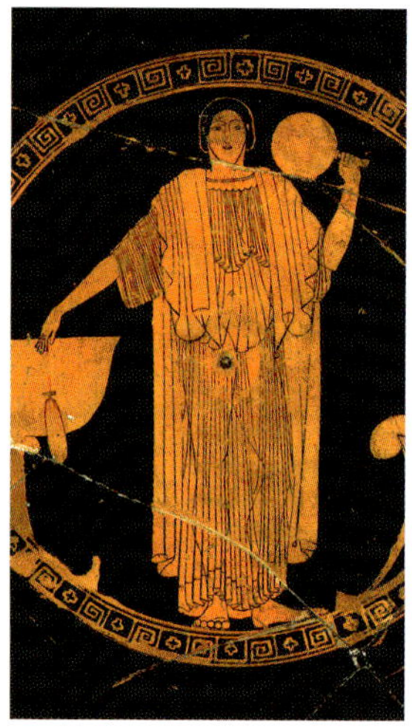

Er legte die Geräte, darunter erstmals eine Zange (vorher Zwingen oder Zwicken), weg und „wusch sich mit einem Schwamm das Gesicht, beide Hände, / den gedrungenen Nacken und seinen zottigen Brustkorb, / legt' das Gewand an, ergriff einen dicken Knuppel und schritt dann / hinkend zur Türe hinaus".

Händewaschen vor und nach den Mahlzeiten war eine Selbstverständlichkeit und vor kultischen Handlungen ohnedies. Dabei gossen sich die Griechen mit einer Kanne *(prochos)* Wasser über die Hände und ließen es unter Reiben herablaufen. Wäsche wuschen Die-

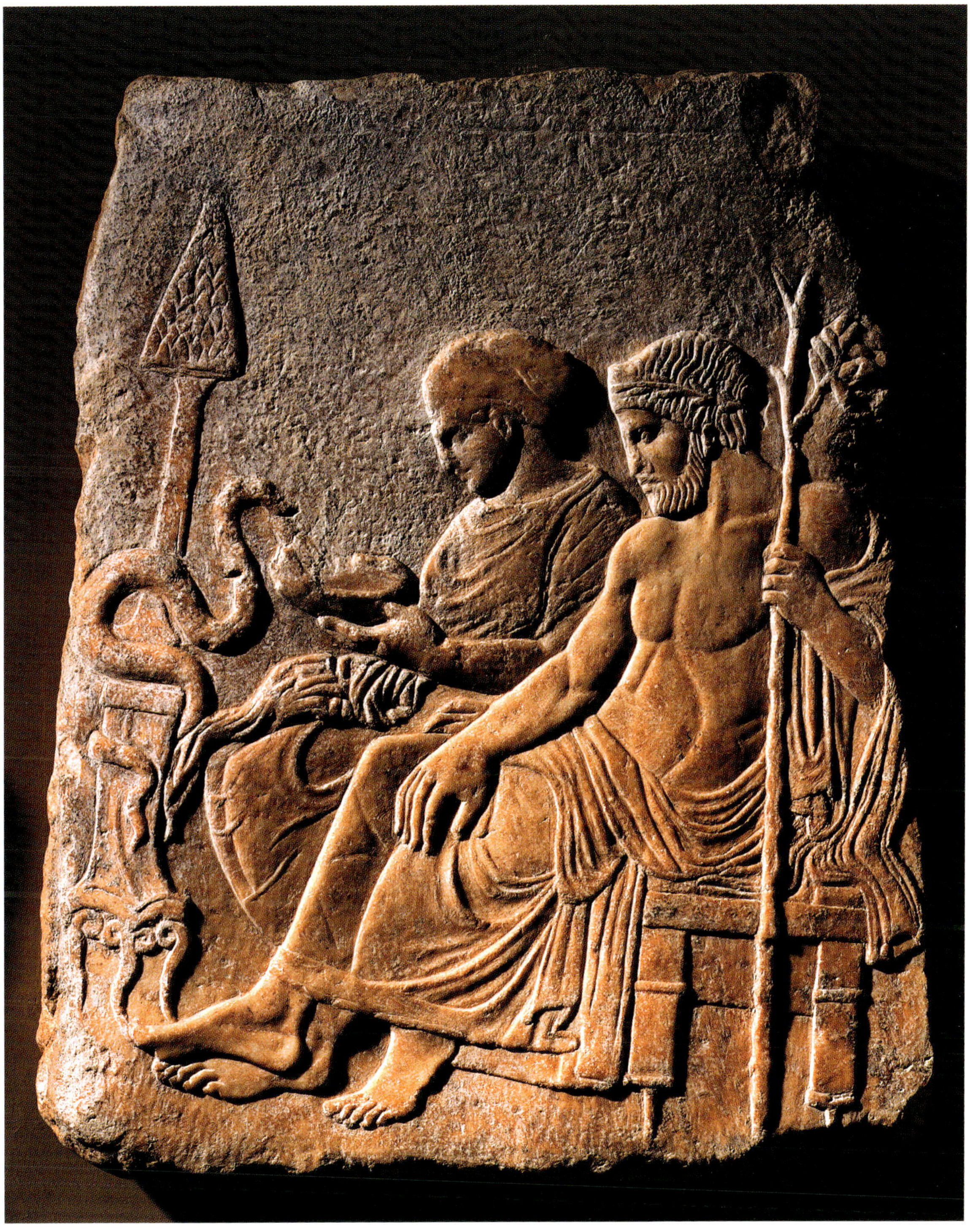

Asklepios und seine Tochter Hygieia beim Füttern der Schlange.

nerinnen auf Waschplätzen außerhalb der Stadt in Rinnen, durch die ständig frisches Wasser floss.

Der Gebrauch von aus dem Mohn gewonnenem Opium lässt sich bis ins 7. Jahrhundert v. Chr. zurückverfolgen. Es diente allerdings nicht nur als Schmerzmittel, sondern schon in griechischer, besonders aber in römischer Zeit, als Rauschdroge.

Der hier erwähnte Schwamm *(spoggos)* als Wasch-Mittel hatte seinen Ursprung in der kretischen (minoischen) Kultur, wie denn Kreta überhaupt sozusagen der Zwischenstopp für ägyptische Einflüsse über See nach Europa gewesen ist. Archäologische Untersuchungen haben vorzügliche Einrichtungen einer hochentwickelten Badekultur auf Kreta freigelegt und Hinweise auf Drogen erbracht: So ist dort das Standbild einer Göttin gefunden worden, die einen kronenartigen Stirnreif mit Mohnkapseln trägt. Ihr verklärter Ausdruck legt nahe, dass die Wirkung des Opiums bekannt war.

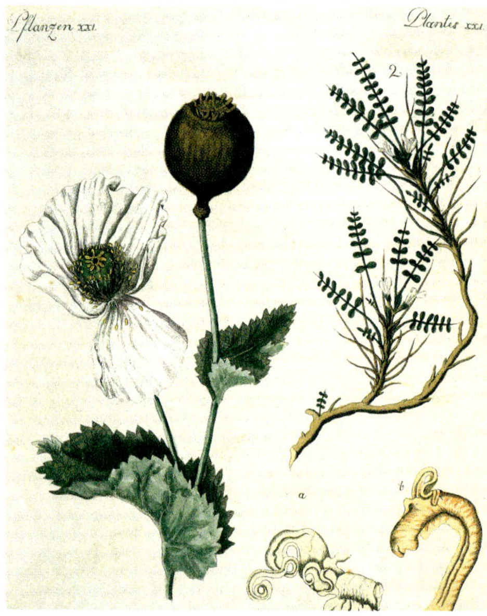

Als Rausch- und Schmerzmittel wurde es wohl schon im 15. vorchristlichen Jahrhundert in Ägypten und Mesopotamien verwendet, wo auch berauschende Pilze genutzt wurden. Zur Zeit Homers hatte die Mohnpflanze *(Papaver somniferum)* sicher längst auch Griechenland erreicht und den Arzneischatz sowie die Kulte in den Tempeln entscheidend bereichert. Die ekstatisierende Wirkung des Opiums vertiefte Trancezustände, in denen sich die Ratschlüsse der Götter dem Priester mitteilten. Bei schweren Verwundungen und chirurgischen Eingriffen dürfte Opium ebenso eingesetzt worden sein.

VORSOKRATISCHE THEORIEN

Die Entkoppelung von Kult und Wissenschaft oder, um im Bild zu bleiben, die klare Scheidung des Rauschmittels vom Heilmittel Opium war die entscheidende griechische Leistung des 5. Jahrhunderts v. Chr. Schon im Jahrhundert davor hatten dazu die Philosophen den Grund gelegt, die heute zusammenfassend als Vorsokratiker bezeichnet werden, weil die klassische Phase der griechischen Philosophie erst mit Sokrates (470–399 v. Chr.), dem Lehrer Platons, einsetzte.

Dass überhaupt der Gedanke aufkam, die Welt nicht durch mystisch-religiöse Spekulation sondern quasi wissenschaftlich mittels Verstand und Beobachtung zu ergründen, kam einer Revolution gleich, vergleichbar der modernen Aufklärung im 18. Jahrhundert. Sie sprengte die Fesseln des Kultes und befreite das Individuum zu selbstständigem Denken. Die Vorsokratiker suchten auf die Formel gebracht nach Bleibendem im Wandel, also nach Grundprinzipien, die das Sein und das Dasein bestimmen. Dabei ging es nicht einmal um eine Frontstellung gegen die Religion, sondern um deren denkerische Ergänzung. Eine kurze Skizze der verschiedenen Denkgebäude muss hier genügen:

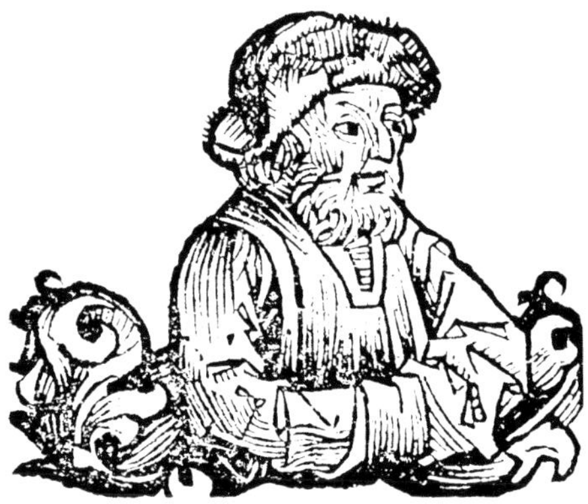

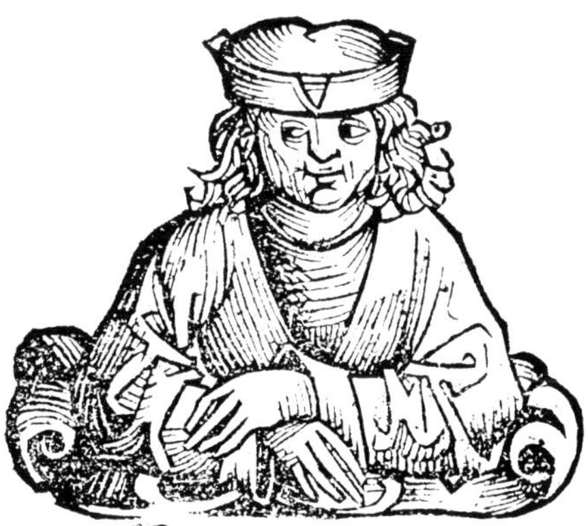

Neben Thales gelten Anaximenes (oben) und Anaximander (unten) als die großen Philosophen von Milet. Mit ihrer Denkweise beförderten sie naturwissenschaftliche Disziplinen wie Logik und Mathematik.

Die Vorsokratiker bezeichnet man auch als Naturphilosophen, weil sie Erklärungen für die natürlichen – kosmischen wie irdischen – Vorgänge suchten. Drei große Richtungen lassen sich unterscheiden: die ionischen Denker in und um Milet in Kleinasien, die Eleaten der griechischen Kolonien in Unteritalien und die jüngeren Naturphilosophen. Thales von Milet gilt als ältester der ionischen Philosophen, ein weitgereister Mann, der Wasser als den Urstoff allen Seins ansah und so genaue Beobachtungen anstellte, dass ihm die Vorhersage der Sonnenfinsternis vom 28. Mai 585 v. Chr. gelang. Sein milesischer Mitbürger und Schüler Anaximander sah in der Festlegung auf Wasser eine zu starke Einengung und nahm einen nicht näher fassbaren „grenzenlosen" Urstoff an. Dessen Schüler Anaximenes wiederum meinte, Luft sei der Urstoff, der sich zu Wasser und Erde ver-

Gegenüberliegende Seite: Kaum ein anderer Heilkundiger hat die Medizin und Pharmazie so nachhaltig beeinflusst und geprägt wie Hippokrates, hier dargestellt auf einem Kupferstich von Paulus Pontius nach einer Zeichnung von Peter Paul Rubens.

dichten könne. In ihrer Nachfolge standen die jüngeren Denker Demokrit und Leukipp, die nach Urbausteinen der Materie, nach dem „nicht weiter Teilbaren" *(atomos)* suchten und die Atomistik begründeten.

Weit radikaler gingen die Eleaten vor: Parmenides erklärte Werden und Vergehen schlicht als Illusion und erkannte nur den *logos*, sozusagen eine Weltvernunft, als Sein des Seienden an, das immer schon war und sein werde. Die Pythagoreer dieser italischen Richtung hatten aufgrund ihrer mathematischen Studien die Prinzipien des Seienden in den Zahlen gefunden und daraus wichtige astronomische und musikalische Erkenntnisse gewonnen. Heraklit aus Ephesos entwickelte eine Lehre, nach der sich die Weltvernunft im „Krieg" der Gegensätze verwirkliche, die im Urfeuer zu Einheit und Harmonie verschmölzen, so wie der Fluss derselbe bleibe, auch wenn seine Wasser wechselten. Schließlich als jüngster Empedokles, der schon dem 5. Jahrhundert v. Chr. angehörte. Auch er verwarf die Idee vom Werden und Vergehen; es gebe nur unendlich viele verschiedene Mischungen und Trennungen der vier Urelemente Feuer, Wasser, Luft und Erde.

Wichtiger als diese Entwürfe von Welterklärungen war die Tatsache, dass die Naturphilosophen sich ihrem Gegenstand, der Welt und dem Universum, unvoreingenommen näherten und religiöse Vorgaben verwarfen. Der letztgenannte bildet die Brücke zu unserem Thema, denn Empedokles arbeitete als Arzt und als Priester und trennte beide Tätigkeiten strikt voneinander. Auf das Göttliche hoffte er, auf sein Wissen über Krankheiten und die Mittel zu ihrer Heilung setzte er. Glauben und Wissen begriff er nicht als Gegensätze, sondern als unterschiedliche Formen der Erkenntnis, deren eine diskutierbar und deren andere nur innerlich als Offenbarung erlebbar war. Seine Mischungstheorie verwies schon auf spätere chemische Betrachtungsweisen und bereitete eine profane Heilmittellehre vor, die ohne Magie und Beschwörungen, Dämonen und Überirdisches auskam.

HIPPOKRATISCHE MEDIZIN

Von den Naturphilosophen lernten die Ärzte, allen voran einer, der bis heute als Ahnvater der gesamten abendländischen Medizin gilt: Hippokrates, beheimatet auf der Insel Kos

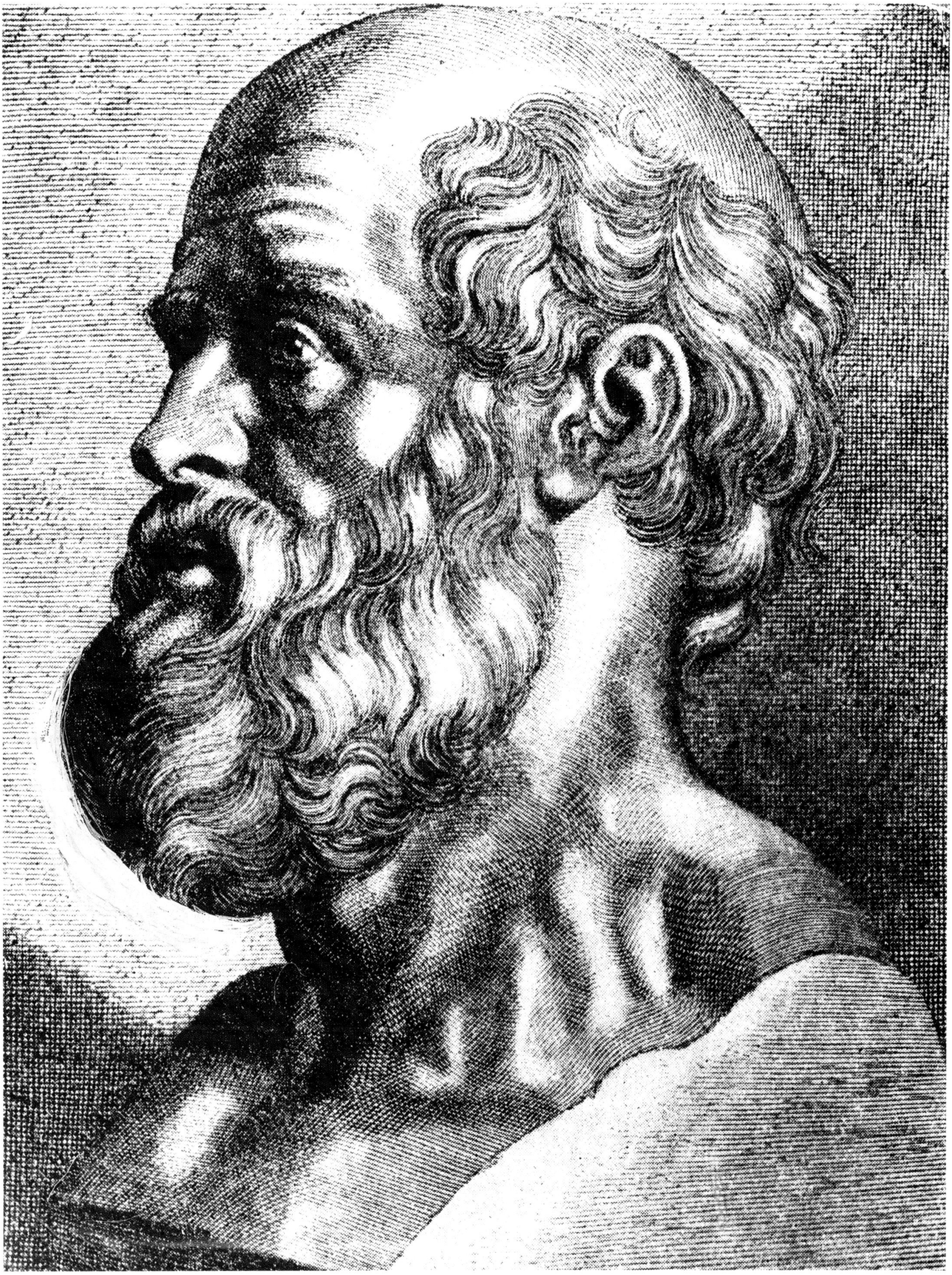

Gegenüberliegende Seite: Im Mittelpunkt des Hippokratischen Eides steht der Patient. Die Wirkkraft des Begründers der wissenschaftlichen Heilkunde hat sich über die Jahrhunderte erhalten, wie auch diese englische Buchmalerei aus dem 13. Jahrhundert zeigt, die Hippokrates bei der Behandlung eines Kranken zeigt.

vor der kleinasiatischen Küste (Dodekanes) und einer Ärztefamilie entstammend. Wir wissen wenig über sein von etwa 460 bis 370 v. Chr. reichendes Leben, und auch seine Lehren, festgehalten im über 60 Bücher umfassenden so genannten „Corpus hippocraticum", sind sicher nur zu kleinen Teilen von ihm selbst niedergelegt. Sicher aber ist so viel, dass diese Lehren von ihm inspiriert und in seinem Geist verfasst worden sind.

Über die Biographie lässt sich immerhin so viel erschließen, dass Hippokrates durch den Vater Herakleides schon früh mit ärztlichem Tun in Berührung kam und dass er ausgedehnte Reisen in den Orient, nach Ägypten und durch Griechenland unternahm. Dann erst ließ er sich wieder daheim nieder und wurde Begründer der Ärzteschule von Kos. Zu Reisen und Wanderarzttätigkeit hielt er auch seine Schüler an, weil sie das wesentliche Rüstzeug vor allem zunächst anhand von einfachen, später auch durch Behandlung von schwierigen Fällen gewinnen sollten. Erfahrung war für ihn mindestens so wichtig wie theoretische medizinische Kenntnisse.

Doch nicht nur handwerkliche und psychologische Fähigkeiten verlangte er von den bei ihm ausgebildeten Ärzten. Er stellte auch hohe moralische Forderungen: Der Arzt hatte stets Rücksicht auf den guten Ruf des gesamten Berufsstandes zu nehmen und sollte ein sittliches Vorbild sein. Das geht aus dem nach Hippokrates benannten „Eid" hervor, der aller Wahrscheinlichkeit nach nicht von ihm formuliert worden ist, der aber wie die Bücher über seine Lehre seinen Geist und den einer philosophischen Ethik atmet. Er gilt im Kern bis heute und sinngemäß für alle Heilberufe, also auch für den Apotheker und für Pharmahersteller:

In der Nachfolge des Asklepios entstanden in Griechenland zahlreiche Heilzentren. Eines dieser Zentren befand sich auf der Insel Kos, dem Geburtsort des Hippokrates. Die Kultstätte wurde im Jahr 554 durch ein Erdbeben zerstört.

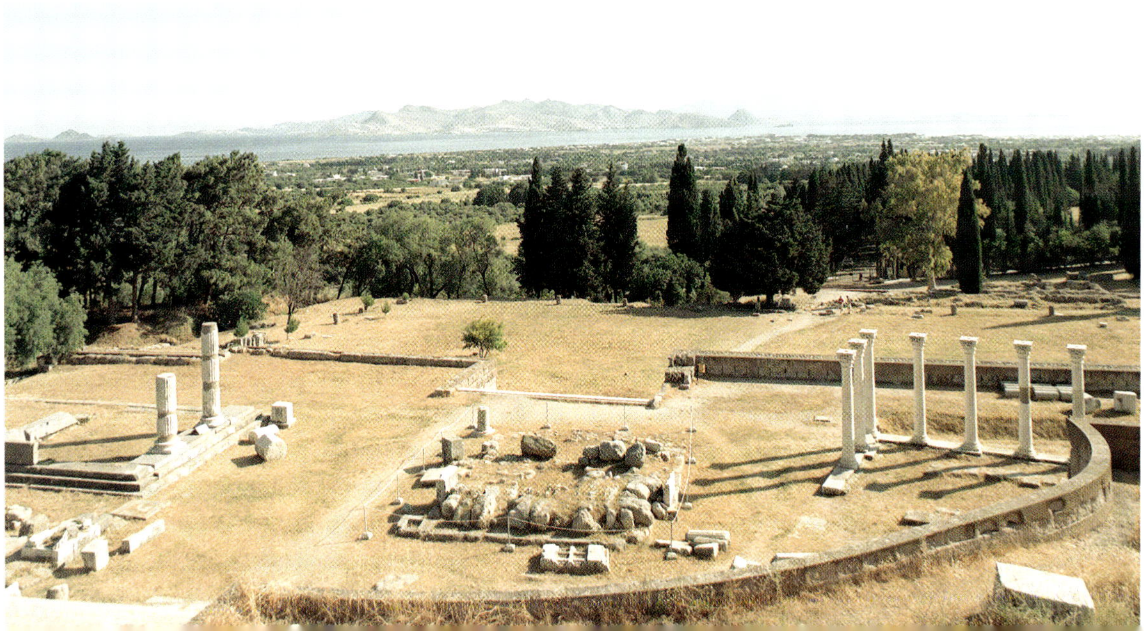

Der Eid des Hippokrates

Ich schwöre bei Apollon dem Arzt und bei Asklepios, Hygieia und Panakeia sowie unter Anrufung aller Götter und Göttinnen als Zeugen, dass ich nach Kräften und gemäß meinem Urteil diesen Eid und diesen Vertrag erfüllen werde:

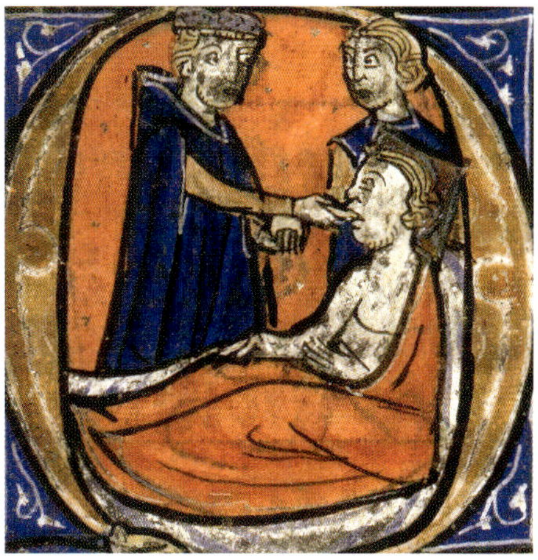

Denjenigen, der mich diese Kunst gelehrt hat, werde ich meinen Eltern gleichstellen und das Leben mit ihm teilen; falls es nötig ist, werde ich ihn mitversorgen. Seine männlichen Nachkommen werde ich wie meine Brüder achten und sie ohne Honorar und ohne Vertrag diese Kunst lehren, wenn sie sie erlernen wollen. Mit Unterricht, Vorlesungen und allen übrigen Aspekten der Ausbildung werde ich meine eigenen Söhne, die Söhne meines Lehrers und diejenigen Schüler versorgen, die nach ärztlichem Brauch den Vertrag unterschrieben und den Eid abgelegt haben, aber sonst niemanden.

Die diätetischen Maßnahmen werde ich nach Kräften und gemäß meinem Urteil zum Nutzen der Kranken einsetzen, Schädigung und Unrecht aber ausschließen.

Ich werde niemandem, nicht einmal auf ausdrückliches Verlangen, ein tödliches Medikament geben, und ich werde auch keinen entsprechenden Rat erteilen; ebenso werde ich keiner Frau ein Abtreibungsmittel aushändigen.

Lauter und gewissenhaft werde ich mein Leben und meine Kunst bewahren.

Auf keinen Fall werde ich Blasensteinkranke operieren, sondern ich werde hier den Handwerkschirurgen Platz machen, die darin erfahren sind.

In wie viele Häuser ich auch kommen werde, zum Nutzen der Kranken will ich eintreten und mich von jedem vorsätzlichen Unrecht und jeder anderen Sittenlosigkeit fernhalten, auch von sexuellen Handlungen mit Frauen und Männern, sowohl Freien als auch Sklaven.

Über alles, was ich während oder außerhalb der Behandlung im Leben der Menschen sehe oder höre und das man nicht nach draußen tragen darf, werde ich schweigen und es geheimhalten.

Wenn ich diesen meinen Eid erfülle und ihn nicht antaste, so möge ich mein Leben und meine Kunst genießen, gerühmt bei allen Menschen für alle Zeiten; wenn ich ihn aber übertrete und meineidig werde, dann soll das Gegenteil davon geschehen.

Über manches im Eidestext mag man heute lächeln, und manches wie Abtreibungsverbot und Beihilfe zum Selbstmord ist bis heute umstritten. Seinerzeit war es geradezu revolutionär, denn Abtreibung etwa (oder Kindesaussetzung) wurde in antiken Gesellschaften durchaus geduldet, ja aus Gründen von Übervölkerung stellenweise sogar gefördert. Und Selbstmord galt keineswegs als verpönt, sondern war Privatsache.

Der Eid trägt damit eindeutig Züge einer neuen Ethik, wie sie die Philosophen um Pythagoras entworfen hatten. Manches aber gehört unverändert zum Ehren- und Sittenkodex medizinischen Tuns, von der Schweigepflicht bis zum Standesethos. Und noch etwas belegt der Text: Der Abschied der Ärzte von magischen Praktiken bedeutete keine Absage an die überkommene Religion an sich. Als geistlichen Rückhalt schätzte

Heilkundige erfreuten sich in der griechischen Antike einer hohen Wertschätzung, galten sie doch als Diener der Gemeinschaft. Der Respekt zeigt sich auch in diesem Relief, das einen Arzt zeigt, dem von Verehrern gehuldigt wird. Die Schlange und das Regal mit medizinischen Instrumenten weisen auf den Berufsstand des Geehrten hin.

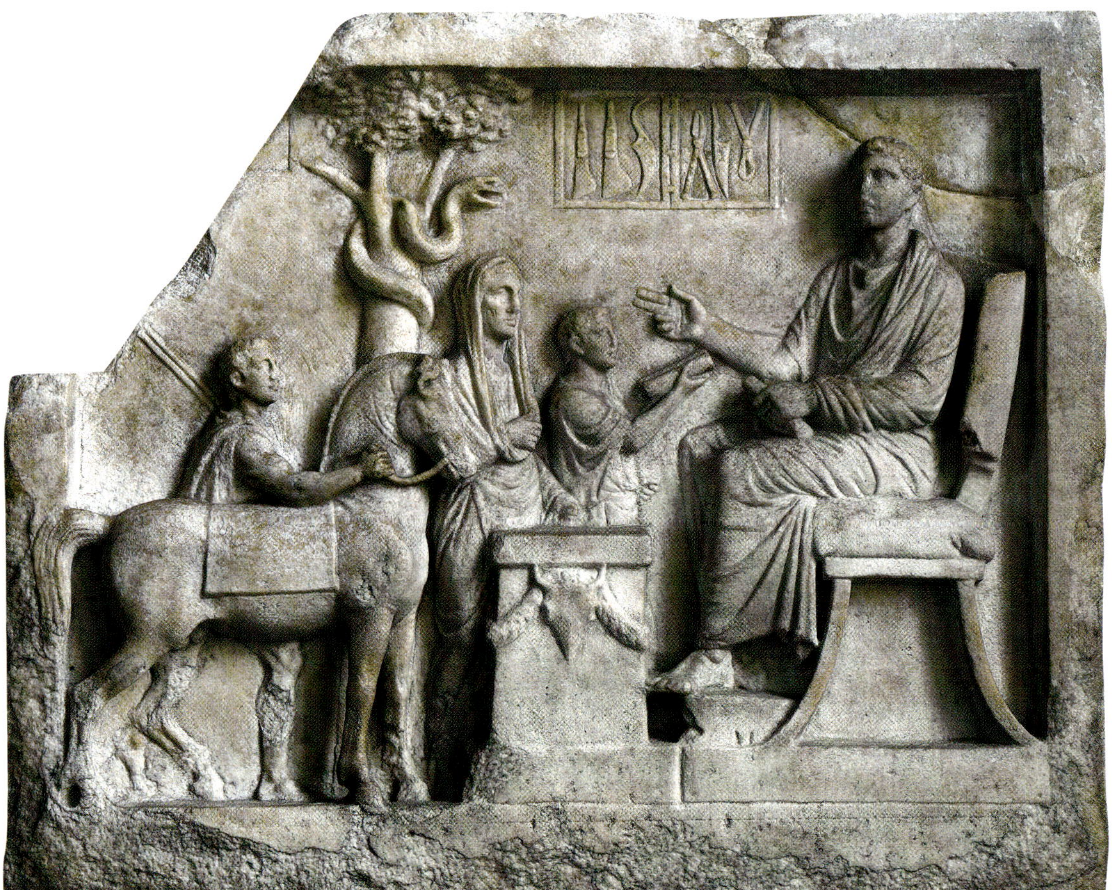

man sie weiterhin und berief sich auf Götter und Göttinnen.

Die Ausnahmestellung von Hippokrates in der Medizingeschichte beruht weniger auf seinen Heilerfolgen, die sich wegen der beschränkten Mittel der Zeit natürlich in Grenzen hielten, sondern darauf, dass er sich für einen rationalen Umgang mit medizinischen Fragen, für eine bessere Ausbildung der Ärzte und für nachhaltige Gesundheitsvorsorge einsetzte: „Gut ist es, wenn man die Kranken anleitet um der Gesundheit willen und wenn man sich um die Gesunden kümmert um des Nichterkrankens willen." Dieses Sichkümmern verstand Hippokrates auch in dem Sinne, dass er die Ärzte anhielt zu sorgfältiger Diagnose nach einer Art Abhakliste und zu aufmerksamer Anamnese, also zur Untersuchung alles dessen, was zur Erkrankung geführt haben könnte. Ebenso genau sollte der Krankheitsverlauf beobachtet werden, damit gegebenenfalls neue Maßnahmen ergriffen werden konnten und damit der Arzt für vergleichbare Fälle lernte. Beobachtung des sozialen Umfelds des Patienten hielt Hippokrates für genauso unerlässlich wie die Berücksichtigung von Alter, körperlicher Verfassung und Stimmungslage, die für eine Störung verantwortlich sein könnte – erster Ansatz einer psychosomatischen Betrachtung.

Wenn von seinen beschränkten Mitteln die Rede war, dann ist damit nicht sein vor allem chirurgisches Instrumentarium gemeint. Ob Blasensonde, Schädelbohrer (Trepan) oder Mastdarmspiegel, Knochensäge, Streckbett oder Wundhaken – das Arsenal war beträchtlich, und auch die anatomischen Kenntnisse konnten sich sehen lassen. Noch wenig entwickelt waren dagegen internistische Einsichten, sodass fast nur symptomatisch vorgegangen und vieles nur intuitiv erfasst wurde. Scharlatane und Wunderheiler hatten daher leichtes Spiel, weswegen Hippokrates sich um Zertifizierung des ausgebildeten Arztes bemühte. Ein Eid wie der obige sollte dafür die Grundlage sein.

Nicht eigens im Eid erwähnt, aber für Hippokrates von entscheidender Bedeutung war peinlichste Sauberkeit, obwohl er über Krankheitskeime noch nichts wusste. Doch die Erfahrung lehrte ihn, dass im Schmutz Gefahren lauern konnten: Hände und insbesondere Nägel von Ärzten wie Gehilfen sollten daher sorgfältigst gereinigt, der Behandlungsraum gut beleuchtet und belüftet, das Verbandsmaterial frisch gewaschen sein, wie denn ohnedies Wasser für Hippokrates eine entscheidende Rolle bei der Krankenbehandlung spielte: Viele seiner Ausführungen gelten Bädern und Ratschlägen für Trinkkuren.

Völlig neu war das Gesundheitskonzept des Hippokrates, die so genannte Humoralpathologie (lateinisch *humor* = Flüssigkeit), also eine Krankheitslehre auf der Basis von Körpersäften. Der Arzt nahm in Weiterentwicklung der Elementelehre des Empedokles vier solche Säfte an, die den Urelementen zugeordnet wurden: Schleim (griechisch *phlegma*) entsprach dem Wasser, gelbe Galle *(chole)* gehörte zum Feuer, schwarze Galle *(melaina chole)* bezog sich auf die Erde, und Blut (lateinisch *sanguis*) entsprach der Luft. Auch nach Lebensalter und Jahreszeiten wurden die Säfte geordnet. Die antiken Begriffe für die Säfte haben sich bis heute in der Bezeichnung der Temperamente erhalten: phlegmatisch, cholerisch, melancholisch und sanguinisch.

Hippokrates erklärte Krankheit als Störung (Dyskrasie) im Säftehaushalt des Menschen. Ähnlich wie bei der chinesischen Medizin mit Yin und Yang oder in der Dosha-Lehre des Ayurveda bestand für ihn die ärztliche Aufgabe darin, das in Unordnung geratene Gleichgewicht der Körpersäfte wieder herzustellen (Eukrasie).

Diagnostische Hinweise lieferten dem Arzt die Temperatur und die Beschaffenheit der Körperoberfläche des Patienten. Ein fröstelnder und feuchter Körper litt unter zu viel Schleim, einen heißen und feuchten Kranken quälte zu viel Blut. Wie es zu solchen Störungen kam, erklärte man mit schlechter Luft oder leidenschaftlichen Zuständen (Liebe, Hass, Eifersucht), aber immer noch auch mit Verstößen gegen religiöse Gesetze. Wenn der Arzt daher Ratschläge für eine gesunde Lebensführung gab, dann auch hinsichtlich einer Versöhnung mit der Gottheit. Im Vordergrund aber standen Umstellungen der Ernährung (Diätetik) zur Minderung der Zufuhr schädigender Einflüsse. Auch Massagen, Wasserkuren und Bewegungstherapie galten als hilfreich, weil auch mittels Schweiß oder durch vermehrtes Wasserlassen eine Korrektur des Säftehaushalts möglich war. Erst wenn damit nichts oder nichts Nachhaltiges erreicht wurde, ging man über zur Arzneimitteltherapie, wobei harntrei-

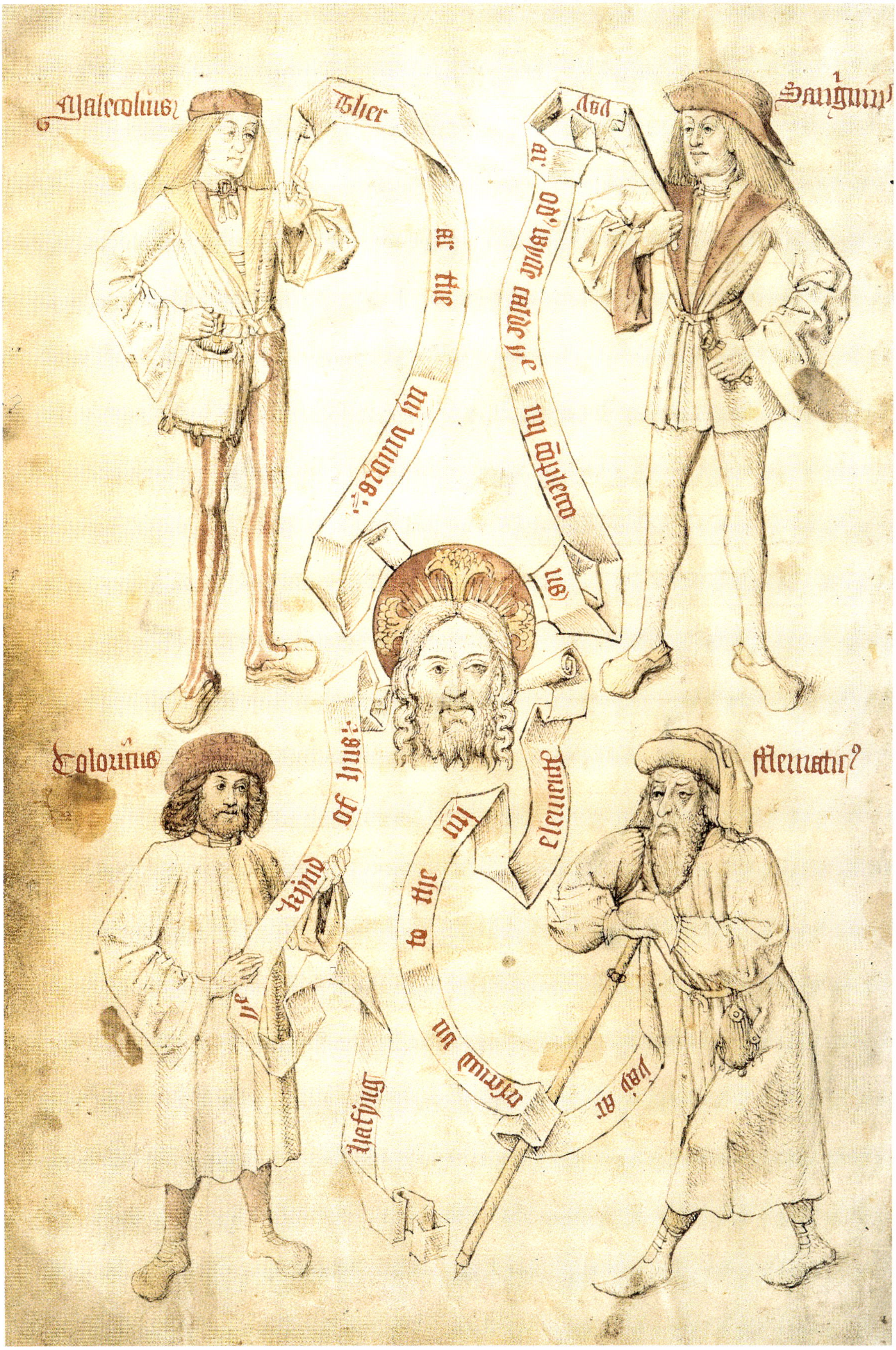

Das Viererschema mit den Körpersäften Blut, gelbe Galle, schwarze Galle und Schleim hatte sich schon zur Zeit des Empedokles entfaltet und wurde von Hippokrates weiterentwickelt. Diese so genannte Humoralpathologie wirkte bis ins 18. Jahrhundert und galt als Grundlage für das Entstehen von Krankheiten, wenn die vier Elemente ins Ungleichgewicht gerieten. In dieser Buchmalerei, die in dem Zunftbuch der Bader der englischen Stadt York aus dem 15. Jahrhundert zu finden ist, werden die den vier Körpersäften entsprechenden Temperamente dargestellt: Melancholicus, Sanguinicus, Cholericus und Phlegmaticus.

bende und Abführmittel (Diuretika und Laxantien) besonders geschätzt waren. In einigen Fällen blieben schließlich nur chirurgische Maßnahmen wie Aderlass oder Schröpfen zur Ableitung überschüssiger Säfte.

Über 230 pflanzliche Heilmittel kennt das „Corpus hippocraticum", dazu je ein Dutzend Arzneien tierischer und mineralischer Art. Bei den Pflanzen handelte es sich natürlich vorwiegend um von Sammlern *(rhizotomoi)* auf den Markt gebrachte heimische Gewächse, doch es findet sich auch schon eine Reihe von fern her importierte. Auch nach dem Standort wurden sie gewählt, denn man wusste bereits, dass Kräuter aus dem Gebirge besser anschlugen als andere.

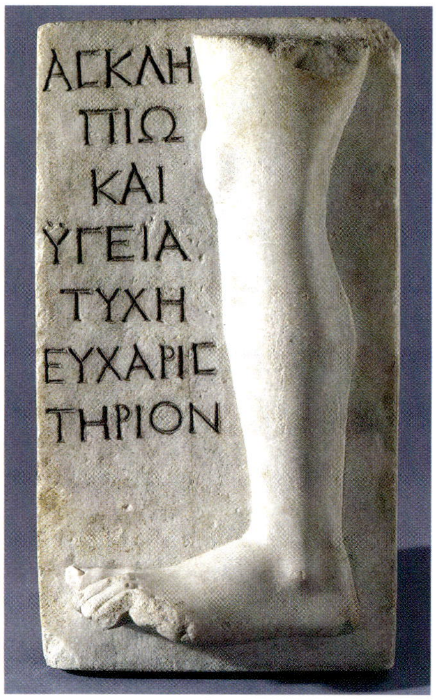

Votivtafel, die einem Heilkundigen gewidmet ist – entweder als Dank für die erfolgreiche Behandlung einer Krankheit oder in der Hoffnung auf eine Heilung.

Die Mittel wurden vorwiegend nach dem Prinzip der Gegensätzlichkeit angewandt, also als Antagonisten des jeweils überschießenden Körpersaftes. Litt also ein Patient an zuviel Schleim, was an feuchter, kalter Haut merklich war, dann kamen Gewürzpflanzen zum Einsatz, die erhitzten und mithin austrocknend wirkten; Brech- und Abführmittel entzogen dem Körper überschüssige Galle. Die Therapeuten der Schule von Kos kannten eine ganze Palette von Darreichungsformen der als Simplicia oder Composita hergestellten Arzneien von Pille bis Leckmittel, von Pastillen bis Streupulver, von Salbe bis Augentropfen. Die Ärzte stellten die Tees, Mixturen, Räucherungen, Gurgelwasser, Umschläge, Wundmittel und Pflaster selbst her. Es gab aber auch frei tätige Heilmittelverkäufer *(pharmakopoloi)* und Salbenhersteller *(myrepsoi);* bei Hippokrates findet sich erstmals die klare Unterscheidung zwischen ihrer und der Tätigkeit von Ärzten. Auf Kos richtete man zudem besondere Räume zur Aufbewahrung der Heilmittel ein. Sie hießen „Lagerräume", auf griechisch „Apotheke". Der Begriff war geboren, doch vorerst noch lange nicht auf den medikamentösen Inhalt verengt, mit dem er später allein identifiziert wurde.

Wie bereits angedeutet, flankierten die Ärzte ihre diätetischen und Arznei-Therapien gern, indem sie regelrechte Kuren verordneten, denn die wohltuende Wirkung warmer und mineralreicher Quellen war seit langem bekannt. Hippokrates hat auch darüber aufschlussreiche Schriften verfasst. Bald nach ihm um die Mitte des 4. Jahrhunderts v. Chr., als viele Griechen nach den Wirren des Peloponnesischen Kriegs (431–404) wieder zu Wohlstand gekommen waren, entwickelte sich ein reger Badetourismus zu den zahlreichen Heilquellen im gebirgigen Land. So preist der Philosoph Aristoteles (384–322 v. Chr.) die 70 Grad heißen schwefelhaltigen Quellen von Aidepsos auf Euböa, die gegen Gelenk- und Frauenleiden helfen sowie bei Diabetes lindernd wirken. Berühmt waren die Thermopylen (warmen Quellen) am Engpass zwischen Kallidromosgebirge und dem Golf von Lamia nicht nur wegen der Schlacht des Leonidas 480 v. Chr. gegen die Perser, sondern auch als „Bad des Herakles". Der Held der griechischen Sage soll in den radiumhaltigen, 40 Grad warmen Schwefelquellen seine Kräfte regeneriert haben. Reiche Funde von Trinkschalen belegen, dass in Oropos im Grenzgebiet zwischen Attika und Böotien am Golf von Euböa den Patienten weniger Bäder als Trinkkuren mit dem reinen Wasser aus der dortigen Quelle verordnet wurden.

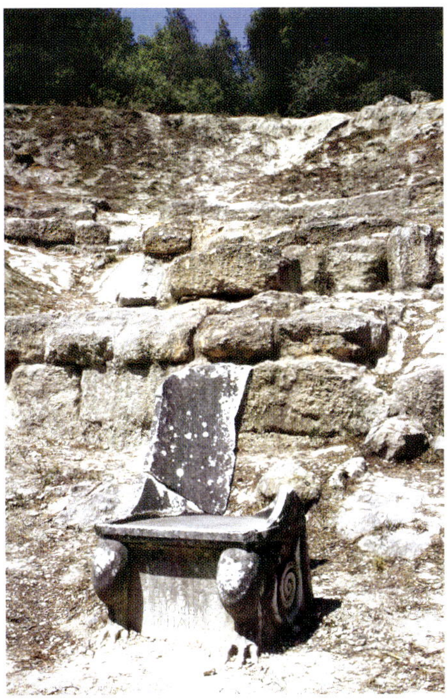

Kranke wurden nicht nur in ihrem häuslichen Umfeld behandelt. Ein regelrechter „Badetourismus" entwickelte sich in geeigneten Regionen, vor allem an Orten, an denen eine Wasser- und Bäderbehandlung dem ganzheitlichen Ansatz der hellenistischen Medizin entsprach. Dazu gehörte auch der Ort Oropos am Golf von Euböa.

Wohl bedeutendstes Heilbad aber war Epidauros (Argolis) auf der Peloponnes am Saronischen Golf. Neun Kilometer südwestlich der Stadt fanden Heilung Suchende landeinwärts bei Lessa nicht nur das gesunde, verdauungsfördernde Wasser der glaubersalzhaltigen kalten Quelle für den Körper, sondern auch innere Einkehr im Heiligtum des Heilgottes

Epidauros (im Bild das im Mittelpunkt der Anlage stehende Asklepios-Heiligtum) bot Kranken Heilung nicht nur aufgrund der gesundheitsfördernden Quellen, sondern auch wegen der Betreuung durch Priester und anderer Möglichkeiten der Zerstreuung.

Asklepios, der der Legende nach hier am Berg Myrtio geboren worden sein soll. Priester und Ärzte umsorgten den Besucher gleichermaßen. Das Asklepieion umfasste einen dorischen Tempelbau, mindestens vier Brunnen, eine doppelstöckige Halle, in der Ruheräume für die Kurgäste untergebracht waren, ein Brunnenhaus, eine Großwasserkammer („Bad des Asklepios"), weitere Bäder, einen Sportplatz sowie als Zentrum den Heiligen Hain. Hier wurden Kampfspiele und Pferderennen veranstaltet, sodass auch die Unterhaltung nicht zu kurz kam. Höhepunkt der Badesaison waren die Asklepieia, Feste zu Ehren des Gottes, die zugleich gesellschaftliche Ereignisse ersten Ranges waren. Schon die griechischen Ärzte wussten, dass Stimmungsaufhellung oft die halbe Heilung sein konnte, weswegen sie manchmal auch Rauschmittel zur Unterstützung einsetzten.

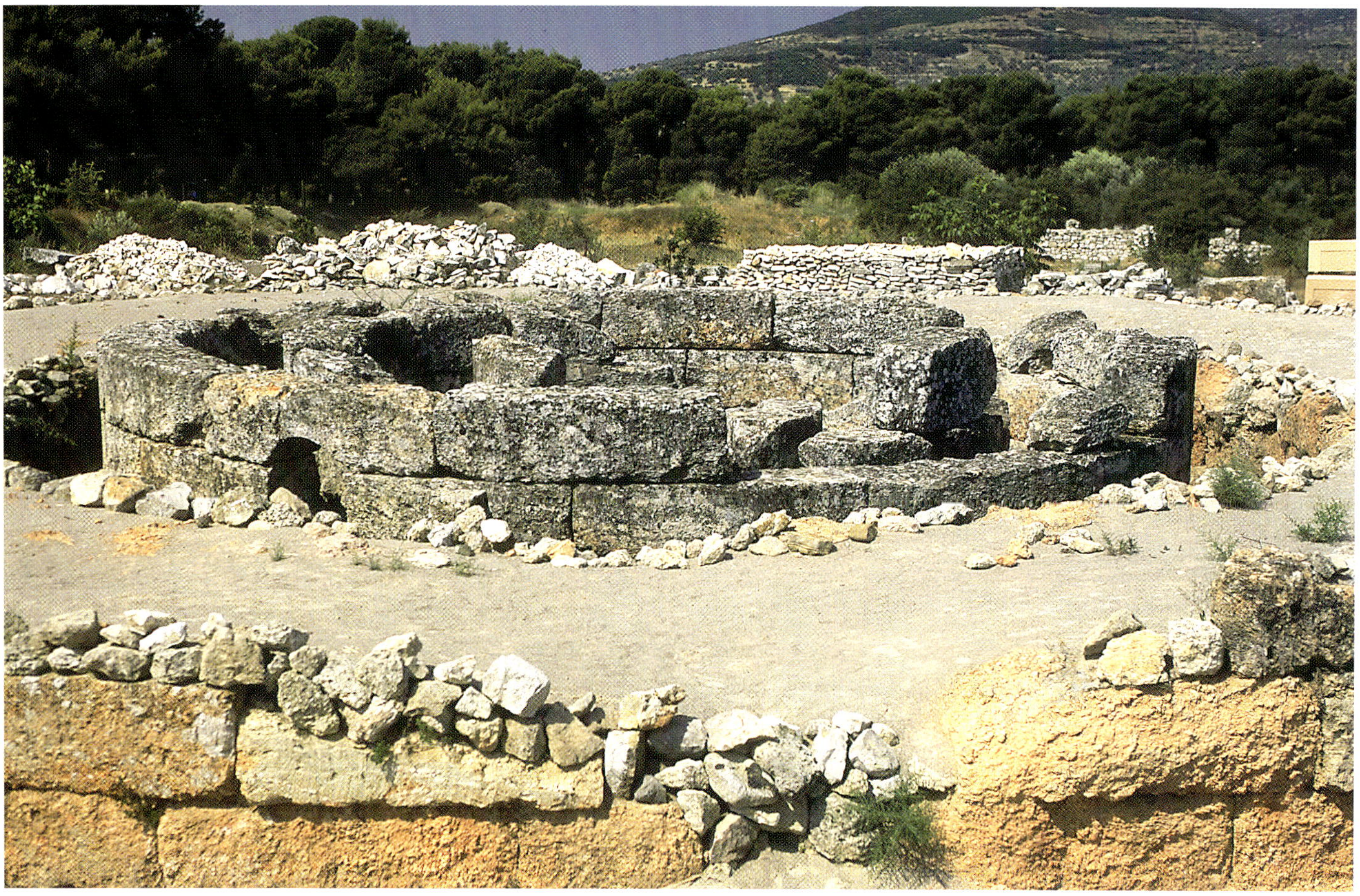

HELLENISMUS

Über 2000 Jahre lang blieb die Humoralpathologie des Hippokrates Grundlage aller weiteren Medizin-Systeme; in der Volksmedizin haben sich sogar bis heute gewisse Vorstellungen gehalten wie etwa die Ansicht, im Frühjahr (dem Körpersaft Blut zugeordnet) seien Entschlackungskuren besonders wirksam. Manche Erkenntnisse gingen zwischenzeitlich verloren, andere wurden neu gewichtet und neue Elemente integriert. Entsprechend parallel verlief die phamakologische Entwicklung, deren erster Höhepunkt aber noch bevorstand.

Ehe wir zu diesem kommen, soll der Hintergrund der weiteren kulturellen Entwicklung beleuchtet werden, der vom Aufbruch des Griechentums in die Welt geprägt war.

Mit der Ausbreitung des Griechentums wurden die heilkundlichen Ansätze über die Grenzen hinaus exportiert. So entstanden auch andernorts Asklepieien, wie hier in Spalato (dem heutigen Split) in Dalmatien.

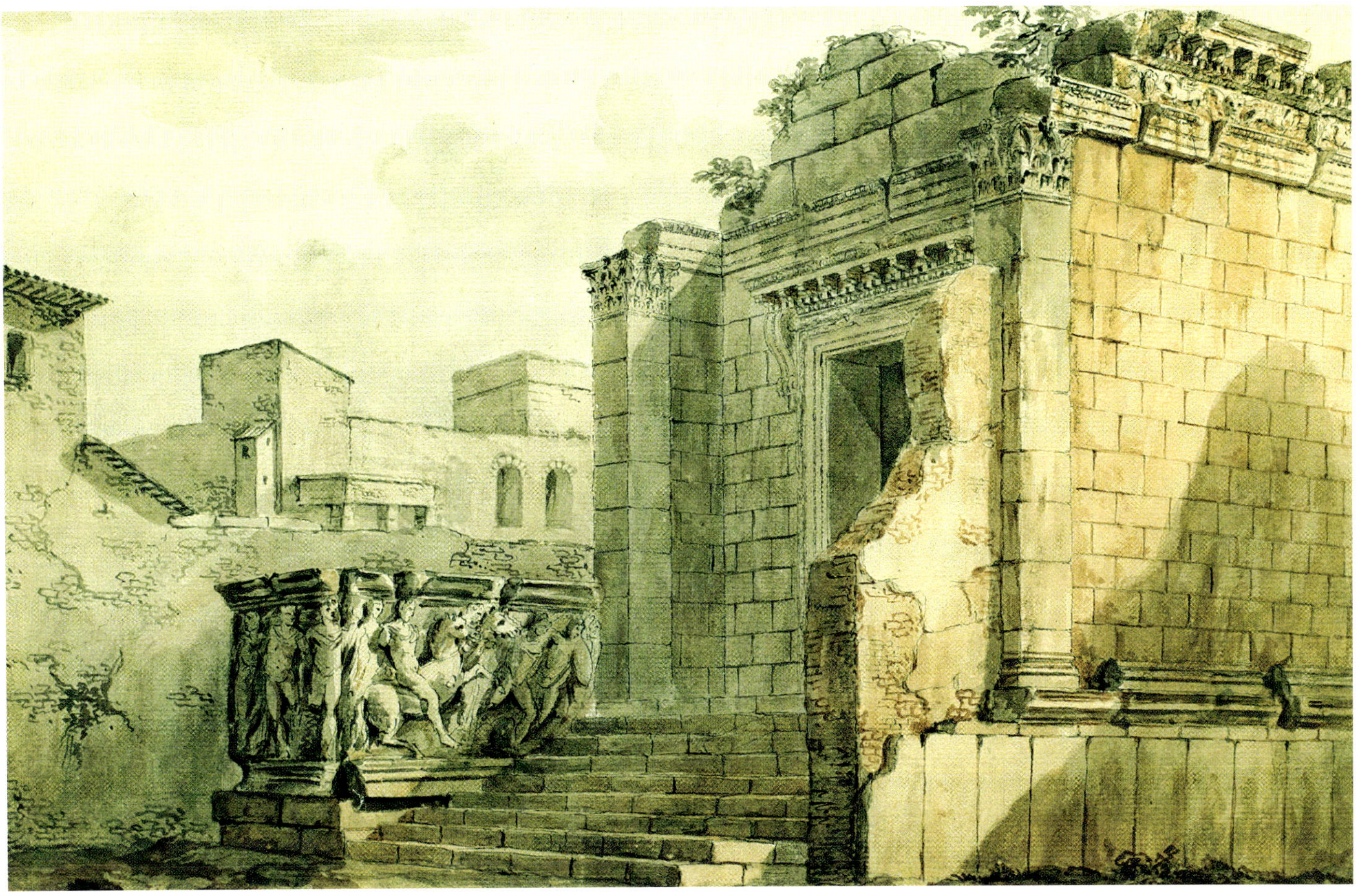

In die Phase hellenistischer Expansion fällt auch das Entstehen griechischer Kulturdenkmäler. Dieses Asklepieion, entstanden im 4. Jahrhundert v. Chr., ist in Pergamon zu finden.

Gegenüberliegende Seite: Vier Philosophen, die nicht nur die antike griechische Denkweise, sondern auch heilkundliche Theorien prägten: Platon, Theophrast, Aristoteles und Seneca. Dass letzterer in die Phalanx der Denker aufgenommen ist, macht deutlich, dass die griechischen Grundlagen von den Römern weitergeführt wurden.

Schon viele Jahrhunderte zuvor hatten Griechen begonnen, Kolonien in Italien und an anderen Küsten des Mittelmeers zu gründen, doch erst in der Epoche nach der klassischen Blüte Athens im 5. Jahrhundert v. Chr. kam es zu einer unerhörten Expansion dank des Aufstiegs der griechischen Randmacht Makedonien. Es profitierte von der Zerstrittenheit der griechischen Zentralmächte Sparta, Athen, Theben und wurde zum Träger, genauer: Exporteur des Hellenentums, wie die griechische Kultur und Gesittung nach der Eigenbezeichnung „Hellas“ für Griechenland genannt wird.

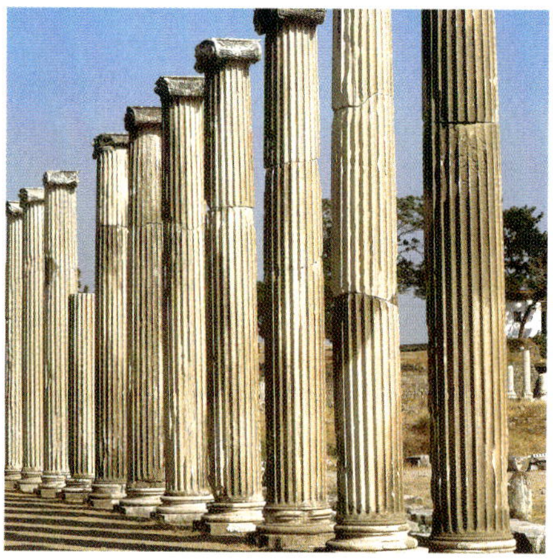

Träger der Expansion wurde König Alexander der Große (356–323 v. Chr.), der vom Philosophen Aristoteles (384–322) erzogen worden war. Dieser war wiederum Schüler Platons, an dessen Philosophen-Schule in Athen er später selber lehrte. Der Einfluss des Aristoteles auf den späteren Welteroberer Alexander wird deutlich an dessen Forscherdrang und dem Gleichheitsideal, das er seiner Politik zugrunde legte. Aristoteles kehrte 335 nach Athen zurück und gründete eine eigene Philosophenschule: Entgegen der Ideenlehre Platons geht er von der diesseitigen Welt, von der Mannigfaltigkeit ihrer „Phänomene“ (Erscheinungen) aus, die er erkenntnistheoretisch und naturwissenschaftlich deutet und systematisiert. Unter seinen zahlreichen Werken über Physik und Metaphysik, Ethik und Seelenkunde, Rhetorik und Politik befanden sich auch Schriften zur Botanik, die leider verloren sind. Aus den Arbeiten von Schülern wie Theophrastos von Eresos auf Lesbos (371–287) lässt sich jedoch schließen, dass Aristoteles auch auf diesem Gebiet bedeutende Leistungen erbracht hat.

Seine Erkenntnisse prägten das abendländische Denken auf ungezählte Jahrhunderte hinaus. Der Keim aber, den er im jungen Alexander gelegt hatte, stürzte die antike Welt um: 336 auf den makedonischen Thron gekommen, ging Alexander sofort gegen das persische Großreich in die Offensive, setzte

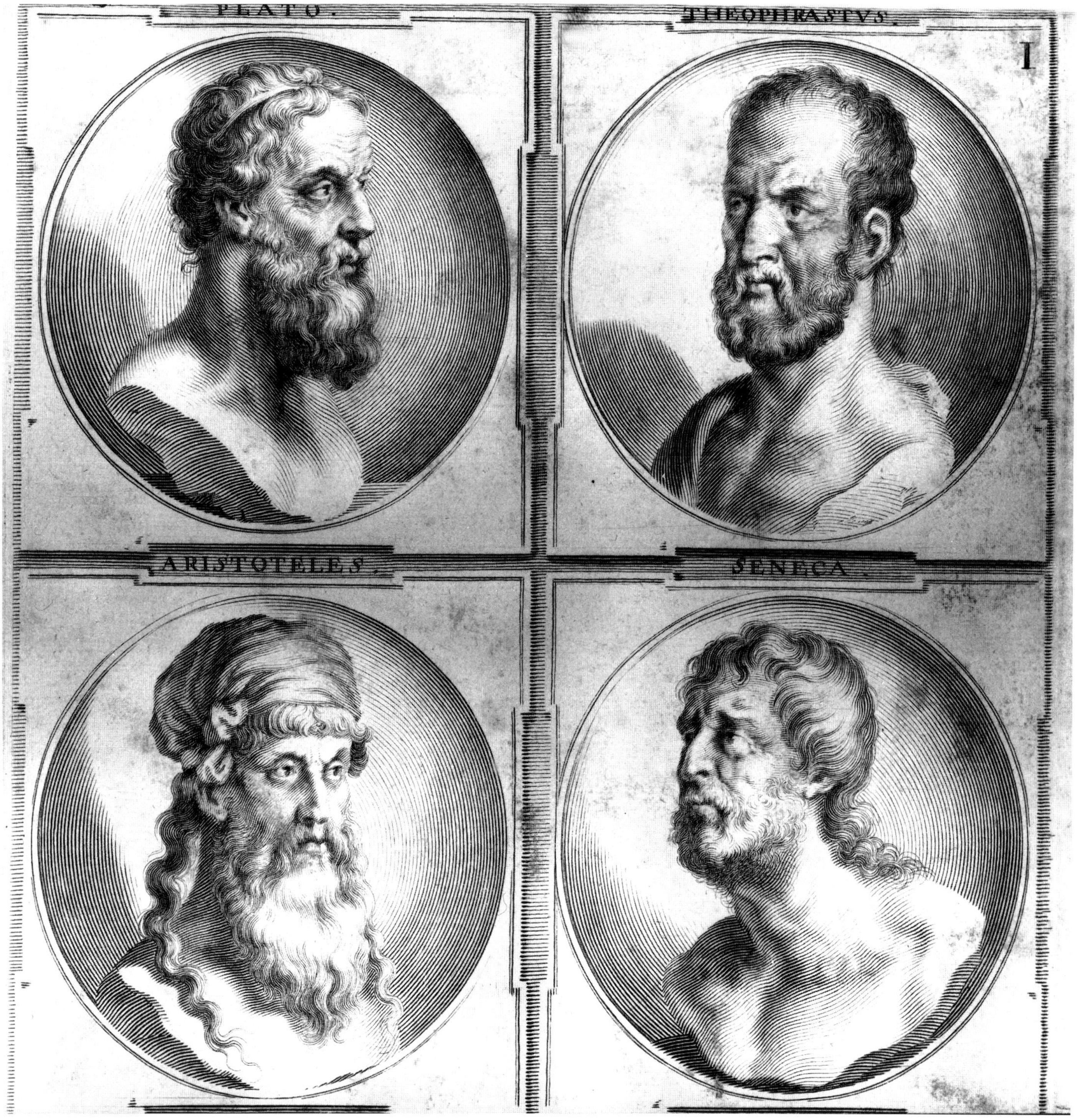
PLATO.
THEOPHRASTVS.
I
ARISTOTELES.
SENECA.

Gegenüberliegende Seite: Pedanius Dioskurides gehört eigentlich schon in die römische Zeit, kann aufgrund der ausgesprochenen heilkundlichen Prägung durch griechische Theorien aber als Bindeglied gelten. Illustrationen seiner Person und seiner Arbeit sind vor allem durch die arabische Übersetzung seiner „Materia medica" aus dem Jahr 1228 verfügbar.

nach Kleinasien über, schlug die persischen Heere, eroberte Syrien, Palästina und Ägypten, drang bis Afghanistan (Baktrien) und Indien vor und kehrte im Triumph nach Babylon zurück, wo er 33-jährig starb. Er hatte über den gesamten Orient und Vorderasien griechisches Gedankengut verbreitet und es durch Stadtgründungen dort fest verankert; die wichtigste wurde Alexandria in Ägypten, das zum geistigen Zentrum der nun hellenistischen Welt wurde. Ebenso wichtig aber wie der Export von Kultur wurde der Import von orientalischen Vorstellungen und wissenschaftlich-künstlerischen Impulsen nach Europa. Die gegenseitige Bereicherung sollte sich als ungemein fruchtbar erweisen.

Auch für Medizin und Pharmazie: Nach Alexandria nämlich strömten die Wissenschaftler aus allen Teilen des Alexander-Reiches und zogen weitere Lehrende und Lernende nach. Um 300 v. Chr. schuf der dortige König Ptolemaios I. das so genannte Museion, eine Art Akademie mit angeschlossener reich bestückter Bibliothek. Hier führten griechische Mediziner das Werk des Hippokrates fort und studierten die Arbeiten von Schülern des Aristoteles wie Diokles von Karystos (Euböa). Bei diesem taucht in einem Werktitel erstmals das Wort „Anatomie" auf, eine medizinische Disziplin, die in Alexandria anhand von Sektionen (vielleicht sogar Vivisektionen an zum Tode Verurteilten) große Fortschritte machte. Diokles war ein eifriger Kräuter- und Wurzelsammler *(rhizotomos)* und verfasste auch ein Kräuterbuch, worin er die Herkunft, den Nährwert und die heilende Potenz der jeweiligen Pflanze angab. Auf ihm baute der oben erwähnte Theophrastos mit seinen neun Büchern „De historia plantarum" (Über die Geschichte der Pflanzen) auf, deren letztes den Heilkräutern galt, rund 500 an der Zahl aus Regionen von Spanien bis Indien.

Erst rund 300 Jahre später aber ging in Alexandria der Stern eines Mannes auf, der bis in die Neuzeit mit seinem Werk die Lehre von den Heilkräutern bestimmte: Pedanios Dioskurides, ein Militärarzt des 1. nachchristlichen Jahrhunderts, stammte aus Anazarbos im östlichen Kilikien (Kleinasien) und gehört politikgeschichtlich längst in die römische Epoche, doch seine Prägung erhielt er im hellenischen Raum, und sein Studium absolvierte er in Alexandria. Er lebte später in Rom und gab dort sein monumentales Werk „De materia medica" (Über

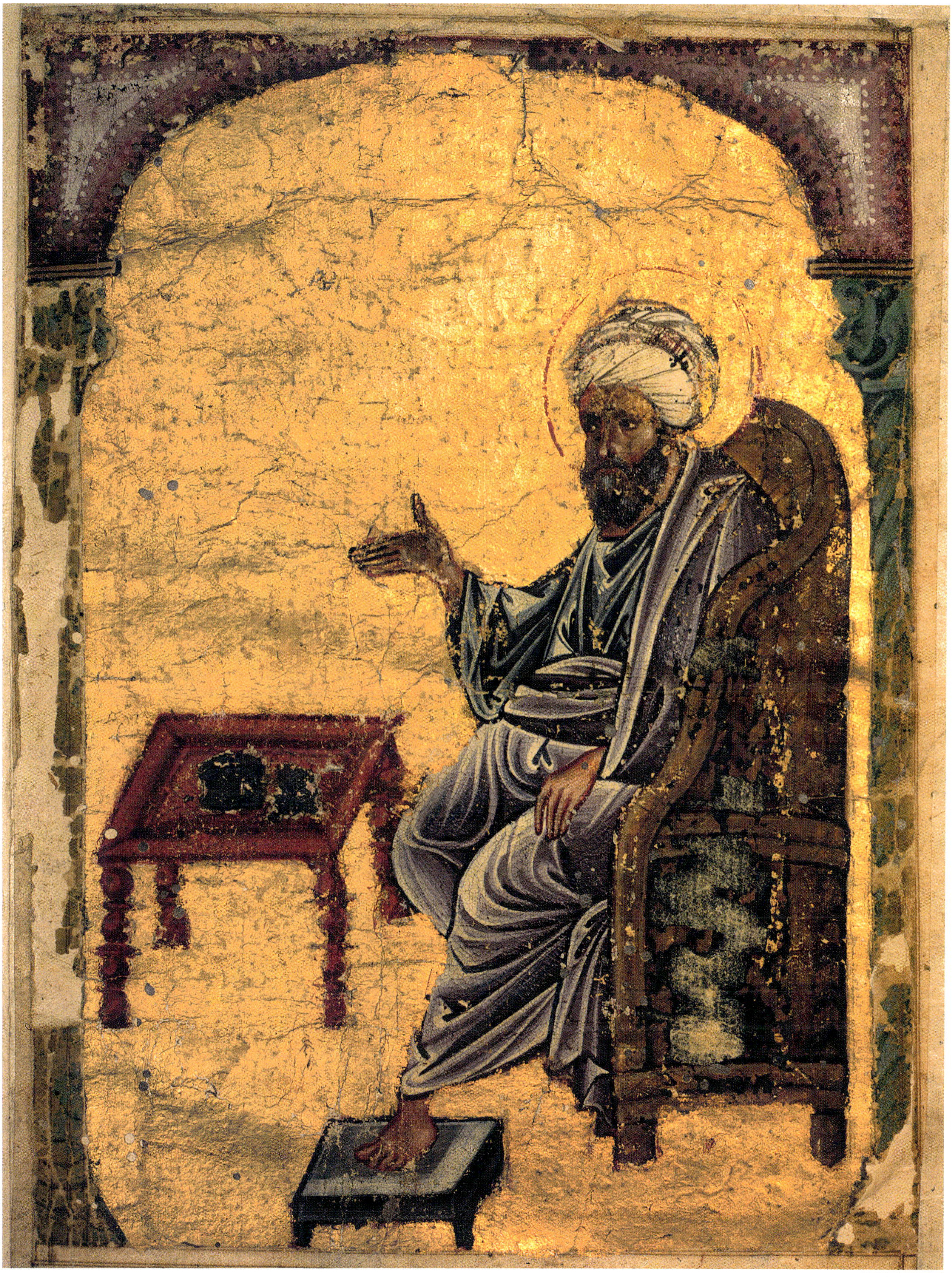

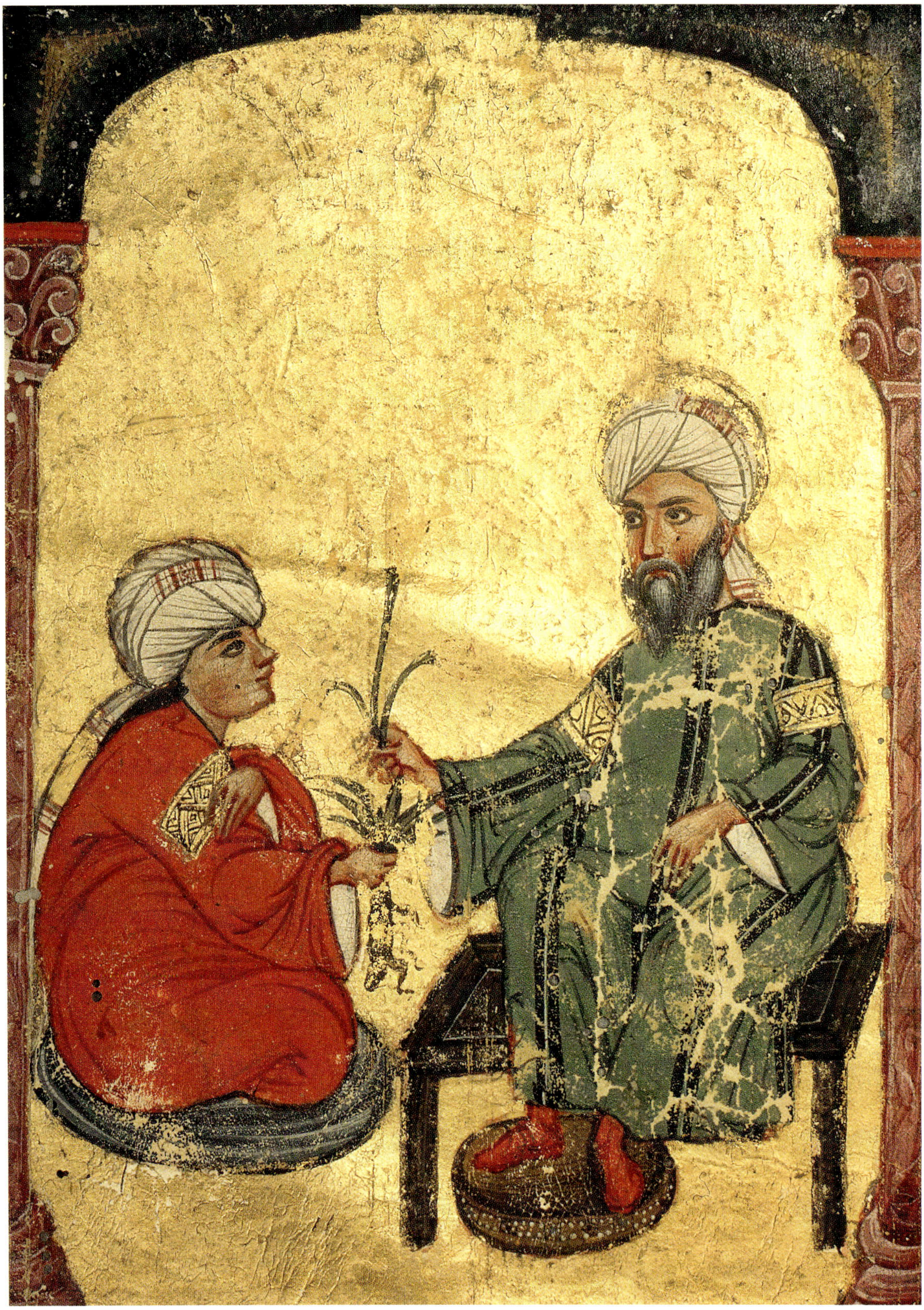

Dass die großen Ärzte ihrer Zeit nicht nur Praktiker, sondern gleichzeitig auch Lehrer waren, die sich bemühten, ihr Wissen an Schüler weiterzugeben, trifft mit Sicherheit auch auf Dioskurides zu. In dieser arabischen Buchmalerei erklärt der Arzt einem Schüler die Alraunwurzel.

die Heilmittel) im Jahre 78 n. Chr. heraus. Anders als die meisten Vorgänger ging er systematisch nach Arznei-Gruppen vor, „denn die nach dem Alphabet beschreiben, trennen das nach Art und Wirkung gleichartige, wodurch es schwerer zu behalten ist.“ Bei Dosisangaben war er sehr vorsichtig. Für den Fall der Fälle nannte er bei riskanten Therapien Gegenmittel gegen etwaige Vergiftungen. Der gut 100 Jahre später tätige und sonst eher kritische Galen war des Lobes voll über Dioskurides: „Mir scheint, er hat die Lehre von den Arzneimitteln von allen am vortrefflichsten verfasst.“ Das Werk genießt unter Medizinhistorikern so hohes Interesse, dass noch 1988 ein Nachdruck der deutschen Ausgabe aus dem Jahr 1902 erscheinen konnte.

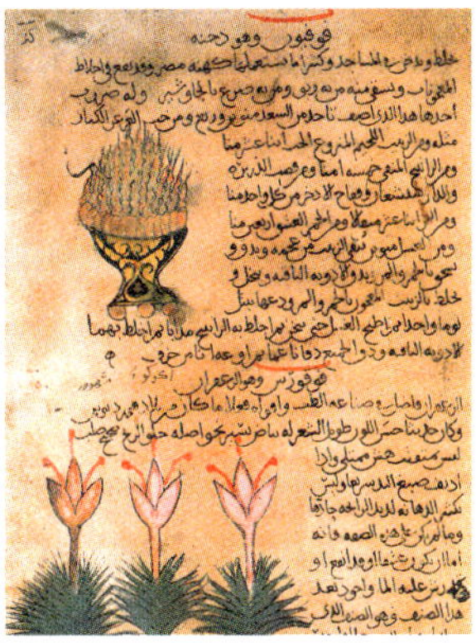

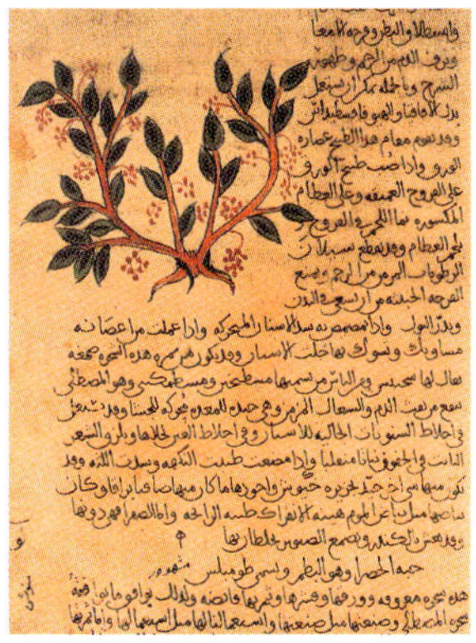

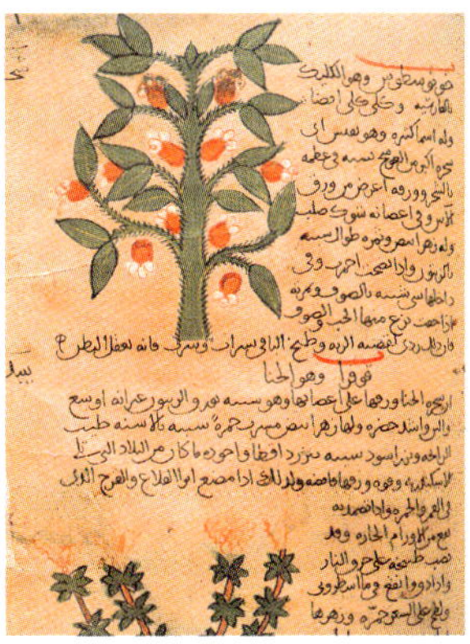

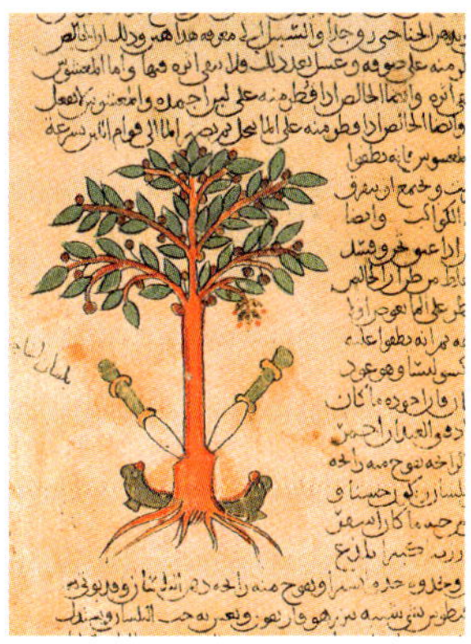

In seinem Arzneibuch *(pharmakopöe)* führt Dioskurides alle damals bekannten Heilmittel tierischer, pflanzlicher und mineralischer Art auf: 813 Pflanzen und Teile von Pflanzen, 101 Tier- sowie 102 Mineral-Präparate, insgesamt also 1016 Arzneimittel, für die er 4740 Anwendungen nennt. Zwar überwiegen ganz klar die pflanzlichen Mittel, doch es ist mehr als ein Werk über Heilpflanzen. Es ist folgendermaßen gegliedert: Buch 1 bringt Spezereien, Öle, Salben und Bäume; Buch 2 behandelt Tiere und tierische Produkte (Honig, Fett, Milch), Gartenkräuter und Getreide; die Bücher 3 und 4 stellen Kräuter und Wurzeln vor; Buch 5 beschäftigt sich mit Weinsorten, anderen Getränken und Mineralien. Alle Artikel sind gleichartig aufgebaut: Dem Namen folgen etwaige andere

Dioskurides hatte in seinem Hauptwerk „De materia medica“ darauf verzichtet, die bis dahin umfangreichste Sammlung von Pflanzen und Heilkräutern zu illustrieren. Die zahlreichen Übersetzungen, vor allem in die arabische Sprache, haben diesen Grundsatz aufgegeben. In dieser arabischen Ausgabe werden (im Uhrzeigersinn von links oben) Weihrauch und Safran, ein Mastixbaum, Rosa sempervivens und Hennastrauch sowie ein Balsamstrauch, aus dem Myrrhe gewonnen wird, dargestellt.

gängige Bezeichnungen und anschließend Hinweise auf das Herkunftsgebiet von Afrika bis Armenien sowie botanische Merkmale. Zentral sind die Ausführungen zum Ernten der Pflanzen, zu ihrer Lagerung und Aufbereitung (kochen, mischen, zerreiben, entsaften usw.) sowie zur Gewinnung der Wirkstoffe. Auch Hinweise darauf, wie man verfälschte Stoffe erkennen kann, finden sich. Man hat dem Corpus später noch zwei Bücher über Gifte angegliedert, doch stammt deren Text nicht von Dioskurides.

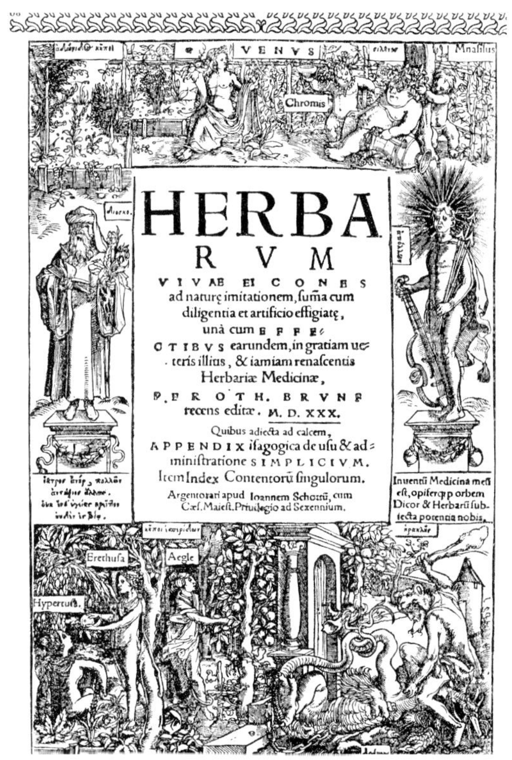

Mit seiner grundlegenden Arbeit beeinflusste Dioskurides alle späteren Verfasser von Kräuterbüchern. Auch in diesem Werk, dem „Herbarum vivae icones" von Otto Brunfels aus dem Jahr 1530, wird ausdrücklich auf Dioskurides Bezug genommen.

Auf eine Bebilderung hat Dioskurides verzichtet, worüber sich spätere Buchmaler und Illustratoren des in unzähligen Auflagen und Versionen (gekürzt, alphabetisch umgeordnet u. a.) verbreiteten Werkes ohne viele Bedenken hinweggesetzt haben. Er selbst führte zur Begründung seiner Zurückhaltung Folgendes an:

[...] dass man die Pflanzen beobachten muss, wenn die neuen Sprossen aus der Erde kommen, wenn sie sich im vollen Wachstum befinden und wenn sie verblühen. Denn weder kann derjenige, der zufällig nur das Hervorsprießen beobachtet, die volle Kraft der Pflanze kennen, noch derjenige, der nur die voll erblühte Pflanze gesehen hat, diese beim Hervorsprießen erkennen. Daher verfallen wegen der Veränderungen an den Blättern, an der Größe der Stengel, an den Blüten und Früchten und wegen vieler anderer Eigentümlichkeiten diejenigen über dieses und jenes in großen Irrtum, die nicht in solcher Weise Beobachtungen gemacht haben.

Mit seinem beispiellosen Werk wurde Dioskurides zum Begründer der wissenschaftlichen Pharmakologie. Nicht nur die Fülle und enzyklopädische Bearbeitung machen die Bedeutung der Bücher aus, sondern vor allem die Herangehensweise zeichnet sie aus. Erstmals setzt ein Autor auf kritische Beobachtung und systematisches Vorgehen, notiert akribisch jedes Detail, stellt scharfsinnige Vergleiche an und lässt sich nirgends von Volks- oder Aberglauben leiten. Die Vorschläge etwa zur Aufbewahrung der Pflanzen und der daraus gewonnenen Drogen sind angesichts der damaligen Kenntnisse erstaunlich gut durchdacht. So empfiehlt Dioskurides Behälter aus Zinn für Fette, rät grundsätzlich zu dickwandigen Gefäßen aus Glas oder Silber für die längerfristige Lagerung und zu Messingbehältern, wenn es um die Haltbarkeit von Flüssigkeiten geht. Die Apotheker konnten sich keinen sorgfältigeren Lehrmeister wünschen.

Mit der medizinischen Beschreibung von Pflanzen und Kräutern entwickelte sich langsam ein Stand, der sich auf die Verarbeitung und Wirkweise dieser Heilmittel besonders verstand: die Apotheker.

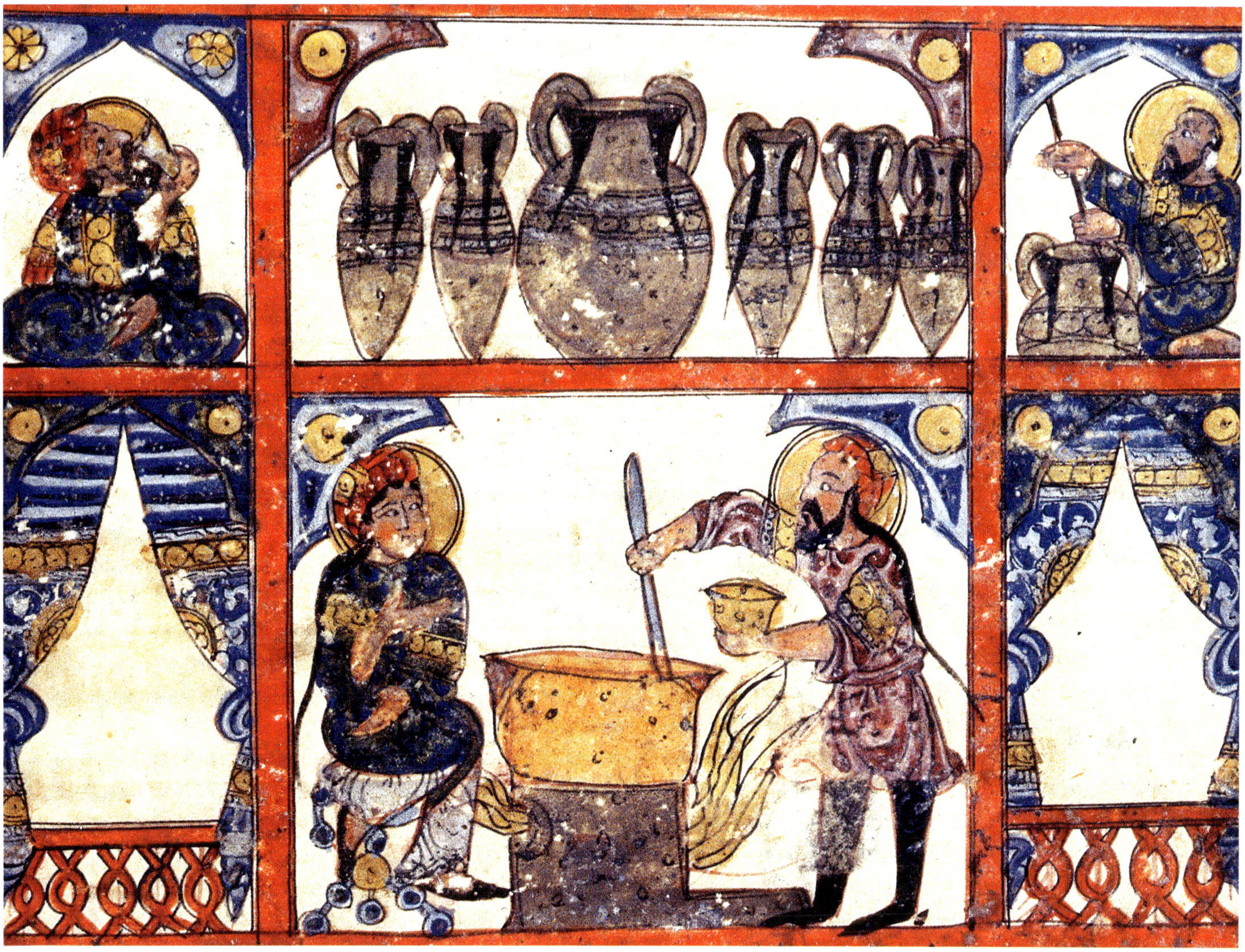

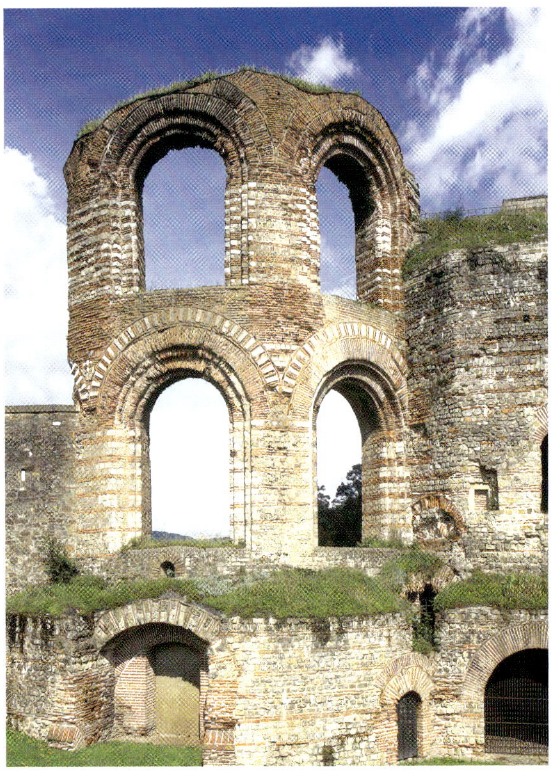

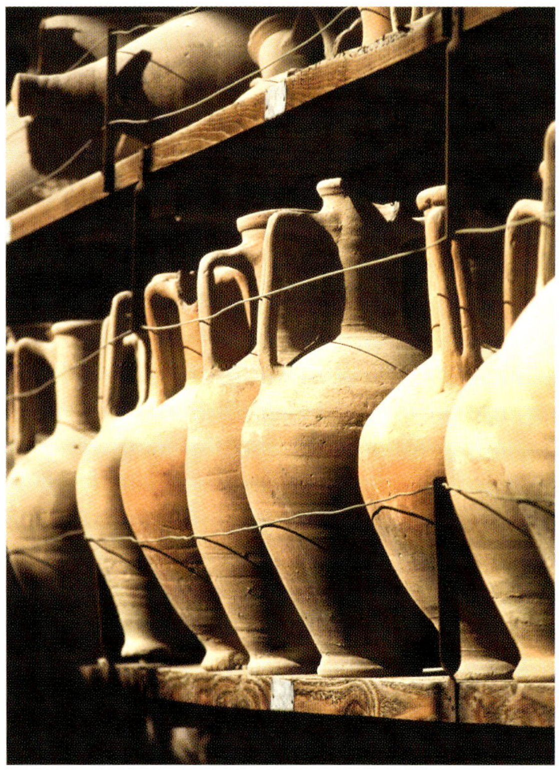

Römisches Reich IV

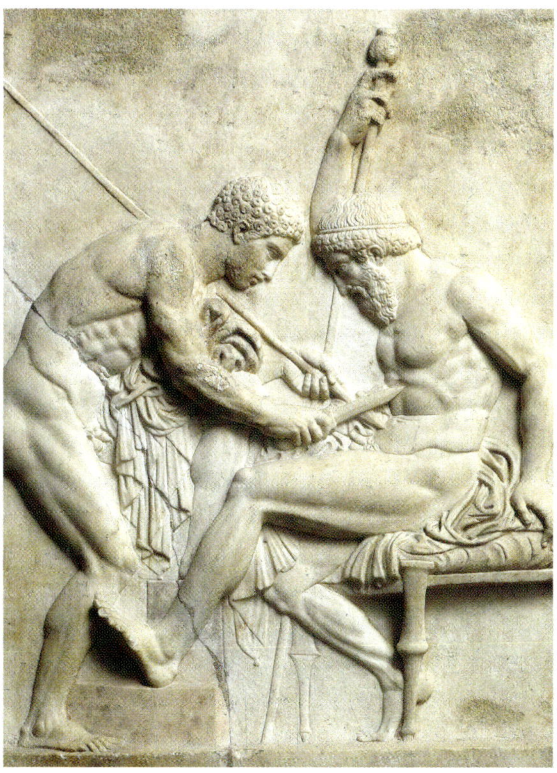

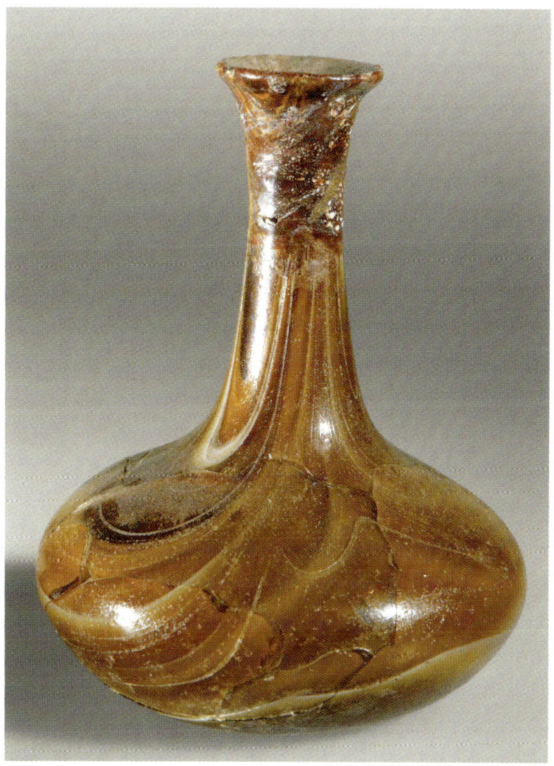

Die Griechen schauten nach Osten, von wo früher die persische Gefahr gedroht und wohin später Alexander der Große seine Heere geführt hatte. Wenig bemerkt wurde daher, dass sich im Westen eine Macht ballte, die selbst das Riesenreich des Makedoniers in den Schatten stellen und es beerben sollte. Zwar verspürten schon in hellenistischer Zeit die Kolonien der Griechen in Unteritalien Druck aus Norden, doch noch war der spätere Riese Rom ein Zwerg, selber bedroht von Mächtigen wie König Pyrrhus aus Epirus (Nordwest-Griechenland), der den Kolonien zur Hilfe eilte. Spätestens aber als er gegen die Römer scheiterte, hätte man ahnen können, welches Potenzial der mittelitalienische Staat darstellte.

Bei den zahlreichen Kriegszügen der Römer ist es nur allzu verständlich, dass den Militärärzten und Heilkundigen eine besondere Bedeutung zukam. Zu Beginn des Aufstiegs des Römischen Reiches waren dies vor allem in Griechenland ausgebildete Mediziner. Wie in dieser Szene auf der Trajanssäule waren für die Versorgung von Verwundeten neben Ärzten auch Hilfssoldaten verantwortlich.

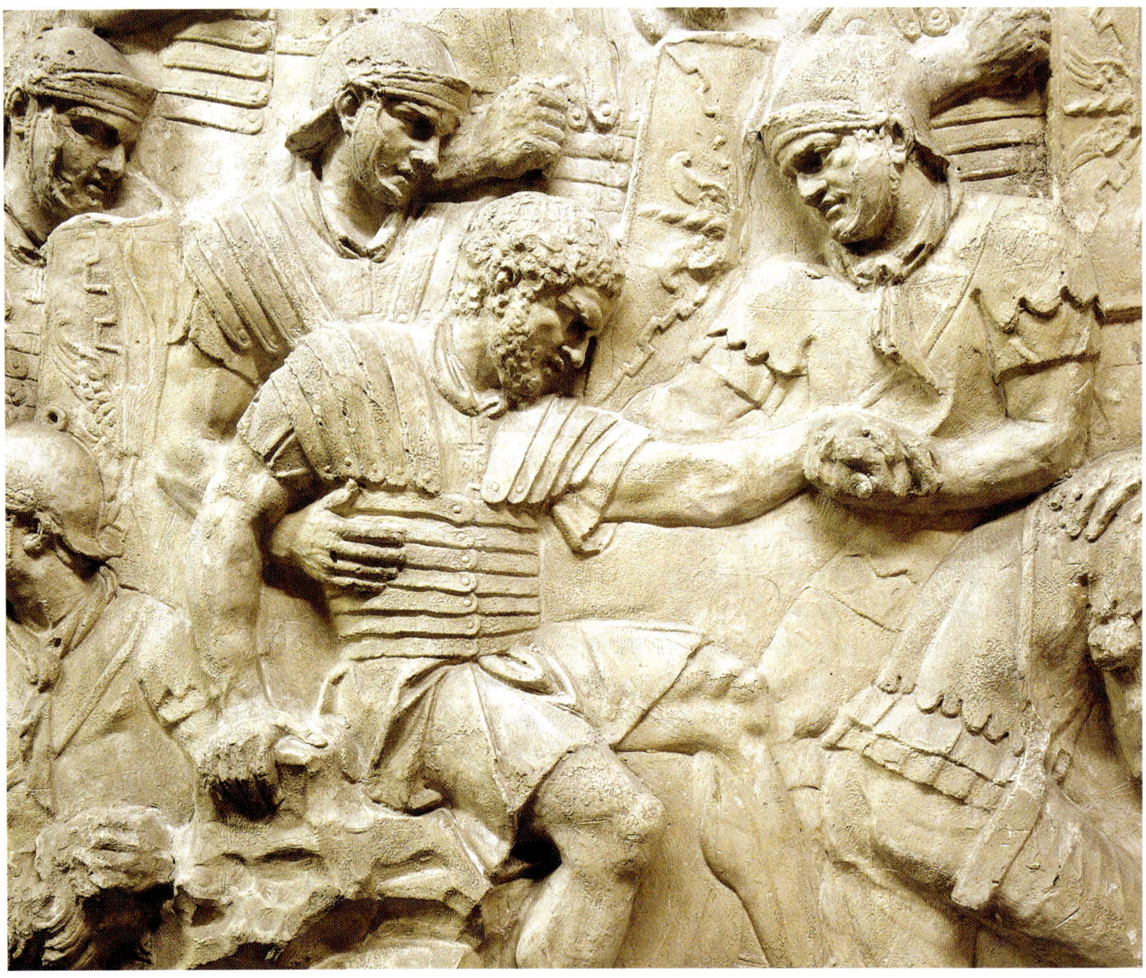

Nicht mehr zu übersehen war das, nachdem er die mittelmeerische Führungsmacht, das phönikische oder punische Karthago, binnen eines Jahrhunderts in drei Kriegen niedergerungen und dabei auch den östlichen Mittelmeerraum unterworfen hatte. Seit Mitte des 2. Jahrhunderts v. Chr. hallte römischer Marschtritt auch über die Agora von Athen, wo einst die Philosophen in den Wandelgängen *(peripatoi)* die Gedanken entwickelt hatten, die Hippokrates zu seiner Humoralpathologie inspirierten.

Ganz anders im frühen Rom, das vollauf mit politischen Fragen im Sinne der Ausweitung seiner Macht beschäftigt war. Von den Lehren der in Italien wirkenden griechischen Eleaten ließen sich die Römer nicht beeindrucken, von der griechischen Mythologie hingegen um so nachhaltiger; der römische Himmel mit Jupiter an der Spitze war fast eine Kopie der Göttergesellschaft unter Zeus auf dem Olymp. Auch sonst blieb die römische Gedankenwelt mythisch geprägt und hing daher auch medizinisch zäh altem Volksglauben und magischen Vorstellungen an. Wir besitzen darüber eine in beiderlei Sinn klare Quelle im Buch von Marcus Porcius Cato (234–149 v. Chr.) „De agricultura" (Über die Landwirtschaft). Der sittenstrenge Römer war geprägt vom Kampf gegen die Karthager (Punier); von ihm stammt die in allen seinen Reden vor der Niederwerfung des Gegners stereotyp verwendete Formel: „Ceterum censeo, Carthaginem esse delendam" (im Übrigen bin ich der Ansicht, dass Karthago zerstört werden muss).

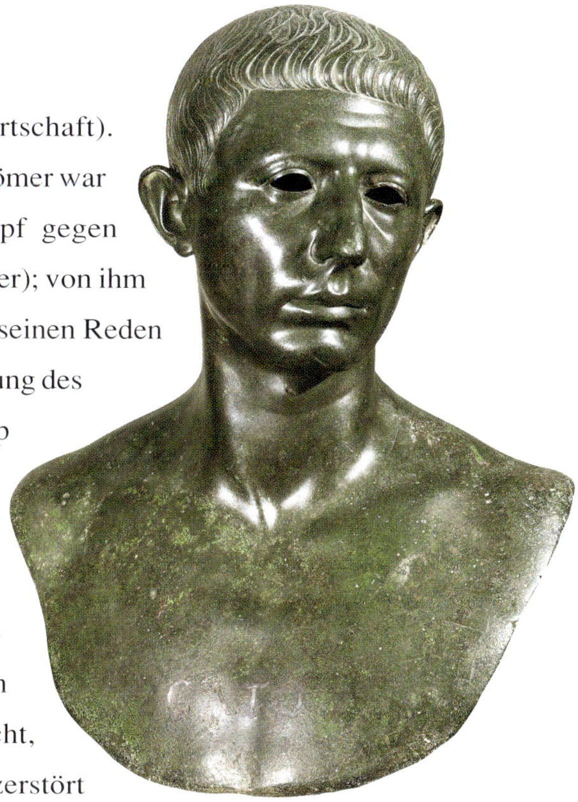

Porträtbüste des Cato

KOHL UND WEIN

Entsprechend besorgt war Cato, wegen eines gleichnamigen Urenkels „der Ältere" genannt, um die Ertüchtigung und innere Härte der jungen Römer. Ohne Gesundheit hätte freilich selbst der durchtrainierteste Militärathlet nichts genützt, weshalb Cato in seine landwirtschaftlichen Ausführungen auch einige Rezepte zur Behandlung erkrankter Mitarbeiter auf seinen Gütern (Latifundien) eingestreut hat. Für alle Fälle empfahl er

Kohl verschiedenster Art und Zubereitung, denn Kohl blähe, fördere die Verdauung und könne in Form von Saft auch als Brechmittel eingesetzt werden, sodass die Ausscheidung schädlicher Stoffe wie böser Geister beschleunigt werde. Lindernd wirke er, wenn man ihn zerrieben auf entzündete Stellen oder Wunden auflege. Ähnlich könne man Wein verwenden, indem man ihm verschiedene Kräuter wie etwa Nieswurz zusetze, die es im Apennin reichlich gebe und die ebenfalls abführend wirkten. Erstaunlicherweise kannte Cato bereits die gute Wirkung von Sud aus aufgekochtem Wacholderholz bei rheumatischen Beschweren (bei ihm ist die Rede von Hüftschmerzen). Ansonsten hatte er an Heilmitteln nicht viel mehr als Beschwörungs-, Segens-, und Zauberformeln sowie Gebete zu bieten.

IMPORTIERTE WISSENSCHAFT

Das wurde erst anders, als griechische Ärzte Rom als lukratives Betätigungsfeld entdeckten. Sie stießen zwar lange auf erhebliche

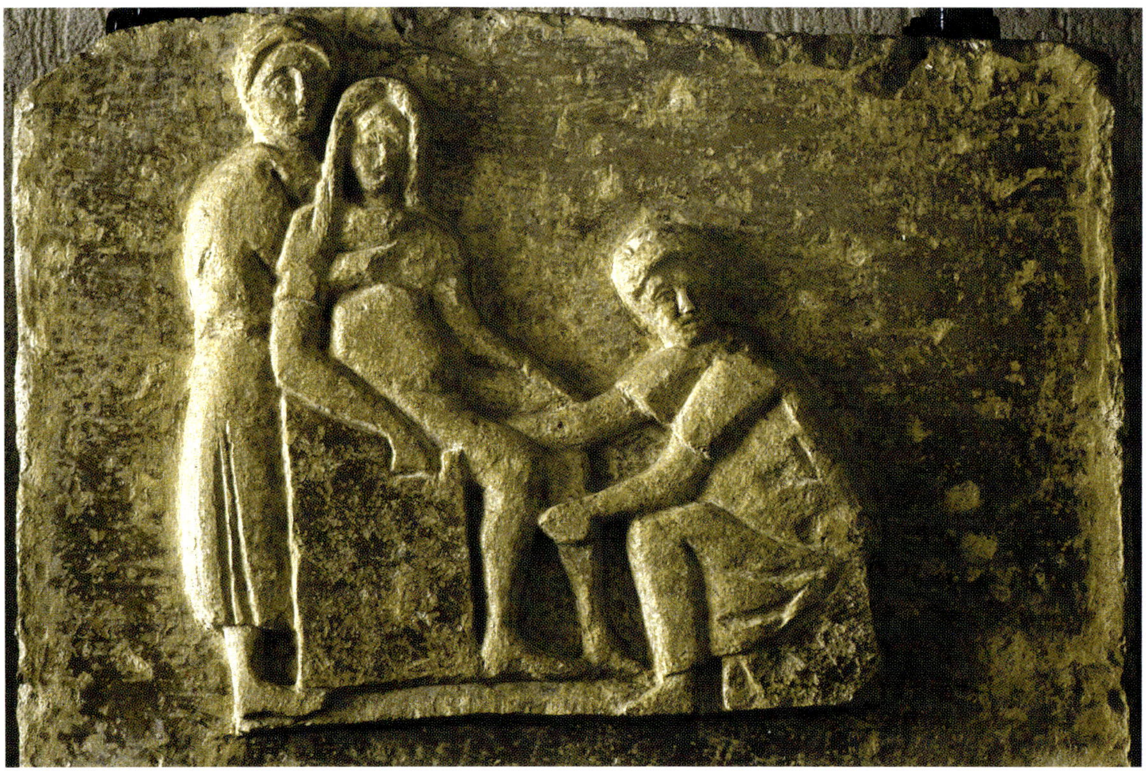

Dieses Relief einer Geburtsszene wurde in Ostia gefunden.

Skepsis, doch da sie praktisch konkurrenzlos waren, bildeten sie bald einen mächtigen Berufsstand, in den gebürtige Römer kaum Aufnahme fanden. Wir wissen von einem ersten griechischen Arzt in Rom schon zur Zeit des eben erwähnten älteren Cato: Archagathus hieß er, der um 220 v. Chr. aus dem Osten einwanderte und die Römer mit seinem Handwerk in Erstaunen, zuweilen auch in Angst versetzte. Sie kannten ja kaum Heilpraktiken, und was der Grieche da mit Brenneisen, Messer und Arzneimitteldose anstellte, festigte eher ihr magisches Medizinverständnis, als dass es wissenschaftliche Neugier geweckt hätte.

Der offenbar recht rustikal zur Sache gehende Arzt erhielt der Spitznamen „carnifex“, was so viel hieß wie „Schinder“ oder „Fleischer“. Doch ehe man sich mit Wunden oder anderen Leiden hinschleppte, ging man halt doch zu ihm. Einige zufällige oder auch mit Geschick erreichte Heilungen haben seinen Ruf und den der griechischen Medizin schließlich doch in günstigerem Licht erscheinen lassen.

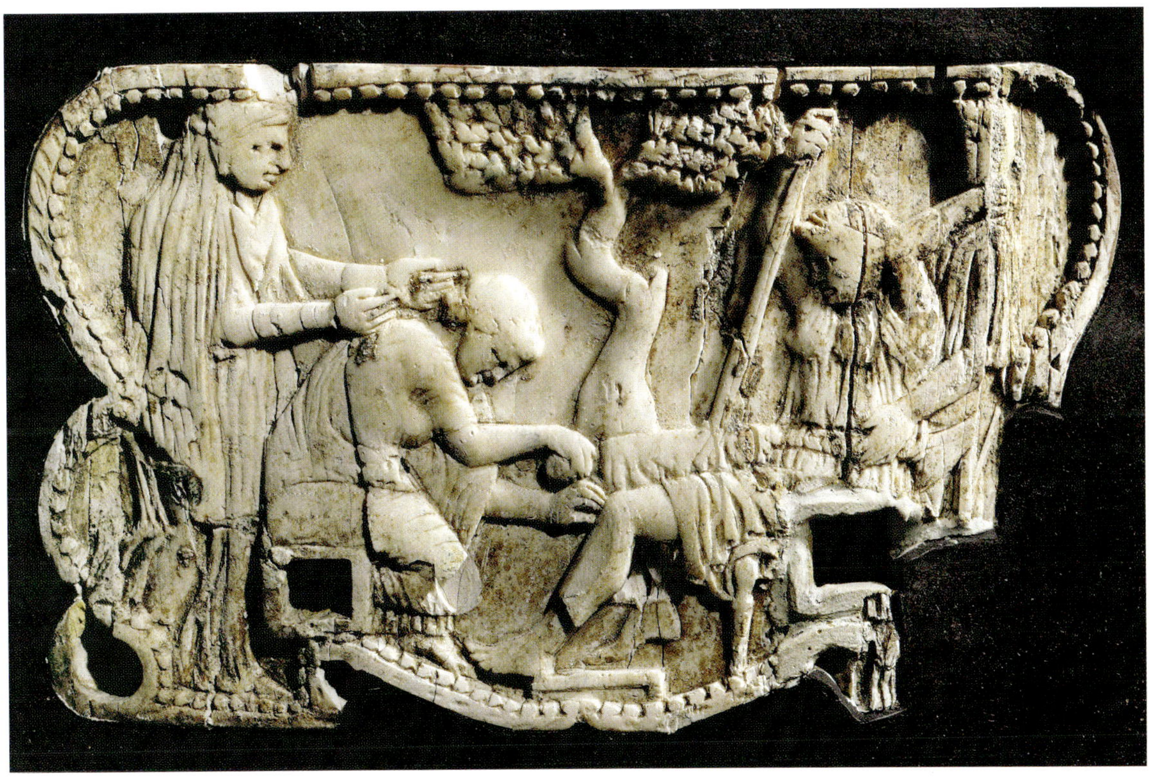

Auch dieses Elfenbeinrelief einer Geburtsszene stammt aus der frühen römischen Zeit (2. Jahrhundert). Wie in der Abbildung auf der gegenüberliegenden Seite, bezeugt die Darstellung, dass es wohl eine Versorgung durch Frauenärzte und Hebammen gab.

Zahlreiche Ausgrabungsfunde belegen, dass es eine Vielzahl medizinischer Instrumente gab. Die hier abgebildeten chirurgischen Bestecke wurden bei Ausgrabungen in Metz gefunden.

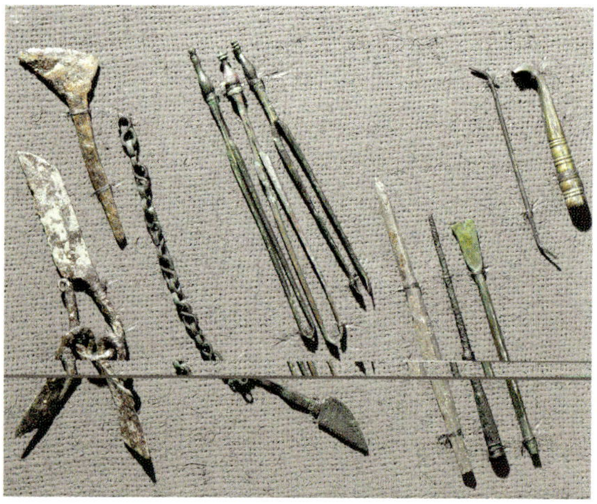

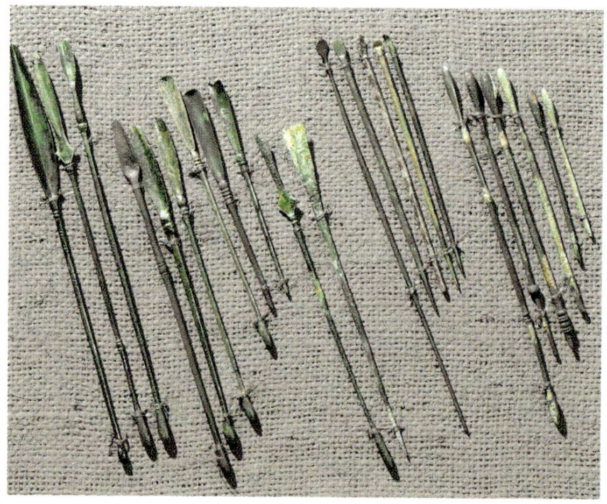

Der Zuzug von Medizinern und Pharmakologen aus dem Osten riss jedenfalls nicht mehr ab, und in der beginnenden Kaiserzeit um die Zeitenwende wimmelte es in der Hauptstadt der Welt von mehr oder – das vor allem – weniger seriösen griechischen Ärzten und Arzneimittelhändlern. Kurpfuscher und Scharlatane aber konnten den Sieg der griechischen Medizin und Arzneimittellehre auf die Dauer nicht aufhalten, zu überzeugend waren Leistungen wie die im vorigen Kapitel geschilderten des Pedanios Dioskurides und anderer Wissenschaftler.

Hinzu kam, dass man bei den über die ganze bekannte Welt verteilten römischen Streitkräften auf die Hilfe von griechischen Militärärzten angewiesen war. Sie begleiteten mit Sanitätseinheiten die Truppen auf den Feldzügen, betrieben Legionskrankenhäuser *(valetudinaria)*, sorgten für ausreichenden Medikamentenvorrat und kümmerten sich auch in entlegensten Gebieten des Reiches um das Wohlergehen der Statthalter (Prokonsuln), Feldherren, Offiziere und ihrer Familien. Auch das Vertrauen, das die Kaiser ihren Leibärzten aus dem Osten schenkten, wertete sie auf, schürte zuweilen allerdings auch Neid und Schlimmeres.

Berühmt geworden ist der Fall des Gaius Stertinius Xenophon, des Leibarztes von Kaiser Claudius (regierte 41–54 n. Chr.). Der Grieche aus Kos, wo er im Asklepieion zum Arzt ausgebildet worden war, hatte sich in Rom niedergelassen, war römischer Staats-

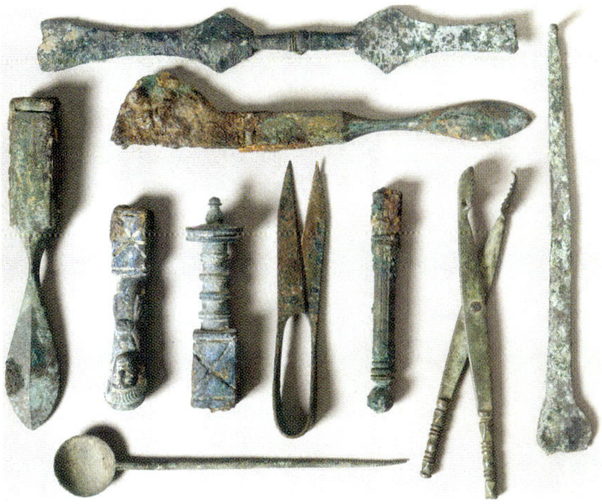

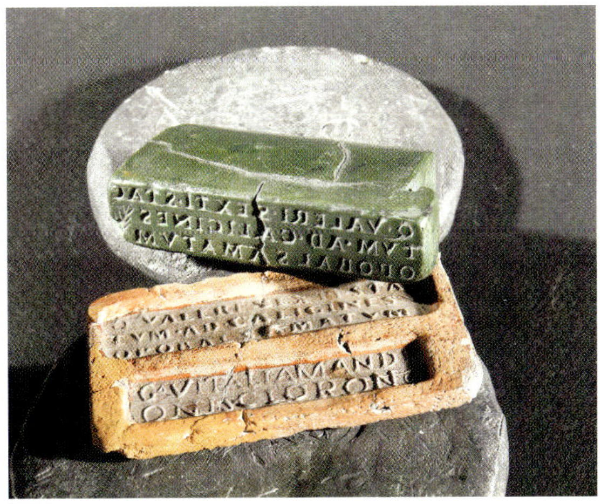

Links chirurgische Instrumente, die aus Ausgrabungen in Pompeji stammen. Die rechte Abbildung, die Behälter für Salben zur Behandlung von Augenentzündungen zeigt, legt die Vermutung nahe, dass es schon in der Frühzeit eine Spezialisierung von Ärzten gegeben haben muss.

bürger und zu einem der beliebtesten Modeheiler in der Stadt geworden; selbst die Kaiser Tiberius und Caligula konsultierten ihn. Xenophon kam dadurch zu so erheblichem Reichtum, dass er am liebsten die Berufung zum kaiserlichen Leibarzt ausgeschlagen hätte, weil ihn das fürstliche Honorar – ungeheure 500 000 Sesterzen im Jahr – deutlich schlechter stellte. Doch Kaiserwunsch war Befehl und dem zuwiderzuhandeln lebensgefährlich. Das wurde die Tätigkeit des Xenophon schließlich aber für den Kaiser, denn der Arzt verbündete sich mit dessen Gemahlin Agrippina, die Claudius beseitigen wollte, damit ihr Sohn Nero Kaiser würde. Das Gift aber, das sie dem Ehemann beibrachte, wirkte nicht wie gewünscht, sodass sie Xenophon zur Hilfe holte. Der soll mit einem Federkiel, wie man ihn sonst zum Erbrechen einsetzte, so getan haben, als wolle er den Kaiser retten; in Wirklichkeit aber habe er ein weiteres Gift appliziert, das die Bluttat der Kaiserin vollendete.

Ob Gerücht, Legende oder Wahrheit, wird sich nie klären lassen. Dem angeblichen oder tatsächlichen Komplizen der Kaiserin geschah jedenfalls nichts; er konnte mit seinem Riesenvermögen auf seine Heimatinsel Kos zurückkehren und sich dort durch Wohltaten so beliebt machen, dass man ihm ein Denkmal setzte und sein Bild auf Münzen prägte. Seine Karriere erklärt, warum Männer wie der ältere Plinius (23–79 n.Chr.) das Modearztwesen so heftig gegeißelt haben (Bericht in seinem Werk „Naturalis historia").

Wo Schlachten geschlagen wurden, waren immer auch Mediziner zugegen. An dem vermutlichen Schauplatz der Varusschlacht im niedersächsischen Kalkriese wurde dieser Knochenheber (Elevatorium) gefunden, ein Instrument, das bei Schädeloperationen zum Einsatz kam.

Ärzte wie Xenophon bereicherten sich schamlos, doch schwang in der Kritik des Plinius nicht nur Neid, sondern noch ein anderer Vorbehalt mit: Es widerstrebte ihm, dass Menschen für das Helfen und Heilen überhaupt Honorar nahmen, und dann auch noch so exorbitante Summen. Solche Kritik mag einem Xenophon gegenüber angemessen sein, insgesamt aber verstellt sie den Blick für den großen Fortschritt, den griechische Medizin und Pharmakologie dem Römischen Reich gebracht haben.

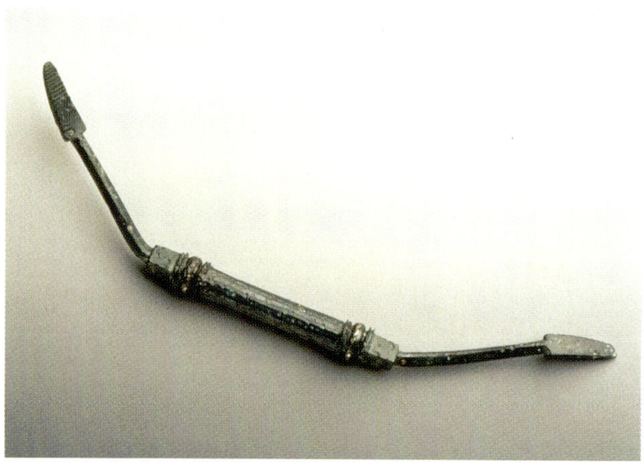

Das eigene Werk des Plinius, die erwähnte „Naturgeschichte", stellte denn auch keinen sonderlichen Fortschritt in pharmakologischer Sicht dar. Magische und mythische Elemente durchziehen die Darstellung in 37 Büchern, von denen 20 medizinische und botanisch-pharmazeutische Themen behandeln. Ein besonderer Akzent liegt auf der so genannten Signatur (Geschmack, Farbe, Form) des jeweiligen Therapeutikums. Sie liefere Anhaltspunkte dafür, bei welchen Leiden die Arznei mit Aussicht auf Erfolg einzusetzen sei. Gegen zusammengesetzte Heilmittel (Composita) hegte Plinius Vorurteile. Anders sein nur wenig älterer Zeitgenosse Scribonius Largus, dem es ausdrücklich um diese ging, nannte er doch sein Werk „De compositione medicamentorum liber" (Buch über die Zusammensetzung der Heilmittel). Insgesamt 263 Arzneien, davon Dreiviertel pflanzliche, nennt es, gibt aber vor allem entsprechende Rezepte zur Aufbereitung und Tipps für die geeignete Darreichungsform an.

Gegenüberliegende Seite: Seite aus dem Hauptwerk des Plinius, der „Naturalis historia", in einer venezianischen Ausgabe von 1472.

Den Wert der griechischen Medizin begriffen anders als Plinius schon römische Autoren kurz nach der Zeitenwende, darunter als der wohl wichtigste Aulus Cornelius Celsus, der zur Zeit des Kaisers Tiberius (regierte 14–37 n. Chr.) eine umfassende Enzyklopädie verfasste. Von ihr sind nur die acht Bü-

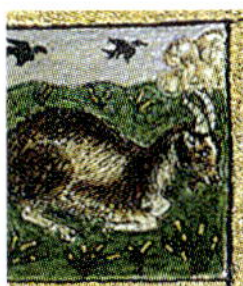
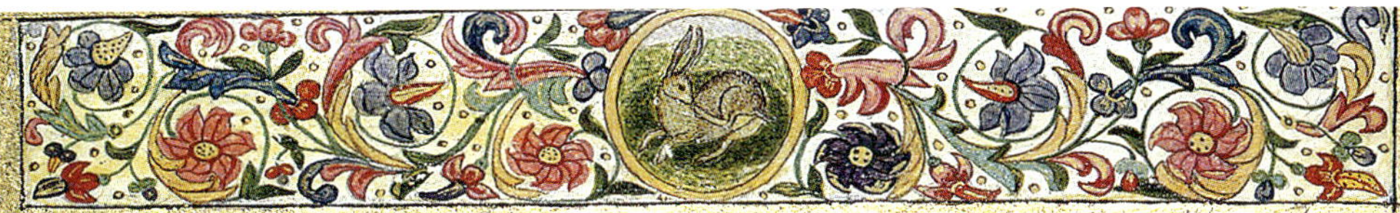

CAII PLYNII SECVNDI NATVRALIS HISTORIAE LIBER .I.

CAIVS PLYNIVS SECVNDVS NOVOCOMENSIS DOMITIANO
SVO SALVTEM. PRAEFATIO.

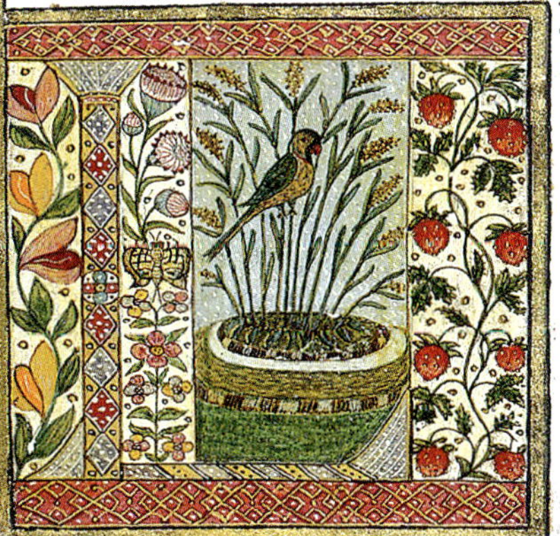

IBROS NATVRALIS HISTORIAE NO/
uitium camœnis quiritium tuorum opus natum
apud me proxima fœtura licentiore epiſtola nar/
rare conſtitui tibi iucundiſſime imperator. Sit.n.
hæc tui præfatio ueriſſima: dum maxīo cōſeneſcit
in patre. Nāq; tu ſolebas putare eſſe aliqd meas
nugas: ut obiicere moliar Catullum conterraneū
meum. Agnoſcis & hoc caſtrēſe uerbum. Ille enī
ut ſcis: permutatis prioribus ſyllabis duriuſculū
ſe fecit: q̄ uolebat exiſtimari a uernaculis tuis: &
famulis. Simul ut hac mea petulātia fiat: quod
proxime nō fieri queſtus es: ī alia procaci epiſto/
la noſtra: ut in quædam acta exeāt. Sciantq; omnes: q̄ ex æquo tecum uiuat impium.
Triumphalis & cenſorius tu ſextumque conſul ac tribuniciæ poteſtatis particeps. Et
quod iis nobilius feciſti: dū illud patri pariter & equeſtri ordini præſtas præfectus præ/
torii eius: omniaq; hæc reipub. Et nobis quidem qualis in caſtrēſi contubernio? Nec
quicq̄ mutauit in te fortunæ amplitudo in iis: niſi ut prodeſſe tantundem poſſes: &
uelles. Itaq; cum cæteris in ueneratione tui pateant omnia illa: nobis ad colendum te
familiarius audacia ſola ſupereſt. Hanc igitur tibi imputabis: & in noſtra culpa tibi
ignoſces. Perfricui faciem: nec tamen profeci. Quando alia uia occurris ingens. Et
longius etiam ſubmoues ingenii facibus. Fulgurat in nullo unq̄ uerius dicta uis elo/
quentiæ. Tibi tribunitiæ poteſtatis facūdia. Quāto tu ore patris laudes tonas? Quā/
to fratris amas? Quantus in poetica es? O magna fœcunditas animi. Quēadmodū
fratrem quoq; imitareris: excogitaſti. Sed hæc quis poſſet intrepidus æſtimare? ſubi/
turus ingenii tui iudicium: præſertim laceſſitum? Neque enim ſimilis eſt conditio
publicantium: & nominatim tibi dicantium. Tum poſſem dicere: quid iſta legis im/
perator? Humili uulgo ſcripta ſunt: agricolarum: opificum turbæ: deniq; ſtudiorū
ocioſis. Quid te iudicem facis? Cum hanc operam condicerem: non eras in hoc albo.
Maiorem te ſciebam: q̄ ut deſcenſurum huc putarem. Præterea eſt quædam publica
etiam eruditorum reiectio. Vtitur illa &. M. Tullius extra omnem ingenii aleam po/
ſitus. Et quod miremur: per aduocatum defēditur. Hæc doctiſſimum omniū Perſiū
legere nolo. Lælium Decimum uolo. Quod ſi hoc Lucillius qui primus cōdidit ſtili
naſum: dicēdum ſibi putauit. Si Cicero mutuandū: præſertim cum de repub. ſcribe/
ret: quanto nos cauſatius ab aliquo iudice diffidimus? Sed hæc ego mihi nunc patro/
cinia ademi nuncupatione. Quāplurimū refert: ſortiatur ne aliquis indicē: an eligat.
Multumque apparatus intereſt apud inuitatum hoſpitem & oblatum. Cum apud
Catonem illum ambitus hoſtem: & repulſis tanquam honoribus ineptis gaudentem:
flagrantibus comitiis pecunias deponerent candidati: hoc ſe facere: pro īnocētia: quod
in rebus humanis ſummū eſſet: profitebāt. Inde illa nobilis. M. Ciceronis ſuſpiratio.
O te fœlicem. M. Porti a quo rem improbam petere nemo audet. Cum tribunos ap/
pellaret. L. Scipio Aſiaticus: īter quos erat Gracchus: hoc atteſtabāt: uel inimico iudici
ſe approbare poſſe. Adeo ſummum quiſq; cauſæ ſuæ iudicem facit: quēcunq; eligit:
Vnde prouocatio appellatur. Te quidem in excelſiſſimo humani generis faſtigio po/
ſitum ſumma eloquentia ſumma eruditione præditum religioſe adiri etiam a ſalutā/
tibus ſcio. Et ideo immenſa præter cæteras ſubit cura ut quæ tibi dicātur: cum digna

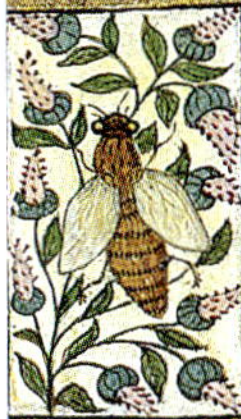
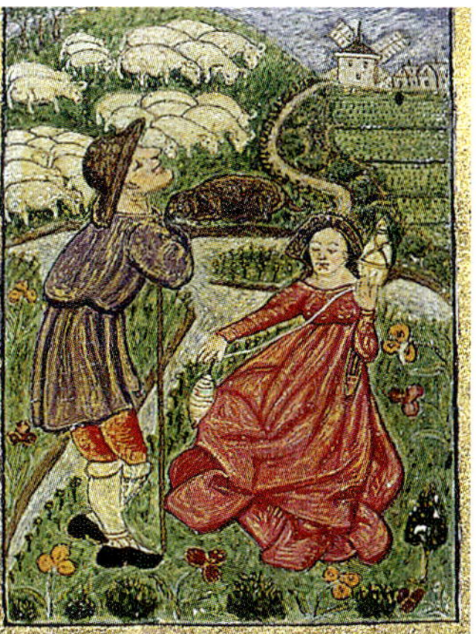
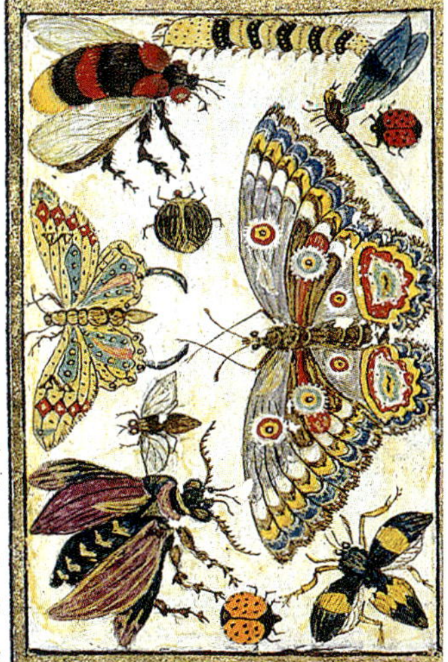
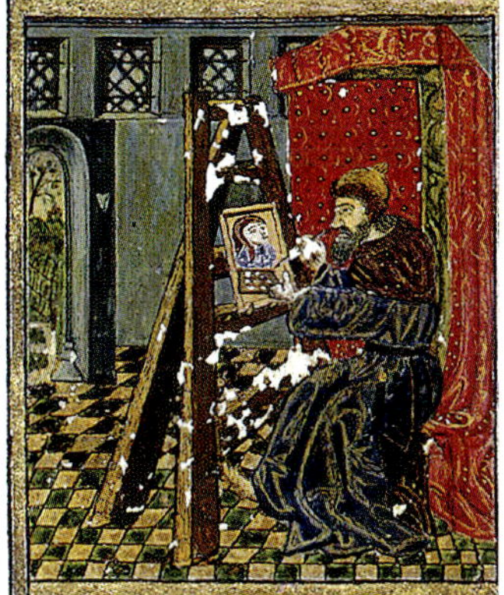
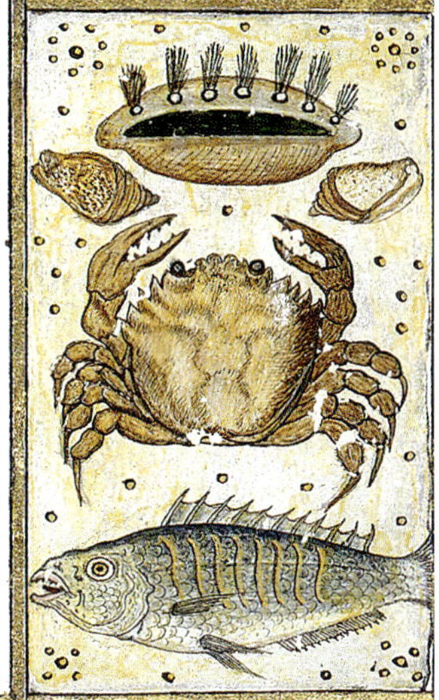
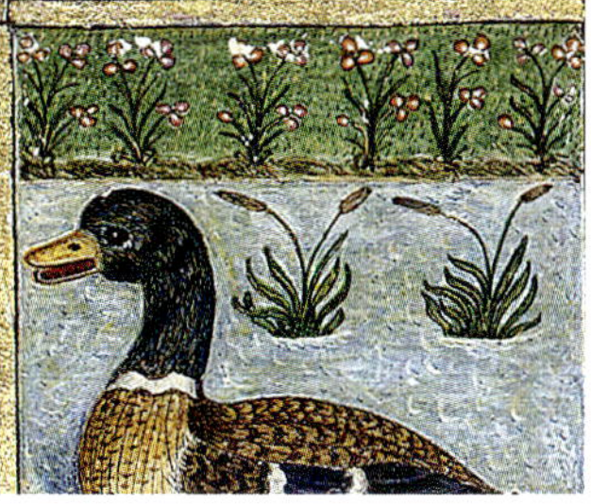
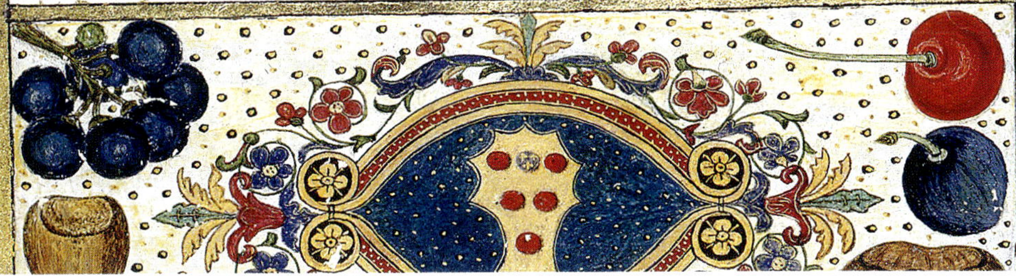
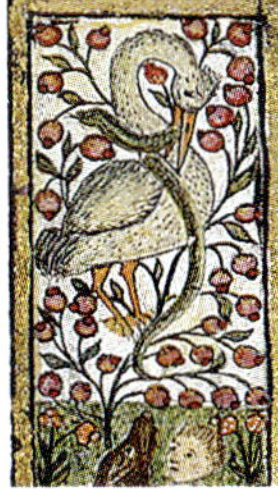

cher über Diätetik, Pharmazie, Geburtshilfe, Innere Medizin, Dermatologie, HNO-Heilkunde, Ophthalmologie und Chirurgie, also das ganze heilkundliche Corpus erhalten geblieben, betitelt „De medicina". Celsus schrieb lateinisch über die bedeutenden griechischen Ärzte wie Hippokrates und brachte deren Erkenntnisse den römischen Medizinern nahe, und das stilistisch so klar, dass er gelegentlich der „Cicero unter den Ärzten" genannt worden ist. Viele griechische Fachwörter sind seit Celsus lateinischen Begriffen gewichen. Insbesondere gab er den Ärzten – er selber war wohl nur Theoretiker – Ratschläge an die Hand, wann wem welche Bäder besonders gut bekämen und welche wer in welchem Zustand meiden sollte. Schwitzbäder hielt Celsus für besonders geeignet, verdorbene Säfte aus dem Körper zu entfernen. Zu beachten dabei seien allerdings Alter, Tages- und Jahreszeit, körperliche Beanspruchung, Gesundheitszustand,

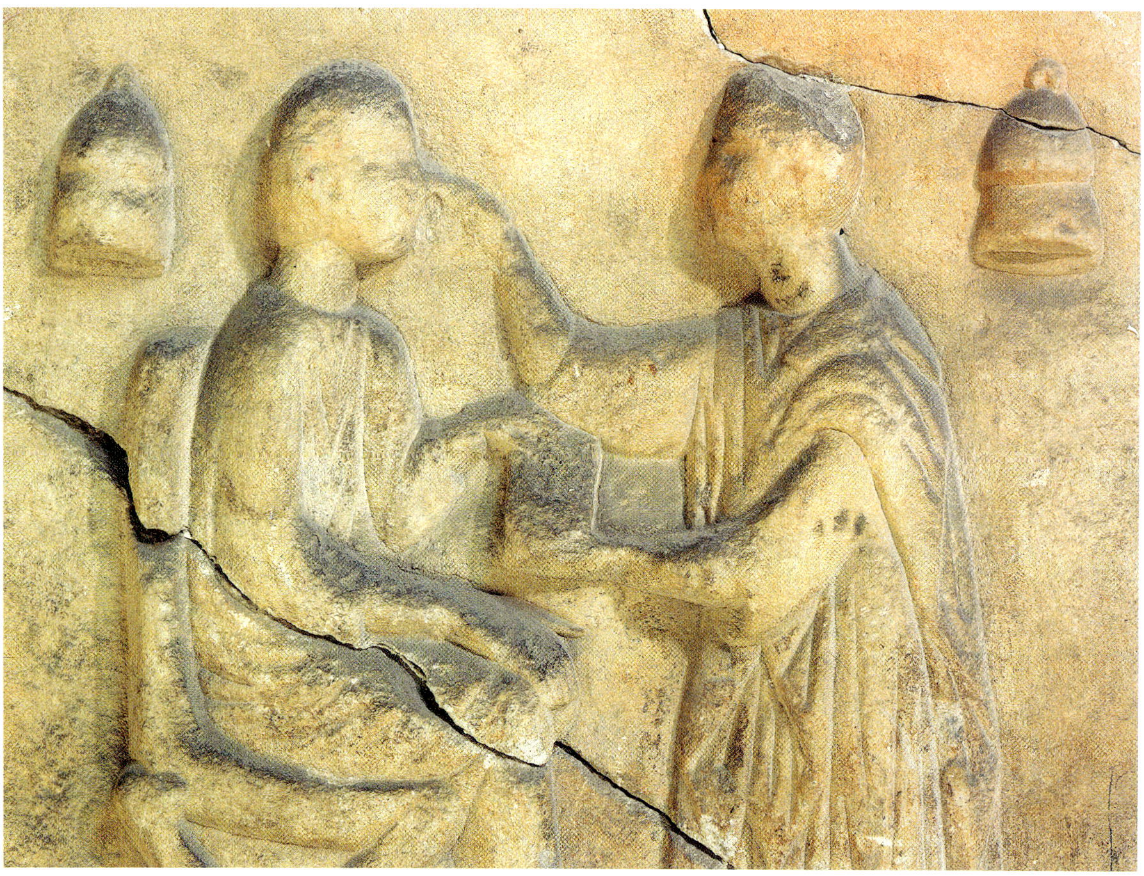

Ein Augenarzt untersucht einen Kranken. Das Relief stammt aus einem Sarkophag mit einer Widmungsinschrift des C. S. Julianus an seine Tochter Sosia und seine Frau Tetratia.

vorangegangene Mahlzeiten, Stadien einer Krankheit, Fieber, Verdauung. Sein Grundprinzip war Behutsamkeit:

Wer durchgefroren ist, muss zuerst, gut eingehüllt, im Bad sitzen, bis er schwitzt, darauf sich salben, dann baden und endlich mäßig viel Speise und unverdünnten Wein zu sich nehmen.

Für die Schmerzdämpfung, geschweige denn -ausschaltung bei chirurgischem Vorgehen wusste Celsus allerdings auch nicht mehr zu nennen als Opium und Alkohol. Er stellte sich daher den idealen Wundarzt folgendermaßen vor:

[Er] muss im kräftigen Mannesalter oder wenigstens diesem näher stehen als dem Greisentum. Seine Hand sei sicher und fest und zittere nie; er sei ebenso geschickt im Gebrauch der linken wie der rechten Hand. Scharf und hell sei die Sehkraft seiner Augen, furchtlos sein Gemüt, und mitfühlend sei er nur in der Weise, dass es

Zahlreiche gut erhaltene Fresken im Haus der Vettier in Pompeji geben uns ein gutes Bild vom Leben der Römer in der Mitte des 1. nachchristlichen Jahrhunderts. Dazu gehören auch Darstellungen von Putten bei der Zubereitung von Arzneien und Kosmetika sowie Darstellungen vom Umgang mit Wein – ob zur Heilung oder zum Rausch lässt sich allerdings nicht feststellen.

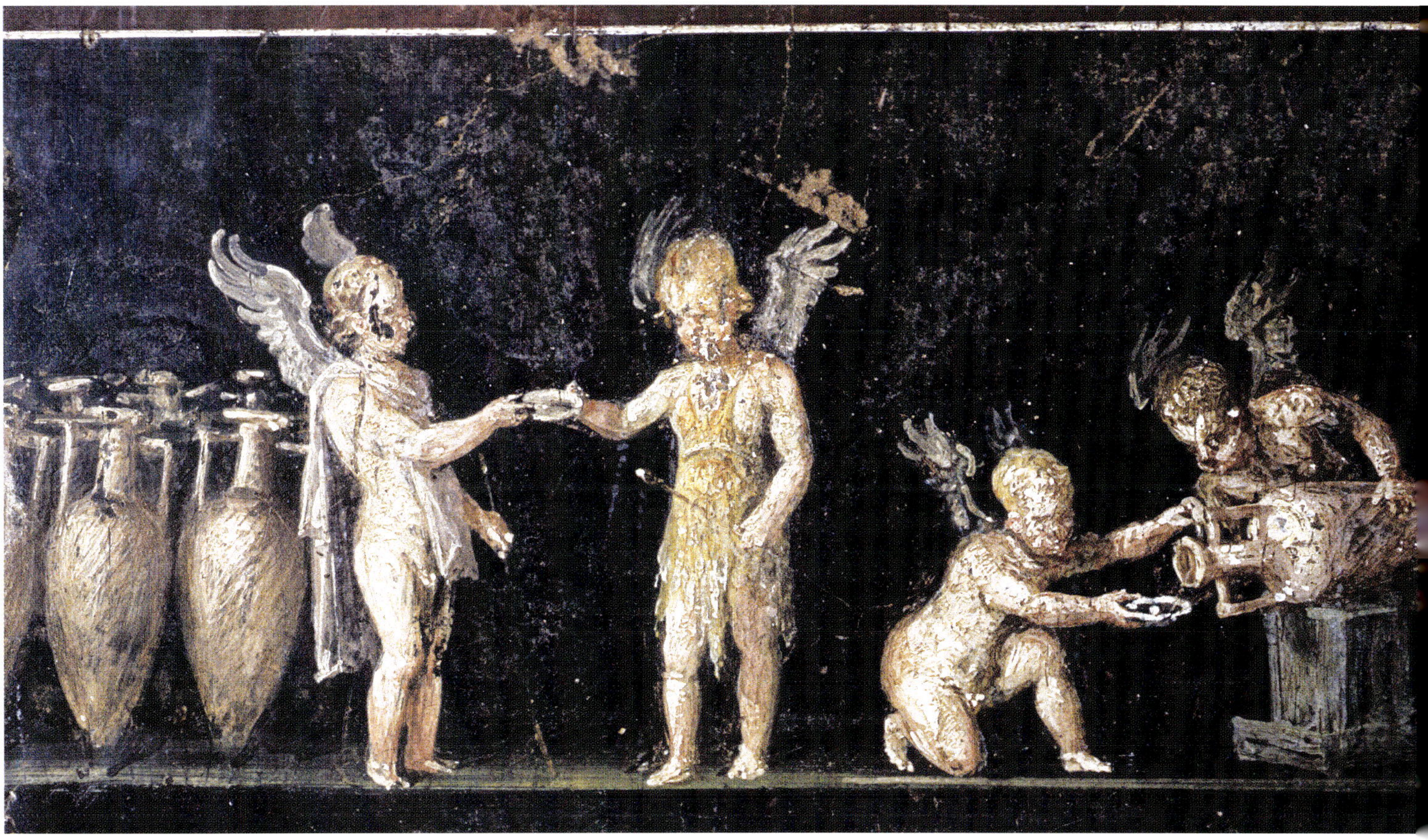

sein fester Wille ist, den in Behandlung genommenen Kranken zu heilen, ohne sich durch das Geschrei desselben rühren und zu größerer Eile, als es die Umstände erfordern, oder zu weniger großen Schnitten als nötig sind, bestimmen zu lassen: Vielmehr führe er alles so aus, als ob durch das Klagegeschrei des Kranken bei ihm überhaupt kein Mitleid erregt würde.

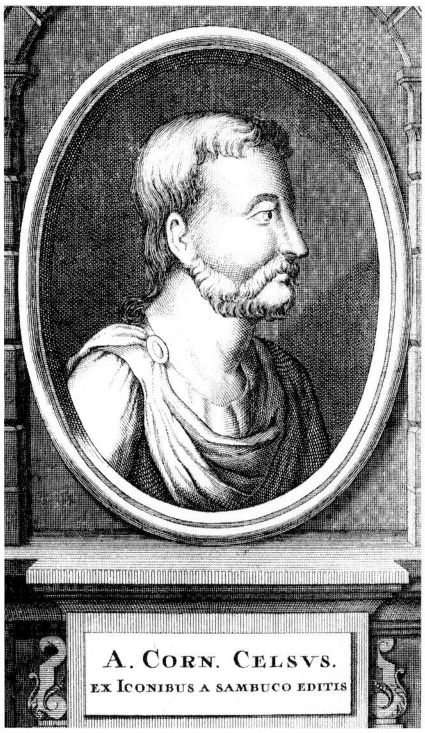

Aulus Cornelius Celsus wurde die Ehre zuteil, als Autor des ersten medizinischen Buches nach der Erfindung der Druckerpresse zu fungieren. Dieses Kupferstich-Porträt stammt aus einer etwas späteren Zeit und entstand um 1750.

Das Werk des Celsus wurde 1478 das erste gedruckte medizinische Buch nach der Erfindung der Druckkunst durch Gutenberg.

Etwa ein Jahrhundert später, um 135, praktizierte in Rom ein aus Ephesus stammender Arzt namens Soranos. Genaue Lebensdaten für ihn fehlen, doch sind einige Fragmente wissenschaftlicher Arbeiten von ihm erhalten geblieben, zum Beispiel über chronische Krankheiten oder über Hebammen-Ausbildung. Eine seiner Schriften, die stilistisch wie medizinisch Maßstäbe setzte und bis in die frühe Neuzeit von den Ärzten zu Rate gezogen wurde, ist sogar fast vollständig auf uns gekommen. Titel: „Die Frauenleiden“. Darin gibt Soranos unter anderem Ratschläge für das Säuglingsbad:

Die meisten Frauen baden ihre Säuglinge drei Male am Tag. Sie begießen sie dabei bis zur Ohnmacht mit heißem Wasser und freuen sich dann, dass die Säuglinge ruhig schlafen. In Wirklichkeit tun sie dies nur aus Schwäche. Man soll daher einen Säugling nur ein einziges Mal am Tag baden, und zwar in einem mäßig erwärmten Raum, der nicht der Sonne ausgesetzt sein soll. Man reibe den auf einem Leinentuch auf dem Schoß liegenden Säugling mit erwärmtem Öl ein. Dann fasst man mit der Linken den rechten Arm unter der Achsel, sodass die Brust des Säuglings am Ellbogen liegt, neigt ihn ein wenig nach rechts und gießt mit der Rechten etwas erwärmtes, aber doch genügend warmes Wasser über ihn. Man achte aber darauf, dass die zarte Haut des Säuglings ein Wasser schon als heiß empfindet, das der Erwachsene noch für angenehm warm hält. Die Wassergüsse setze man fort, bis die Haut rötlich und gleichmäßig erwärmt ist.

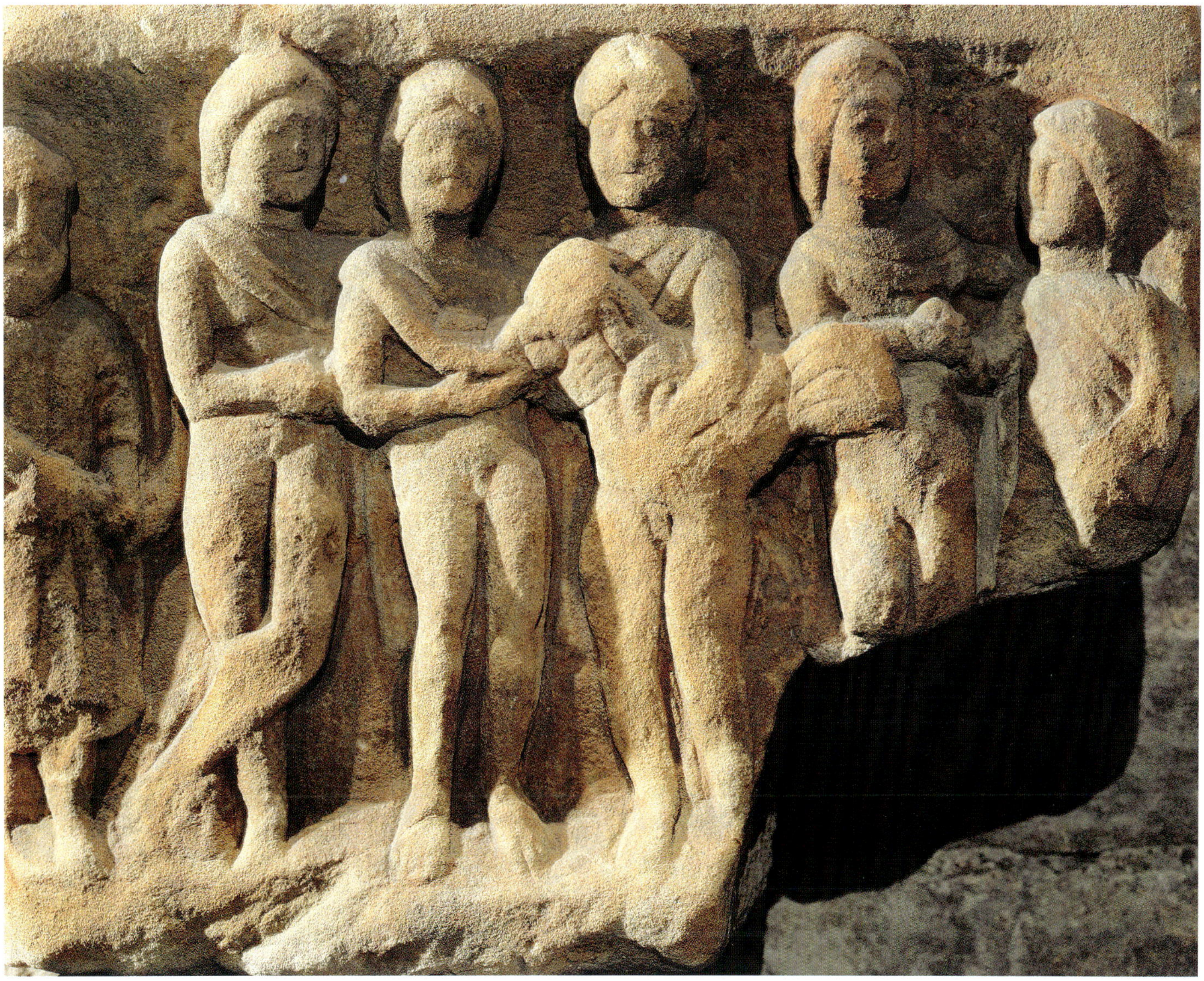

Wasser spielt in der römischen Heilkunde eine zentrale Rolle. Heilquellen wie diese in Saint-Fontaine waren zur Linderung von Krankheiten ein gerne besuchter Ort.

GALENIK

In die ausgehende Epoche der Adoptivkaiser fiel, nur wenige Jahrzehnte nach Soranos, das Wirken des neben Hippokrates wohl berühmtesten und am nachhaltigsten prägenden Arztes der Antike: Galenos, meist nur kurz Galen genannt. Der im Jahr 129 im griechischen Pergamon (Kleinasien) als Sohn eines Architekten geborene Mediziner

Gegenüberliegende Seite: Das Werk des Galen wurde seit dem Mittelalter beständig kopiert und nachgedruckt. Das Titelblatt dieser venezianischen Ausgabe der „Galeni opera ex sexta juntarum editione" aus dem Jahr 1586 ist zudem mit Szenen aus Galens Leben illustriert.

studierte in Smyrna und Alexandria, wurde mit 28 Jahren in seiner Heimatstadt Gladiatorenarzt, ging sechs Jahre später nach Rom und erhielt im Jahr 169 die Berufung zum Leibarzt Kaiser Mark Aurels (regierte 161–180). Zugleich amtierte er als Leiter einer der großen Badeanlagen (Thermen) Roms und als Richter. Viele seiner wissenschaftlichen Arbeiten gingen verloren, als 192 Galens Bibliothek abbrannte, doch existierte von manchen schon eine Reihe von Abschriften, sodass wir über seine Ansichten recht gut unterrichtet sind. Galens Werke waren bis in die beginnende Neuzeit maßgebliche Fachbücher für die Mediziner, und der Autor war sich seiner Bedeutung durchaus bewusst, wenn er seine Leistungen in der Heilkunst stolz denen Kaiser Hadrians (117–138) für den Ausbau des römischen Straßennetzes an die Seite stellte. Galen starb in Rom vermutlich im Jahr 199. Bei seinem ärztlichen Tun leitete ihn ein Prinzip, das er so zusammenfasste:

Da heute, auch der Bewertung nach, die Gesundheit vor der Krankheit kommt, haben wir wohl zuerst darauf zu sehen, wie man die Gesundheit erhält, und erst in zweiter Linie, wie man Krankheiten am besten ausheilt.

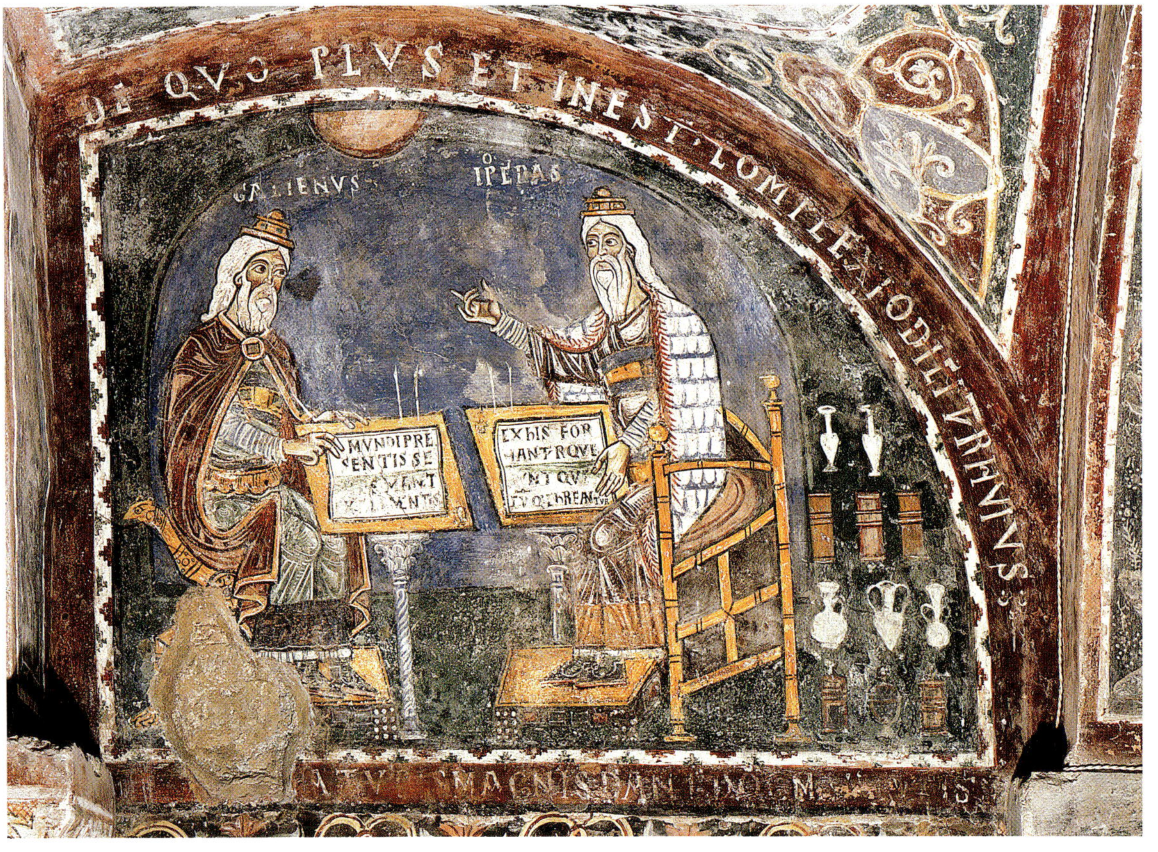

Das Fresko im Dom des italienischen Anagni aus der Zeit um 1230 untermauert auch ein Jahrtausend nach dem Tod des Galen (199) die hohe Wertschätzung, die man dem Arzt entgegenbrachte. Er wird hier auf eine Stufe und in direkte Gefolgschaft zu Hippokrates gestellt.

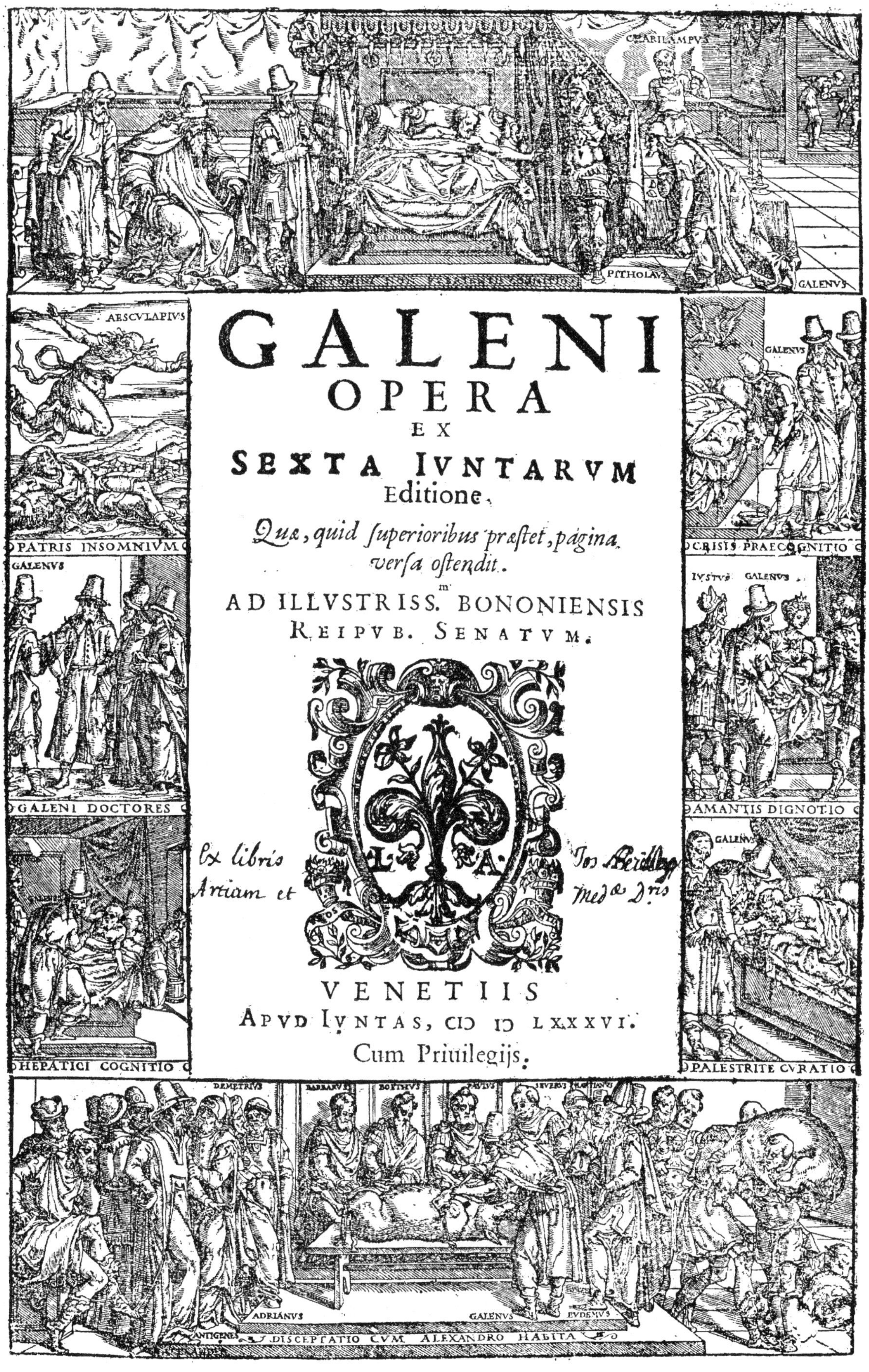

GALENI
OPERA
EX
SEXTA IVNTARVM
Editione,

Quæ, quid superioribus præstet, pagina versa ostendit.

AD ILLVSTRISS.[m] BONONIENSIS
REIPVB. SENATVM.

VENETIIS
APVD IVNTAS, CIↃ IↃ LXXXVI.
Cum Priuilegijs.

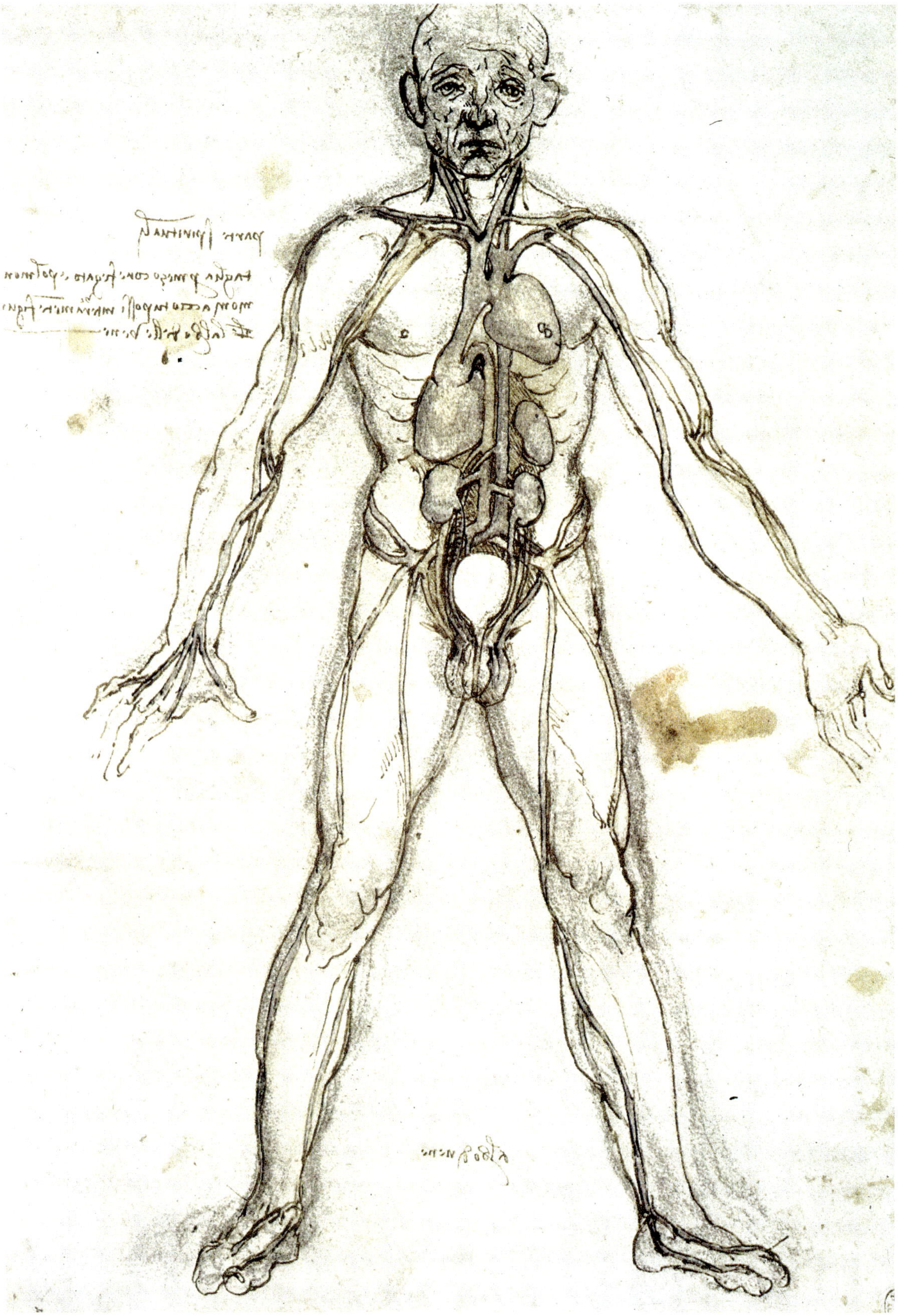

Welch weitreichende Folgen die wissenschaftlichen Erkenntnisse von Galen hatten, beweist auch dieses Skizzenblatt. Die anatomische Studie von Leonardo da Vinci mit dem Titel „Baum der Gefäße" beruft sich auf die Erkenntnisse , die Galen über das menschliche Gefäßsystem hervorbrachte.

Eine seiner Schriften galt daher auch dem Schutz der Gesundheit („De sanitate tuenda") und wurde zu einem Klassiker der Prävention, wobei die von Empedokles genannten Elemente im Mittelpunkt stehen: Erde, Wasser, Luft und Feuer sowie ihre Eigenschaften: trocken, feucht, kalt und warm. Dem Begriff „Feuer" etwa ordnete Galen alle Stoffwechselvorgänge zu. Über das Wasser äußerte er sich so:

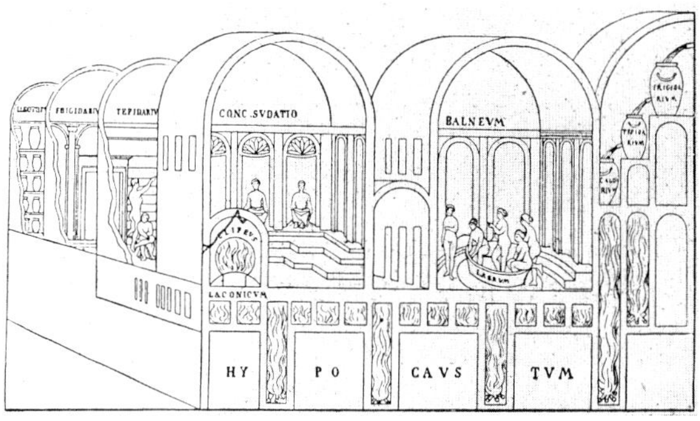

Das Wasser beurteilt man nach seinem Gehalt, seinem Geschmack, seinem Geruch und seiner Farbe. Was den Geschmack und den Geruch betrifft, so soll es keine fremdartige Beschaffenheit erkennen lassen […] Es muss ferner durchsichtig sein und darf keine schlammigen Bestandteile enthalten, sondern gleichsam sorgfältig durchgeseiht und von Schwebstoffen befreit sein. Ein solches Wasser ist nun zwar für den Gebrauch gut geeignet, wirklich rein ist es aber auch dann nicht, wie dies ja auch bei keinem anderen der wahrnehmbaren Grundstoffe der Fall ist.

Auch im Zusammenhang mit Ratschlägen über richtige Ernährung kam Galen immer wieder auf die Wasserreinheit zu sprechen und beklagte die Verschmutzung mancher Gewässer:

Bei den Fischen muss man allgemein daran denken, dass sie am schlechtesten im Unterlauf aller Flüsse sind, die Kot abführen oder Abwässer aus Badeanstalten und Küchen oder den Schmutz von Kleidung und Wäsche und was sonst in der Stadt, die sie durchfließen, der Reinigung bedarf, besonders wenn die Stadt volkreich ist.

Auch vor Meeresfischen aus Flussmündungen warnte Galen. Dass man in verschmutzten Gewässern nicht baden sollte, verstand sich danach für Galen von selbst.

Er kannte natürlich alle Arten von Bädern und ihre Anwendung vom normalen Schwimmbad bis zu Teildampf-, Kräuter- oder Sonnenbädern. Und er entwickelte klare Regeln für das tägliche Bad: Als erstes komme das lauwarme Bad. Es diene dazu, „die Stoffe durch den ganzen Körper zu erwärmen und zu lösen, ihre Ungleichheit aus-

Heute selbstverständliche Einsichten zur Hygiene wurden erst durch Griechen und Römer zum Allgemeingut. Nicht ohne Grund widmete Galen einen Großteil seiner Abhandlungen der richtigen Anwendung von Wasser für den täglichen Gebrauch, zum Trinken, Waschen, aber auch für die Körperhygiene. Nur wenige Kulturen waren ihrer Zeit bei dem Bau von Badehäusern so weit voraus wie die Römer.

zugleichen, endlich die Haut aufzulockern und das, was sich unter ihr gesammelt hat, zu entleeren". Dann nehme man ein Warmbad, das „heilsame Flüssigkeit in die trockenen Teile des Körpers bringt". Das nachfolgende Kaltbad soll „die Hautporen schließen und die Kräfte stärken". Und schließlich sollen Abreiben und Salben „das Ausschwitzen des Körpers beenden, ohne ihn bei der Abkühlung zu gefährden".

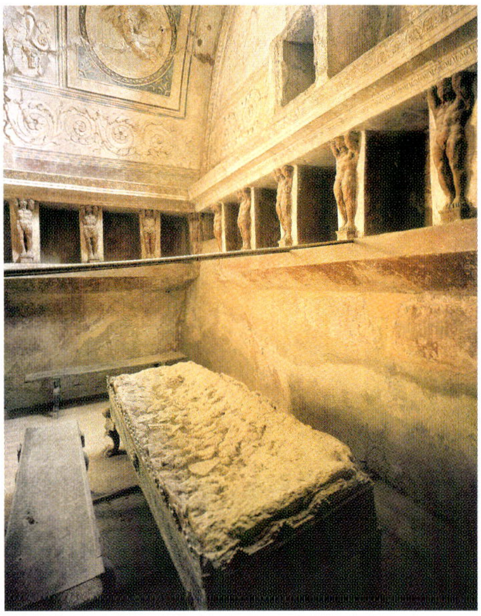

Einen Eindruck von der Opulenz römischer Badekultur vermittelt dieser Blick in das Tepidarium der Forumsthermen in Pompeji, das für die Anwendung von lauwarmen Bädern bestimmt war.

Wie eine vornehme Thermenanlage im Jahr 170 aussah, darüber haben wir einen Bericht des griechischen Schriftstellers Lukian (120–nach 180), eines Zeitgenossen des Galenos. Danach war nicht nur der eigentliche Baderaum wichtig, sondern ebenso darauf zu achten, dass die Ruheräume bequem und angenehm wirkten und an Marmor nicht gespart wurde. Lukian fasst zusammen:

In all diesen Räumen herrscht klares Licht und heller Tag. Ferner ist überall die Höhe angemessen, und die Breite steht im richtigen Verhältnis zur Länge, und so entfaltet sich überall Anmut und Schönheit. Denn wie der treffliche Pindar [altgriechischer Dichter des 5. Jahrhunderts v. Chr.] sagt: „Wenn man ein Werk beginnt, so muss man ihm ein strahlendes Antlitz geben." Das dürfte hauptsächlich durch die Lichtfülle und die Lichtöffnungen erreicht sein. Denn klug, wie Hippias [der Architekt] ist, hat er den Saal der kalten Bäder nach Norden vorspringen lassen, doch so, dass er am südlichen Himmel seinen Teil hat; die Säle hingegen, die vieler Wärme bedürfen, hat er dem Südost-, dem Süd- und dem Westwind ausgesetzt.

Lukian erwähnt auch, dass jede Badeanlage eigene Salb- und Massageräume brauche, in denen sich die Gäste nach dem Bad selbst einölen oder sich einölen lassen können. Und er erklärt, warum diese Art der Hautpflege so nützlich sei: Durch Öl gelinge es,

[...] die Glieder geschmeidiger und der Anstrengung fähiger zu machen. Denn da uns die Erfahrung lehrt, dass alles Leder durch das Einschmieren mit Öl viel dau-

erhafter wird und weniger reißt, so wäre es ungereimt, wenn wir nicht den Schluss daraus zögen, dass auch ein lebendiger Körper durch diesen Gebrauch des Öls den nämlichen Vorteil erlangen könnte.

Natürlich wussten die römischen Mediziner, dass der Körper vor dem Einölen gereinigt werden muss. Pures Baden genügte da nicht, es mussten Reinigungsmittel benutzt werden. Dazu zählten Aschenlauge (Pottasche) mit Natron, makedonische Salze, verschiedene Erden. Nachteil dieser Mittel war, dass sie die Haut reizten, sodass auch deswegen das Einölen erforderlich war und als angenehm empfunden wurde. Seife in unserem Sinn kam in Form von Kugeln aus Natron erst Mitte des 1. Jahrhunderts auf; den Fettbestandteil gewann man aus Schlachtvieh.

Wo auch immer die Römer sich niederließen – der Bau von ebenso großzügigen wie technisch bemerkenswerten Thermenanlagen wie hier in Carnuntum im heutigen Österreich war für sie selbstverständlich.

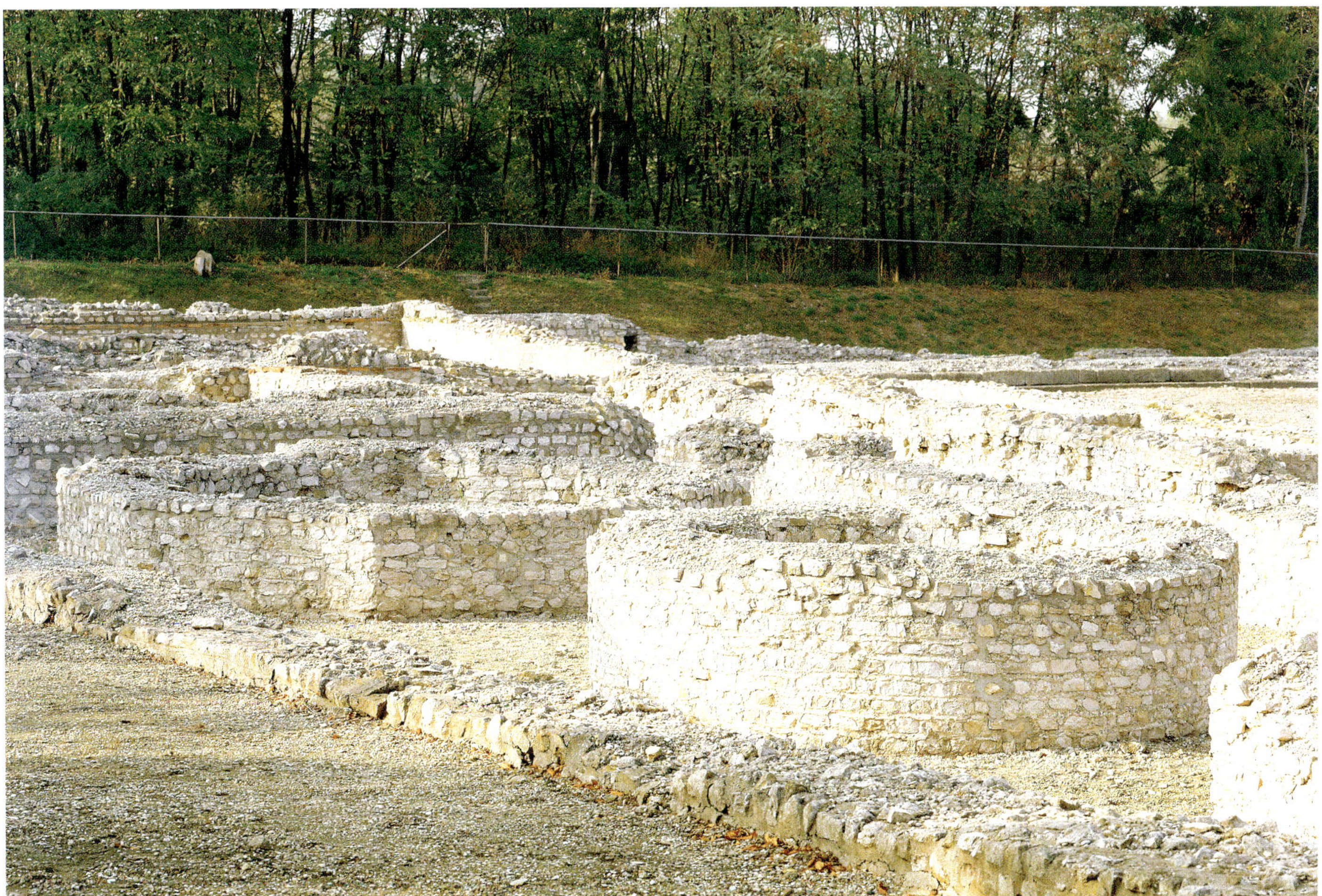

Seife reinigt zwar nicht besser als andere Mittel, ist aber bequemer zu handhaben und setzte sich daher auf Dauer durch.

Salben und Kräuter, die Galen erwähnt, sind die Stichwörter zur Würdigung seiner arzneikundlichen Leistungen; sein Name ist bis heute im Begriff „Galenik", der Lehre von Herstellung und Eigenschaften der Arzneiformen, erhalten. Galen wandte sich zunächst den Simplicia zu und ordnete sie nach den Qualitäten Hitze, Kälte, Feuchtigkeit und Trockenheit, die den vier Körpersäften des Hippokrates entsprechen. Ihre Stärke bemaß er ebenfalls nach vier Stufen: fast unmerklich; sinnlich deutlich bemerklich; heftig, aber nur leicht schädigend; heftig und zerstörend. Welche Stärke bei welchem Leiden angebracht ist, gab er von Fall zu Fall an. Auch die zusammengesetzten Drogen (Composita) unterteilte er so. Eine eigene Gruppe bildeten bei ihm die Arzneien mit klar umrissener Wirkung wie Abführ-, Brech- und harntreibende Mittel. Insgesamt klassifizierte Galen 473 Medikamente und beschrieb Rezepte für die Herstellung von zusammengesetzten Mitteln.

Dass sich Siegelerde nicht nur für die Herstellung von Porzellan, sondern auch medikamentös verwenden lässt, ist eine Errungenschaft Galens.

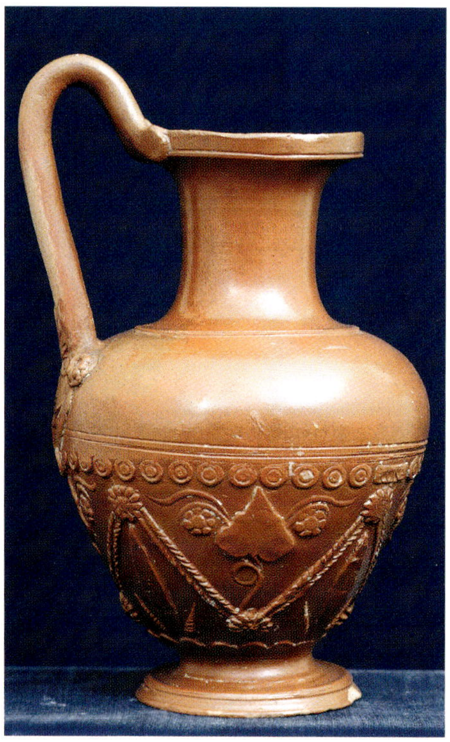

Besonders zu nennen von diesen sind zwei für die Zeit erstaunliche Arzneien: Einmal *Terra sigillata* (Siegelerde), ein mineralisches Medikament aus dem fetten Ton von den griechischen Inseln Lemnos, Samos oder Melos, der auch zu Keramik verarbeitet wurde. Bei der absoluten Vorherrschaft pflanzlicher Stoffe nimmt diese Erde ein wenig Wunder, und auch die Tatsache verblüfft, dass man offenbar schon wusste, wie gut sie gegen Magenbeschwerden und Krämpfe wirkt. Nicht wissen konnte man ja, dass dafür die Bestandteile Magnesium, Aluminiumoxid, Kalk und Spuren von Eisenoxid verantwortlich sind. Den Namen erhielt das Mittel, weil es in größeren, oft mit Herstellerzeichen oder Ornamenten versehenen Tabletten geprägt wurde. Galen rechnete es zu den trocknenden Heilmitteln, die auch schweißtreibend und daher geeignet sind, Gifte und Verdorbenes auszuscheiden.

Noch wundersamer erscheint das zweite Mittel: Theriak oder Thriake (von griechisch *theriakos* = Arznei gegen Gift). Der Theriak galt schon aufgrund der aufwändigen Mixtur als die „Königin der Arzneien". 50, manchmal auch weit über 100 Bestandteile wurden kunstvoll vermischt und zu einer Latwerge (breiartige Substanz) verarbeitet. Theriak war entstanden auf der intensiven Suche nach einem Gegengift bei Schlangenbissen und hatte in Rom schon dadurch hohe Aktualität gewonnen, dass Giftanschläge selbst oder gerade im Kaiserhaus nicht eben selten waren. Bezeichnenderweise erhielt eine Version den Namen *Theriaca andromachii,* benannt nach dem Leibarzt des besonders übel beleumdeten Kaisers Nero (regierte 54–68 n. Chr.).

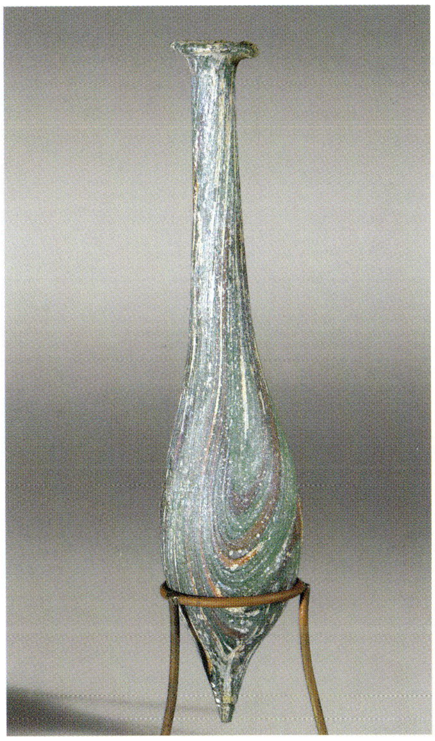

Behälter für Salben

Hauptwirkstoffe in dem Gipfel aller Composita waren Balsame, Opium, Gewürze, Engelwurzwurzel *(Radix angelicae)* und getrocknetes Fleisch italienischer Vipern. Das Wundermittel behielt seinen hohen Rang bis ins 18. Jahrhundert hinein; Ärzte verordneten es nicht nur bei Vergiftungen, sondern fast als Allheilmittel (Panazee), sogar gegen die unheilbare Pest. Vor allem aber heilte Theriak Finanzlücken bei den Herstellern.

Einer der wichtigsten Handelsplätze für Theriak war im ausgehenden Mittelalter Venedig, was nicht unwesentlich zum Reichtum der Kaufmannsstadt beitrug. Sie unterhielt wirtschaftliche Beziehungen nach Asien, wo das Opium in reiner, nicht verlängerter Form erhältlich war. Im 13. Jahrhundert wurde in Paris Theriak ton-

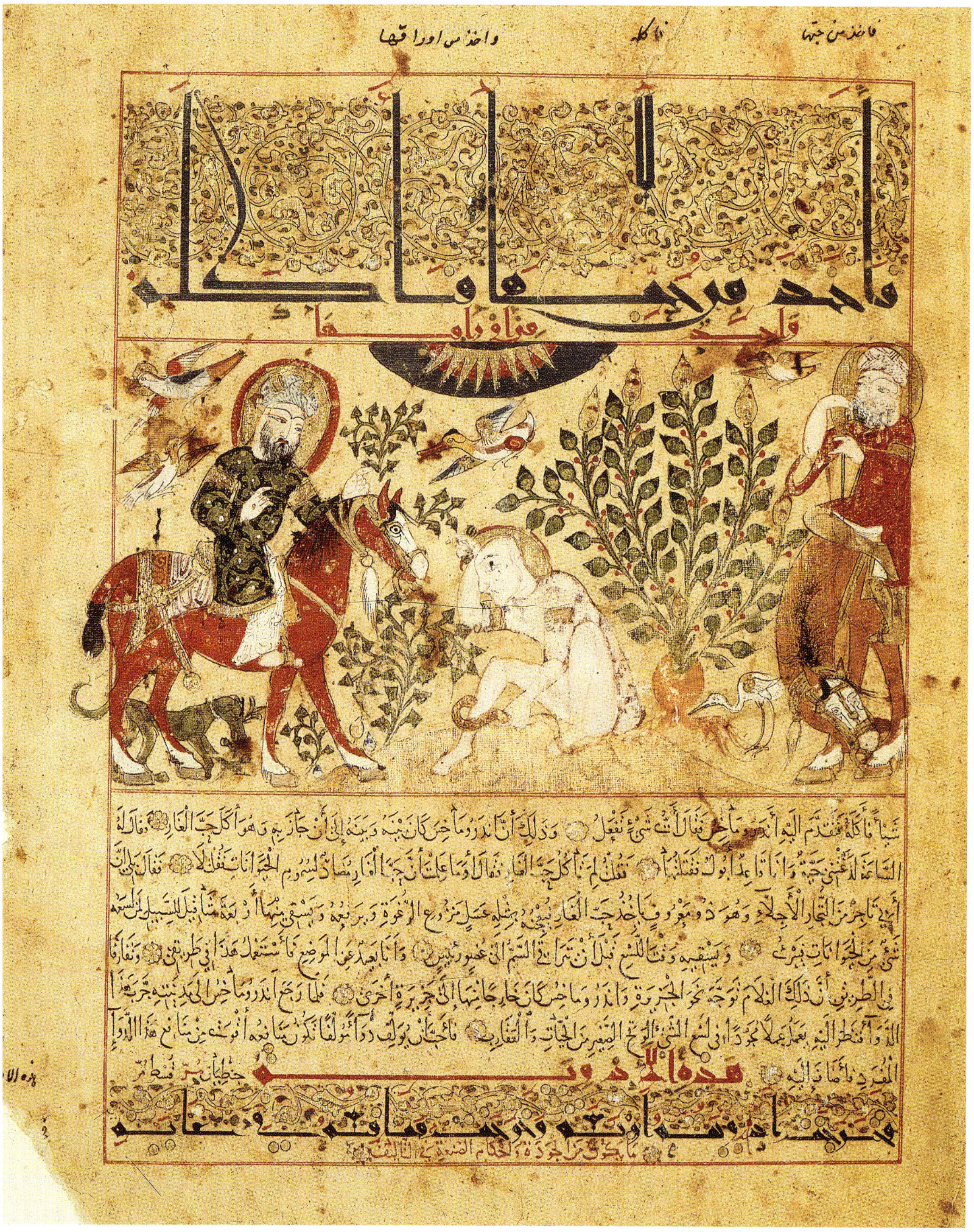

Die arabische Buchmalerei aus dem „Lehrbuch des Theriak“ verweist auf eine der interessantesten Arzneien, die bis ins späte Mittelalter Verbreitung fand: Theriak galt als „Königin der Arzneien“ und war als Universalmedizin entsprechend beliebt. Der Legende nach erfunden von König Mithridates VI. im 1. Jahrhundert v. Chr., der sich von der allmählichen Gewöhnung an Gift Immunität versprach, bestand es ursprünglich aus 54 Komponenten. Im Laufe der Zeit wurde es um immer mehr Ingredienzen erweitert. Als Mittel gegen die Pest kam es im Mittelalter zu einem neuerlichen Aufschwung für das „Allheilmittel“.

nenweise verkauft. Der Glaube, eine höhere Dosis erhöhe auch die Wirksamkeit, führte dazu, dass zuweilen reiche Patienten auf grund des hohen Opiumgehalts sanft entschliefen. Das änderte lange nichts an der Beliebtheit, nur ging man dazu über, Theriak-Zubereitung nur noch unter amtlicher Kontrolle zuzulassen. Erst in der Neuzeit begann der Ruhm des Theriak zu verblassen. Aber noch in der „Pharmacopoea germanica" von 1882 wird ein *Electuarium (Latwerge) theriaca* aufgeführt, das freilich nur noch zwölf Zutaten enthielt.

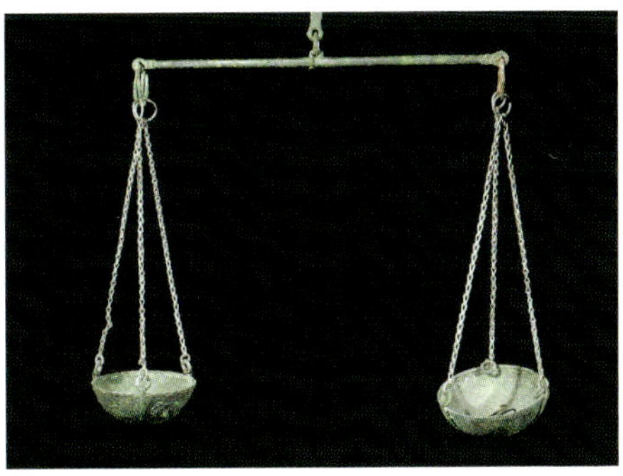

Apothekerwaage aus dem 1. Jahrhundert, gefunden in Pompeji

Einen letzten Nachhall hat Theriak im so genannten Schwedenbitter gefunden (Kornbranntwein mit Kräutermischung aus u. a. Aloe, ersatzweise Enzianwurzel oder Wermutpulver, Manna, Myrrhe, Natur-Kampfer, Rhabarberwurzel, Safran, Sennesblätter, venezianischem Theriak und Zitwerwurzel). So ist es noch heute in Apotheken erhältlich und wird mit Wasser verdünnt empfohlen bei Übelkeit und Verdauungsbeschwerden, aufgetragen auf offene Wunden zum Stoppen der Blutung, als Umschlag gegen Prellungen, Quetschungen, Verstauchungen und Kopfweh.

DIE ERSTEN APOTHEKEN

Obwohl sich schon früher eine gewisse Trennung zwischen Arzt und den Arzneibereitern *(pharmacopoei)*, Salbenmachern *(unguentarii)* oder Kosmetikproduzenten *(pigmentarii)* angebahnt hatte, kümmerte sich Galen lieber selber um die Herstellung seiner Medikamente. Er hatte dazu ein eigenes Labor, das *iatreion* (griechisch *iatros* = Arzt), und für die üblicherweise in Holzkästchen aufbewahrte Ware einen besonderen Lagerraum, die *apoteca*. Er gab die Mittel selbst an seine Patienten ab oder überließ ihren Verkauf fliegenden Spezialhändlern *(pharmacopolae)* oder Händlern, die ihre Waren stationär in einem Laden anboten *(sellularii)* und oft auch Gewürze feil hielten *(aromatii)*. Als Apotheker im mittelalterlichen oder gar neuzeitlichen Sinn lassen sich diese Kaufleute allerdings noch lange nicht einstufen.

Erste wirkliche Apotheker hat es vermutlich aber beim Militär gegeben. Auf den Spuren der römischen Legionen haben Archäologen an diversen Stellen in Europa und im Orient befestigte Lager freigelegt, die oft typische Steinbauten aufweisen: große Atriumanlagen mit um die 40 kleineren und wenigen größeren Räumen. Kasernen konnten das nicht sein, und als man Ende des 19. Jahrhunderts in Neuss (römisch *Novaesium*) bei Düsseldorf ein solches Lager untersuchte, fand man gerade in dem fraglichen Bau eine erhebliche Anzahl von chirurgischen Geräten. Handelte es sich bei den rechteckigen Anlagen mit den langen Fluren um *valetudinaria* (lateinisch *valetudo* = Gesundheit), also um Krankenstationen mit kleinen Krankenzimmer (für je etwa fünf Mann) und größeren Räumen für die (chirurgische) Behandlung, Stationen also, wie man sic auch von den großen Landgütern in Italien kannte? Dort freilich waren diese Einrichtungen nicht so genormt, sondern je nach Lage gestaltet; archäologisch erkennbar ebenfalls an Fundstücken medizintechnischer Art. Erst als in Neuss ein Archäobotaniker in einer Brandschicht aus dem Jahr 69/70 (Bataveraufstand) Reste eines Regals mit noch identifizierbaren Heilpflanzen in den üblichen Behältern fand, war man sich sicher, dass hier ein Lazarett aufgetaucht war. Eine so ausgesuchte Mischung an Kräutern hätte niemand zufällig mit sich geführt: Eisenkraut, Schwarzes Bilsenkraut, Bockshornklee, Johanniskraut und Tausendgüldenkraut sowie Thymian, Dill und Koriander als Gewürze, die aber auch zu Heilzwecken verwandt wurden.

Krankenhäuser in unserem Sinn kannte die römische Antike noch nicht. Man ging zum Arzt, und wenn einem das nicht mehr möglich war, ließ man den Arzt kommen. Selbst die Kaiser ließen sich in den eigenen Räumen behandeln. Bei den Streitkräften mit dem hohen Risiko der Soldaten, Verwundungen oder Unfälle zu erleiden, und mit einem Grundkrankenstand zwang schon die Fürsorge zu Einrichtungen wie den *valetudinaria*. Und sie zwang zum Mitführen und zur Vorhaltung von Arzneimitteln, da man vieles in vielen Reichsteilen gar nicht hätte bekommen können (mittelmeerische Kräuter, Opium, Schwämme, Seife usw.). Deswegen steht auch zu vermuten, dass die etwa je 6000 Mann starken Legionen, im Falle Neuss die legio XVI, für die Lazarettapotheke zuständige Offiziere ebenso mitführten wie Ärzte, nach deren Rezept sie die Arzneien zubereiteten.

Nach Galen erlahmte die medizinische und pharmakologische Forschung im Römischen Reich. Vereinzelt machten sich noch Kompilatoren an die Zusammenfassung des Wissens, doch originäre Leistungen blieben Mangelware. Bezeichnenderweise setzte ein Mann den Schlusspunkt, dessen Zeit eigentlich vorüber war: Oreibasios aus Pergamon, Leibarzt und enger Vertrauter von Kaiser Julian (regierte 361–363), der als *Apostata* (Abtrünniger) in die Geschichte einging, weil er das seit Konstantin dem Großen (regierte 306–337) staatlich geförderte Christentum ablehnte und eine heidnische Restauration anstrebte. Er erbat von Oreibasios, der ebenfalls den alten römischen Kulten anhing, eine Zusammenstellung der Ergebnisses Galens, die der Arzt in 70 Büchern vorlegte.

Von besonderem Wert ist seine Aufstellung von rund 600 Arzneimitteln im „Collectorum medicinalium", das bevorzugt einfache und leicht beschaffbare Drogen nennt. Nach dem Tod seines kaiserlichen Gönners wurde Oreibasios auf christlichen Druck zu den Goten verbannt, die ihm zum Dank für einige spektakuläre Heilungen die Rückkehr in die kleinasiatische Heimat gestatteten.

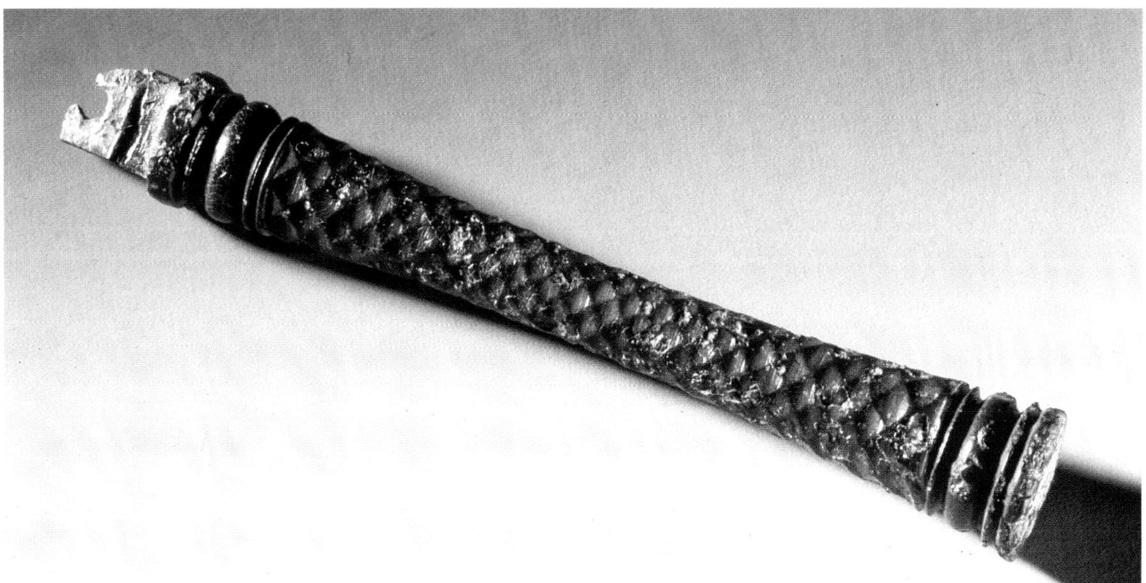

Genau datieren (9 n. Chr.) lässt sich dieser Griff eines medizinischen Skalpells, der neben anderem chirurgischem Besteck im niedersächsischen Kalkriese gefunden wurde.

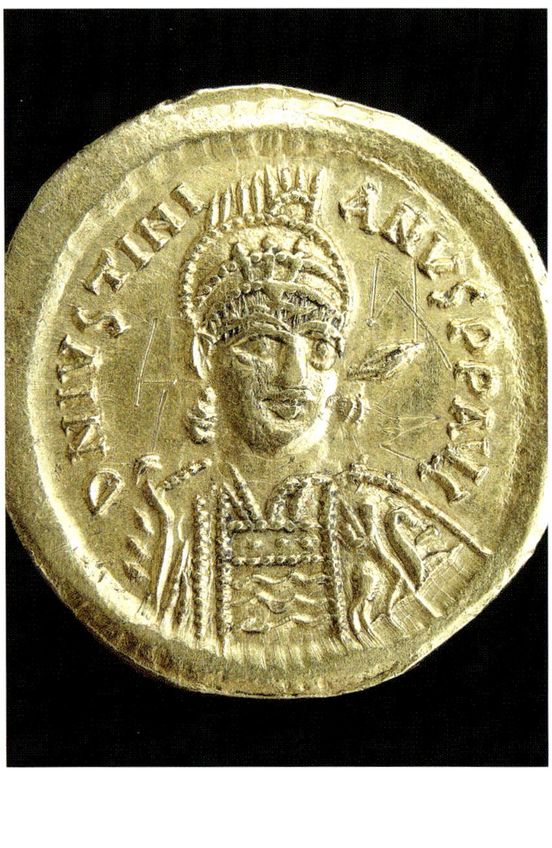

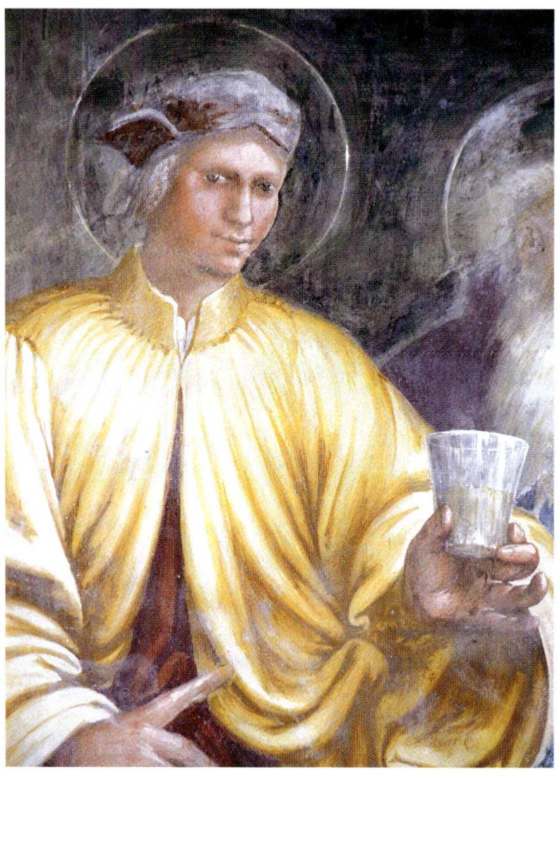

Byzanz und der Islam

V

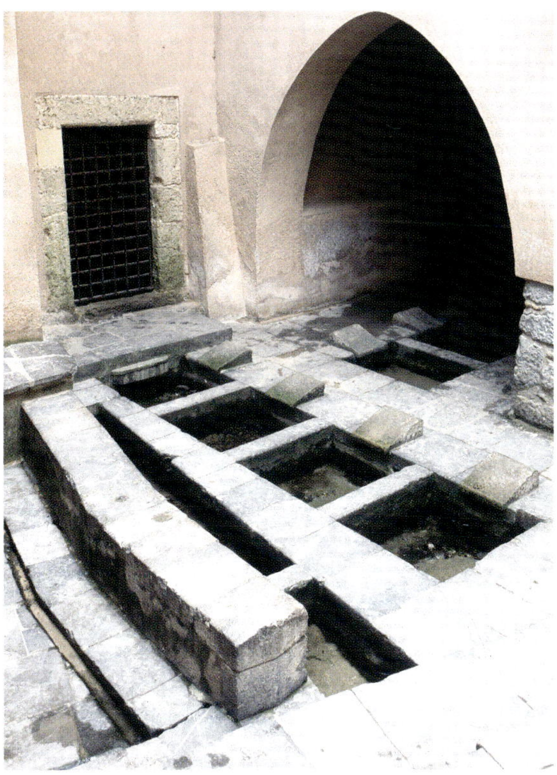

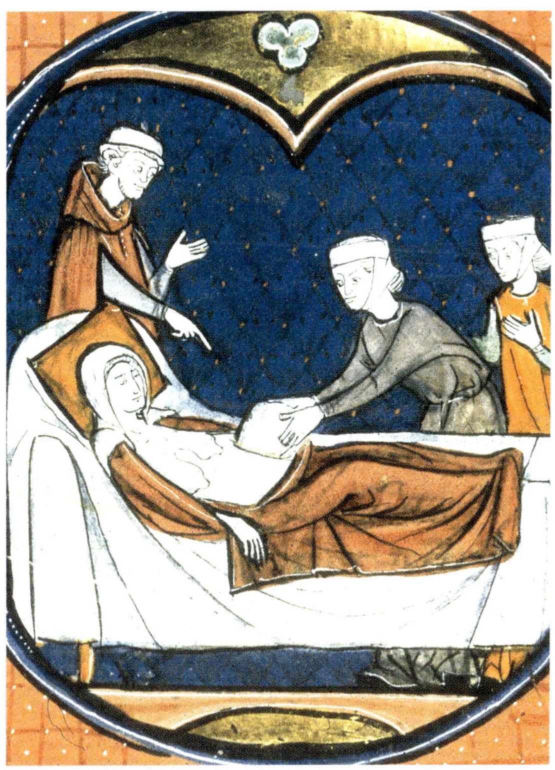

Im 4./5. Jahrhundert sank Roms Stern rapide. Das Machtzentrum verlagerte sich nach Osten, wo Konstantin der Große im Jahr 330 eine neue nach ihm benannte Hauptstadt am Bosporus im einstigen Byzanz hatte errichten lassen. Das christliche Konstantinopel entwickelte sich zum geistig-geistlichen Zentrum der Welt. Zentrifugale Kräfte in den Reichsteilen und Einbrüche von außen jedoch ließen den staatlichen Zusammenhalt schwinden, bis schließlich die Teilung in ein West- und ein Ostreich nach der letzten Gesamtherrschaft unter Theodosius I. dem Großen (347–395, Kaiser seit 379) endgültig vollzogen war. Noch eine Weile lang ließen sich die nach Süden drängenden germanischen Stämme abwehren oder doch integrieren, indem man sie als

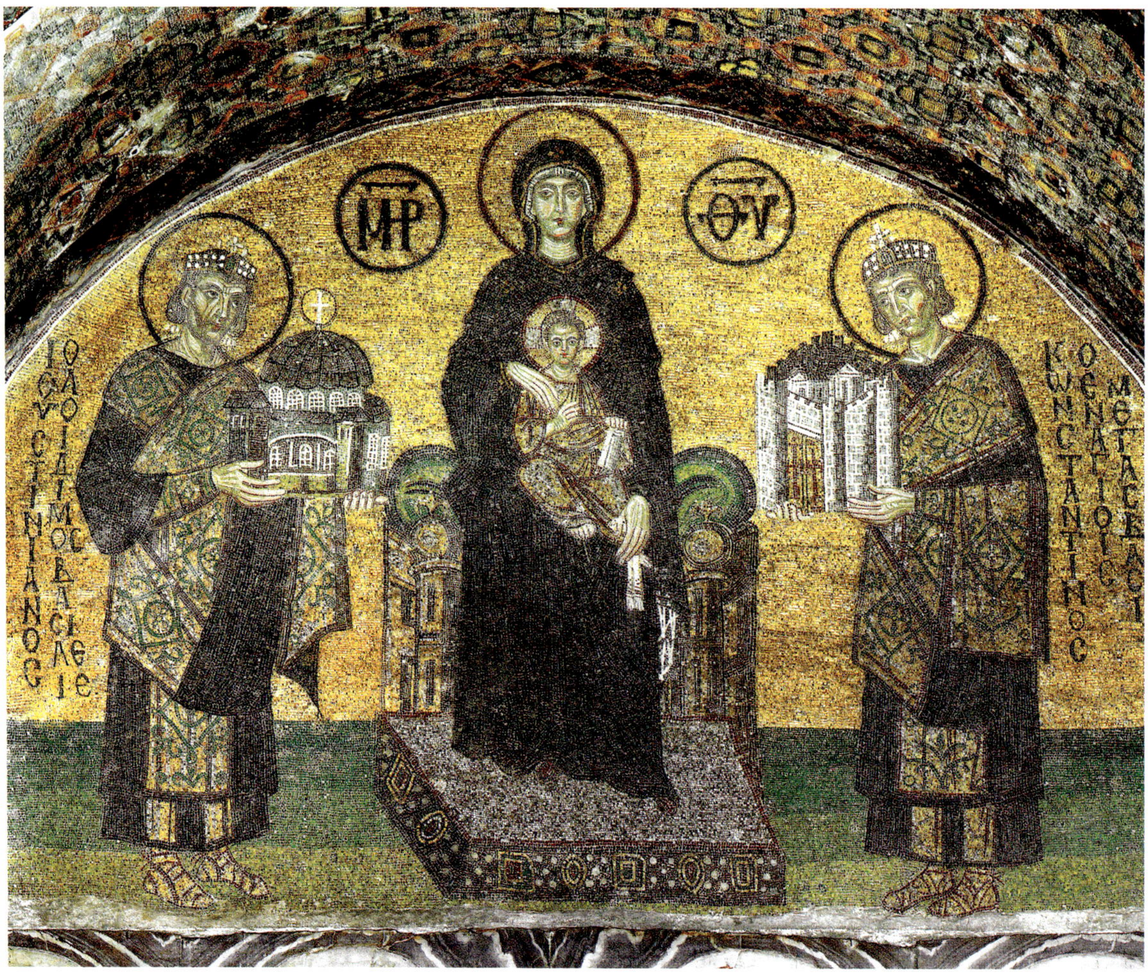

Nachdem Theodosius I. das Römische Reich unter seinen Söhnen aufgeteilt hatte, fielen 395 die beiden Hälften endgültig auseinander. Das byzantinische Reich mit der Hauptstadt Konstantinopel, das unter Justinian (auf dieser Mosaiklünette im Südvestibül der Hagia Sophia mit Maria und Konstantin) seine erste, glänzendste Zeit erlebte, konnte sich militärisch zwar gegen die Perser behaupten; arabisches Gedankengut und Wissen aber fanden sehr wohl Eingang und sollten in den folgenden Jahrhunderten auch die Geschichte der Medizin und Pharmazie beeinflussen.

Hilfstruppen an sich band. Damit wurde das Reich mit Mühe der Hunnengefahr Herr, doch die aufgenommenen Fremdvölker entwickelten mehr und mehr Eigenleben, und es kam schließlich zu förmlichen Staatenbildungen auf römischem Reichsboden, wobei nur noch formal eine Oberherrschaft des oströmischen Kaisers anerkannt wurde.

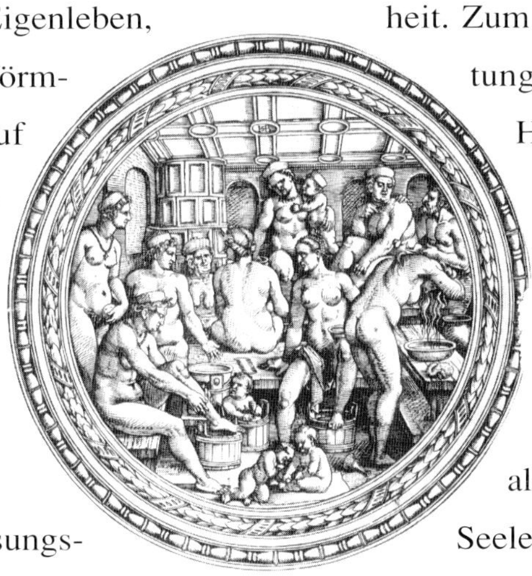

Mit den politischen Auflösungserscheinungen ging ein Verfall der zivilisatorischen Standards einher. Er trat aber mit erheblicher Verzögerung ein, weil sich viele germanische Anführer und Könige um Bewahrung des römischen Niveaus bemühten. Erst die im 6. Jahrhundert um sich greifende Friedlosigkeit unterminierte vor allem im Westen diese Anstrengungen nach und nach, während im Osten eine fruchtbare Verschmelzung von Christentum, Hellenismus und Römertum die Kultur neu erblühen ließ.

CHRISTLICHE MEDIZIN

Gerade das seit Theodosius als Staatsreligion geltende Christentum jedoch brachte ein Moment der Verunsicherung in den Kultur- und Wissenschaftsbetrieb, insonderheit in die Debatte um Gesundheit und Krankheit. Zum einen führte die Ausrichtung der Gläubigen auf den Himmel und die Erlösung zu einer gewissen Vernachlässigung des Irdischen, zum anderen aber richtete sich der Blick gerade auch auf den Körper als Tempel der unsterblichen Seele und als Ebenbild Gottes.

Zwischen ausgesprochener Leibfeindlichkeit und dankbarer Annahme der Kreatürlichkeit gab es allerhand Abstufungen: Es gab die Asketen, die Bäder und Körperpflege schlicht als sündhaft ansahen. Schon beim Kirchenlehrer Klemens von Alexandria (um 140–um 215) hieß es:

Was haben doch die Frauen aus den Bädern gemacht! [...] Sie kommen mit vergoldeten Stühlen und einer großen Zahl von Geräten aus Gold und Silber, die einen bestimmt für Getränke, die anderen für Speisen. So weit geht ihre Üppigkeit, dass sie noch im Bad zechen und sich betrinken. Das Silberzeug, mit dem sie prunken, stellen sie, bar feinen Empfindens, in den Bädern zur Schau und protzen mit ihrem Reichtum. Vor ihren Ehemän-

Dass es bereits in den ersten nachchristlichen Jahrhunderten zu einer Diskrepanz zwischen Alltag und christlichem Weltbild kam, lässt sich gut anhand der Geschichte der Bäder und der Körperpflege belegen.

nern enthüllen sie sich ungern und schützen heuchlerisch Schamhaftigkeit vor. Aber die zu Hause so Gesitteten kann jeder beliebige andere Mann nackt im Bade sehen [...] Sie baden mit ihren Dienern, lassen sich von ihnen abreiben und gestatten so der lauernden Begierde freie Betastung. Wie schön sie sind, wollen sie zeigen, offenbaren aber ungewollt, wie schlecht sie sind.

Dann waren da die Dulder, die hinnahmen, was der Herr schickte, sich in Demut übten und allenfalls behördliche Auflagen erfüllten. Die dritte Haltung, unter dem Einfluss der antiken Wissenschaften anfangs vorherrschend, verlor mit der Zeit an Wirkung: Pflege auch des eigenen Körpers als Geschenk, womit auch eine Hinwendung zum kranken Mitmenschen verbunden war. Ein Beispiel dafür war der Bischof Caesarius in Arles († 542), der sich entschieden für Krankenpflege einsetzte. Für das enge Zusammenleben in Klöstern, die jetzt im Abendland aufkamen, mussten anders als bei den völlig leibfeindlichen orientalischen Eremiten Kompromisse gefunden werden. Dem Rückzug aus der Welt lag eigentlich eine Abkehr vom Profanen zugrunde, doch das Ideal der Nächstenliebe forderte ein Mindestmaß an Hygiene. Und so finden wir in der Regel 36 der Benediktiner, deren Stammkloster Montecassino 529 vom Ordensgründer Benedikt von Nursia (um 480–547) ins Leben gerufen worden war, die Verpflichtung zur Krankenpflege und die Duldung mäßigen Badens. Auch der eben erwähnte Caesarius genehmigte Nonnen ein monatliches Bad, erkrankte Nonnen wurden sogar zum Baden angehalten.

Dass die christlichen Lehren nicht zu einer völligen Ignoranz dem Leiblichen gegenüber geführt haben, dafür steht der Kult um die Brüder Kosmas und Damian, der im 5. Jahrhundert voll erblühte: Konkrete Anhaltspunkte zu den Biographien der beiden gibt es kaum. Der Legende nach handelte es sich um Zwillingsbrüder, die in ihrer Heimat Syrien als viel gefragte Ärzte tätig waren und angeblich Wunderheilungen vollbrachten (z. B. Bericht von einer sensationellen Beintransplantation). Von Kindheit an überzeugte Christen, war es ihnen eine Selbstverständlichkeit, die meistens armen Kranken unentgeltlich zu behandeln; sie wurden daher auch „Anagyrier“ genannt, was so viel heißt wie „die Geldlosen“. Ihren Ruf nutzten sie nur zur Bekehrung vieler ihrer Patienten, was die Behörden von Kaiser Diokletian (regierte 284–305, † 313) gar nicht gerne sahen,

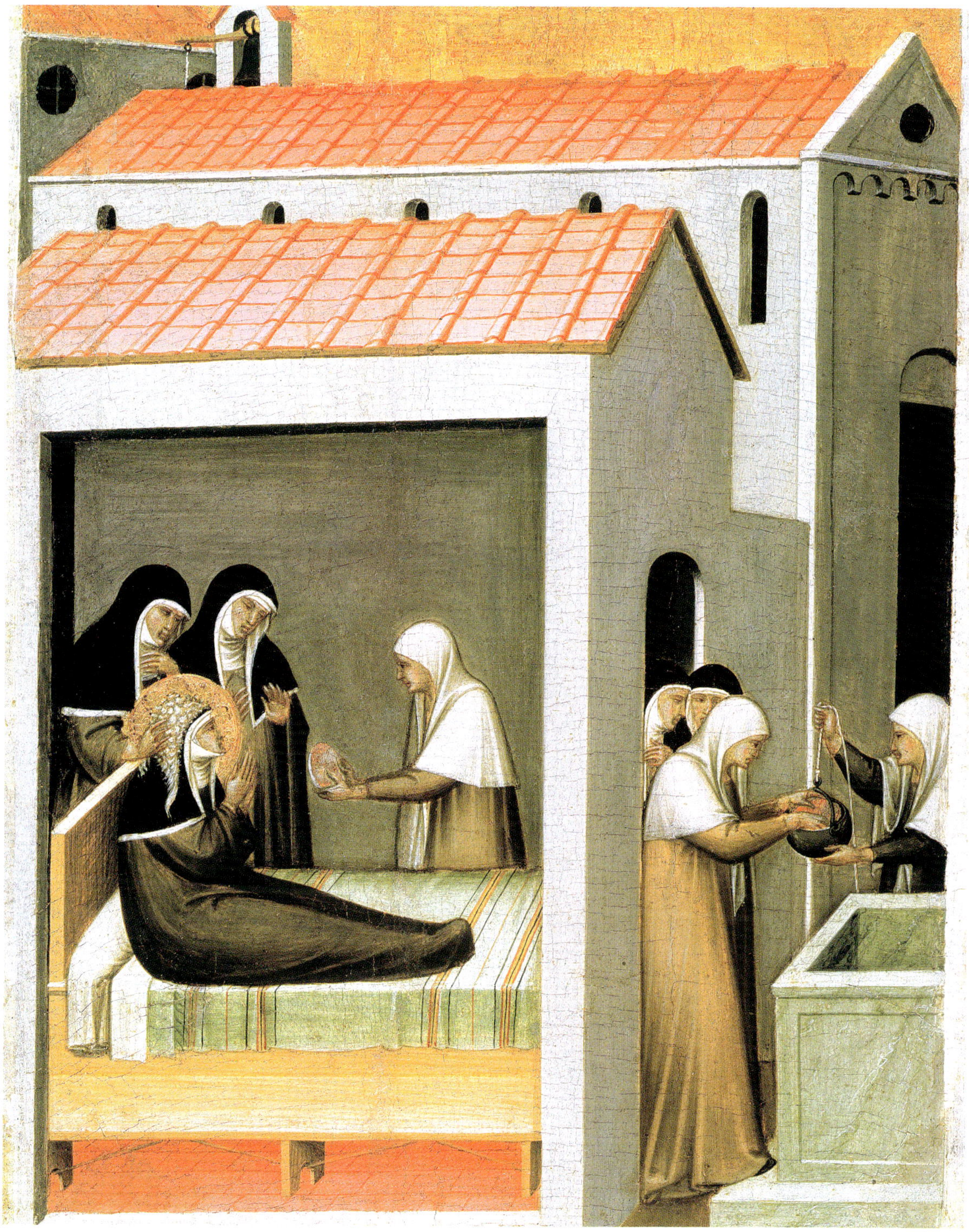

Die Pflege und Behandlung von Kranken wurde neben Ärzten zunehmend auch von Klosterpersonal verrichtet. Das Gebot der christlichen Nächstenliebe sah nicht nur vor, Bedürftige und Kranke aufzunehmen; in den Klöstern entstanden darüber hinaus die ersten Hospitäler – und damit auch erste Ansätze eines Apothekerwesens, denn für die Herstellung und Anwendung von Arzneimitteln gingen den Ärzten besonders ausgebildete Heilkundige zur Hand. Als Heimstatt dieser Kenntnisse entwickelten sich Bibliotheken, die die damaligen Erkenntnisse über Arzneien, Heilkräuter und medizinisches Wissen vereinten.

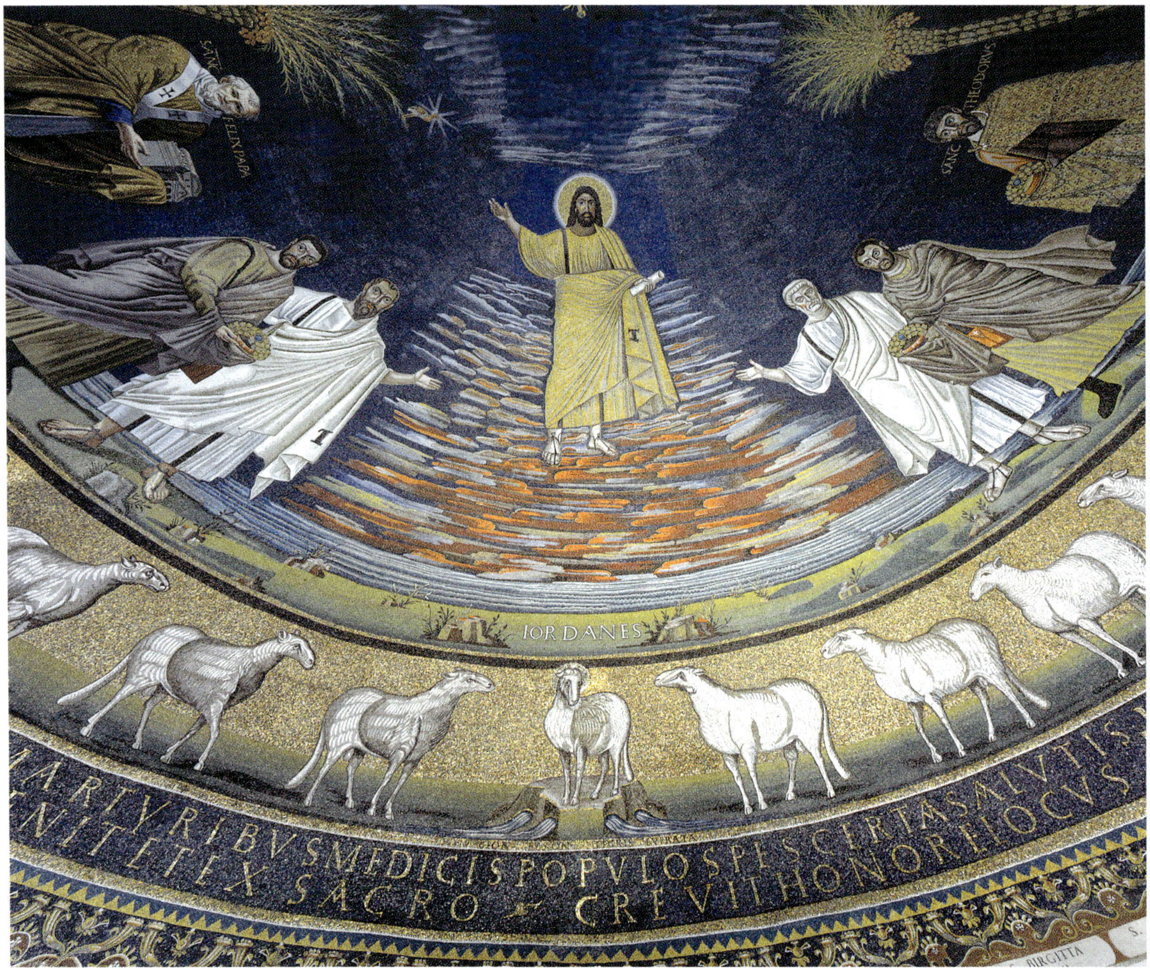

Kosmas und Damian, die unter den Christenverfolgungen des Diokletian den Märtyrertod starben, werden in vielen Kirchen, vor allem in Russland und auf dem Balkan, als Heilige verehrt.

da sie für die Pflege der überkommenen römischen Kulte zu sorgen hatten. Provinzpräfekt Lysias ließ die Brüder daher eines Tages im Jahr 304 festnehmen. Gefragt von den Richtern, wer sie seien, sollen sie furchtlos geantwortet haben: „Wir entstammen einem edlen Geschlecht Arabiens und sind Ärzte. Wir heilen die Kranken aber weniger durch unsere Wissenschaft als im Namen und durch die Kraft Jesu Christi.“

Da ergrimmte Lysias, ließ die mutigen Bekenner foltern und befahl ihnen, den Göttern zu opfern. Standhaft verweigerten sie das Ansinnen, sodass sie Lysias gefesselt ins Meer werfen ließ. Doch wie durch ein Wunder wurden die Gefangenen wieder lebend

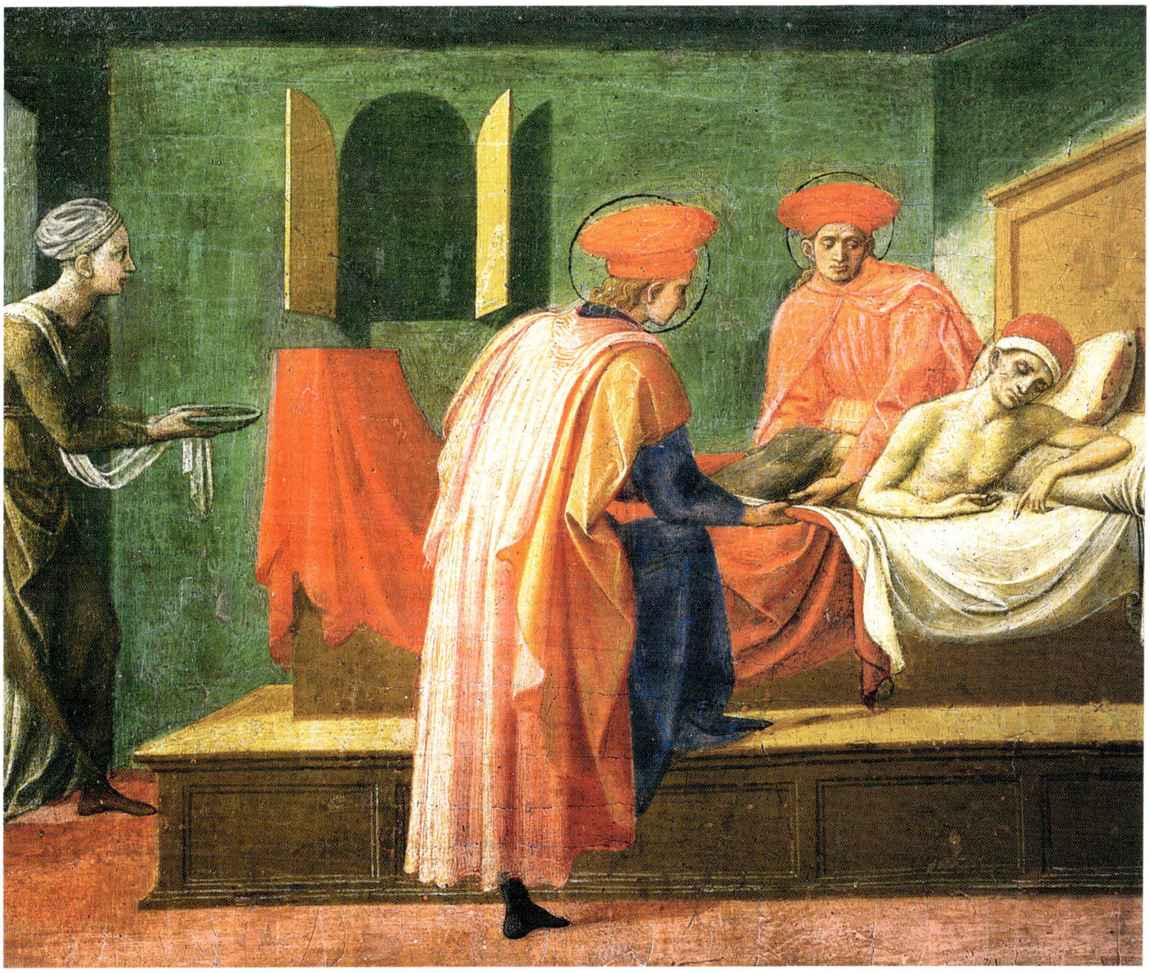

Wunderheilungen in der Nachschau späterer Jahrhunderte von tatsächlichen medizinischen Erfolgen zu unterscheiden, ist sicherlich ein schwieriges Unterfangen. Die auf diesem Bild (Francesco di Stefano, um 1450) dargestellte Szene, in der Kosmas und Damian einem Kranken im Schlaf erscheinen und sein krebskrankes Bein durch das Bein eines Mohren ersetzen, fällt gewiss in den Bereich der Legenden.

ans Ufer gespült. Nach weiteren vergeblichen Tötungsversuchen soll schließlich die Enthauptung des Brüderpaares mit dem Schwert gelungen sein. Schnell bildete sich ein Kult um die beiden Märtyrer; Kirchen wurden in ihrem Namen geweiht, sie galten bald als Heilige, derer in der Messe gedacht wurde. Als Ärzte wurden sie bei Seuchen angerufen und auch bei anderen Krankheiten um Fürsprache gebeten. In vielen Orten wurden und werden Reliquien von ihnen aufbewahrt, so seit 1649 Schädelstücke in Sankt Michael in München. Kosmas und Damian sind die Schutzheiligen der Ärzte und Apotheker, der Drogisten und Frisöre; ihr Gedenktag wird am 26. September begangen.

Die Verehrung für die beiden Heiligen Kosmas und Damian, Schutzpatrone der Ärzte und Apotheker, reicht bis in die heutige Zeit. Dargestellt werden sie meist mit den ihnen typischen Versatzstücken Uringlas und Mörser.

In der christlichen Kunst werden sie mit medizinischen Gegenständen dargestellt: Uringlas, Arzneibüchse, Salbenspatel und Mörser.

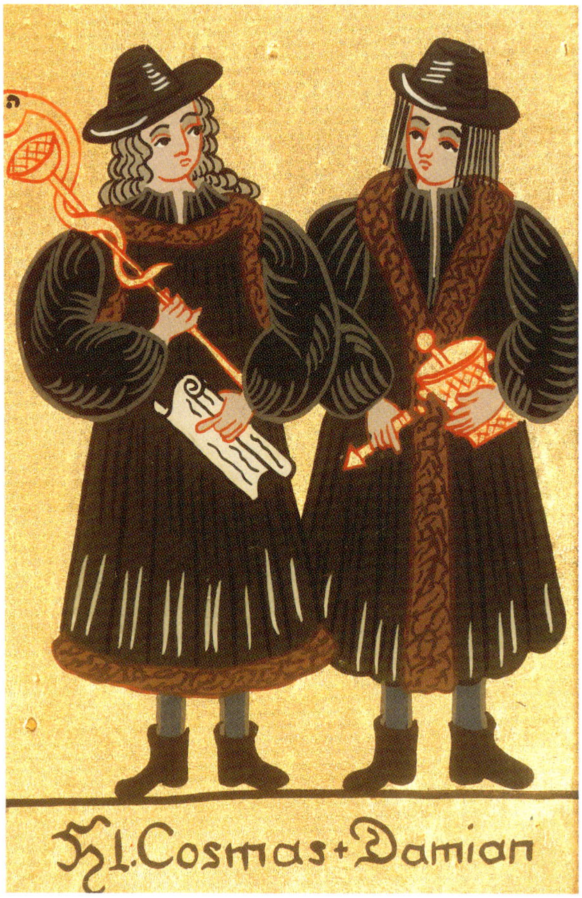

In Konstantinopel herrschte natürlich ebenfalls christliches Denken, doch stand man hier noch fester auf dem Boden der Tradition und damit auch der sanitären Zivilisation. Trotz seiner Kriege hat Kaiser Justinian (regierte 527–565), vielleicht erschreckt von der nach ihm benannten verheerenden Pest in den Jahren seit 542, das Badewesen fördern und Badeanlagen erneuern oder – allerdings in bescheidenerem Rahmen als früher – neu errichten lassen. Wie wenig selbstverständlich aber auch hier Reinlichkeit und Körperpflege inzwischen geworden waren, lässt sich aus einer ganzen Reihe von Werbesprüchen für Bäder und fürs Baden ablesen, die uns überliefert sind. Einige wenige, teils frivole Beispiele von Distichen (Doppelverse aus Hexameter und Pentameter):

Wer in den lautern Wassern nur einmal gebadet, der sehnt sich / Nicht nach der Heimat, der will nicht zu den Eltern zurück.

Klein ist die Anstalt, gewiss, doch ist sie entzückend zu sehen, / Gleich wie ein Rosengeheg, gleich wie die Veilchen im Korb.

Wenn das Verlangen mit Macht zum käuflichen Mädchen dich hintreibt, / Bade zuvor hier, dann zahlt dieses dir Geld noch heraus.

Die ihr verlockend wollt sein, ihr Frauen – und wollt ihr's nicht alle? / Kommt und holt euch von hier Fülle von strahlendem Reiz.

Gegenüberliegende Seite: Besonders zu Zeiten großer Volkskrankheiten oder Epidemien (man denke an die Beulenpest, die 542 in Konstantinopel wütete und 300 000 Opfer gefordert haben soll) zeigte sich der Vorteil einer umfassenden Hygiene. Mit ihren öffentlich zugänglichen Badehäusern waren die islamischen den christlich geprägten Zivilisationen weit voraus.

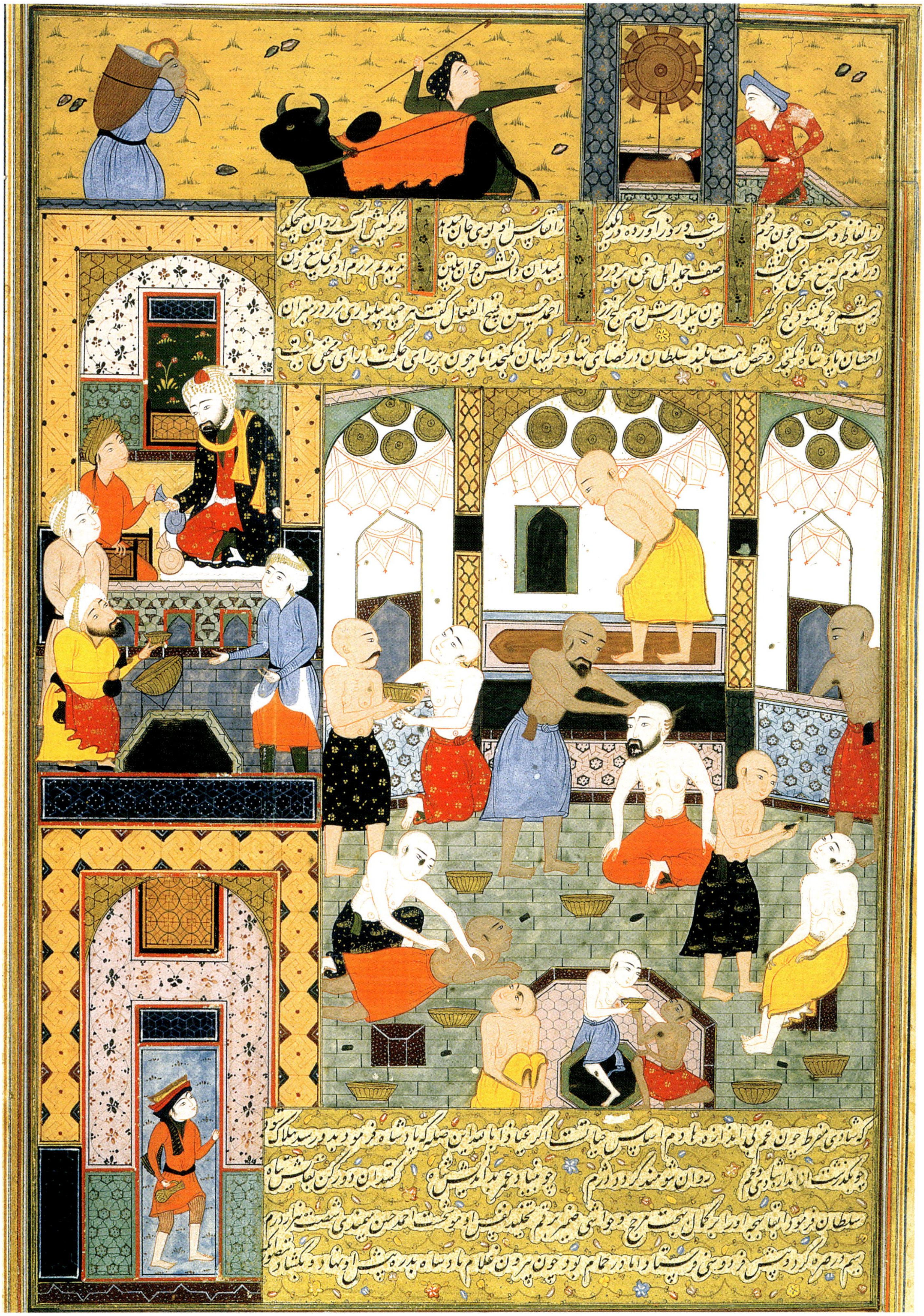

ERNÄHRUNGSVORSCHRIFTEN

Medizin und Wissenschaft im oströmischen Reich profitierten von dieser antiken Basis, und eine Weile lang erreichten ihre Segnungen auch noch den germanischen Westen, zumal das Ostgotenreich in Italien, wo zu Beginn ein Mann herrschte, der in Byzanz seine Lehrjahre verbracht hatte: Theoderich (König der Goten seit 474 und 493–526 König von Italien), der Große, wie er später genannt wurde. Er erkannte den hohen Wert der altrömischen Infrastruktur in seinen Städten ebenso, wie er griechische Wissenschaft förderte und seine Krieger zu Sauberkeit anhielt. Bei der Umstellung des recht deftigen germanischen Speiseplans hingegen wird er sich schon schwerer getan haben. Darüber ist uns ein bemerkenswerter Brief überliefert:

Am Hofe des oströmischen Kaisers Zeno (regierte 474–491) lebte ein griechischer Arzt namens Anthimos, über dessen Vorgeschichte nichts bekannt ist. Er beriet aber zum Ärger des Kaisers nicht nur ihn, sondern auch den Ostgotenführer Theoderich, der damals Konstantinopel bedrohte. Zeno feuerte

Die Einfälle der Ostgoten bis nach Italien brachten eine Zeit der Kämpfe, Belagerungen und politischen Wirren. NIchtsdestoweniger sind für die Medizingeschichte zur Hälfte des 1. Jahrtausends nachweislich zahlreiche Ansätze belegt, dass nicht nur bewaffnete Auseinandersetzungen oder Seuchen die Menschen leiden ließen, sondern dass beispielsweise auch vernünftige Ernährung ein wichtiger Baustein der Gesundheit ist.

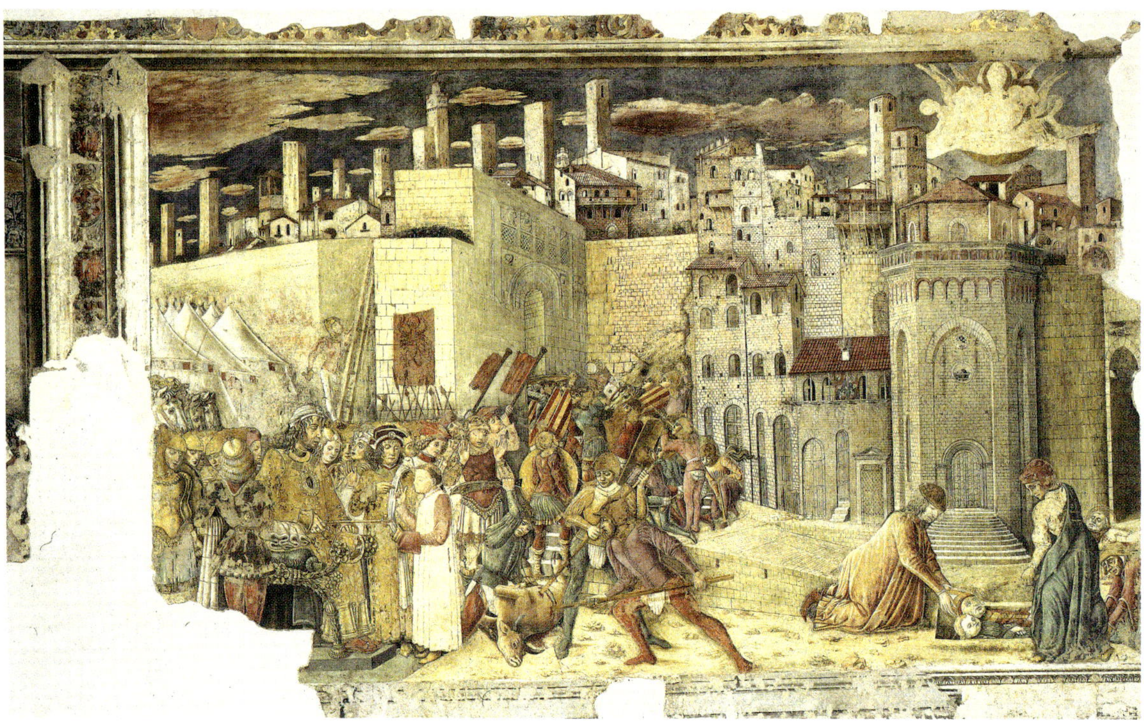

daher seinen Arzt, der sich ungesäumt bei Theoderich verdingte, mit diesem und den Goten nach Westen zog und dort Leibarzt des zum Herrscher von Italien aufsteigenden gotischen Recken wurde. Theoderich entsandte Anthimos – vielleicht auf Anforderung – zu seinem Namensvetter, dem seit 511 als Nachfolger Chlodwigs I. die Franken regierenden Theoderich (Theuderich) I., nach Metz. Anthimos hat sich dort offenbar eine ganze Weile aufgehalten, denn der lateinische Brief, den er dem Franken-König nach der Heimkehr an den Hof in Ravenna schrieb, zeigt Vertrautheit mit den fränkischen Lebensgewohnheiten. Es ist ein äußerst ausführlicher Brief, ja fast schon ein Büchlein in 94 Abschnitten mit Ratschlägen für eine vernünftige Ernährung in allen Lebenslagen, insonderheit bei Krankheit.

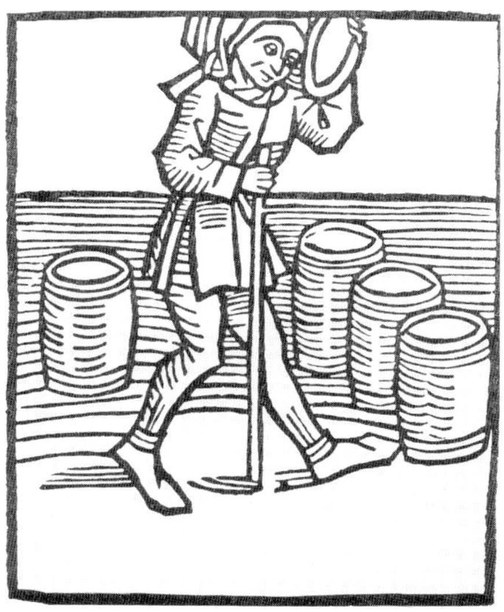

Vermutlich erfüllte Anthimos mit dem Schreiben einen Wunsch des obersten Franken, den dieser ihm gegenüber beim Abschied geäußert haben mag. Der griechische Arzt warnte zunächst einmal die anscheinend sehr essfreudigen Franken vor den enormen Mengen, die sie zu verspeisen pflegten, nicht aber vor dem Genuss von Met (hier verwendete er das germanische Wort) und Bier *(cervesia)*, vermutlich weil das ohnedies aussichtslos gewesen wäre. Die Vorliebe für Speck aber und insbesondere für die Schwarten kritisierte er und mahnte zur Einschränkung, wie er auch einen steinharten Käse ablehnte, den es bei Goten wie Franken gab und der Steinleiden verursachen könne – ein in der antiken Medizin häufiger Analogieschluss von der Konsistenz einer Speise auf deren Verarbeitung durch den Körper. Den Rat des Anthimos zu leicht verdaulicher Kost vor allem für Reisende würden auch heutige Ernährungskundler unterschreiben. Und manche der Tipps für Speisen bei Krankheiten wohl auch. Einige wenige Beispiele: Gerstengrütze in lauwarmem, reinem Wasser verdünnt bei Fieber; Gurken bei Nierenleiden;

Dass Nahrungs- und Genussmittel wie Alkohol der Gesundheit förderlich oder im Übermaß auch abträglich sein können, wurde schon früh von Heilkundigen erkannt.

Mandelmilch und getrocknete Feigen bei Halsentzündungen; Kuh- oder Ziegenmilch bei Schwindsucht; geschälte Quitten bei blutiger Ruhr; und dann etwas Feines bei Durchfall: Rebhuhn mit Koriander, allerdings ungesalzen und natürlich ohne Öl.

Etwas jünger als Anthimos war Alexandros von Tralleis (um 525–605), der aus Kleinasien stammte und in Konstantinopel praktizierte. Er stand zwar auch fest auf dem Boden der hippokratischen und galenischen Medizin, doch fügte er eigene Beobachtungen hinzu, die manchmal erstaunlich genau waren. So riet er bei Epilepsie besonders auf den Magen zu achten, denn Unwohlsein, das von dort her rühre, könne Vorbote des Leidens (des Anfalls) sein. Und in der Tat berichten nicht wenige Anfallkranke, dass sich bei ihnen die Aura (Vorgefühl) oft durch unerklärliche Magenbeschwerden bemerkbar mache. Alexandros warnte zudem vor Wein bei dieser Krankheit, und auch da hatte er Recht, denn Alkohol erhöht nicht selten die Anfallhäufigkeit, ja kann im Übermaß Epilepsie sogar auslösen. Hingegen dürfte der Arzt mit seinem Arzneivorschlag wenig erreicht haben: Der Kranke sollte morgens nach dem Stuhlgang eine Aufkochung auf der Basis von Ysop *(Hyssopus officinalis)* nehmen, damit seien sogar vollständige Heilungen geglückt. Das gehört ins Reich der Fabel, wie denn Alexandros von Tralleis ohnedies gern auch magische Vorstellungen vertrat.

Zwei weitere Beispiele für griechisch-hellenistisch geschulte Heilkundige sollen zum Abschluss genannt sein: Aetius von Amida (ein Ort in Mesopotamien) diente im 6. Jahrhundert als Leibarzt am Hofe Kaiser Justinians. Auch er betrieb kaum eigene Forschungen, sondern trug in 16 Büchern das medizinische und pharmakologische Wissen seiner Zeit, basierend auf Galen, zusammen, wobei er besonderen Wert auf Theriaca legte, also auf Gegenmittel bei Vergiftungen. Doch auch einfachere Medikamente schätzte er, so zum Beispiel mit *Juniperus* (Wacholder) und Alaun gekochten Schwefel bei Geschwüren und anderen Hautkrankheiten. Alaun *(alumen)* nutzte er sozusagen als Mehrzweckwaffe, denn er empfahl es auch bei Sodbrennen und mit Essig vermischt als Einreibemittel zur Empfängnisverhütung durch den Mann. Wie der Kollege Alexandros von Tralleis behalf er sich allerdings oft auch mit volksmedizinischen Weisheiten.

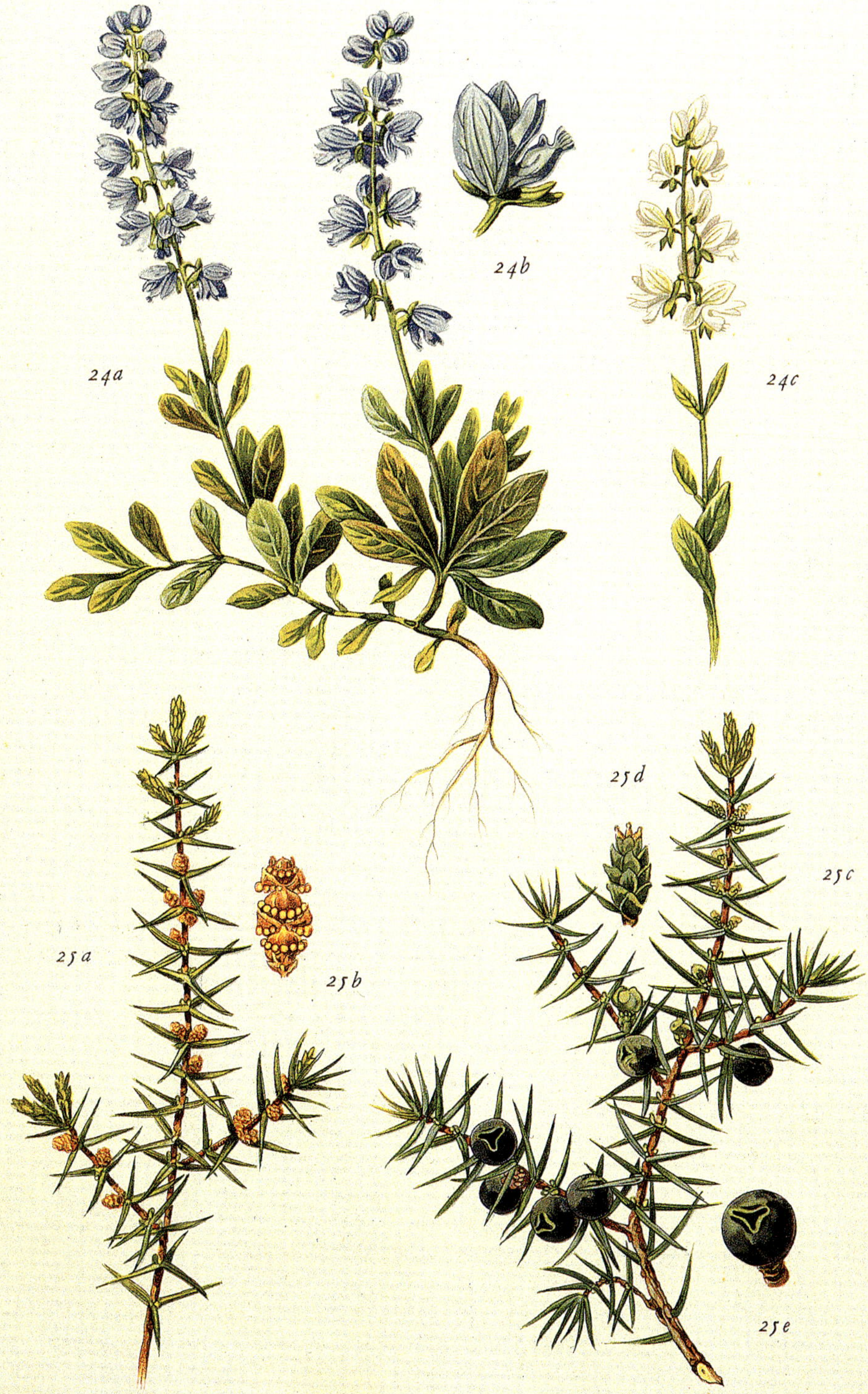

24. *Polygala amara L.*
Kreuzblume
a) Pflanze mit Blüten, b) Einzelblüte (vergrößert), c) häufig vorkommende Form mit weißen Blüten
Milkwort — Polygala amer — Polígala amarga

25. *Juniperus communis L.*
Wacholder
a) Zweig mit männlichen Blüten, b) männliche Blüte (vergröß.), c) Zweig mit weibl. Blüten und Früchten d) weibl. Blüte (vergröß.), e) Beere (etwas vergröß.)
Juniper — Genévrier commun — Junipero

Basierend auf dem Wissen um die Wirkung von Heilkräutern, die schon von Dioskurides und Galenus erkannt worden war, entwickelte sich ab der zweiten Hälfte des 1. Jahrtausends eine in Ansätzen systematische Forschung über die Bedeutung von Pflanzen (wie hier dem Wacholder) für Krankheiten, die im frühen Mittelalter zur Blüte der Klosterpharmazie führte.

Man nimmt an, dass im byzantinischen Reich mit seinen zahlreichen medizinischen Zentren nicht nur bedeutende Ärzteschulen entstanden, sondern dass es bereits apothekenähnliche Einrichtungen gab. Belege dafür sind Handschriften über Rezepturen und Darstellungen verschiedener Pflanzen. Diese Buchmalerei datiert allerdings schon aus dem 10. Jahrhundert und hat die Behandlung von Schlangenbissen zum Thema.

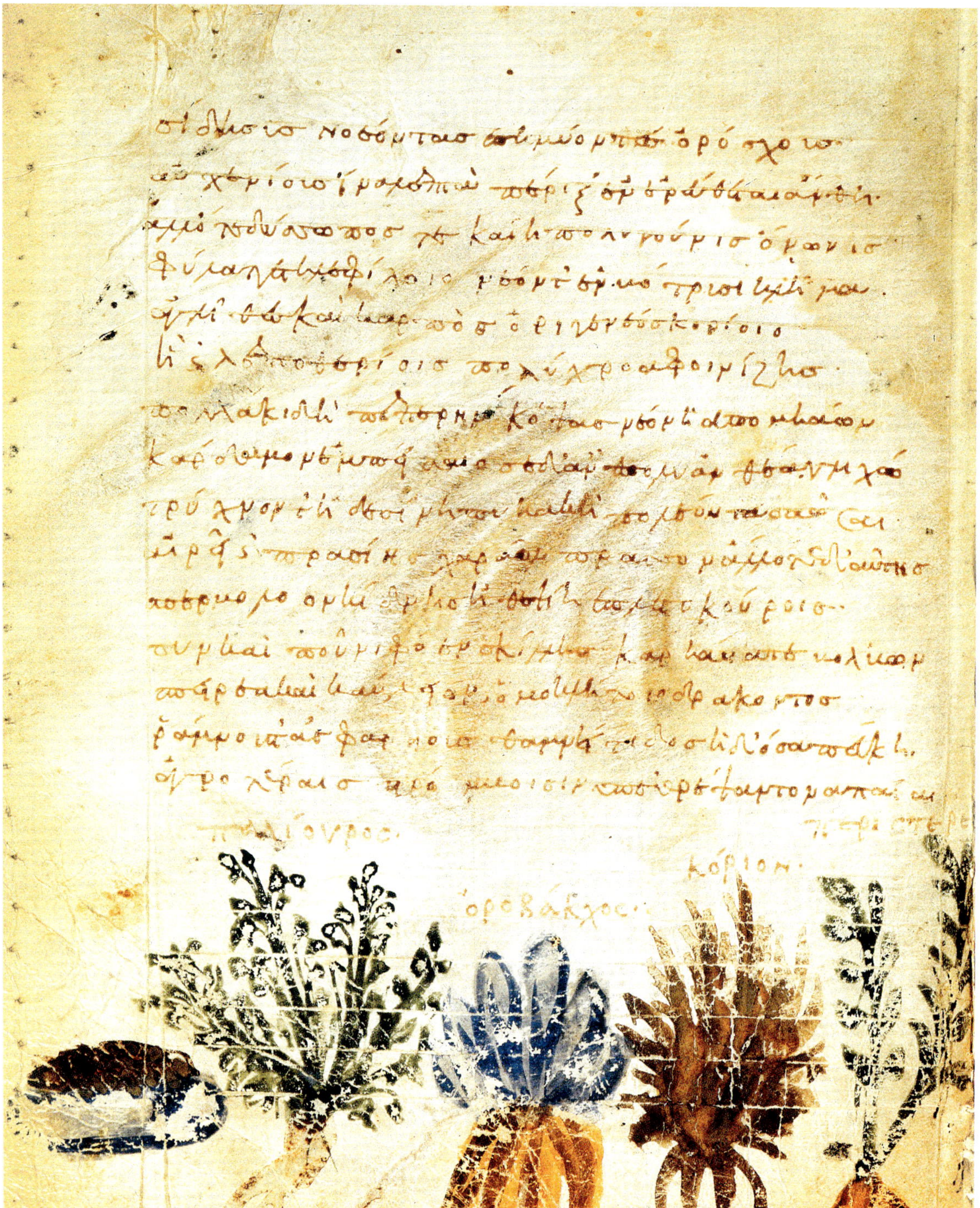

Ein halbes Jahrhundert jünger war Paulus von Aegina oder Aigina, der Ziegeninsel vor Attika im Saronischen Golf. Er studierte in Alexandria und lehrte dort zur Zeit der islamischen Eroberung (642). Paulus beschäftigte sich vor allem mit Arzneimittelkunde auf der Basis der Arbeiten des Oreibasios. Die Araber schätzten seine Tätigkeit ebenso wie vorher die byzantinischen Herren und ließen ihn ungestört weiter wirken. In Paulus haben wir daher die Brücke zur islamischen Heilkunde, die neue Akzente in die griechisch-römische Wissenschaft brachte, vor allem aber die Werke der antiken Forscher rettete und für ihre Rücküberlieferung ins Abendland sorgte, das sich für lange Zeit vom Wissensstrom aus den mittelmeerischen Hochkulturen abkoppeln sollte.

FÜR JEDE KRANKHEIT EIN HEILMITTEL

Entsprechend bedeutsam für die Gesundheitsvorsorge sollte die letzte der großen Weltreligionen werden, die zu Beginn des 7. Jahrhunderts Gestalt annahm: Der von Mohammed (um 570–632) im Koran entwickelte Islam, zu dem sich heute über eine Milliarde Menschen bekennen, nimmt am deutlichsten zu Fragen der Hygiene und der Körperpflege Stellung. Die ganz aufs praktische Leben bezogenen Vorschriften des Korans als einem religiösen wie weltlichen Gesetzbuch haben daher weit nachhaltiger gewirkt als etwa die wenig konkreten Ansichten des Christentums. Diese „praktische“ Seite des Islam äußert sich auch darin, dass er sich ganz weltlich-kämpferisch versteht und daher der arabischen Macht zu einer nur noch mit dem Römerreich vergleichbaren Ausdehnung verhalf. Die Mission mit dem Schwert gehört im Wortsinn zum Islam, denn auch dahinter steht ein göttlicher Auftrag, und Islam bedeutet nichts anderes als bedingungslose Ergebung in den Willen Allahs, des einen Gottes. Das führte auch zur Verbreitung dessen, was Mohammed an Einsichten über eine gesunde Lebensführung geäußert hat, auch wenn diese nur in den so genannten *Hadithen* („Mitteilungen“, „Erzählungen“) überliefert und nicht Bestandteil des Korans sind.

Man hat sie schon bald nach Mohammeds Tod gesammelt und immer wieder abgeschrieben. Was darin als Zutaten der Sammler und Abschreiber zu werten ist, lässt sich

Die Geschichte der arabischen Medizin ist eng verknüpft mit den religiösen Vorstellungen des Islam und den praktischen Handlungsanweisungen des Korans. Dass dabei die Hygiene eine bedeutende Rolle spielte, lässt sich nicht nur durch Koranstellen belegen. Überall im Einflussbereich des Islam – wie hier und in der Abbildung auf der gegenüberliegenden Seite in den königlichen Bädern der Alhambra in Granada – entstanden luxuriös ausgestattete Badehäuser und Bäder.

kaum von wohl originären Äußerungen des Propheten trennen, wie auch Verfälschungen durch die zunächst mündliche Überlieferung nicht auszuschließen sind. Wichtig ist, dass sie großen Einfluss ausgeübt haben und den Alltag der Muslime prägten und prägen. Es erstaunt insgesamt, wie wenig Mohammed auf Zaubermittel zurückgreift oder abergläubische Vorstellungen bedient. Gewiss, er verweist die Gläubigen immer wieder auf die Heilkraft des Gebets und der Beschäftigung mit den Offenbarungen des Korans, doch ansonsten bleibt er sachlich innerhalb der Grenzen der damaligen Kenntnisse. Vor allem Vorbeugen empfiehlt er: „Gesundheitsvorsorge ist das beste Mittel für die Gesundheit." Daneben mahnt er immer wieder zur Mäßigkeit, denn „ein dicker Bauch ist ein Haus voller Krankheiten". Den hohen Wert, den er dem Wasser beimaß, illustriert eine Legende:

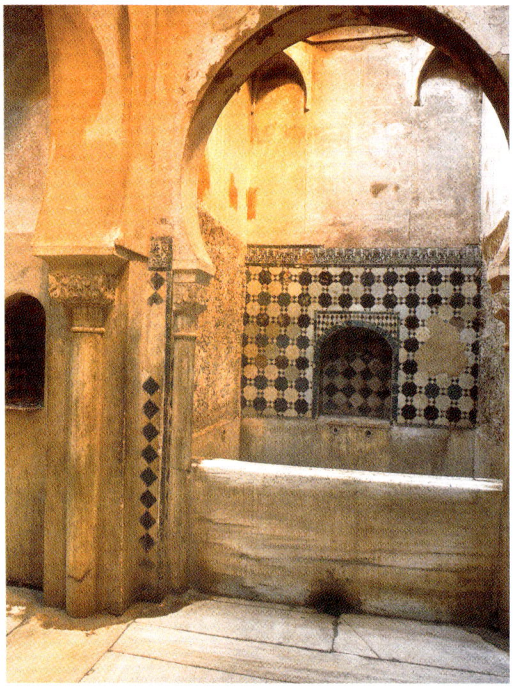

Mohammed fühlte, dass der Tod nahte. Er hatte aber noch einige ihm sehr wichtige Entscheidungen zu treffen und wollte noch zu seinen Anhängern sprechen. Er überlegte daher, wie er sein Leben noch um eine kleine Spanne verlängern könnte. Er stieg in eine Badewanne und ließ aus sieben Schläuchen (wohl Lederbeuteln) kaltes Wasser auf sich schleudern. Das brachte seine Lebensgeister für eine Weile zurück, sodass er seine Befehle geben und letzte Worte sprechen konnte. Sebastian Kneipp hätte keinen besseren Rat gewusst.

Und diese Geschichte passt auch zu einer anderen Legende: Als einer seiner Männer in einem Gefecht verwundet worden war, ließ Mohammed zwei Heilkundige kommen und fragte sie: „Welche Erfahrung habt ihr mit der Heilkunst?" Sie antworteten: „O Prophet Gottes, ist denn etwas gut in der Medizin? In

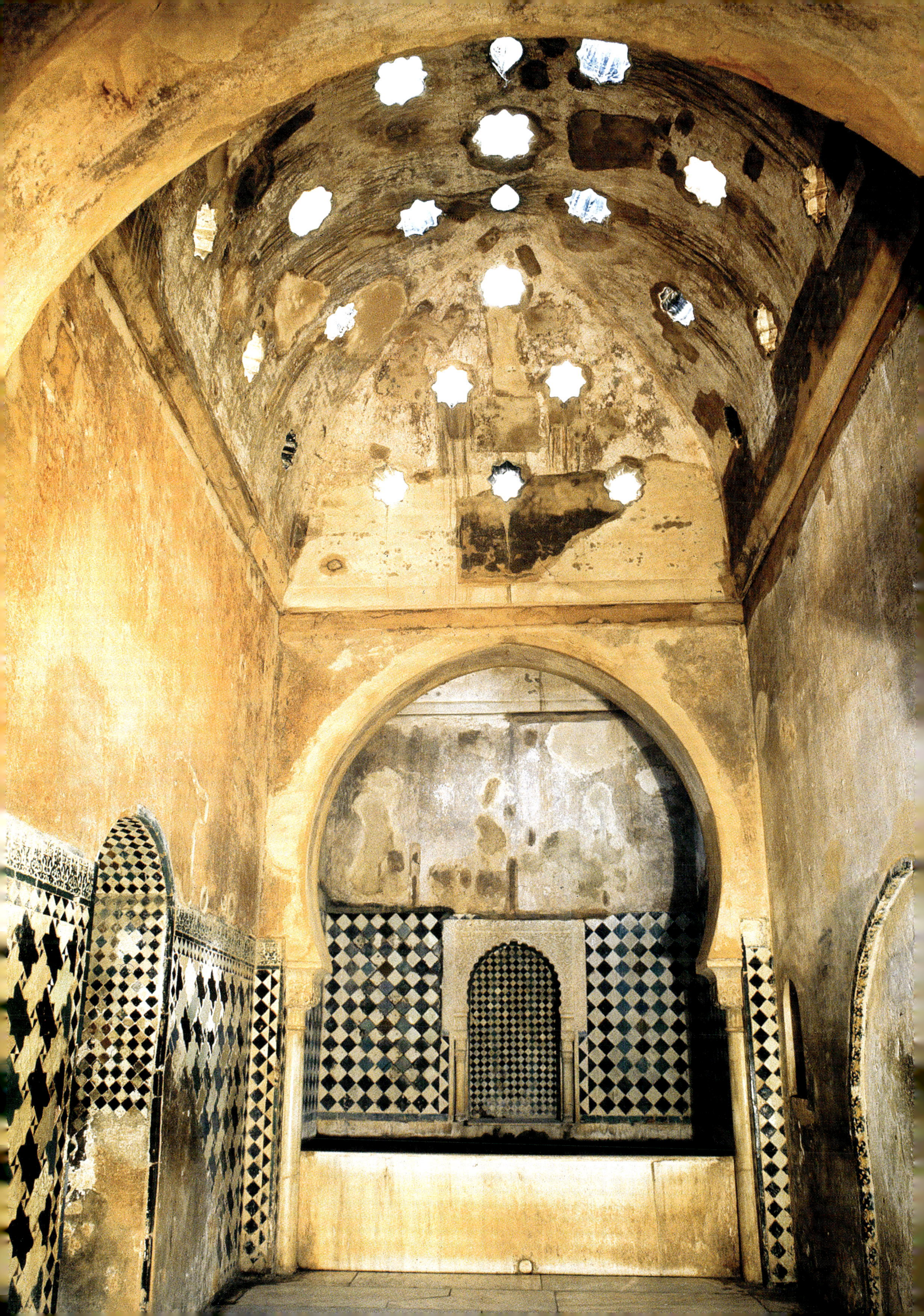

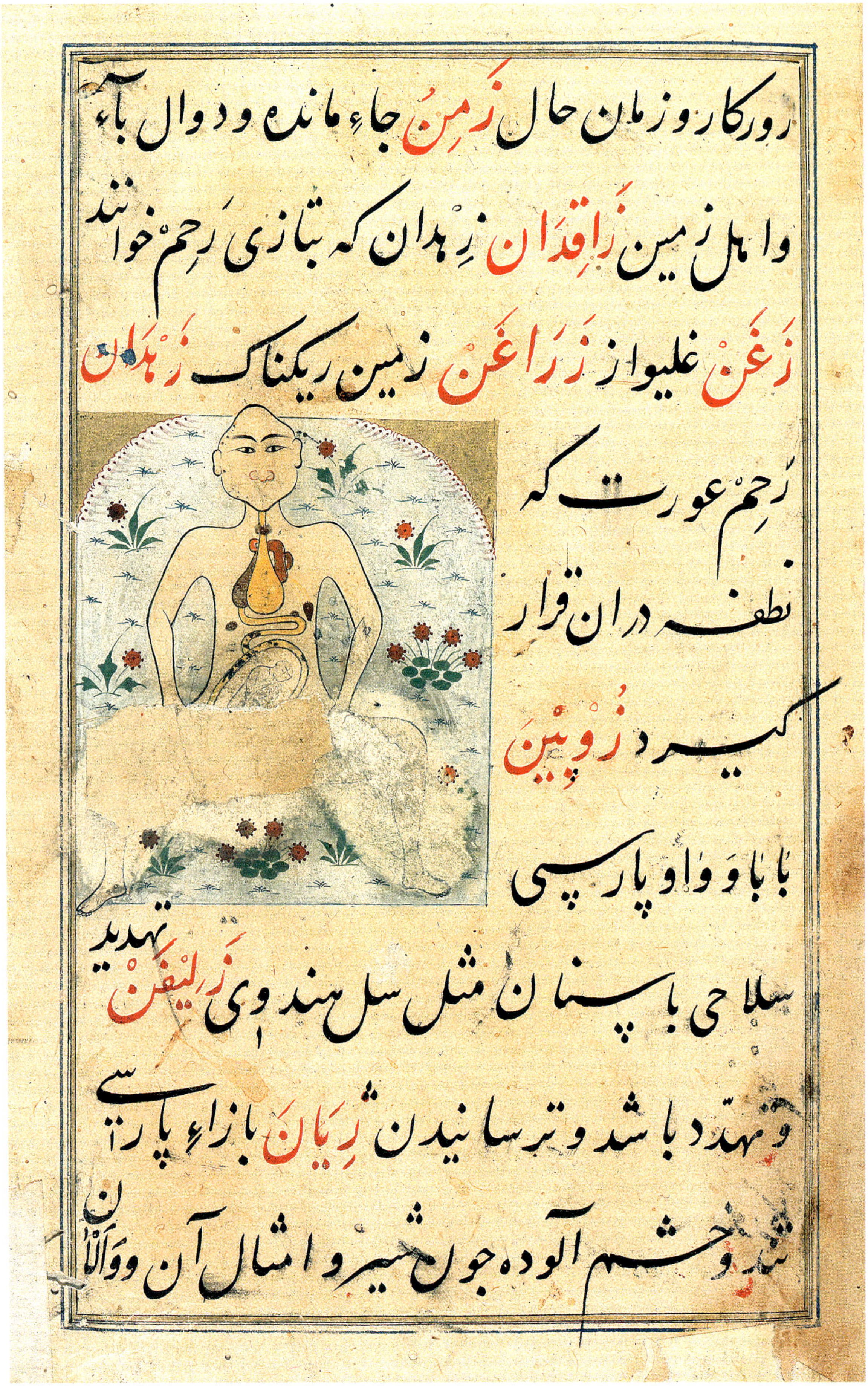
روزکار و زمان حال زَمِن جاء ماند و دوال باء
و اهل زمین زاقدان زهدان که بتازی رحم خوانند
زغن غلیواز زراغن زمین ریکناک زهدان
رحم عورت که
نطفه دران قرار
کیرد زوبین
با باو واو پارسی
تهدید
سلاحی باسنان مثل سل هندوی زلیفن
و تهدد باشد و ترسانیدن زیان بازاء پارسی
شد و چشم آلوده چون شیر و امثال آن و وآلان

So fundamentalistisch die Lehren Mohammeds bis nach Nordafrika und Spanien auch expandierten, so anpassungsfreudig waren die arabischen Gelehrten, die die Erkenntnisse griechisch-römischen und christlichen Wissens förmlich in sich aufsogen. Die hohe Wertschätzung arabischer Heilkundiger für Hippokrates, Dioskurides oder Galenus zeigt sich auch in der Vielzahl der Übersetzungen.

der Zeit der Unkenntnis pflegten wir Heilungssuchende zu behandeln. Aber nachdem der Islam gekommen ist, haben wir uns ganz Gott anvertraut." Darauf erwiderte der Prophet: „Behandelt den Verwundeten! Gott, der die Krankheiten erschuf, erschuf auch die Heilkunde und hat sie mit besonderen Kenntnissen ausgestattet." Die Ärzte gehorchten, der Verwundete genas. In einem anderen Hadith ist Mohammeds Ausspruch überliefert: „Allah hat keine Krankheit herabkommen lassen, ohne dass Er für sie zugleich ein Heilmittel herabkommen ließ."

Ergebenheit bedeutet also nach Mohammed nicht, alles passiv hinzunehmen, sondern die göttlichen Gaben zum Preis des Höchsten zu nutzen. Zu diesen Gaben gehören zuvörderst die Nahrungsmittel, die für ihn eine entscheidende Rolle in der Gesundheitsvorsorge spielen. Zu vielen hat er Anmerkungen gemacht, die auch im Licht modernen Wissens Bestand haben oder doch für die Region, in der er lebte, einige Wahrheit enthalten. Ein paar Beispiele: „Einem Haus ohne Datteln fehlt die Ernährung" – die Früchte sind in der Tat äußerst nährstoffreich. „Apfelsinen essen! Sie straffen die Fasern des Herzens und stärken den Verstand" – eine gute Beschreibung der Kraft von Vitamin C. „Feigen essen hilft gegen Kolik" – geht diese auf eine Verstopfung zurück, helfen die Früchte tatsächlich, denn sie wirken leicht abführend. Und ein letztes: „Trink Milch, denn das nimmt die Hitze vom Herzen, wie die Finger den Schweiß von der Stirn wischen. Außerdem strafft Milch den Rücken, erneuert die Sehkraft und vertreibt die Vergesslichkeit" – eine vorzügliche Würdigung der Milch, die säureabweisend sowie reich an Proteinen, Calcium und Vitaminen ist.

Aufgeschlossen also war der Islam für Neues, und Neuem begegneten die Muslime in Hülle und Fülle auf ihren Eroberungszügen. Allerdings betonte der Islam mindestens so stark wie das Christentum den sittlichen Anstand. Das Badewesen unterlag daher gewissen Einschränkungen wie zum Beispiel strikter Geschlechtertrennung, obwohl den Muslimen nach dem Genuss von Schweinefleisch oder Wein, nach dem Berühren von Leichen und nach jedem Geschlechtsverkehr die Reinigung *(tahara)* zwingend vorgeschrieben ist. Hier hätte auch Mohammed nichts gegen den Besuch des Bades einzuwenden gehabt, denn über die Tahara heißt es bei ihm: „Reinigung ist die Hälfte des Glaubens." In Dingen der Wissenschaft aber gab es keine Beschränkungen. Im Zuge der islamischen Expansion eigneten sich die Muslime viele Errungenschaften der unterworfenen Völker an und profitierten vor allem vom römisch-byzantinischen Erbe. Die Eroberung des Kulturzentrums Alexandria im Jahr 642, nur zehn Jahre nach dem Tod des Propheten, war dabei ein wichtiger Meilenstein. Aber nicht die erste Begegnung mit westlicher Wissenschaft.

Die hatte schon zu Mohammeds Lebzeiten im Austausch mit Syrien und dem persischen Sassanidenreich stattgefunden: Dort trafen sich arabische Einflüsse mit christlichen, denn dorthin hatte sich die Gefolgschaft Nestors (381–451), des einstigen Patriarchen von Konstantinopel (bis 431) abgesetzt. Seine Lehre von der grundsätzlichen Getrenntheit, aber zugleich liebenden Verbundenheit der göttlichen und der menschlichen Natur Christi, war als Ketzerei verdammt worden, sodass die Nestorianer im Osten Zuflucht gesucht hatten. Es handelte sich um hochgebildete Menschen, die nicht nur als Missionare tätig waren, sondern auch Krankenpflege aus dem Gebot der Nächstenliebe heraus betrieben. Auf sie ging die später so berühmte Ärzteschule in Gondeschapur, heute Schahabad ein gutes Dutzend Kilometer südlich von Dizful, zurück. Bei ihnen lernten arabische Gelehrte die klassischen Schriften von Hippokrates über Dioskurides bis Galen, Oreibasios und Paulus von Ägina kennen, die später durch den Islam in arabischen Übersetzungen weiteste Verbreitung fanden.

ISLAMISCHE ÄRZTESCHULEN

Nicht von ungefähr kam der bedeutendste der Übersetzer, dem wir die Rettung vieler sonst sicherlich längst verlorener Werke der Antike verdanken, selbst aus nestorianischer Familie: Hunain ben Ischaq (808–873), latinisiert Johannitius, stammte aus al-Hira etwa 90 Kilometer südlich von Bagdad und gehörte zum arabischen Stamm der Ibadi. Der Sohn eines Drogenherstellers setzte sich angesichts der Töpfe und Tinkturen des Vaters in den Kopf, Arzt zu werden. Mit 15 Jahren machte er sich nach Bagdad auf, trat in eine Ärzteschule ein – und flog bald wieder raus. Er hatte den hochberühmten persischen Lehrer mit bohrenden Fragen so genervt, dass dieser ihn von der Schule verwies. Die De-

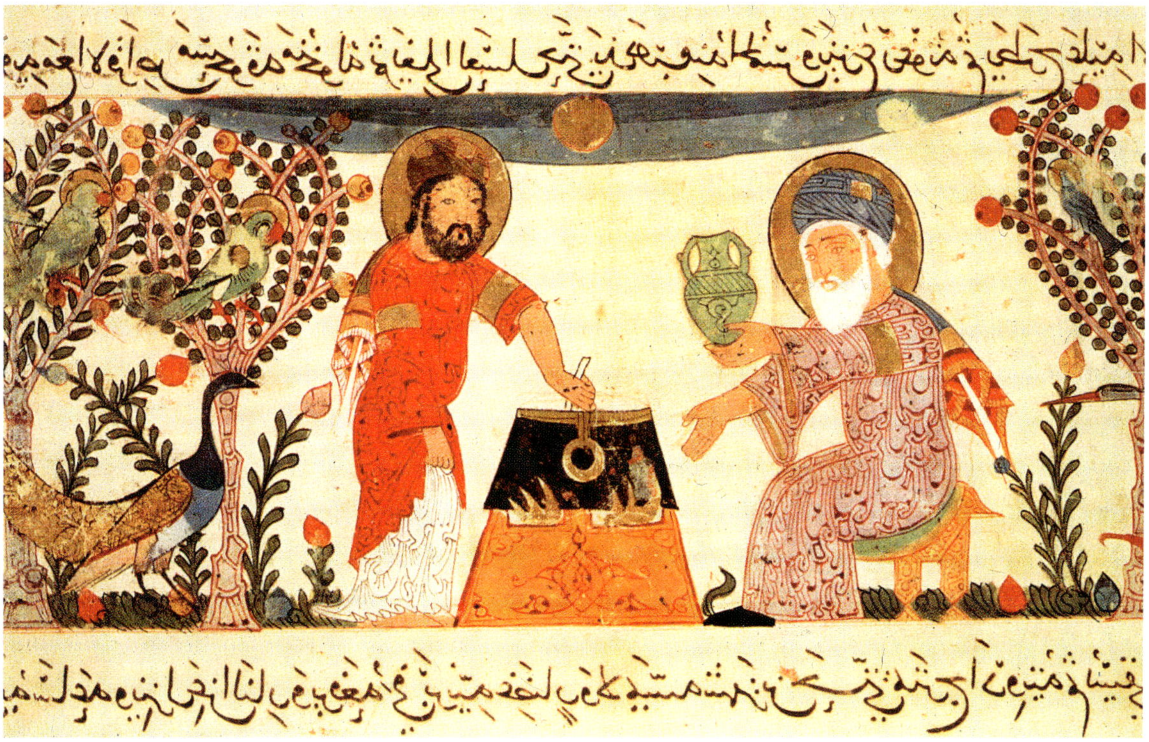

Ein Arzt und ein Helfer bei der Zubereitung von Arzneien. Man kann davon ausgehen, dass die Heilkunde ab dem 8. Jahrhundert in Bagdad nicht nur eine bedeutende Rolle spielte, sondern dass es eine Aufgabenverteilung zwischen Arzt (Diagnose und Therapie) und speziell ausgebildeten Kräften für die Arzneimittelzubereitung von Krankheiten gab.

mütigung spornte den jungen Mann nur noch mehr an; er bereiste Kleinasien und lernte dort Griechisch so perfekt, dass er die Schriften der Alten ohne Mühe zu lesen verstand und sich daran machte, sie in sein geliebtes Arabisch zu übertragen. Mit den ersten fertigen Werken kehrte Hunain nach Bagdad zurück, nachdem er zuvor noch in Alexandria Medizin studiert hatte.

Staunend über die in elegantestem Stil gehaltenen Übersetzungen nahm die wissenschaftliche Gemeinschaft Hunain in der Heimat wieder auf. Er stieg zum beliebten Medizin-Dozenten auf, konnte aber nur wenige eigene Werke verfassen, weil er sich eine gigantische Aufgabe gestellt hatte: Übersetzung aller medizinischen Texte der Griechen und Römer. Das war nur zu bewältigen durch den Aufbau eines regelrechten Übersetzungsbüros mit zahlreichen Helfern und Vorbereitern; kein Buch aber verließ seine Werkstatt, das er nicht persönlich geprüft und für einwandfrei befunden hatte. Hunains Schriften wurden beliebte Lehrbücher, denn er wandte oft die zum Pauken bewährte sokratische Methode der „Mäeutik" (Hebammenkunst) an: Mit schrittweisem Fragen und Teilantworten führte er die Leser von Information zu Information, sodass sich der Stoff bestens einprägte. Das Medizin-Korpus schaffte er fast komplett, zahlreiche philosophische und mathematische Werke kamen hinzu. Sein eigenes Hauptwerk galt der Augenheilkunde, in dem er unter anderem Augentropfen aus der frisch gepflückten ägyptischen Aschenpflanze *(Cineraria maritima)* empfahl.

Das Gesundheitswesen in den islamischen Ländern war aufgrund solcher soliden Kenntnisvermittlung gut entwickelt. Um 900 gab es in Bagdad 860 Ärzte, mehrere Krankenhäuser, getrennt für Männer und Frauen, mit angeschlossenen Apotheken, Feldlazarette und eigene Einrichtungen für geistig Behinderte. Selbst die Gefängnisinsassen wurden regelmäßig ärztlich betreut.

Durch Abu Bakr Muhammad ibn Zakarija ar-Razi (865–925), im Abendland als Rhazes bekannt, verbreiteten sich die Lehren Galens. Seine Schrift über die „Prüfung des Arztes" fand sogar die Aufmerksamkeit der Behörden, die bald von allen Ärzten den Nachweis eines erfolgreich abgeschlossenen Studiums verlangten, ehe sie zur Behandlung von Kranken zugelassen wurden. Rhazes spielte dabei insofern eine besondere Rolle, weil er als Chefarzt in Bagdad Maßstäbe gesetzt und in seinen Werken die griechischen Erkenntnisse um naturheilkundliche Aspekte erweitert hatte. Der als „Hippokrates der Araber" und „Heiler der Gläubigen" verehrte Mann stammte aus der persischen Provinz Chorasan, war wie Hunain nach Bagdad gegangen und dort zum Leibarzt des Kalifen aufgestiegen. Dabei blieb er persönlich bescheiden, behandelte Arme unentgeltlich, ja unterstützte sie zuweilen noch nach der Entlassung. Noch wertvoller für das Volk wurde sein „Buch für jene, die keinen Arzt in der Nähe haben" – ein frühes medizinisches Nachschlagewerk für jedermann, das Arzneien nennt, die überall preiswert zu bekommen oder im Haushalt vorhanden waren.

Zu seinem medizinischen Ansatz gehörten auch Fragen der Wohnlichkeit, des Badens, der Lüftung, der Kleidung und der angemessenen Ernährung. Den Standort seines Krankenhauses etwa bestimmte Rhazes dadurch, dass er Fleisch aus der gleichen frischen

Schlachtung an den einigen womöglich geeigneten Stellen der Stadt aufhängte und dort bauen ließ, wo dieses nach einem Tag am wenigsten in Fäulnis übergegangen war. Wasseranwendungen gehörten zu seinen bevorzugten therapeutischen Mitteln: Frostbeulen behandelte er durch Übergießen mit angewärmtem Meerwasser, Insektenstiche durch Eiswasser, Depressionen durch warme Brausebäder. Sein über Jahrhunderte weiter strahlender Ruf jedoch geht vor allem auf seine Bücher zurück, die in modernen, aber längst nicht vollständigen Ausgaben stets mehrere Dutzend Bände ausmachen. Etwa die Hälfte gilt nichtmedizinischen Themen, die andere fasst das heilkundliche Wissen der damaligen Zeit und die Ernte seines ärztlichen Lebens zusammen. „Al-Hawi", das „Behältnis der Medizin", heißt dieser Hauptteil, lateinisch „Continens medicinae" genannt. Der größte Teil erschien erst postum.

Wichtig in unserem Zusammenhang wurde, dass Rhazes mit den Werken eines als Person kaum greifbaren, als Wissenschaftler aber umso wichtigeren Mannes in Berührung kam, Dschabir genannt, im Abendland als Geber latinisiert. Zwar nimmt die Forschung heute an, dass dessen Schriften wie bei Hippokrates nur zum geringen Teil auf ihn selbst zurückgehen, doch bleibt an seinen Namen der Beginn der wissenschaftlichen Chemie geknüpft. Auf der Suche nach der Umwandlung unedler Stoffe in wertvolle entwickelte Geber Lösungsverfahren in von ihm gewonnenen Säuren auf der Basis von Schwefel, Salpeter und Natriumchlorid; eine besondere Rolle spielte das so genannte Königswasser (Salz- und Salpetersäure im Verhältnis 3:1), das man so benannte, weil es auch Gold, den „König der Metalle", löst. Dabei bildete sich eine Vielzahl von Verbindungen wie Zinnober, Silbernitrat, Arsenik, Salmiak, Kupfervitriol sowie diverse Laugen. Und es bildeten sich Techniken heraus vom Evaporieren über das Filtrieren, Kristallisieren und Sublimieren bis hin zum Destillieren.

Gerade die letztere Technik griff Rhazes begierig auf, weil sie ihn in den Stand setzte, reines Wasser und aus gegorenen Flüssigkeiten reinen Alkohol herzustellen. Gebers Erkenntnisse führten ihn auch dazu, aus Naturstoffen durch Umformung neue Arzneien zu schaffen, sodass die Heilmittelkunde ein zweites, chemisches Standbein neben dem Kräutereinsatz bekam. Neuentwicklungen prüfte Rhazes in Tierversuchen, vor allem an

Es wird häufig vergessen, dass in den arabischen medizinischen Zentren nicht nur die Heilkunde im Vordergrund stand. Kaum ein berühmter Arzt beschäftigte sich nur mit der Medizin; fast immer waren es Universalgelehrte, die auch auf anderen naturwissenschaftlichen Gebieten wie Astronomie oder Mathematik auf der Höhe ihrer Zeit waren. Das „Corpus gabirianum" des Dschabir (latinisiert Geber) beschäftigte sich denn auch neben der Chemie und Alchemie mit Wissensgebieten wie Medizin, Landwirtschaft und Technik.

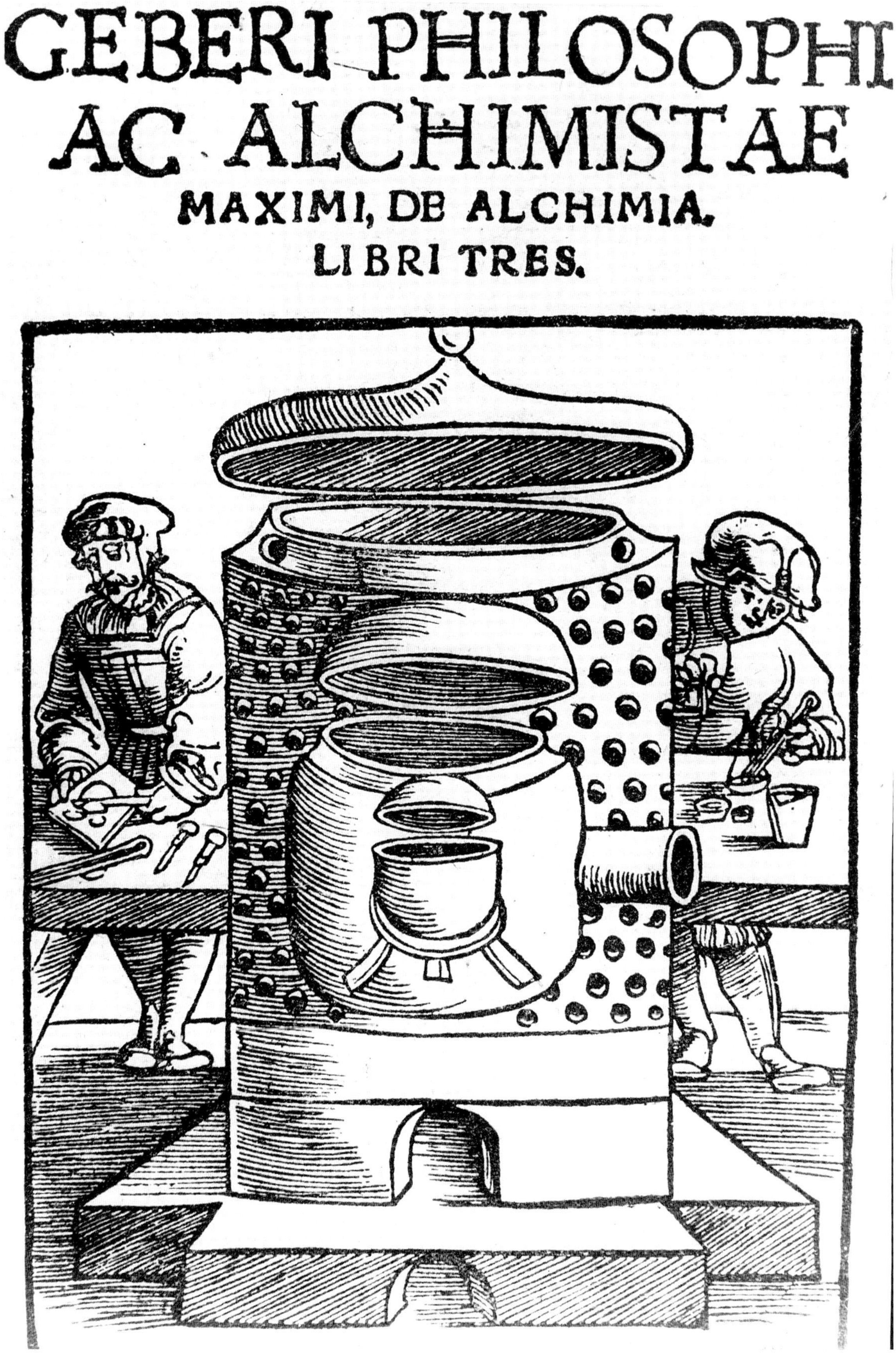

Affen; besonders zu nennen sind seine Medikamente und Räucherungen zur Schmerzdämpfung auf der Basis von Opium und Haschisch. Zur Steigerung der Akzeptanz (und damit der Compliance, wie es heute hieße) der Heilmittel ging Rhazes dazu über, Sirup aus destillierten Kräuterextrakten und Zucker einzusetzen, Pillen mit Zuckerguss zu überziehen, wenig schmackhafte Wirkstoffe in Bonbons aus stark eingedicktem Honig einzuarbeiten.

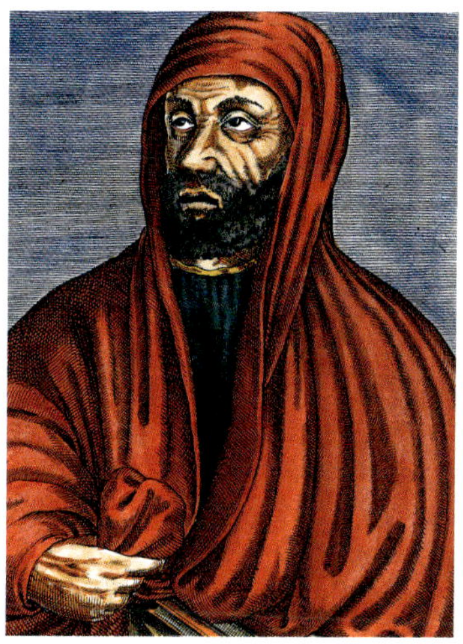

Die bis heute wirkende Idee, Pillen zu vergolden oder mit silbernem Belag zu überziehen, geht auf den neben Rhazes bedeutendsten Philosophen und Arzt des frühen Islam zurück, auf Abu Ali al-Hussain ibn Sina, bei uns bekannt als Avicenna (980–1037). Er kam als Sohn eines Beamten in Afschana bei Buchara zur Welt, konnte schon mit zehn Jahren den gesamten Koran auswendig, studierte, lehrte, durch Erbe finanziell unabhängig, an diversen Sultanshöfen und praktizierte als Arzt, zuletzt in Isfahan. Avicenna prägte mit seinem „Qanun fi at-Tibb" (lateinisch „Canon medicinae", um 1030), das im 12. Jahrhundert ins Lateinische übersetzt wurde, die arabische und abendländische Heilkunde nachhaltig. Das Werk besteht aus fünf Büchern, von denen zwei die Pharmazie betreffen und einen Überblick über die damals eingesetzte „Materia medica" gibt. 760 Drogen stellt es vor, deren arabische Namen sich nicht selten nur leicht verändert auch in europäischen Sprachen erhalten haben: Aloe, Ambra, Haschisch, Kampfer, Muskat, Sandelholz, Senna, Tamarinde usw.

Wer wie Avicenna im 10. Jahrhundert eine medizinische Enzyklopädie verfasste, die an europäischen Universitäten noch im 17. Jahrhundert als Lehrbuch gültig war, dem darf ein wesentlicher Anteil an der Entwicklung von Medizin und Pharmazie kaum versagt bleiben.

Der erwähnte „Schmuck" von Pillen wird im „Canon" mit der anregenden Wirkung der beiden Edelmetalle auf Herz und Kreislauf begründet. Die hohe Wertanmutung von silbernen und goldenen Dragées dürfte Avicenna zudem gelegen gekommen sein, weil sie den Patienten signalisierte: Ihr bekommt nur das Beste. Das dürfte zur Stärkung der Selbstheilungskräfte nicht unwesentlich beigetragen haben. Deren Unterstützung lag ihm ohnedies am Herzen, weil ihm Prävention immer vor Therapie ging. Bis zum Beginn der modernen

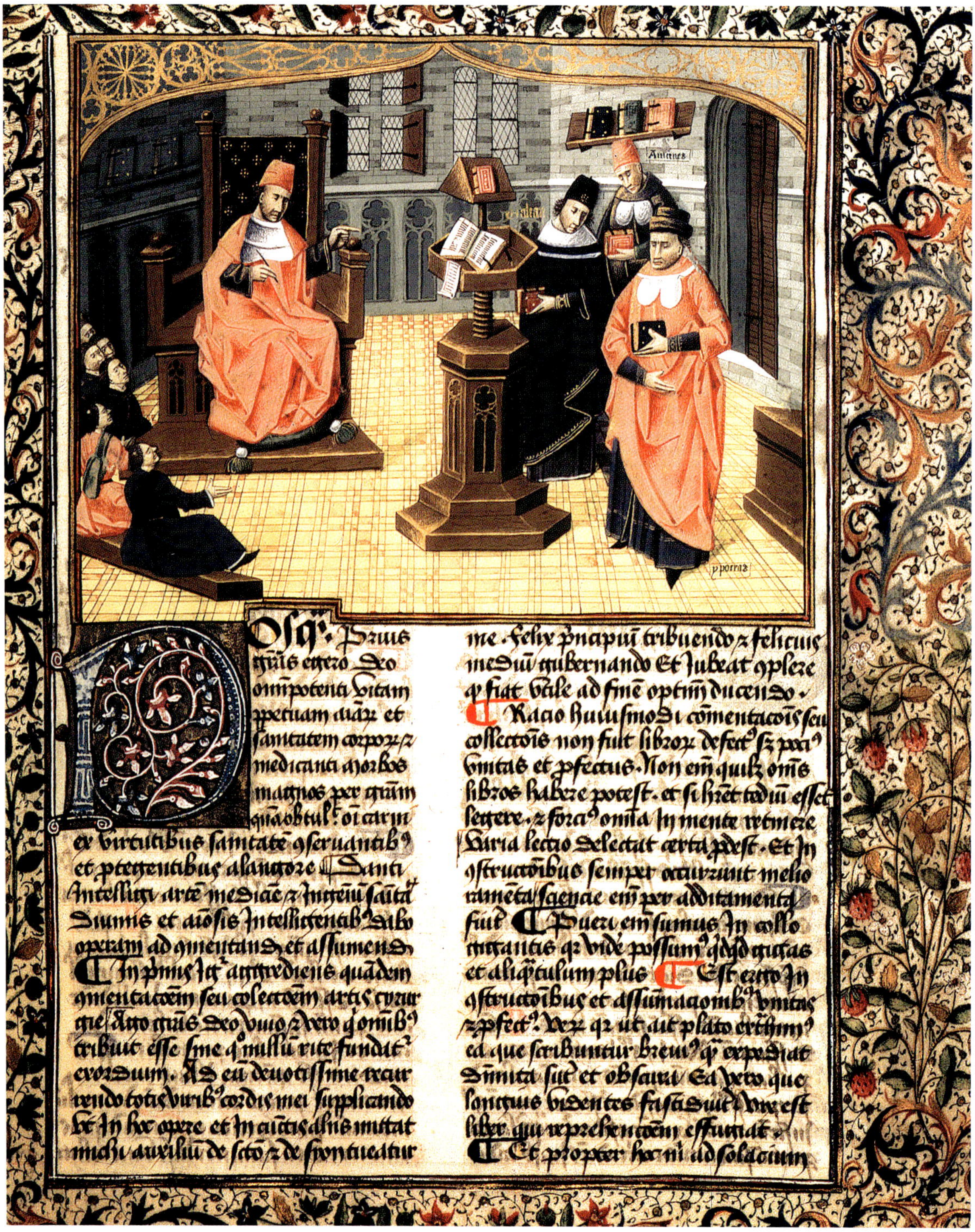

Mit seinem „Canon medicinae" wurde Avicenna in die Phalanx der berühmtesten Ärzte aufgenommen. Die Buchmalerei aus dem Werk des französischen Chirurgen Guy de Chauliac (um 1350) zeigt ihn zusammen mit den Autoritäten Galen und Hippokrates. Selbst in den intoleranten Jahrhunderten, in denen das Christentum den Islam aufs heftigste bekämpfte, war ihm der Respekt auch nicht-islamischer Gelehrter gewiss.

Medizin blieben seine Lehren maßgeblich und erleben momentan eine Renaissance im Rahmen der Rückbesinnung auf sanfte naturheilkundliche Methoden. Es ließ sich beispielsweise im Tierversuch nachweisen, dass Avicenna mit seinem Lob des Weihrauchs als Verstandesnahrung unbewusst richtig lag: Mit Extrakten des Würzstrauchs versetztes Futter verdoppelte die Gedächtnisleistung der Labor-Tiere binnen kürzester Frist.

Aus seinen Büchern und aus denen einiger anderer wie dem von seinem Zeitgenossen Al-Biruni mit dem Titel „Kitab al-Sajdanah fi at-Tibb" (Buch der Pharmazie in den Heilkünsten) geht hervor, wie reich der Arzneischatz der Araber schon damals war und über Mittel verfügte, die weder Galen noch Dioskurides gekannt hatten. Das lag auch daran, dass der Islam noch weit über das Gebiet des einstigen Römischen Reiches hinausgegriffen hatte und seine Fühler bis in den Fernen Osten ausstreckte, von wo völlig neue Heilpflanzen und Rezepte kamen. Das regte die ohnehin stark ausgeprägte Experimentierfreude der arabischen Apotheker zusätzlich an, die sich inzwischen von den Ärzten weitgehend emanzipiert hatten und einen eigenen Berufsstand bildeten. Schon im ausgehenden 8. Jahrhundert sind ausgebildete Arzneimacher in Bagdad bekannt. Eine Person allein vermochte nicht mehr Diagnostik und Therapie einerseits sowie Arzneimittelbereitung andererseits hinreichend zu beherrschen; die Arbeitsteilung war ein Gebot der Ökonomie. Die schon erwähnten vielfältigen Darreichungsformen von Pille bis Arzneikonfekt, Julep (Kühlgetränke) bis Sirup, die aufwändige Fertigung von immer komplizierteren Composita, das Herstellen von Pflastern, Verbänden, Kataplasmen, Salben, Pulvern und Pudern – all dies rief nach dem Spezialisten, den es in Krankenhäusern und Feldlazaretten schon lange gab.

Dort standen die Heilmittelproduzenten unter genauer Aufsicht der Stabsärzte. Das stellte man nun auch im freien Apotheken- und Drogenhandel sicher, indem man eine Art Innung bildete, die auf sauberes Handwerk achtete und die Eignung der Kandidaten prüfte, und indem die staatliche Gesundheitspolizei auch die Apotheken überwachte. Sie achtete auf Reinlichkeit von Personal, Räumen, Behältern und Geräten, auf tadellose Rohstoffe und korrekte Maße und Gewichte.

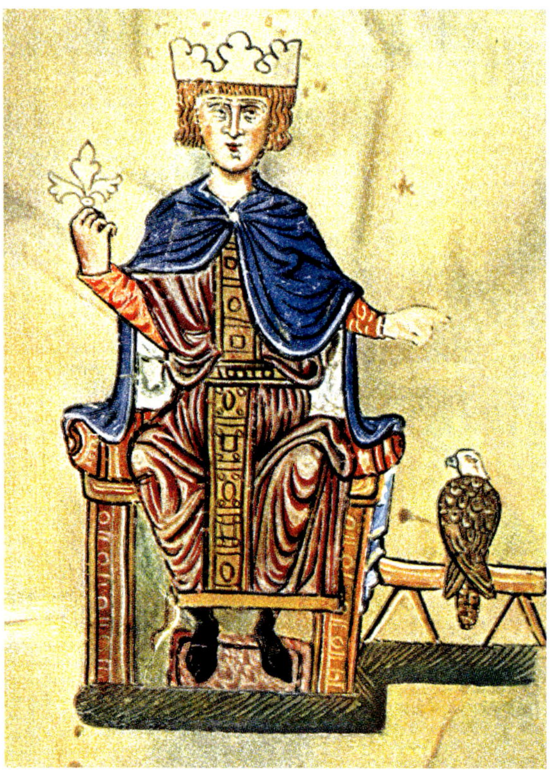

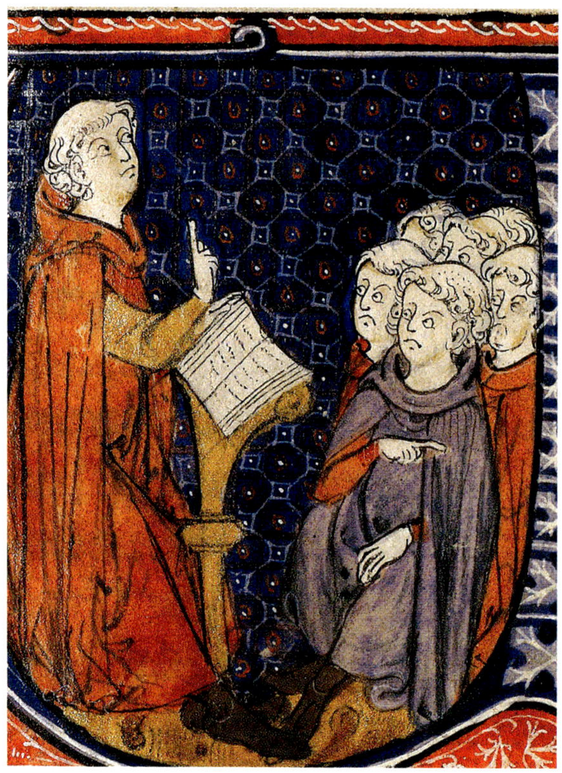

VI Kloster und Universität

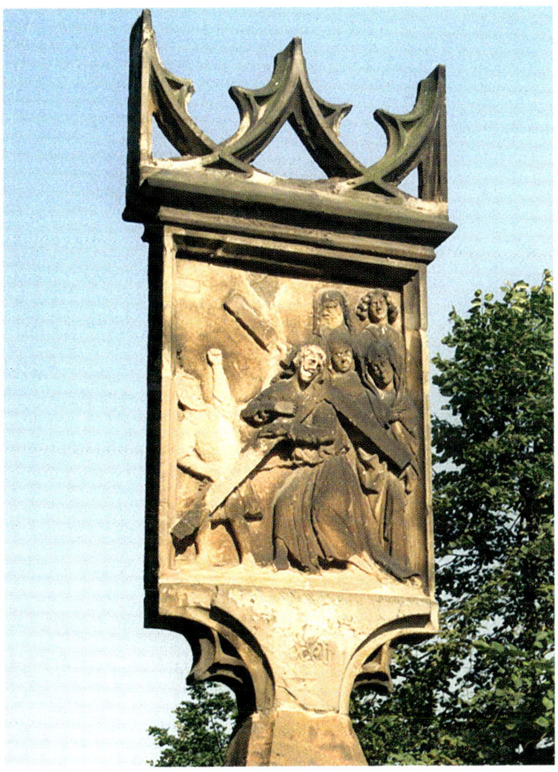

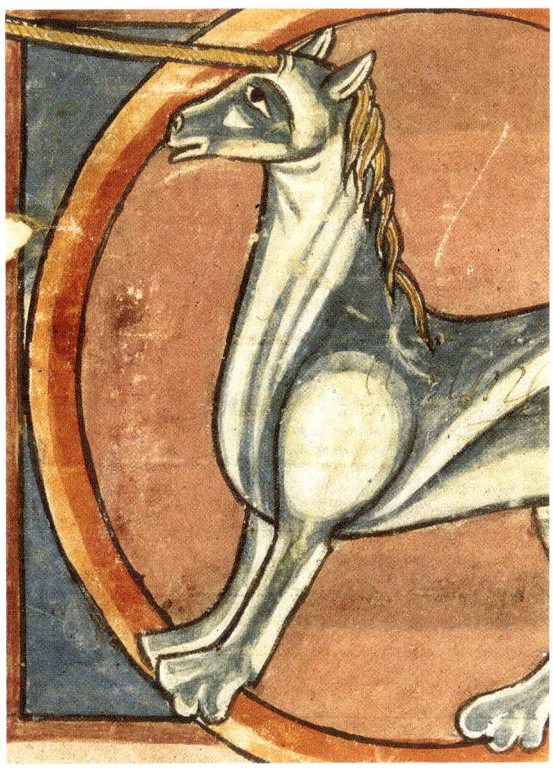

Die Legende vom armen Heinrich spiegelt die mittelalterliche Situation der Medizin zwischen Wissen und Aberglauben wider.

Der arme Heinrich in der gleichnamigen Verslegende von Hartmann von Aue (um 1168–1210) war so reich, dass er sich ganz dem Wohlleben ergab und dafür von Gott mit Aussatz (Lepra) bestraft wurde. In seiner Not suchte er Hilfe bei den berühmten Ärzten von Montpellier, doch die eröffneten ihm nur, dass es für sein Leiden keine Heilung gebe.

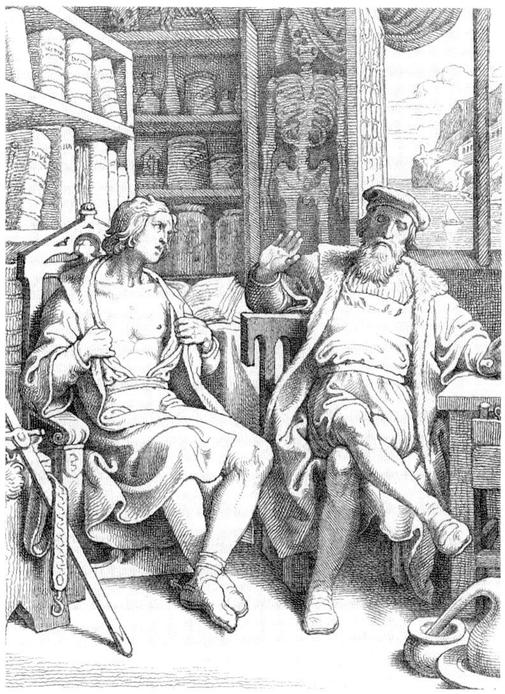

Das hôrte er ungerne
und vuor engegen Salerne
und suochte ouch dâ durch genist
der wîsen arzâte list

Das hörte er nicht gern
und er reiste nach Salerno
und suchte auch da um der Heilung willen
den Rat der weisen Ärzte.

Wie die Geschichte ausging, dazu weiter unten. Hier interessiert zunächst: Warum pilgerte ein kranker Ritter aus dem Schwabenland ausgerechnet ins über 1000 Kilometer entfernte Salerno südlich von Neapel, um ärztliche Hilfe und Mittel gegen seine Krankheit zu suchen? Die Antwort ist eine doppelte: Weil es dort die einzigen christlichen Ärzte und Arzneikenner gab, die diese Bezeichnungen verdienten, und weil diese vom Islam gelernt hatten. Im übrigen Gebiet des einstigen weströmischen Reiches nämlich war die wissenschaftliche Medizin unter die kirchlichen Räder geraten. Eine Welt, die alles Heil von einem besseren Jenseits erhoffte und sich in allem ganz in Gottes Hand wusste, verwendete wenig Mühe auf die irdische Heilkunst. Das mag ein wenig zu grob gezeichnet sein und wird im zweiten Teil dieses Kapitels etwas differenzierter betrachtet. Eindeutig aber reichte das westliche medizinische Wissen nicht entfernt an das des Orients heran, aus dem das sprichwörtliche Licht kommt.

ARABISCHES ERBE IN SALERNO

Nicht nur kranke mittelalterliche Romanfiguren schauten im 11./12. Jahrhundert hoffnungsvoll nach Süditalien. Zahllose Kreuzritter ließen sich nach Verwundungen oder wegen mancher auf den Feldzügen ins Heilige Land zugezogenen Krankheiten in Salerno behandeln, auch wenn die Kirche das gar nicht gerne sah. Die dortigen Ärzte nämlich galten als Freigeister, ja sie gingen so weit, auch Frauen in ihre Zunft aufzunehmen, was denn doch bei den heiklen Untersuchungen an Todsünde grenzte. So standhaft indes wie der Barbarossa-Sohn Friedrich von Schwaben waren nicht alle Kranken: Der Herzog war vor Akkon von einer Seuche befallen worden. Nach dem Bericht eines Zeitgenossen sollen ihm die Ärzte auf dem Krankenlager versprochen haben, dass er geheilt werden könne, wenn er sich dem Liebesgenuss hingäbe. Solche Medizin hatte der fromme Herzog jedoch weit von sich gewiesen und war seinem Leiden 1191 erlegen. Anderen war ihre Gesundheit hingegen so viel wert, dass sie auch gern heidnische Hilfe in Anspruch nahmen, und die in Salerno stand kirchlicherseits in diesem Ruf.

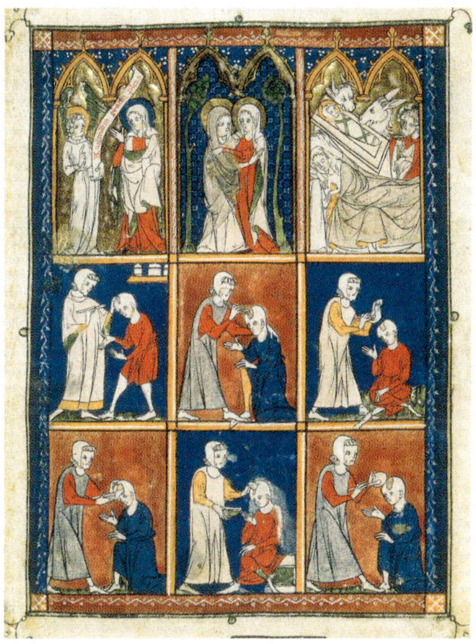

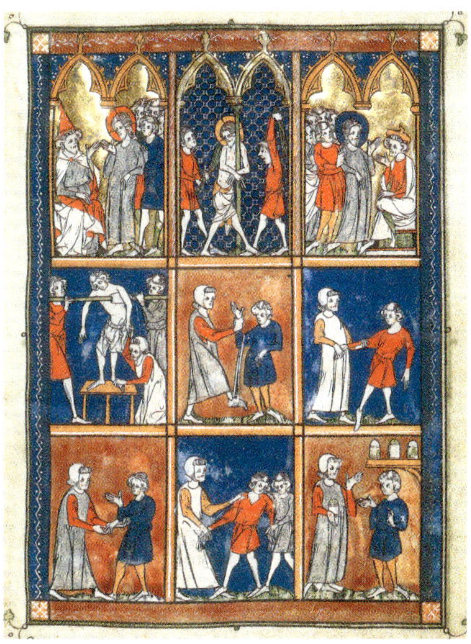

Während man in Mitteleuropa noch weit von einer wissenschaftlichen Medizin entfernt war, entstand in Salerno – auch unter dem Einfluss arabischer Gelehrter – ein Zentrum der Heilkunde. Auch wenn die wissenschaftlichen Abhandlungen wie in diesen Beispielen mit Szenen aus der Bibel durchsetzt waren, spiegeln die folgenden Illustrationen aus der „Chirurgia" des Roger von Salerno doch den hohen Wissensstand wider. In der Abbildung oben sind sechs Szenen einer Schädeloperation zu sehen, in der Abbildung unten demonstriert ein Arzt das Einrenken verrenkter Glieder.

So falsch war das nicht einmal, denn hier wurde nach Lehren therapiert, die zum kleineren Teil antiken, zum größeren arabischen Ursprungs waren. Dabei war das Ärztezentrum anfangs an eine Kathedralschule angegliedert gewesen, doch von geistlicher Bevormundung hatte es sich längst gelöst und einen völlig anderen Charakter angenommen. Die Anfänge der Ärzteschule von Salerno in diesem wissen-

Ebenfalls aus der „Chirurgia" des Roger von Salerno stammen diese beiden Buchmalereien. Oben sind zwölf Szenen ärztlicher Konsultation zu sehen; das gleiche Thema wird in der unteren Abbildung dargestellt.

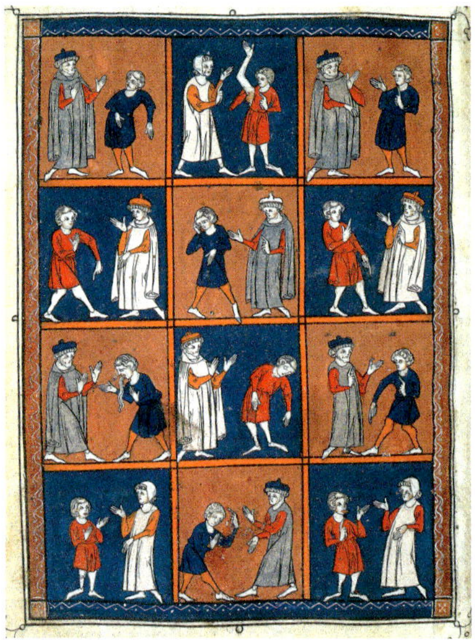

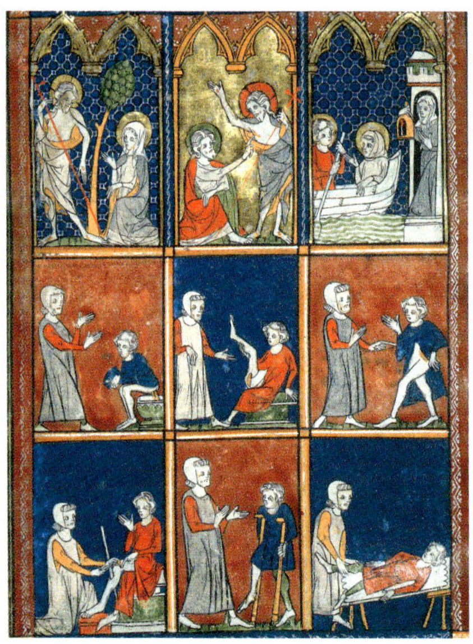

schaftlichen Sinn liegen in legendärem Dunkel, immerhin spricht viel dafür, dass die Legende etwas Richtiges überliefert, wenn sie eine multikulturelle Gründung annimmt. Ein Grieche, ein Römer, ein Hebräer und ein Araber namens Adala, richtig vermutlich Abdallah, sollen das Unternehmen gemeinsam ins Leben gerufen haben. Schon das weist auf die bewusste Abkehr von kirchlicher Bindung hin, denn kein Muslim – und auch kein Jude – hätte solche Mitbestimmung akzeptiert. Und gerade die islamische Komponente sollte den alles entscheidenden Wachstumsimpuls bringen. Unteritalien lag schon bald nach dem Beginn des islamischen Ausgreifens nach Westen im arabischen Einflussbereich. Sizilien hatten die Araber 827 erobert, und der südliche Teil des italienischen Stiefels war im 9. Jahrhundert zeitweilig ein Sultanat. Zwar waren im 11. Jahrhundert die Normannen gekommen und hatten die Sarazenen, wie man die Araber nannte, verdrängt, doch deren wissenschaftliche Hinterlassenschaft erwies sich als so wertvoll, dass man wenigstens das medizinische Erbe nicht ausschlug und sich über theologische Bedenken hinwegsetzte.

Die wahre Blüte aber kam erst noch, und sie kam mit einem Dieb, legt man heutige Urheberrechtsmaßstäbe an: Constantinus Africanus oder deutsch: Konstantin der Afrikaner erblickte um das Jahr 1020 in Karthago das Licht einer dort seit 300 Jahren arabisch geprägten Welt. Ob er schon als Christ aufwuchs oder ob er zunächst Muslim war und erst später zum Glauben an den Gekreuzigten übertrat, ist ebenso wenig überliefert wie sein tatsächlicher Name. Als junger, abenteuerlustiger Mann fand Konstantin Gefallen am Arznei- und Drogenhandel, der ihn in viele Länder vor allem des Orients führte und ihm den Umgang mit medizinischer Literatur zur Gewohnheit machte. Als Enddreißiger reiste er auch nach Sizilien, und bald darauf erreichte er in Salerno erstmals ein Land der „Franken", so die Sammelbezeichnung der Araber für die Christen. Aus Gründen des Marketings, wie das heute hieße, suchte er die Bekanntschaft des fürstlichen Leibarztes, wurde auch empfangen und stellte im Gespräch mit Erstaunen fest, dass man hier nur rudimentäre, mündlich weitergegebene Kenntnisse von wirklicher Arzneimittelkunde und Medizin hatte.

Das setzte bei Konstantin den Impuls, sich nun ernsthafter mit den wissenschaftlichen Grundlagen von Heil- und Heilmittelkunde zu beschäftigen. Seinem Medikamentenhandel konnte fundierteres Wissen nur nutzen. Er reiste nach Ägypten und begann in nach damaligem Verständnis hohen Jahren noch ein Studium. Den gesamten Kanon der Fachliteratur lernte er nun gründlich kennen und kam auf die Idee, er könne zusammen mit seinen Heilmitteln sicherlich auch Wissen bestens verkaufen. Ausgerüstet mit den nötigen Exemplaren der medizinischen Klassiker der Griechen und vor allem der Araber von Hunain bis Rhazes und Avicenna, kehrte er nach einigen Jahren ins schöne Salerno zurück, nahm Sprachunterricht bei gelehrten Mönchen und machte sich daran, die mitgebrachten Texte ins Lateinische zu übertragen, gab sie aber als die eigenen aus, jedenfalls die aus dem Arabischen kommenden, denn einige der wichtigsten griechischen von Hippokrates bis Dioskurides und Galen waren manchen in Salerno natürlich schon bekannt, auch wenn sie durch Konstantin jetzt erst im vollen Umfang vorgelegt wurden. Selbstverständlich lässt sich schneller übersetzen als originär schöpfen, weswegen die Produktivität des Afrikaners ungemein bewundert wurde.

Bis zu seinem Tod 1087 blieb Konstantin der hochgeehrte Wissenschaftler, denn erst nach dem ersten Kreuzzug (1096–1099) wurden die arabischen Grundlagen „seiner" Werke bekannt. Jetzt nämlich fanden sich auch andere, die sie übersetzten und feststellten, dass sie ihnen doch merkwürdig bekannt vorkamen. Konstantins Chemie – das war doch reiner Rhazes? Und die Augen-

Gegenüberliegende Seite: Ob Constantinus Africanus ein Plagiator oder ein genialer Mediziner war, mag dahingestellt bleiben. Tatsache aber ist, dass er durch seine Übersetzungen der arabischen Standardwerke als Mittler zwischen Orient und Okzident fungierte. Die Abbildung zeigt eine Seite der Texte des Hippokrates mit den Kommentaren von Galenus in einer Ausgabe des Constantinus Africanus, die um 1306 entstand.

heilkunde hatte er wohl auch nicht ganz unabhängig von Hunain so genial darzustellen gewusst? Doch seltsam, diese Entlarvung kratzte kaum am Image des fleißigen Übersetzers, der weiter als Autor vieler lateinischer Fachbücher genannt und geehrt wurde, und das nicht einmal völlig zu Unrecht: Ihm war es schließlich zu verdanken, wenn die arabische Saat so relativ früh im Abendland aufging, obschon zunächst nur in der kleinen unteritalienischen Enklave. Der Ruhm Salernos wuchs nach Konstantin auch durch eigene Entwicklungen weiter, zum Beispiel durch Arzneikompendien wie die im 12. Jahrhundert erarbeiteten Werke „De simplici medicinae“ (nach den ersten Worten der Einleitung auch „Circa instans“ genannt) oder „Antidotarium nicolai“, das 175 Rezepturen für haltbare Medikamente nannte, die von einem *stationarius* (von *statio*, dem Herstellungsraum) oder von einem *confectionarius* (Zubereiter) in größeren Mengen gefertigt werden konnten.

Das „Circa instans“ fasst die Erkenntnisse der Pflanzenheilkunde in 270 Beiträgen über einfache Arzneien (Simplicia) zusammen. Die Artikel sind in zwei Teile gegliedert, deren erster der Pflanze selbst und dem Wirkstoff gilt, während der zweite Abschnitt Möglichkeiten der Anwendung, die Haltbarkeit und die Kombinierbarkeit mit anderen Heilmitteln erläutert. Die Wirkungsweise wird ganz im Sinn der Humoralpathologie kurz als zusammenziehend (adstringierend), erwärmend, trocknend, feuchtend, kühlend, abführend, harntreibend oder ähnlich beschrieben. Das „Antidotarium nicolai“ behandelt vor allem zusammengesetzte Medikamente (Composita). Beide Schriften waren weit verbreitet, setzten auf lange den Standard in der Arzneimittelkunde und festigten weiter den Ruf Salernos, der bald über die Alpen gedrungen war bis in den hohen deutschen Norden, wo Hartmanns armer Heinrich so furchtbar von Gott gestraft worden war.

DAS STAUNEN DER WELT

Das war ein Jahrhundert nach Konstantin zu einer Zeit, als der wohl berühmteste und für unser Thema bedeutendste Landsmann des armen Heinrich am zweiten Weihnachtstag 1194 im norditalienischen Iesi (Ancona) geboren wurde: Friedrich, Sohn des staufischen Kaisers Heinrich VI. und seiner Frau

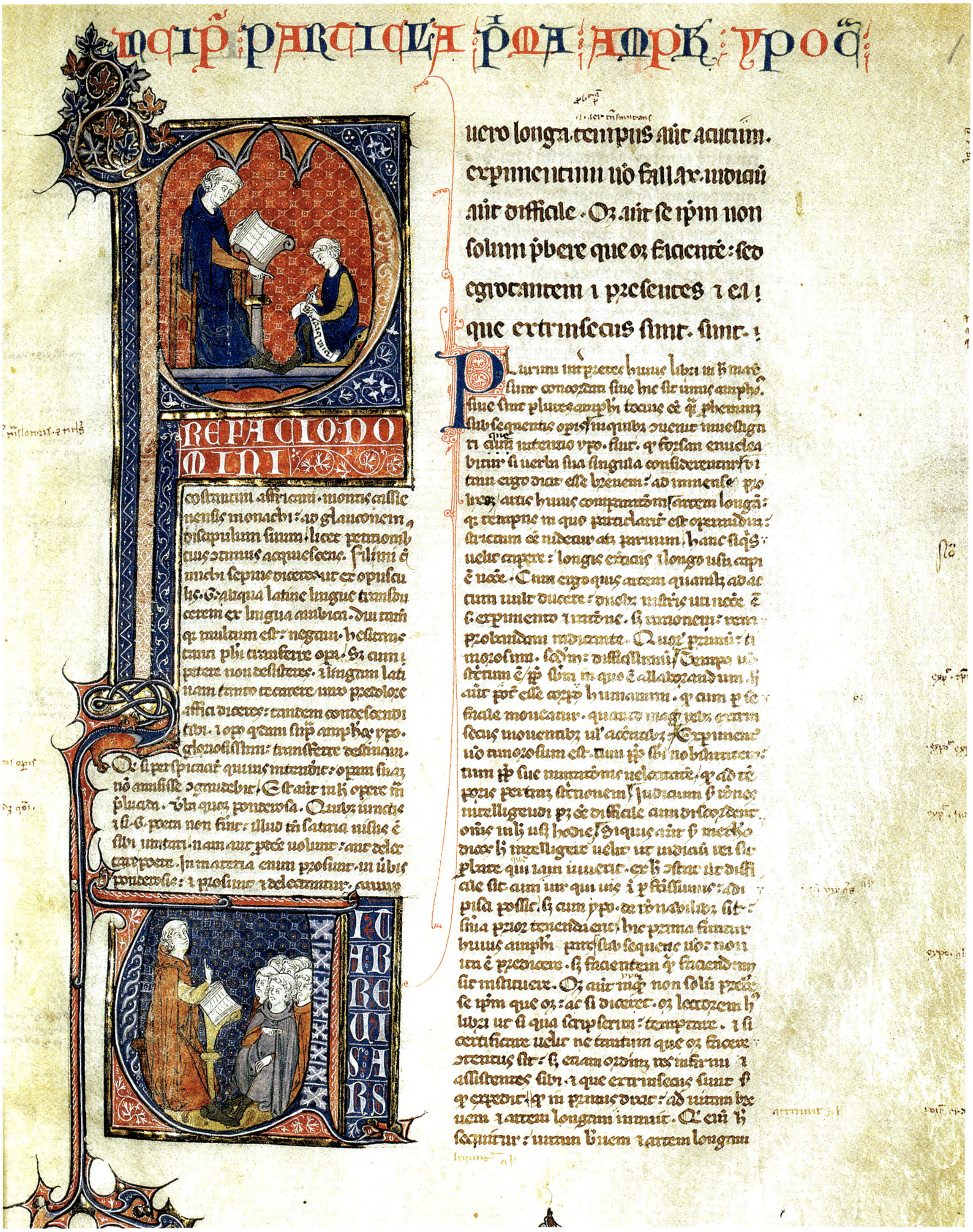

Konstanze, Erbin des Königreichs Sizilien, wo der Kaiserspross aufwuchs. 1198 erbte er Sizilien, 1212 wählten die deutschen Fürsten Friedrich zum König, 1220 wurde er in Rom als Friedrich II. zum Kaiser gekrönt und vereinte nun seine deutschen, oberitalienischen (Lombardei) und sizilisch-neapolitanischen Länder in einer Hand. Meistens in Palermo residierend, wenn er nicht gerade erfolgreich Krieg führte, entwickelte er in Sizilien-Neapel ein modernes Staatswesen mit effizientem Beamtenapparat nach islamischem Vorbild und schaute bei seinen Maßnahmen stets eher nach Osten als auf das christliche Rom, mit dessen Herrn, dem Papst, er lebenslang zu kämpfen hatte. *Stupor mundi* (Staunen der Welt) hieß Friedrich bei den Zeitgenossen. Gemeint waren damit nicht nur seine politischen und militärischen Fähigkeiten, sondern in erster Linie seine immense Bildung, seine universellen Interessen und sein von allen religiösen Rücksichten freies Denken.

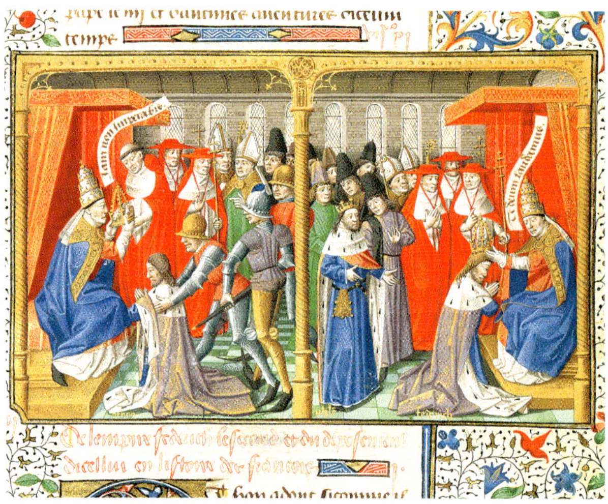

Friedrich II. wird am 22. November 1220 von Papst Honorius III. zum Kaiser gekrönt.

Friedrich war ein Freund der Geisteswissenschaften und der schönen Künste. Er beschäftigte sich mit antiker und arabischer Philosophie, mit Mathematik, Medizin und Naturlehre und schrieb ein faszinierendes Buch über die Falkenjagd („De arte venandi cum avibus" – Über die Kunst des Jagens mit Vögeln), das ihn als gründlichen und vorurteilsfreien Beobachter ausweist: „Unsere Absicht ist, sichtbar zu machen die Dinge, die sind, wie sie sind", erklärte der Kaiser im Vorwort programmatisch.

Er soll neun Sprachen, darunter von Jugend an natürlich Arabisch, fließend in Wort und Schrift beherrscht haben. In seiner Wissbegier unterhielt er eine – nach damaligen Maßstäben – fast weltweite Korrespondenz mit Philosophen, Staatsmännern, Astronomen, Gelehrten und auch Medizinern, denen er bedrängende Fragen vorlegte. Ein Beispiel:

Warum sieht der, bei dem der Dunst zum Gehirn aufsteigt, und der, bei dem der Star beginnt, schwarze Fäden wie Fliegen und Mücken außerhalb des Auges, obwohl sich nichts außerhalb des Auges befindet und der Betreffende vollkommen bei gesundem Verstand ist? Wie kann man etwas in der Pupille sehen, während man doch das, was der Pupille nahe ist oder gar ihr anhaftet, nicht sieht?

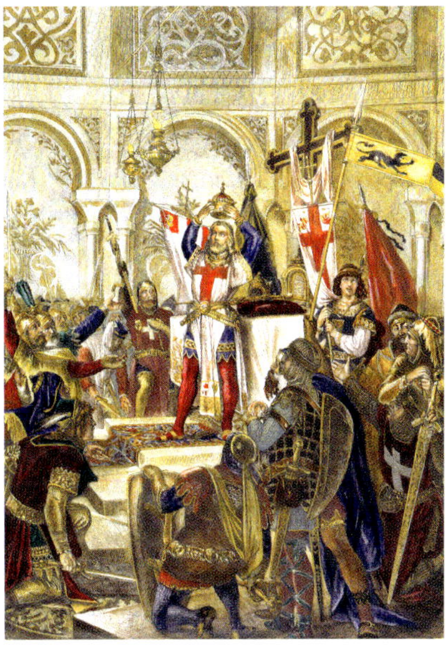

Als Friedrichs größte Leistung darf der Brückenschlag zwischen Okzident und Orient gelten. Ohne einen Schwertstreich und nur durch ehrliches, tolerantes Verhandeln gelang ihm 1229 der Gewinn der Krone des Königreichs Jerusalem, derentwegen Hunderttausende von Kreuzrittern zuvor ihr Leben verloren hatten. Er schloss regelrecht Freundschaft mit Sultan al-Kamil und einigen seiner Berater. Politisch ließ sich der Erfolg nicht konservieren, denn zu gewaltig waren die Widerstände, im Westen durch eine bornierte Geistlichkeit und eine machtbesessene Kurie, im Osten aufgrund der Rachegefühle der Muslime nach den bestialischen Massakern unter ihren Glaubensbrüdern im Verlauf der vier voraufgegangenen Kreuzzüge. Doch in seinem von Sarazenen und Christen bewohnten Staat in Süditalien gelang Friedrich ein echtes Miteinander, und dabei zeigte es sich, dass die christliche Seite weit mehr profitierte als die islamische.

Wie das durch Wissenstransfer geschah, haben wir gesehen. Friedrich kopierte aber auch die in den Araberstaaten vorzüglich organisierten Verwaltungen, das Steuersystem und die Aufsicht über Ausbildungsgänge und Berufsgruppen. Medizinern und Apothekern galt seine besondere Aufmerksamkeit, denn sie spielten die Schlüsselrolle für die Volksgesundheit, das wertvollste Kapital des Staates, weswegen der Kaiser sich stets wie die islamischen Kalifen seiner hohen Verpflichtung bewusst war, „für das allgemeine gesundheitliche Wohl unserer Untertanen zu sorgen". Er selbst war Kenner in Sachen Heilmittel und pflegte, Verwandten, Freunden und Bekannten Arzneien zu verschreiben, offenbar mit gutem

Kaum ein Mächtiger des Mittelalters war den medizinischen Errungenschaften so aufgeschlossen gegenüber wie Friedrich II. Durch die Kreuzzüge kam er zwangsläufig in engen Kontakt mit den arabischen Wissenschaften. Der um 1880 entstandene Holzstich von Franz Kollarz zeigt die Krönung Friedrichs zum König von Jerusalem.

Ob es an Friedrichs Hof in Palermo tatsächlich so zugegangen sein mag, wie es in diesem Ölbild von Arthur von Ramberg dargestellt wird, kann spekulativ bleiben. Signifikant ist jedoch, dass Friedrich II. ganz offensichtlich Respekt vor den Arabern und ihrem Wissen nicht vermissen ließ – eine Geisteshaltung, die im christlich geprägten Europa jener Zeit eher selten zu finden war.

Erfolg. Sein Wissen hatte er als Herrscher auch des Gebiets von Salerno aus der dortigen Ärzteschule, deren Absolvierung er in seinem sizilischen Reich allen bindend vorschrieb, die Arzt werden wollten. Er förderte die Züge einer Universität annehmende Schule in jeder Weise, gliederte ihr einen anatomischen Zweig an (für den er zum Entsetzen des Klerus auch Leichen zum Sezieren zur Verfügung stellen ließ) und gründete in Neapel eine weitere Staatsuniversität, die anders als ähnliche Einrichtungen ebenfalls keinerlei geistlicher Kontrolle unterlag, was der Papst als „ruchlos" geißelte.

Mit Argwohn beobachtete man in Rom auch, dass der Kaiser seine Untertanen zu mehr Reinlichkeit anhielt, gegen die an sich kaum Bedenken bestanden. Dass er aber sein Ziel durch die Einrichtung öffentlicher Bäder zu

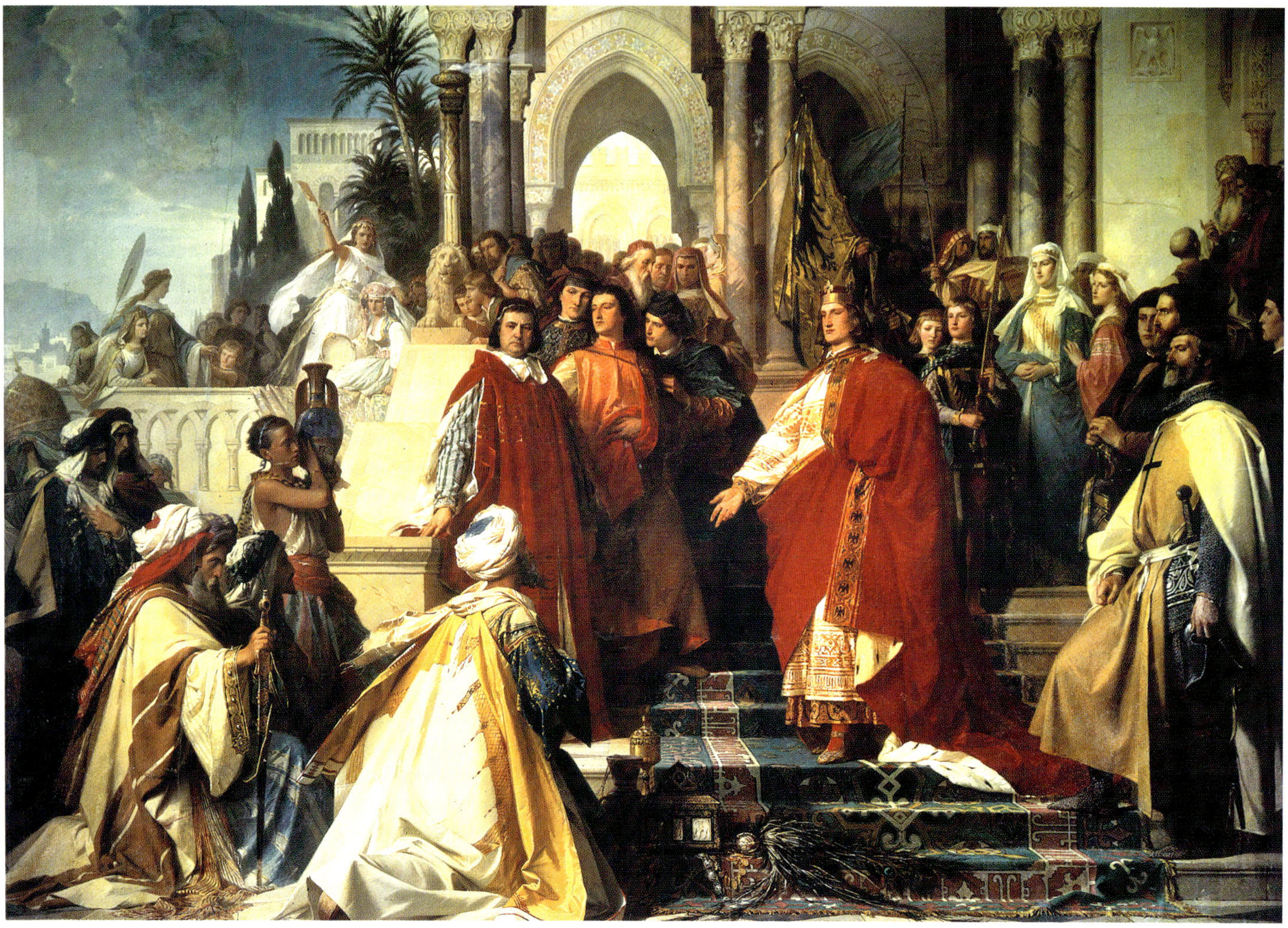

erreichen suchte, ließ die Alarmglocken der Sittenwächter schrillen. Wegen der vielen Frauen in seinem Tross, wenn der Kaiser über Land zog, stand er ohnedies im Ruch eines Wüstlings, was durch die Betonung der Hygiene noch verstärkt wurde. Friedrich nämlich ließ nicht nur in alle seine Schlösser Bäder und aufwändige sanitäre Einrichtungen einbauen, er badete selbst gern und ausgiebig, und das sogar an kirchlichen Feiertagen. Von so jemandem war innere Reinheit in geistlichem Verständnis kaum zu erwarten. Doch der Kaiser hätte tun oder lassen können, was er wollte, in Rom geriet alles in den falschen Hals, wo man gegen ihn als Freigeist, ja „Antichrist" hetzte. Seine Duldung der Sarazenen, sein zum Teil arabischer Hofstaat, seine Leibwache aus Sarazenen und seine an islamischen Vorbildern ausgerichtete Gesundheitspolitik passten ins „höllische" Bild, das die Propagandisten der Kurie von ihm zeichneten.

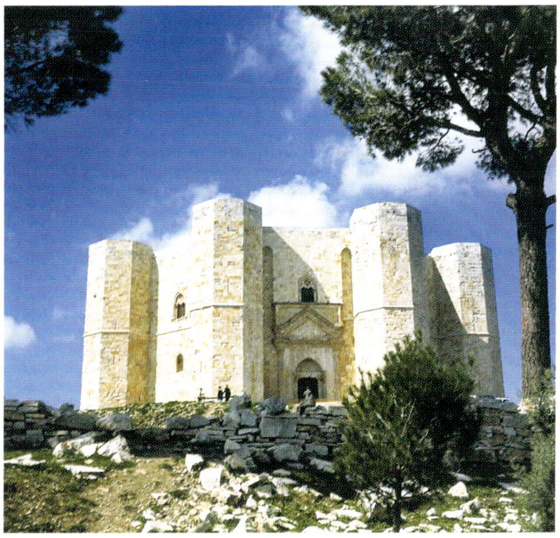

Castel del Monte bei Bari in Apulien war das Jagdschloss Kaiser Friedrichs. 1996 wurde es von der UNESCO zum Weltkulturerbe erklärt.

Friedrich ließ sich nicht beirren und modernisierte weiter. In den Konstitutionen von Melfi hieß es 1231 über die Arztausbildung:

Da niemals die Wissenschaft der Medizin gewusst werden kann, ohne dass man vorher etwas von Logik weiß, so befehlen wir: dass keiner Medizin studiere, der nicht vorher drei Jahre Logik getrieben hat.

Außerdem mussten die Studenten der Heilkunst fünf Jahre hindurch Hippokrates, Dioskurides und Galen studieren. Erst danach, also nach vollen acht Studienjahren, folgte das Examen vor dem Lehrkollegium in Salerno und dann noch ein praktisches Jahr an der Seite eines erfahrenen Arztes, ehe eine Anstellung als Arzt (die Approbation) durch den Kaiser persönlich möglich war. Genau festgelegt wurde, dass Arme unentgeltlich oder zu ermäßigtem Gebühren zu behandeln waren, welche Beträge ansonsten berechnet werden durften, wie viele Besuche je nach Leiden der Arzt beim Patienten machen solle, dass der Apotheker nach Verordnung des Arztes nur einwandfreie Arzneien ausgeben dürfe usw. Mit solchen detaillierten Bestimmungen übernahm Friedrich wie schon sein Großvater Roger I. von Sizilien im Kern alle islamischen Vorschriften für die Kontrolle von Ärzten und Apothekern. Erstmals befahl er allerdings in der Medizinalordnung von 1241 die gesetzliche Trennung beider Berufe. Diese Ordnung prägte alle nachfolgenden, obwohl sie zunächst nur für das Königreich Sizilien-Neapel in Kraft gesetzt wurde. Unter anderem gehörten dazu folgende Grundsätze, die noch heute weitgehend in Geltung sind:

Verbot einer Interessengemeinschaft von Arzt und Apotheker; freie Arzt- und Apothekerwahl; Verbot des Apothekenbesitzes durch Ärzte; Aufhebung des Rechts der Ärzte zur Selbstdispensierung; Verbot der Krankenbehandlung durch Apotheker; behördliche Überwachung der Apotheken durch Beaufsichtigung der Arzneizubereitung und regelmäßige Visitationen; Strafmaßnahmen gegen Apotheker, die sich nicht an die behördlichen Anordnungen halten; Verpflichtung des Apothekers zum Einkauf von einwandfreiem Material; Aussortierung alter Bestände; korrekte Rezepturen nach ärztlichen Anweisungen oder nach einem einheitlichen Arzneibuch; Verbot des *Quidproquo* (Ersatzarznei bei Fehlen einer verordneten) ohne ärztlichen Rat; Auszeichnung (Benennung) des Arzneimittels, seines Preises und seiner Zusammensetzung; Versicherung, nur zum Nutzen des Patienten zu handeln; Festsetzung von Preisen durch die Behörden sowie Ermäßigungen für Arme; Befolgung der behördlichen Regelung von Konzessionierung und Handelsbeschränkungen; Nachweis korrekter Ausbildung und Verpflichtung zur Zeugnisvorlage; Kenntnis der lateinischen Sprache; Einhaltung der Regeln für den Handel mit Giften und Rauschmitteln; Beachtung der Vorschriften zum Verkauf außerhalb der Apotheke.

Den Begriff „Apotheke" verwendete man damals, wenn überhaupt, noch sehr unscharf im ursprünglichen Sinn von Lagerraum für allerlei Sachen oder von Kramladen, in dem auch Gewürze und Kräuter angeboten wurden. Im kaiserlichen Gesetz steht noch die bereits erwähnte *statio* als Ort der Arzneizubereitung. War von einem *apothecarius* die Rede, so meinte man damit zunächst nur einen Lagerverwalter ohne nähere Bestimmung, was er da verwaltete. Der Arzneimittelhersteller und -verkäufer war der ebenfalls schon genannte *confectionarius*.

Im Deutschen standen die Verkaufstätigkeit und die Ware im Vordergrund, weswegen von *cremer* oder *cruder* (Krauter) oder *wurtzler* die Rede war. Erst durch gelehrte Einflüsse und im Zuge der Einrichtung von Arzneiläden in den Städten setzte sich im späten Mittelalter und während der Renaissance das Begriffspaar „Apotheke/Apotheker" in weiten Teilen Deutschlands durch, während in romanischen Ländern von der *pharmacia* gesprochen wurde.

Wenn im frühen Mittelalter bereits von Apotheken die Rede ist, hat man sich eher Straßenhändler denn fest installierte Einrichtungen vorzustellen.

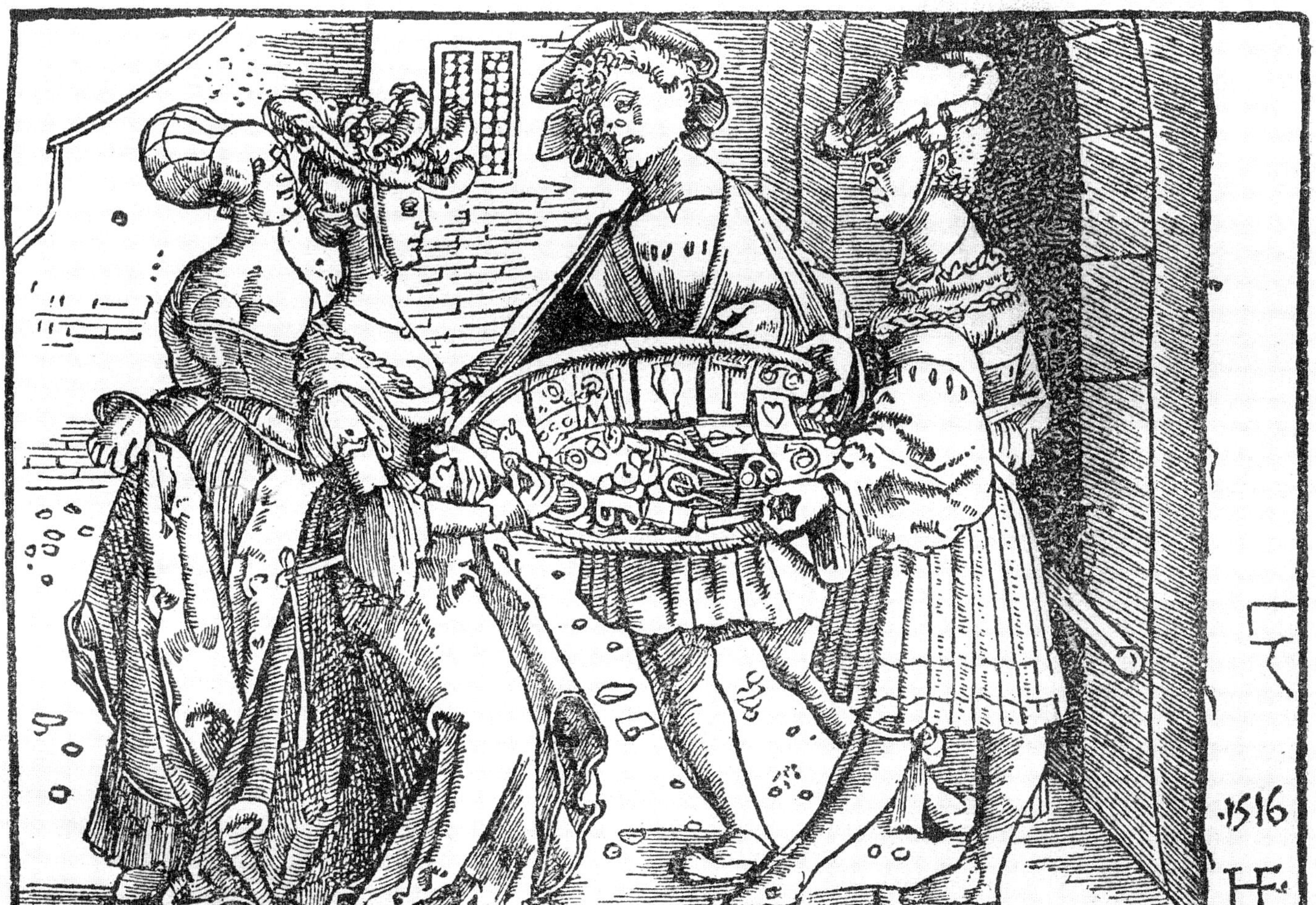

GLAUBE UND ABERGLAUBE

Manche Punkte in der Apothekenordnung sind natürlich erst später aufgenommen worden (z. B. die Forderung von Lateinkenntnissen), doch die Grundlinien legte bereits die kaiserliche Medizinalordnung von 1241 fest. Nun entstand diese erst ein halbes Jahrhundert nach dem Epos Hartmanns von Aue, doch sie konnte nur so ausgefeilt sein, weil die Voraussetzungen dazu von der Schule in Salerno längst geschaffen worden waren. Kein Wunder, dass der arme Heinrich hier Hilfe suchte. Er bekam sie, aber in einer Weise, dass sich den Salernitaner Ärzten die Haare gesträubt hätten: Der „beste Meister", den Heinrich dort spricht, druckst lange herum. Theoretisch sei eine Heilung zwar möglich, das Mittel dazu aber nicht beschaffbar. Heinrich bietet alles Honorar der Welt an und fleht so lange, bis der Arzt schließlich doch mit der Sprache herausrückt und erklärt, warum die Arznei nicht käuflich sei:

Ir müeset haben eine maget
diu vollen manbære
und des willen wære
daz sî den tôt durch iuch lite

Ihr müsstet nämlich eine Jungfrau im heiratsfähigen Alter finden, die willens wäre, Euch zuliebe in den Tod zu gehen.

Da erkennt Heinrich, dass ihm nicht zu helfen sein wird, denn ihn meiden wegen seiner widerwärtigen Krankheit ohnehin schon alle Menschen. Wie könne ihn da ein Mädchen so lieben, dass es sich für ihn opfern wolle? Wie das aber in Romanen so ist, findet sich doch eine solch selbstlose, wunderschöne Jungfrau in der Familie eines von Heinrichs Bauern. Sie steigert sich derart in die Rettungsidee hinein, dass sogar die Eltern schließlich schweren Herzens einwilligen und Heinrich mit ihr nach Salerno aufbricht. Dort schaudert der „beste Meister" entsetzt zurück vor dem Mut des Mädchens, stellt ihm eindringlich vor, welche unmenschlichen Schmerzen es erleiden werde, denn er müsse ihm das Herz bei vollem Bewusstsein herausschneiden. Und er beschwört das schöne Kind, von seinem Vorhaben abzulassen. Heinrich, der draußen warten muss, findet einen Spalt, durch den er ins Behandlungszimmer blicken kann, sieht das entkleidete Opfer, und die Liebe lodert lichterloh in ihm auf. Er dringt in den Raum ein, hindert den Arzt an der Tötung der Liebsten und ist wegen dieser edlen Tat von Stund an durch Gott geheilt.

Die Geschichte ist hier nicht aus Fabulierlust skizziert worden, sondern weil sie ein bezeichnendes Licht auf die Vorstellungswelt wirft, in der das Mittelalter noch in der Blütezeit befangen war. Zwar hatte man auch in Mitteleuropa von den Fähigkeiten der südlichen Heilkundigen erfahren, doch erklärte man sich deren Erfolge vor allem durch Magie oder göttliche Gnade. Die wissenschaftliche Sichtweise war dem übrigen Abendland fremd geblieben. Es stand fest in der Tradition einer abergläubischen oder, was in diesem Zusammenhang dasselbe bedeutete, gläubigen Volksmedizin. Ganz unberührt von antikem Gedankengut freilich war Kerneuropa nicht geblieben, denn es kam durch die germanischen Stämme, die auf dem ehemaligen Reichsboden eigene Staaten bildeten und mit Byzanz in Beziehung traten, intensiv in Berührung mit der griechisch-römischen Kultur. Eigentlicher Erbe aber des Reiches wurde die Kirche, die in Spanien, Italien, Gallien, Britannien und Germanien weit stärker als im Osten rigoros zensierte, was sich ihrer Meinung nach mit dem Glauben vertrug und was nicht. Und sie gewährte auch nur ausgewählten, glaubensfesten Männern Zugang zu den Kulturschätzen, während das Volk genug damit zu tun hatte, ein gottgefälliges, arbeitsames Leben zu führen. Selbst im Adel verlor sich mit der Zeit die Kenntnis von Lesen und Schreiben. Wissen ging sozusagen ins Kloster, wo die frommen Mönche die Schriften der Alten kopierten und damit auch die medizinischen Klassiker, die freilich auch nicht immer richtig verstanden wurden, weil die Kenntnis der Fachtermini fehlte. Nutzen konnten die Mönche auch sonst nicht alles, was sie aus den Büchern erfuhren, denn beispielsweise die Ausübung der Chirurgie, also das Herumschneiden am Ebenbild Gottes, war ihnen untersagt. Mit natürlichen Mitteln aber den Leib pflegen und stärken, Leiden mildern und dem Nächsten beistehen, das war Christenpflicht und damit vornehmste Aufgabe der Geistlichen und der Brüder in den Klöstern. Und da die Pfarrer mit Predigen und Aufsicht über ihre Schäfchen vollauf zu tun hatten, blieb die Gelehrsamkeit und die Krankenpflege Sache der Mönche und Nonnen. Mit dem Untergang des weströmischen Reiches um die Wende des 5./6. Jahrhunderts begann die Epoche der Klostermedizin und -pharmazie.

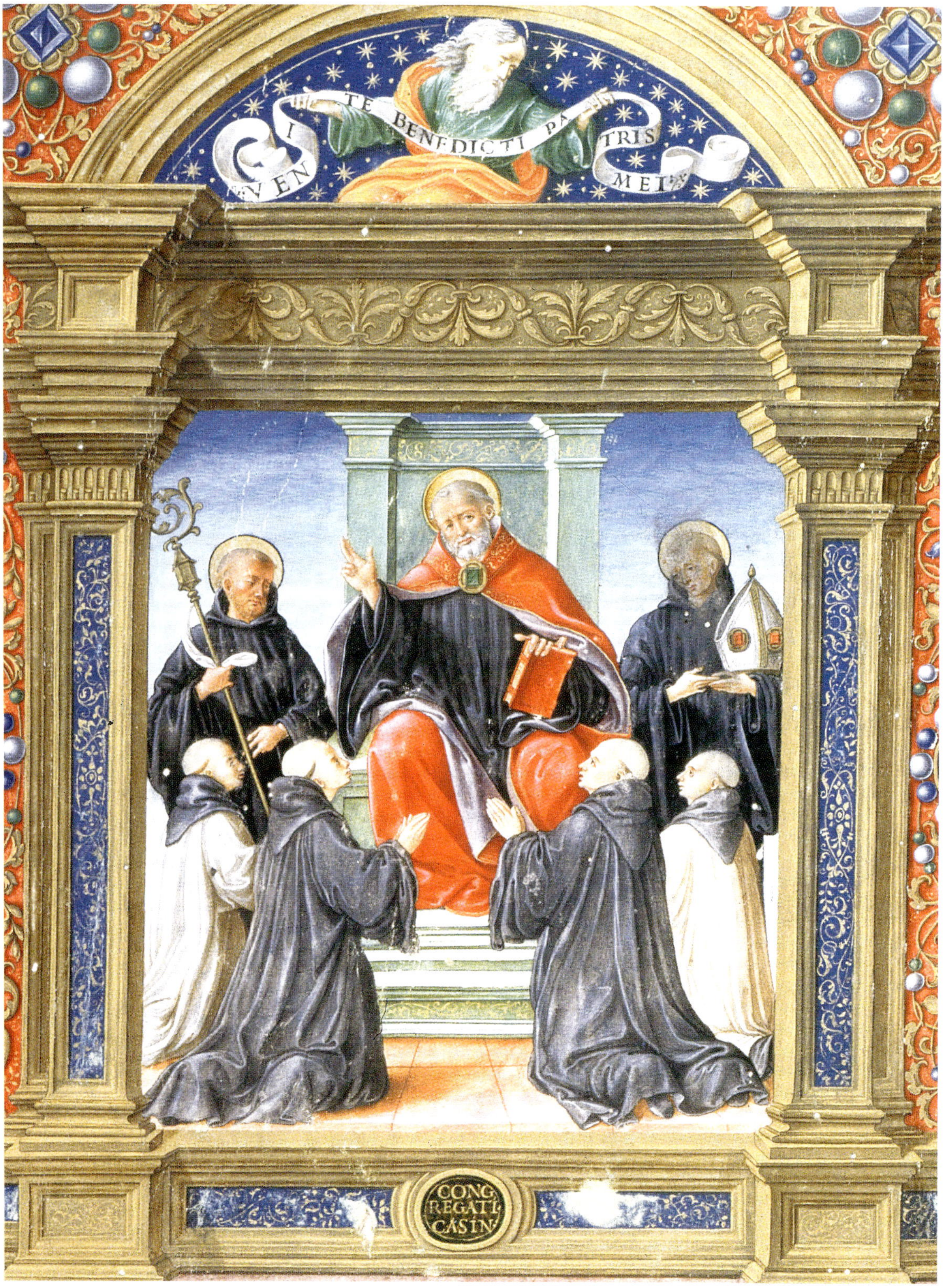

Das für die Geschichte der Medizin und Pharmazie so wichtige Salerno wäre kaum möglich gewesen ohne die Gründung der ersten Klöster. Das in Montecassino 529 gegründete Kloster des Benedikt von Nursia (in der Illustration aus dem 15. Jahrhundert Benedikt bei der Verteilung der Ordensregeln) legte den Grundstein für die Klostermedizin.

In die Zeit des Umbruchs fiel die erste und folgenreichste Gründung eines Klosters in Europa durch Benedikt von Nursia (um 480–547) auf dem Montecassino bei Neapel um das Jahr 529. Er gab der klösterlichen Gemeinschaft eine detaillierte Regel in 73 Kapiteln, in deren 36. es heißt: „Die Sorge für die Siechen rangiert vor und über allen anderen Pflichten“, denn ihnen solle gedient werden wie „unserem Herrn“, der gesagt hat: „Ich bin krank gewesen, und ihr habt mich besucht“ und: „Was ihr getan habt einem unter diesen meinen geringsten Brüdern, das habt ihr mir getan“ (Matthäus 25,36 und 40). Vorgeschrieben wurde außerdem, dass im Kloster ein eigener Raum für die Kranken vorzuhalten sei, deren Pflege einem „Diener“ obliegen solle. Bald hatten alle Klöster ein solches Infirmarium (lateinisch *infirmis* = krank), die sich in größeren Anlagen mit der Zeit zu einem regelrechten Klosterspital mit Apotheke entwickelte.

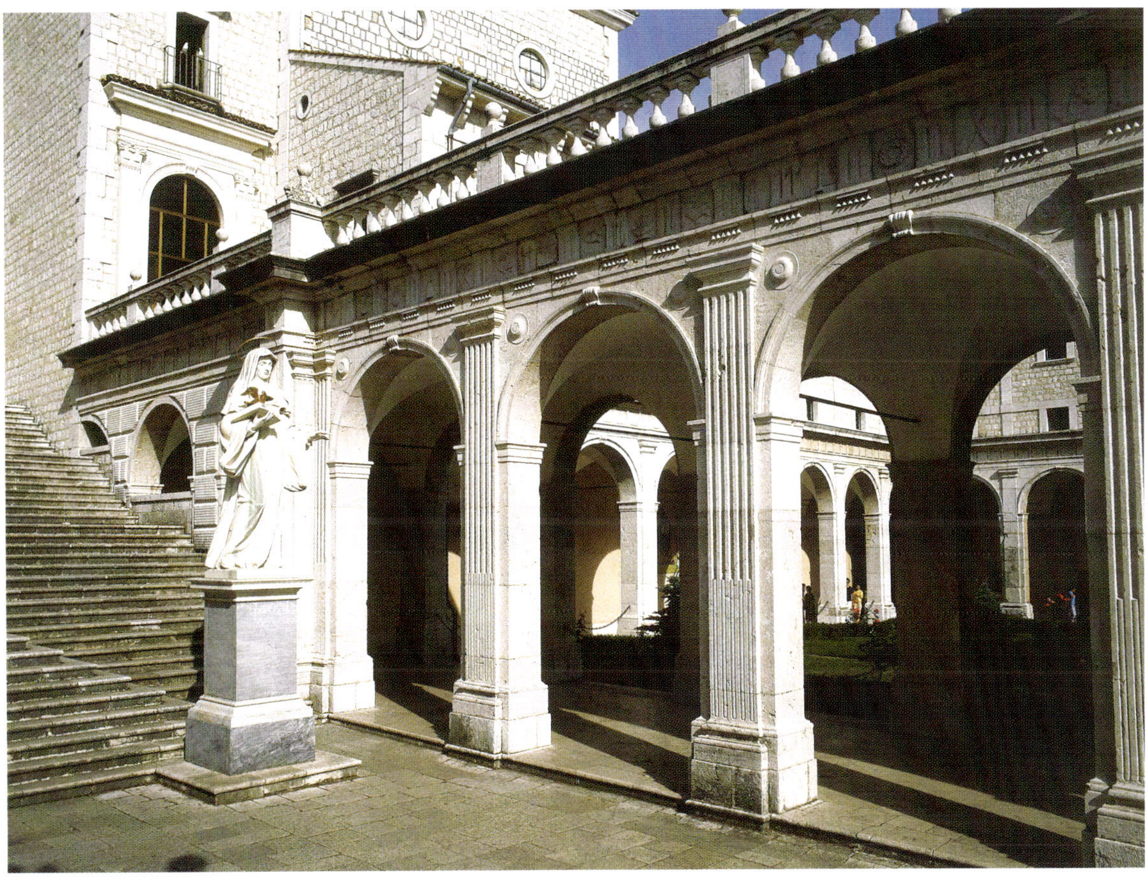

Das Kloster der Benediktiner in Montecassino begründete die Tradition, dass Klöster einen Bereich zur Behandlung von Kranken und Pflegebedürftigen reservieren mussten.

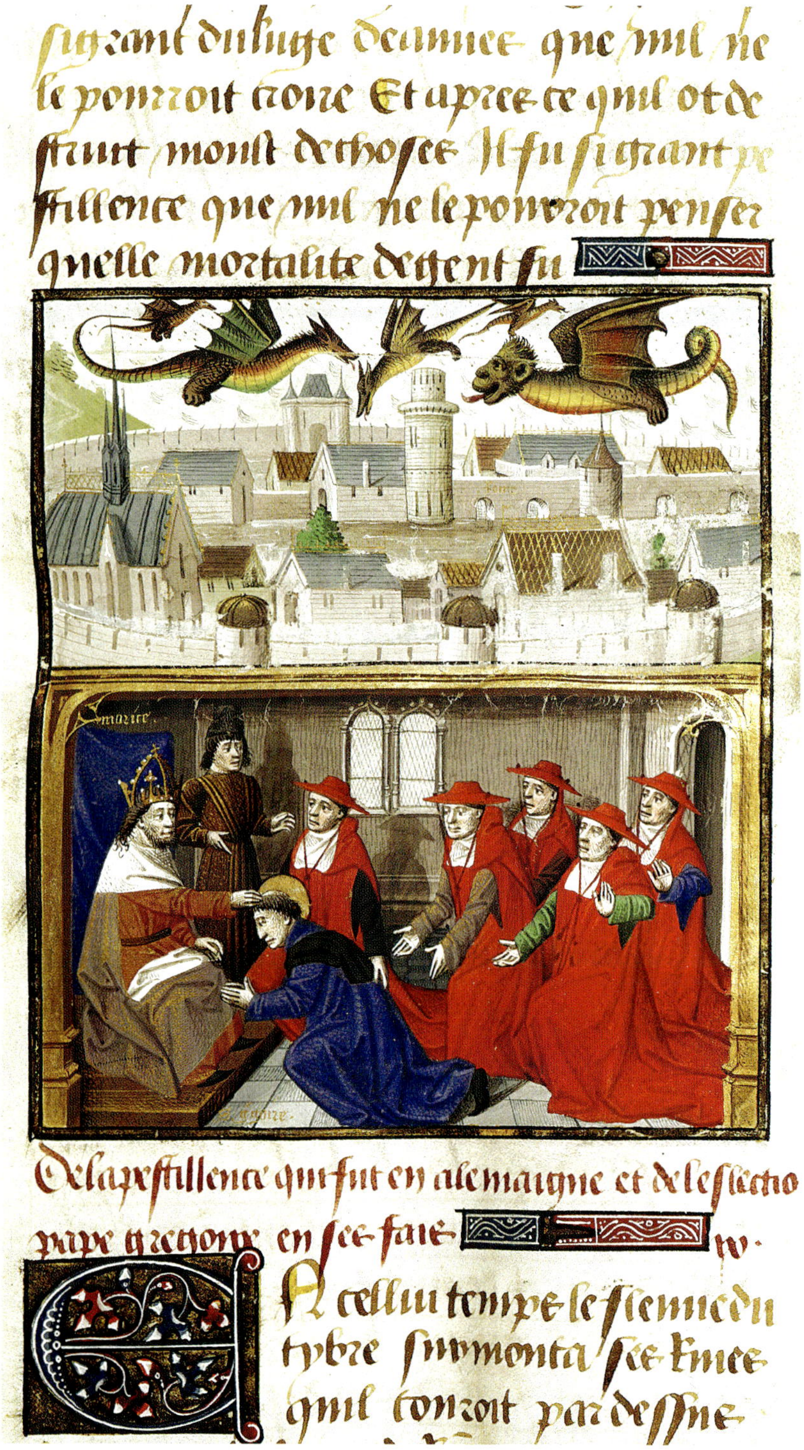

Die Benediktinerregel setzte sich weithin durch, gefördert in den Anfängen von Papst Gregor I. dem Großen (um 540–604, amtierte seit 590), den gerade ihre Ausrichtung auf die Nächstenliebe überzeugt haben dürfte, denn der Legende nach bestand seine erste Amtshandlung in einem Bittgang zur Abwendung der Pest: Als er sich der Peterskirche genähert habe, sei der Erzengel Michael über dem Grabmal Kaiser Hadrians segnend erschienen. Das mächtige Gebäude heißt seitdem Engelsburg; die Seuche aber sei gebannt gewesen. Im Ernstfall halfen nach seinerzeitiger Ansicht eben doch nur Gebete. Deswegen und wegen der Beschränkung ernsthafter Medizin auf die Abteien, machte sich bald ein empfindlicher Mangel an Laienärzten etwa im Reich Karls des Großen (8./9. Jahrhundert) bemerkbar. Quacksalber, „weise Frauen“, Seifensieder und Magier hatten Hochkonjunktur, allesamt nur mit rudimentärem medizinischem Wissen ausgestattet, das über Bauernregeln kaum hinausging. Immerhin war man sich der Bedeutung der Reinlichkeit für die Gesundheit bewusst, und der Herrscher forderte von den Verwaltern der Krongüter eine akkurate Vorratshaltung für Seife und die Lieferung bestimmter Kontingente an den Hof. Und er ließ die so genannten *xenodochia* erneuern, Unterkünfte für Fremde, die oft auch als Krankenhäuser dienten und unter der Aufsicht von Klöstern standen. Mehr als Fürsorge und Pflege fanden die Patienten dort kaum, da fachärztliche Betreuung gewöhnlich fehlte.

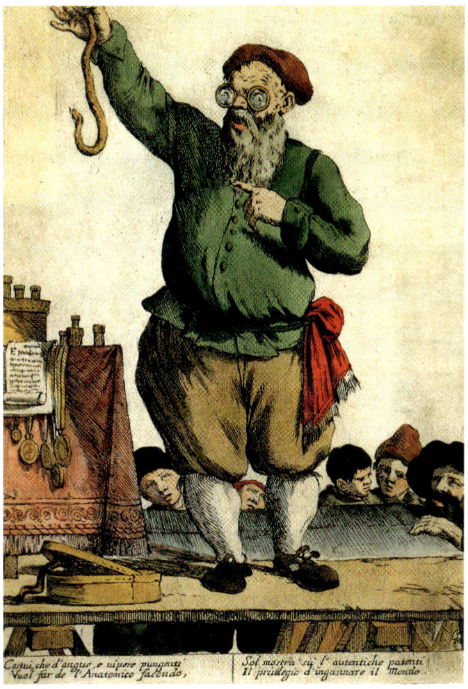

Costui, che d'angue, e uipere pungenti
Vuol far de l'Anatomico facondo,
Sol mostra su l'autentiche patenti
Il priuilegio d'ingannare il Mondo.

Wenn heutzutage von Quacksalbern die Rede ist, versteht man darunter in erster Linie Scharlatane oder Kurpfuscher. Im Mittelalter waren Quacksalber hingegen Salbenverkäufer, die ihre – mehr oder weniger sinnvollen – medizinischen Arzneien als Straßenverkäufer anpriesen.

Der Ärztemangel scheint aber selbst bei Hofe kaum empfunden worden zu sein. Zwar zog Karl der Große anwesende griechische oder jüdische Ärzte zu Rate, befolgte aber allenfalls und sehr vorübergehend ihre Diätvorschläge. So auch bei seiner letzten Erkrankung am 22. Januar 814, als er sich offenbar eine Pleuritis (Rippenfellentzündung) zugezogen hatte und hoffte, sich durch sein altes Hausmittel, das Fasten, kurieren zu können. Das Fieber aber sank nicht; er starb nach einer knappen Woche, ohne nach einem Arzt auch nur gefragt zu haben. Das kann bei einer Religion nicht wundernehmen, die das irdische Dasein als Jammertal begriff und die Jammernden aufs himmlische Jerusalem vertröstete. Außerdem galt Krankheit als Sündenstrafe, von Gott verhängt über den in der Erbsünde befangenen Menschen zur Buße und daher auch nur durch Gott wirklich heilbar. Deswegen waren die Priester am Krankenbett vielen Menschen wichtiger als heilkundiger Rat.

Manche verstanden ihr priesterliches Amt aber auch als Auftrag zum Wundertun in der Nachfolge Christi. Gegen solche bis zum heutigen Tag ihr Unwesen treibende Wunderheiler wandte sich die Kirche zwar stets entschieden, in Notzeiten aber nicht immer mit Erfolg. Und so erklärt sich auch der grassierende Kult um die Heiligen, die als Nothelfer angerufen werden können. Da gab es schon um 800 klare Zuständigkeiten: Agathe bei Atembeschwerden, Apollonia bei Zahnschmerz, Athanasius bei Kopfweh, Blasius bei Halsschmerz, Kilian bei Gicht, Laurentius bei Brandwunden, Sebastian bei

Gegenüberliegende Seite:
Die Pest, die im 6. Jahrhundert Mitteleuropa erreichte, traf auch die katholische Kirche unvorbereitet. Papst Gregor I., ansonsten den medizinischen Wissenschaften nicht unaufgeschlossen, wusste sich kaum anders als durch Fürbitten zu helfen.

Pest, Valentin bei Fallsucht. Solche Hinwendung darf keineswegs als wirkungslos angesehen werden, denn die Heilkräfte der Selbstsuggestion sind nicht zu unterschätzen, in einer noch magisch geprägten Epoche ohnehin nicht.

KAROLINGISCHE RENAISSANCE UND DIE KLOSTERMEDIZIN

Gerade aber die Herrschaft Karls des Großen brachte eine gewisse Stabilisierung in die unruhige frühmittelalterliche Welt, und es setzte ein Umdenken hinsichtlich des antiken Erbes ein, ganz allmählich, aber unaufhaltsam. Karl hatte sich mit berühmten Gelehrten wie dem fränkischen Schriftsteller Einhard (um 770–840), dem lombardischen Kommentator der Benediktinerregel und Historiker Paulus Diaconus (um 720–799) und dem angelsächsischen Theologen Alkuin (um 730–804) umgeben, die ihn zu einer regen Reformtätigkeit inspirierten, in der Kulturgeschichtsschreibung zusammenfassend „Karolingische Renaissance" genannt.

Der Tod Karls des Großen. Kupferstich von Matthaeus Merian d. Ä., 1630

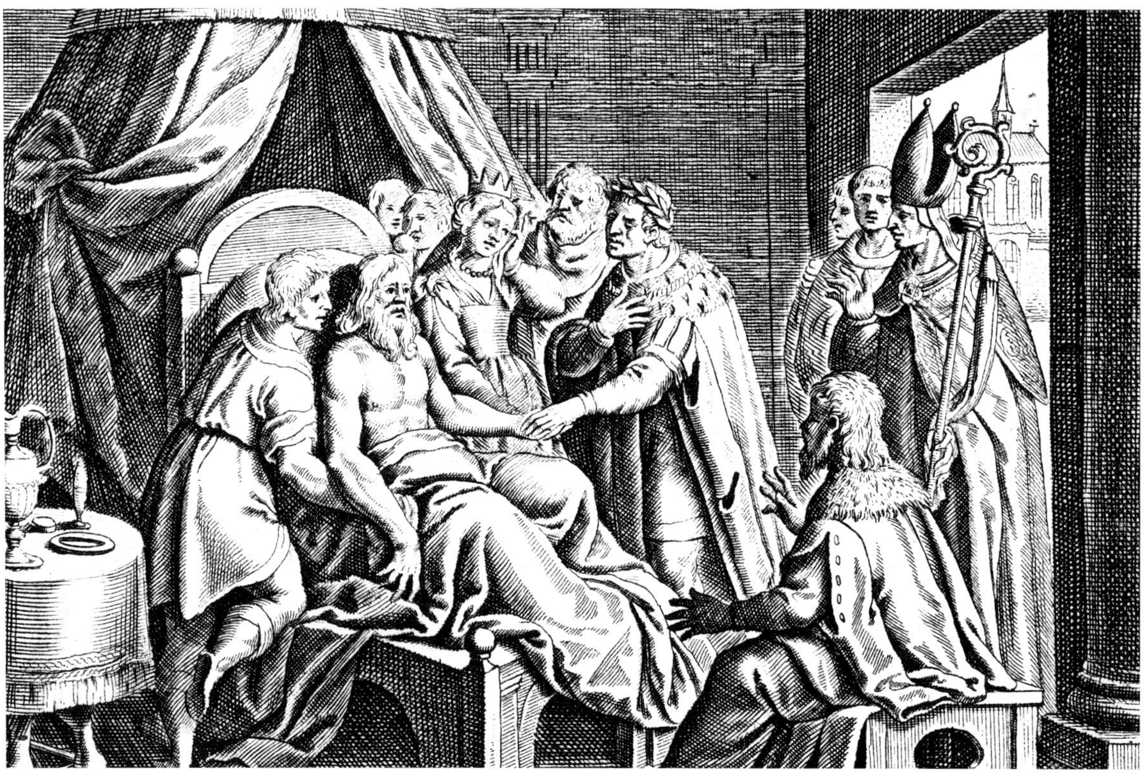

Und es handelte sich wirklich um eine Art Wiedergeburt antiker Werte und Sichtweisen. Das betraf Verwaltung wie Volksbildung, Kunst und Kirche, Wissenschaft und mithin auch Medizin. Die Schriften von Hippokrates und Galen, die „Materia medica" des Dioskurides und die Werke des Plinius kamen wieder zu Ehren und regten Mönche dazu an, die Erkenntnisse zu prüfen und durch eigene Beobachtungen zu ergänzen.

Erster und berühmtester Beleg dafür ist das „Lorscher Arzneibuch", um 795 im Scriptorium (Schreibstube) des Klosters Lorsch bei Worms niedergelegt, bekannt auch als „Codex bambergensis medicinalis I". Es handelt sich um ein pharmazeutisches Werk auf 150 relativ schlichten Pergamentseiten, das den Klosterärzten und -apothekern sowie den für den Kräutergarten zuständigen Brüdern als phytotherapeutisches Handbuch diente und zur besseren Nutzbarkeit mit einem Inhaltsverzeichnis erschlossen ist. Es setzt ein mit einer Begründung, warum die Ablehnung von Kenntnissen der Heilkunst falsch ist, wobei der unbekannte Autor die

Schon im Mittelalter hatten mächtige Personen Biographen. Einer davon war Einhard, der das Leben Karls des Großen festhielt.

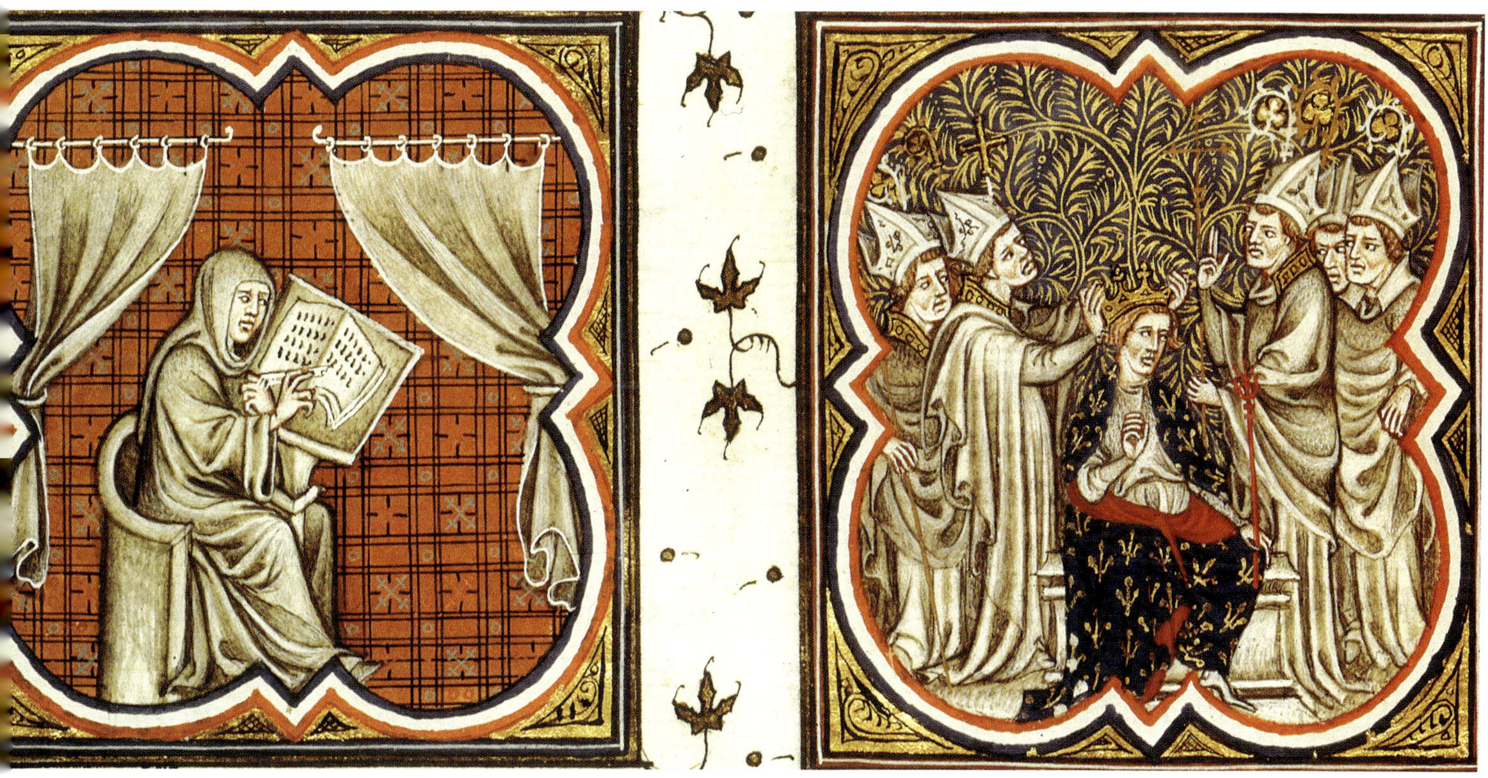

Eines der ersten frühmittelalterlichen Arzneibücher wurde im Kloster Lorsch verfasst.

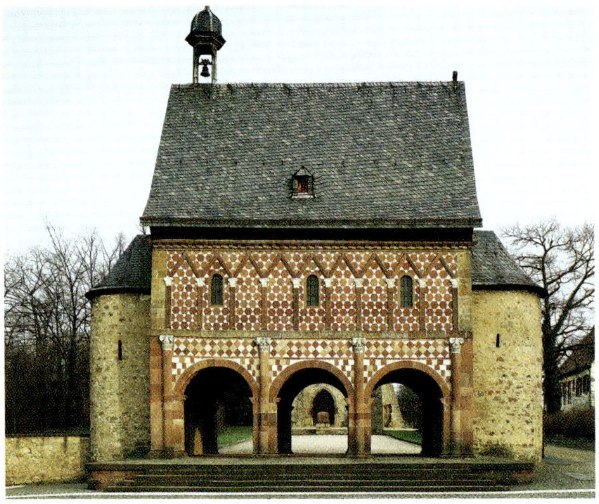

Kritiker der Medizin mit ihren eigenen Waffen, den Lehren Christi in den Evangelien, schlägt. Er stützt sich wie die Benediktinerregel auf das Gebot der Nächstenliebe und argumentiert ähnlich wie Mohammed, dass die medizinisch-pharmzeutischen Kenntnisse ebenso Gottesgaben sind wie andere Fähigkeiten, ihre Pflege und Anwendung mithin ein Gebot des Heiligen Geistes seien. Dass diese Kenntnisse aus heidnischen Quellen stammten, mindere ihren Wert nicht im Geringsten; auf dem Misthaufen gefundenes Gold sei ja auch um keinen Deut schlechter als das in der königlichen Schatztruhe.

Im zweiten Text folgt daher ein programmatisch zu verstehendes Gedicht in „heidnischen" Hexametern auf Kosmas und Damian, die Schutzheiligen der Ärzte und Apotheker, sowie auf Hippokrates und Galen, die leuchtenden antiken Vorbilder, eine bis dato schier unerhörte Kombination. Und auch die Gedichtform ist bezeichnend, denn die Poesie stand ebenfalls nicht in sonderlich hohem Ansehen bei der Amtskirche, es sei denn sie diente dem Lob des Höchsten. Gerade das aber betont unser Anonymus, indem er die Heilkunst als Geschenk des Herrn preist. Den Hauptteil bilden Pflanzenlisten und fünf größere Rezeptsammlungen, insgesamt über 500 Rezepte von sehr einfach herstell- und anwendbaren bis hin zu komplexen und teuren Mischungen, für die auch allerlei Spezereien aus dem Morgenland vorgesehen sind. Mancher Pflanzenname lässt sich nicht zweifelsfrei identifizieren, da es keine verbindliche Nomenklatur gab; Synonymenlisten, wie sie der jüdische Arzt Maimonides aus Córdoba im 12. Jahrhundert für die bei Avicenna vorkommenden Namen angefertigt hat, fehlten. Außerdem finden sich stellenweise auch magische Akzente, und die Krankheitsbilder (Indikationen) sind ebenfalls nicht immer klar zu interpretieren.

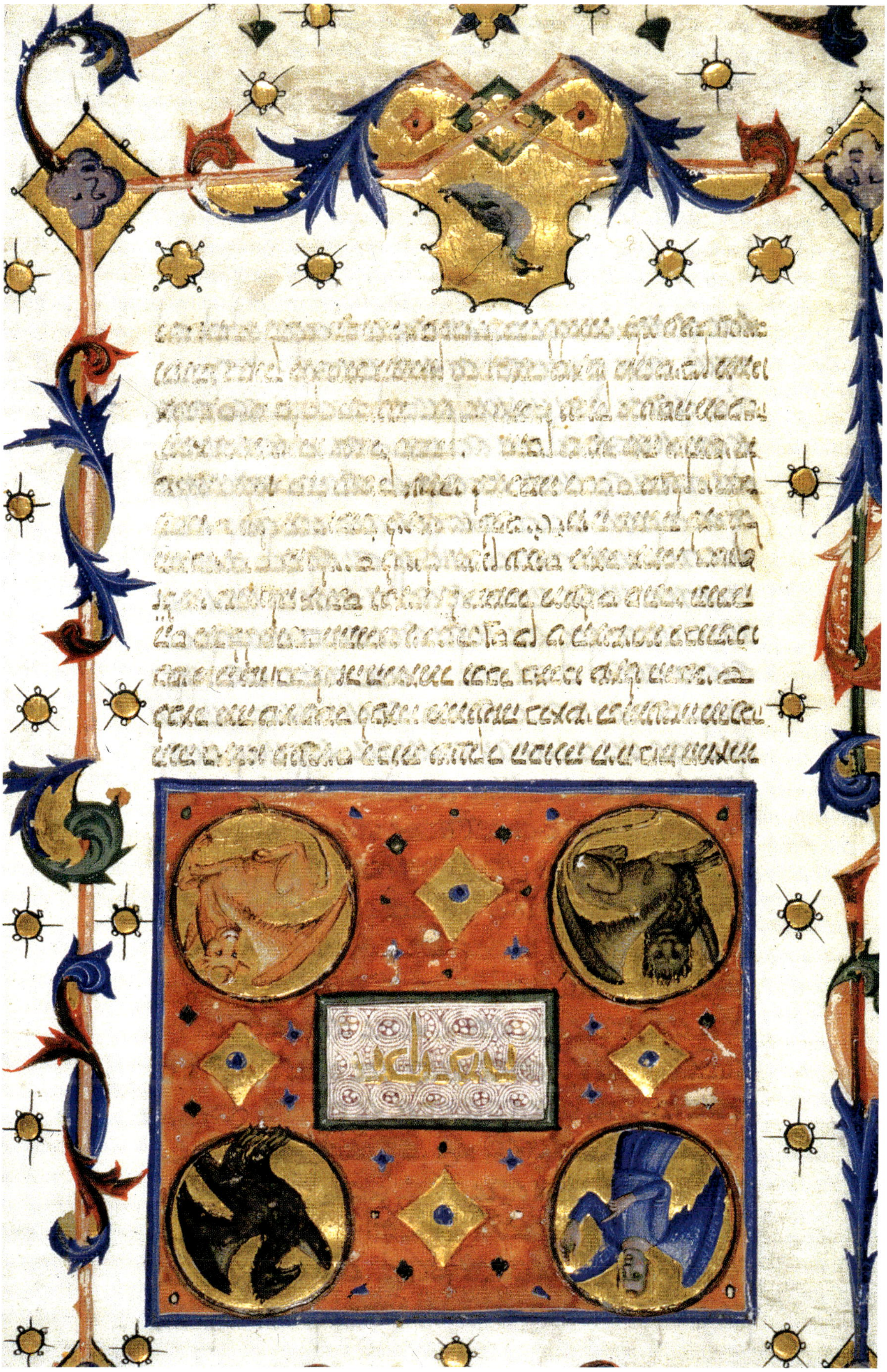

Der frühmittelalterlichen Medizin fehlte trotz zahlreicher Übersetzungen und Transskriptionen eine einheitliche Terminologie. Der jüdische Religionsphilosoph Maimonides war einer der ersten Gelehrten, der sich um eine einheitliche Sprachregelung bemühte.

Es schließen sich Hinweise für geeignete vorbeugende Mittel und Maßnahmen sowie Ernährungstipps an, darunter auch der Brief des Anthimos, der schon im vorigen Kapitel dargestellt worden ist. Bereits in diesem frühen heilkundlichen Dokument fehlt nicht die ernste Ermahnung zu kostenbewusstem Mitteleinsatz – offenbar ein ewiges Thema im Gesundheitswesen. Vor allem heimische Kräuter sollten daher Verwendung finden. Das ist auch mit Blick auf die Armen gesagt, die das gleiche Recht auf Behandlung hätten und denen der Arzt mäßigere Honorare berechnen solle als reichen Patienten. In dieser, modern gesagt, Sozialbindung der Wissenschaft treffen sich im „Lorscher Arzneibuch" antiker Geist, wie er schon im Asklepieion von Kos geherrscht hatte, und das christliche Gebot: „Liebe deinen Nächsten wie dich selbst!"

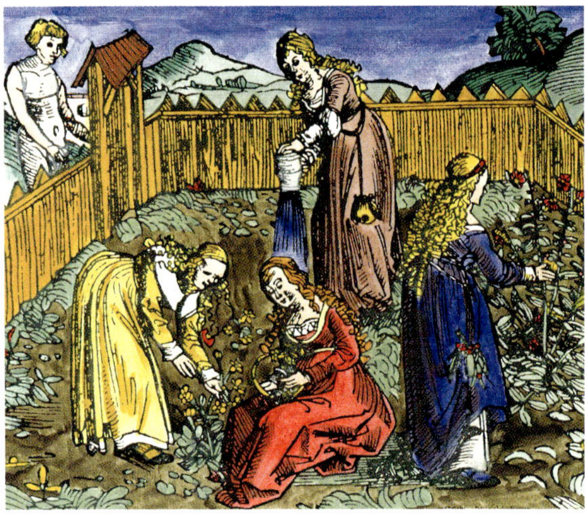

Dieser Holzschnitt, der in der Ausgabe des 1512 erschienenen Werkes „Hortulus nuper" von Strabo zu finden ist, belegt die Existenz von Kräutergärten, hier am Beispiel des Klosters Reichenau.

Das Lorscher Dokument blieb auf lange Zeit das einzige umfängliche pharmazeutische Werk. Es folgten aber kleinere sozusagen heilkräuterpoetische Arbeiten wie der „Hortulus" (kleiner Garten) des Walahfried Strabo (808–849). In 444 Hexametern besang der Mönch und Abt des Klosters Reichenau das Gärtnern an sich und schilderte zwei Dutzend Pflanzenarten und ihre heilenden Fähigkeiten, wobei die dichterische Überhöhung zwar den Informationswert dämpft, dafür aber den Dank an den Schöpfer spürbar werden lässt, der solche guten Gaben bereitstellt. Walahfried stimmt damit in dasselbe Argumentationsmuster ein, das der Lorscher Kollege vorgeprägt hat.

Die einzelnen im Gedicht erwähnten Gewächse finden sich fast gleichlautend in einem weiteren Kräuter-Dokument: Im Sankt Galler Klosterplan (so genannt wegen des späteren Aufbewahrungsorts der Skizze), der kurz vor Walahfrieds Abtzeit auf der Reichenau entstand, ist gleich neben dem Arzt-

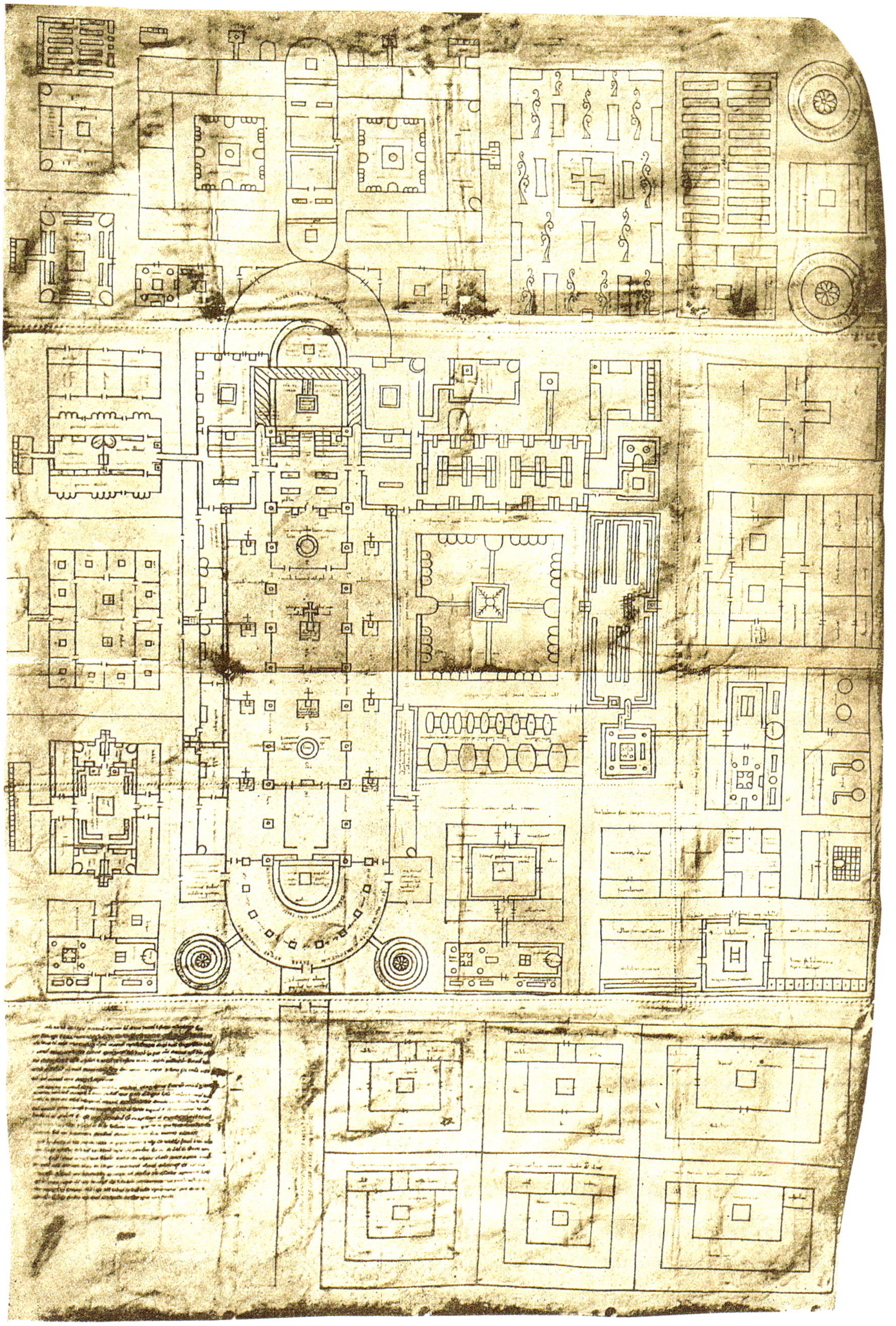

Mittelalterliche Klostergründungen sahen neben den sakralen Einrichtungen immer auch Räume für die Behandlung von Kranken vor. Ein Musterbeispiel dafür ist der Grundrissplan des Klosters in Sankt Gallen aus dem Jahr 820.

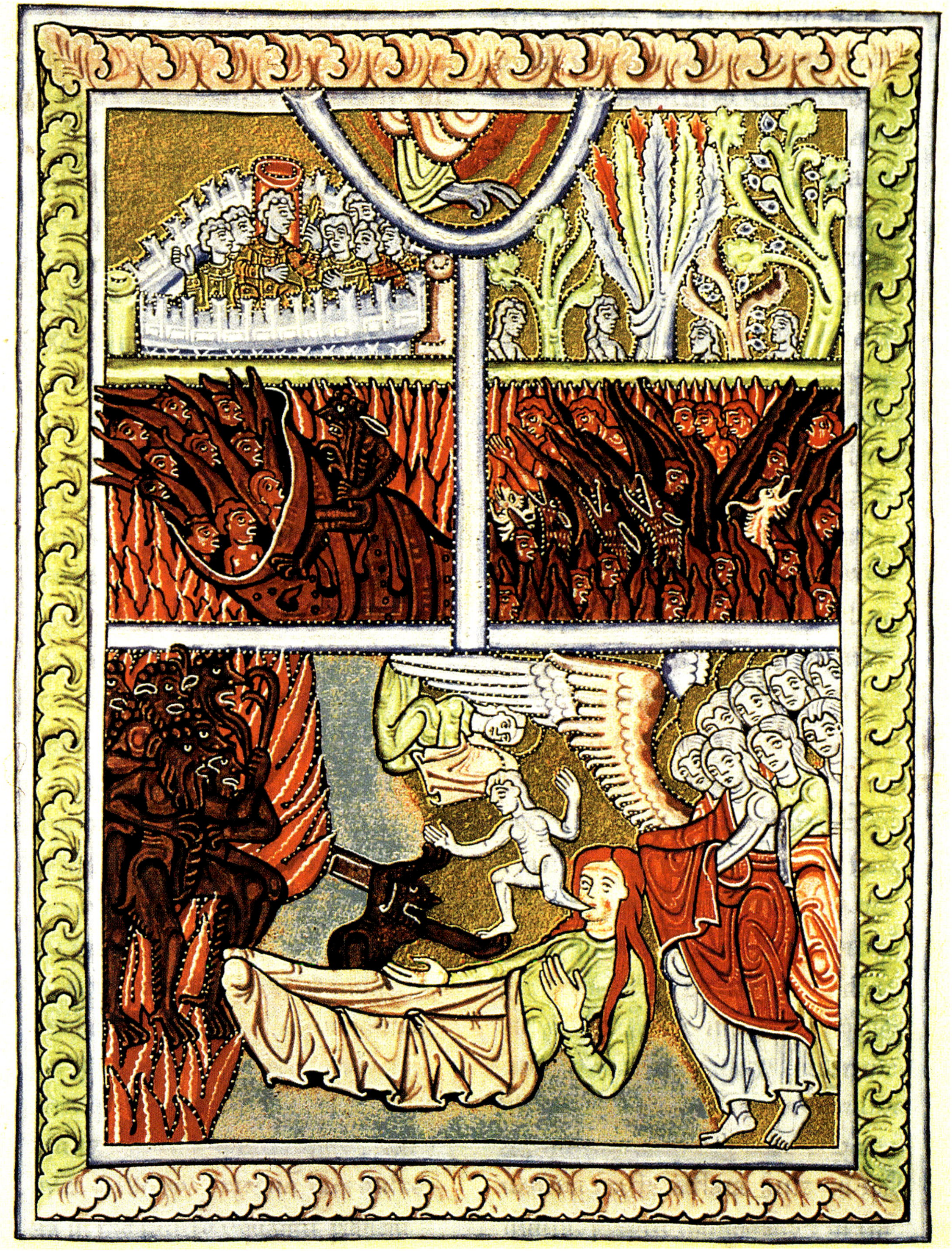

haus und der Krankenstation der Kräutergarten zu sehen; die Namen der Pflanzen sind in oder an die Beete geschrieben.

Zwar auch in gebundener Rede gehalten, aber doch sachorientierter ist die gut 200 Jahre jüngere Kräuter- und Rezeptsammlung des Odo Magdunensis (aus Meung an der Loire, in der Walahfried am 18. August 849 ertrunken war) mit dem Titel „De viribus herbarum" (Von den Kräften der Kräuter). Odos Lehrgedicht ist ebenfalls in lateinischen Hexametern gehalten und geht konsequent systematisch vor: Das Eingangswort jeder Strophe bildet stets der Name der jeweiligen Pflanze, annähernd fünf Dutzend Pflanzenarten kommen vor und werden mit ihren Wirkungen geschildert. Die Auswahl geht klar auf antike Vorbilder zurück, weswegen das Werk bald dem um die Zeitenwende lebenden römischen Autor Aemilius Macer zugeschrieben und „Macer floridus" (der erblühte Macer) genannt wurde. Es erreichte große Beliebtheit und entsprechend weite Verbreitung. Es wurde auch auf Deutsch in verschiedenen Versionen bekannt im, ja maßgeblich für das Mittelalter.

HILDEGARD VON BINGEN

Höhepunkt und Abschluss der mittelalterlichen Klostermedizin markiert erstaunlicherweise das Werk einer Frau: Hildegard von Bingen kam als zehntes Kind einer adligen Familie 1198 in Bermersheim bei Alzey zur Welt, also ganz in der Nähe von Lorsch, dem „Geburtsort" der Klostermedizin. Das Mädchen wurde als Achtjährige in die Klause der Tante Jutta von Sponheim auf dem Disibodenberg (benannt nach dem irischen Einsiedler Disibod aus dem 7. Jahrhundert) aufgenommen. Sie lebte dort am Zusammenfluss von Nahe und Glan gemeinsam mit 16 anderen Schülerinnen nach der Benediktinerregel und erhielt Unterricht im Bibellesen, in der Liturgie und in lateinischer Sprache. Über vier Jahrzehnte blieb Hildegard als Nonne in der Klause, seit 1136 als Oberin („geistliche Mutter") in der Nach-

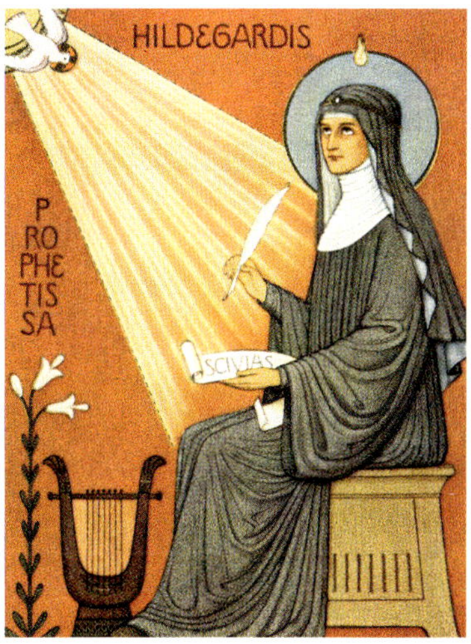

Gegenüberliegende Seite:
Es wird oft verkannt, dass Hildegard von Bingen neben ihrer unschätzbaren Beförderung der Kräutermedizin auch Mystikerin war. Aus dem 12. Jahrhundert stammt diese Buchmalerei aus dem Rupertsberger Codex, der seit dem Zweiten Weltkrieg verschollen ist.

Bildpostkarte mit dem Motiv der Hildegard von Bingen (um 1910). Für die Entwicklung der Klosterpharmazie kann sie ohne Zweifel als wichtigste Repräsentantin gelten.

folge der verstorbenen Tante. Hildegard war eine eifrige Schreiberin und korrespondierte mit Äbten und Bischöfen, selbst Schreiben an Kaiser und Papst sind belegt. Vor allem aber wurde sie zu einer Instanz für Menschen, die Hilfe suchten und Rat brauchten.

Auf der Synode von Trier 1147 anerkannte Papst Eugen III. (amtierte 1145–1153), dass Hildegard über prophetische Gaben verfüge („Prophetissima teutonica"), womit eine visionäre Gottschau und keineswegs Hellseherei gemeint war. Über diese Schau schrieb sie drei große Bücher, verlor darüber aber nicht den Blick für die Realität und die Natur. Im Gegenteil: Weil sie die Natur als Schöpfung des Allmächtigen annahm, suchte sie in jeder Kreatur den Gottesfunken, den sie in der Heilkraft vieler Pflanzen fand. Inwieweit ihr die großen botanischen Werke der Antike bekannt waren, lässt sich nicht mit Sicherheit sagen. Doch selbst wenn: Die Ergebnisse ihrer eigenen Forschungen gingen, vor allem natürlich was die heimische Flora betraf, weit über die etwaiger Vorläufer hinaus. Sie machte ihren Klostergarten zur einem botanischen Versuchsfeld, sammelte dort und in der freien Natur Heilkräuter, trocknete, zerschnitt und verarbeitete sie zu Säften und untersuchte, wann welche Pflanzenteile zu ernten, welche Mischungen zuträglich und wie sie anzuwenden seien.

Diese Arbeit führte Hildegard auch in ihrem 1147 gegründeten neuen Kloster in Rupertsberg (heute Bingerbrück) fort, wohin sie mit ihrem Schwesternkonvent 1150 gezogen war. Hier verfasste sie ihre beiden naturkundlichen Werke, jedenfalls werden sie ihr zugeschrieben, und eine ganze Reihe von Indizien spricht dafür, dass dies zu Recht geschieht: Sie erhielten erst in der gedruckten Version von 1533 die Titel „Causae et curae" ([Krankheits-]Ursachen und Heilungen) und „Liber subtilitatum diversarum naturarum creaturarum" (Buch über die Beschaffenheit und Heilkraft der verschiedenen Wesen), auch „Physica" genannt. Dieses letztere Werk behandelt in neun Büchern, aufgeteilt in rund 500 Kapitel, Pflanzen (insgesamt 230 Kräuter, darunter bisher nicht als Heilpflanzen genannte wie zum Beispiel die Gartenringelblume *[Calendula officinalis]*), Elemente, Bäume (63 Kapitel), Edelsteine, Fische, Vögel, Säugetiere, Reptilien und den Ursprung der Metalle. Die Heilkunde des ersten Buches beschäftigt sich mit den Krankheiten des Menschen vom Haupt bis zum Fuß und mit den Mitteln, die dagegen helfen. Dabei beschäftigt Hildegard sich weniger mit zusammengesetzten Medikamenten (Composita) als vielmehr mit dem Krankmachenden und und mit der Konstitution des Menschen, nach Mann und Frau unterschieden. Zudem entwirft sie eine Krankheitslehre unter Einschluss der Sexualität, ein für die Zeit höchst erstaunlicher Ansatz. In ihren bis heute von vielen Anhängern der Naturheilverfahren geschätzten Ausführungen („Hildegard-Medizin") über Heilpflanzen und Krankheiten verwendete die Nonnenärztin neben den lateinischen Namen erstmals auch oder manchmal sogar nur die deutschen wie *wegerich* oder *wassawurz*, *gelwesucht* oder *gicht*. Des Weiteren geht es um Prävention, insonderheit um die Ernährung und den Stoffwechsel, um die Emotionen, um das Wachen und Schlafen, um das richtige Gehen, Stehen und Reiten. Hinweise für eine gesunde Lebensführung ergeben sich logisch daraus:

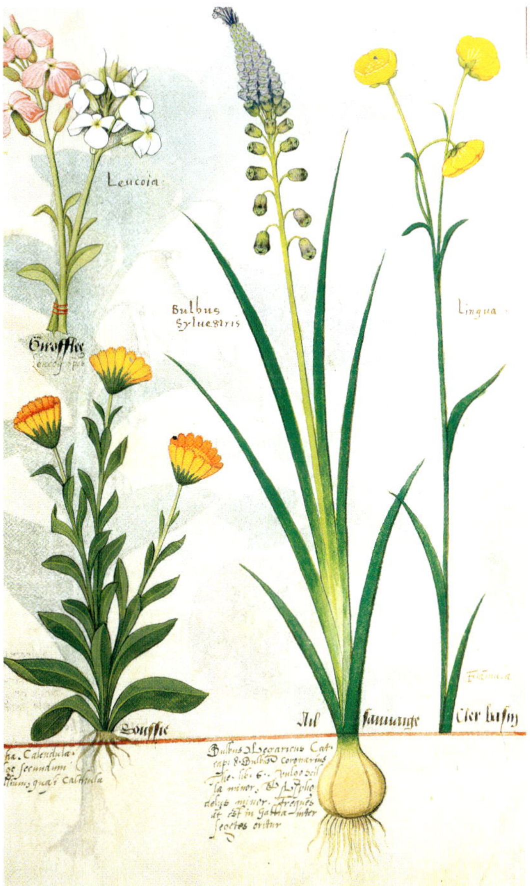

Was in früheren Zeiten noch zwischen Magie und zweifelhaften Theorien schwankte, wurde in der Klostermedizin erstmals systematisch erforscht und kategorisiert. In medizinischen Werken wie dem „Livre des simples médicines" des Matheaus Platearius, der beispielsweise die Wirkungen von Goldlack, Ringelblume, Bulbus und Flamula beschreibt, bedeutete allein schon die akribische Beschreibung von Heilkräutern ein Fortschritt für die Heilkunde.

Hildegard plädiert für helle luftige Wohnungen, für Reinlichkeit und besonnene Ernährung, wobei sie keineswegs eine asketische Lebensweise bevorzugt. Es geht ihr mehr um vernünftiges Maß, denn sie schreibt auch dem Genießen durchaus Heilkraft zu, wenn es nicht in süchtiger Weise geschieht. In vielen Fällen setzt sie allerdings doch auf das Fasten, das schon Karl der Große als heilsam empfunden hatte. Es darf jedoch nicht zur Schwächung führen, sondern nur zur inneren Reinigung. Ebenso sollen Aktivität und Ruhepausen in einem vernünftigen Verhältnis zueinander stehen, soll man auf einen geregelten Schlaf-Wach-

Rhythmus achten und den Regungen des Körpers (Verdauung, Menstruation, Schwitzen u. a.) wie der Seele (Trauer, Leidenschaften, Begeisterung u. a.) Aufmerksamkeit schenken. Krank ist der Mensch danach, wenn das Gefüge der Elemente aus der Balance gerät. Nie ist nur ein Organ betroffen, krank ist immer der ganze Mensch:

Die Elemente bilden, so wie sie Kosmos und Welt zusammenhalten, auch die Bausteine und Funktionen des menschlichen Körpers. Sie verteilen sich im ganzen Menschen so, dass er von ihnen dauerhaft in Betrieb gehalten wird, so wie die Elemente über die ganze Schöpfung verteilt sind und in ihr wirken. Im Menschen manifestieren sich Feuer, Wasser, Luft und Erde und aus ihnen besteht er.

Der Bezug auf die Vier-Säfte-Lehre von Hippokrates und Galen auf der Basis der Philosophie des Empedokles wird hier ganz deutlich. Harmonie der Säfte und Elemente ist das Ziel der Heilkunst, vor allem der Prävention. Zwar finden sich dazu auch dem Aberglauben entlehnte Ansichten, etwa wenn Hildegard die Heilkraft edler Steine betont. Doch in einem ästhetischen Sinn darf man auch das in ihrem Ansatz als durchaus modern bezeichnen. Natürlich hält die sehr direkt gesehene Beziehung etwa zwischen dem Jaspis (Chalcedon) und seiner Wirkung bei Gicht und Arterienverkalkung physiologisch-wissenschaftlicher Prüfung nicht stand, doch lindernde Kraft kann er für viele Patienten qua haptischer und optischer Freude entwickeln. Bei Hildegard hört sich das so an:

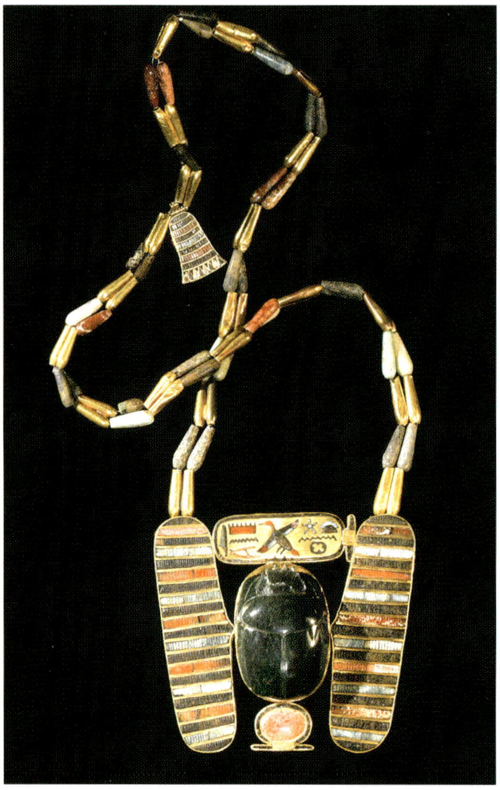

Die Wirkung und Heilkraft von Edelsteinen wurde bereits von Hildegard von Bingen beschrieben. Dass derartige Einflüsse aber schon früher angenommen wurden, zeigt beispielhaft dieses ägyptische Medaillon aus Gold, Glas und Jaspis, das dem Träger Gesundheit und Wohlstand versprach.

Regt sich bei jemandem im oder am Herzen oder an den Körperseiten oder an einem anderen Körperteil ein inneres Unwetter, das heißt die Gicht, der lege einen Jaspis auf diese Stelle und drücke ihn fest an sich, bis er warm wird – und die Gicht wird weichen; denn die gute Wärme und die gute Kraft des Jaspis bringen die in schlechter Weise kalten und die in schlechter Weise warmen Säfte zur Ruhe.

Hier vertritt Hildegard traditionelle Lehrmeinungen, wie sie der gut 60 Jahre ältere Bischof Marbodus von Rennes (um 1035–1123) in seinem „Liber lapidum seu de gemmis" (Buch der Steine oder über die Gemmen [Schmucksteine]) zusammengefasst hatte.

Da alle Heilmittel – sie kannte insgesamt 2000 – für Hildegard immer auch Mittel zum (Seelen-)Heil waren, basierten ihre Ratschläge auf einem unerschütterlichen Gottvertrauen. Aussichtslose Fälle konnte es daher für sie nicht geben, weil Gottes Ratschluss grundsätzlich unerforschlich ist.

Sie warnte aus diesem Grund davor, Patienten die Hoffnung auf eine Wende zum Besseren zu nehmen, denn sie kannte genau die heilende Wirkung des Glaubens an eine Rettung und an eine höhere Macht, als sie der beste Arzt und die beste Medizin darstellen konnten. Sie hielt verzweifelnden Kranken vor:

Du kennst Gottes Güte bloß nicht! Niemand vermag dir zu helfen, sofern du den Wert der Dinge nicht in Gott, sondern in der Welt suchst. Du tötest dich, weil du nicht das rechte Vertrauen in Gott setzest!

SPÄTMITTELALTER

Klosterpharmazie im fortgeschrittenen Hildegard'schen Sinn und die „universitäre" Heilmittelkunde, wie sie die Schule von Salerno pflegte, flossen in den folgenden Jahrhunderten zusammen. Dazu trugen die so genannten Enzyklopädisten des 13. und 14. Jahrhunderts maßgeblich bei. Vorläufer hatten sie in zwei Kompendien, die arabischen Autoren des Frühmittalters zugeschrieben wurden, aber erst im 13. Jahrhundert entstanden und deswegen als „Pseudo-Geber" und „Pseudo-Mesuë" bezeichnet werden nach den Namen der berühmten Vorbilder – ein weiterer Beleg für die hohe Geltung der arabischen Medizin zu jener Zeit, wobei der „Pseudo-Geber" auch das chemische Wissen des europäischen Hochmittelalters behandelt. Der „Pseudo-Mesuë", genannt auch „Antidotarium grabadin", beschreibt genauestens in 432 Rezepten die Zubereitung von Arzneien und war daher für die europäischen

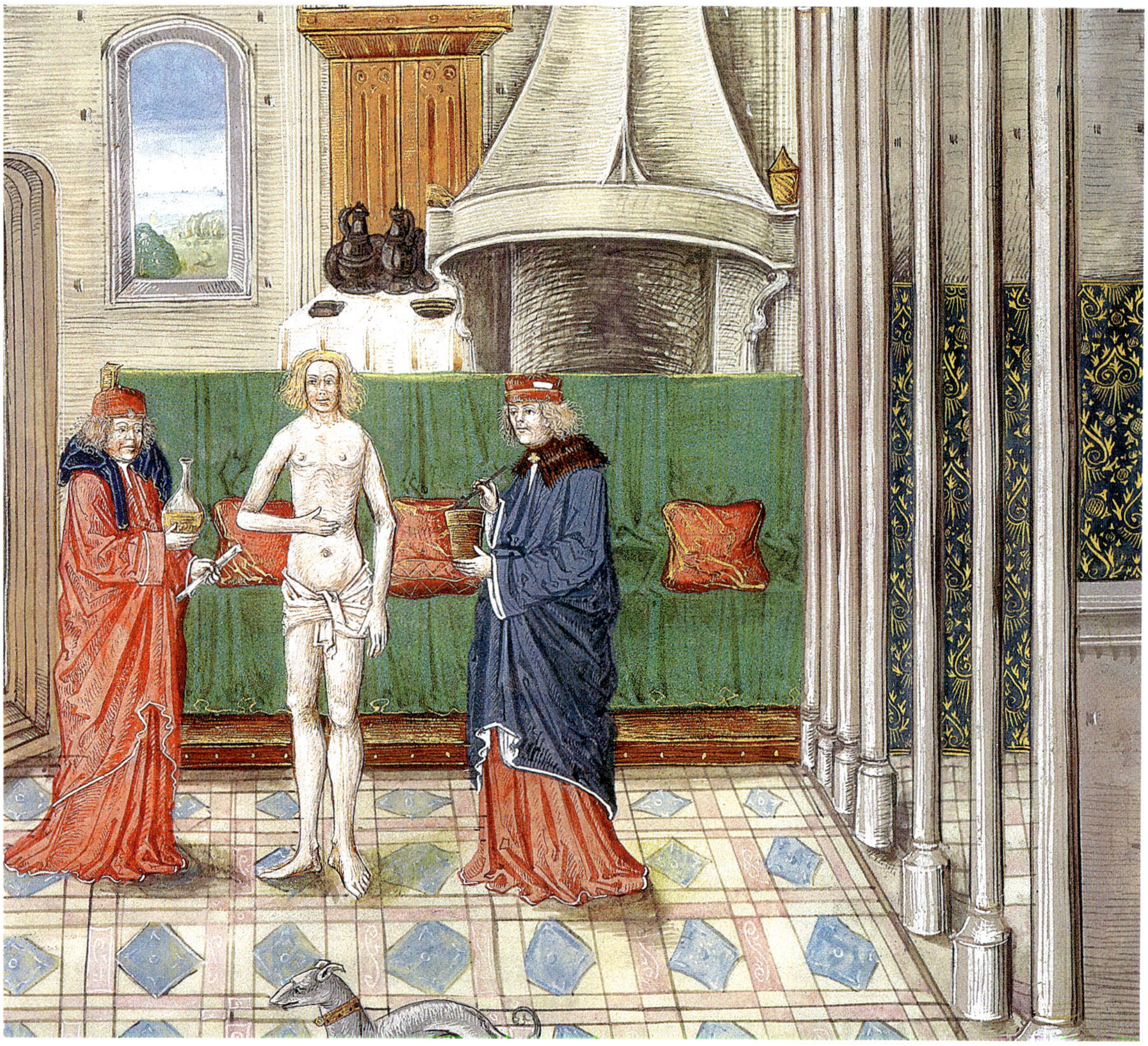

Bartholomäus Anglicus zählt zu den frühen Enzyklopädisten, die einen Abriss über das medizinische Wissen ihrer Zeit bieten wollten. Diese Illustration aus einem seiner Werke zeigt zwei Ärzte bei der Konsultation mit einem Patienten.

Apotheker der Folgezeit unentbehrlich. Keine Apotheke, die das Nachschlagewerk nicht zur Hand gehabt hätte.

Nicht nur um Pharmazie, sondern um den gesamten Kanon des Wissens ihrer Zeit ging es den eigentlichen Enzyklopädisten, die aber immer auch einen botanischen und Arzneimittelteil boten. So als erster der aus England stammende Bartholomäus Anglicus, der Buch 17 seines um 1235 vollendeten Werks „De proprietatibus rerum“ (Über die Eigenschaften der Dinge) den Pflanzen widmete, und Thomas Cantinbratensis (oder

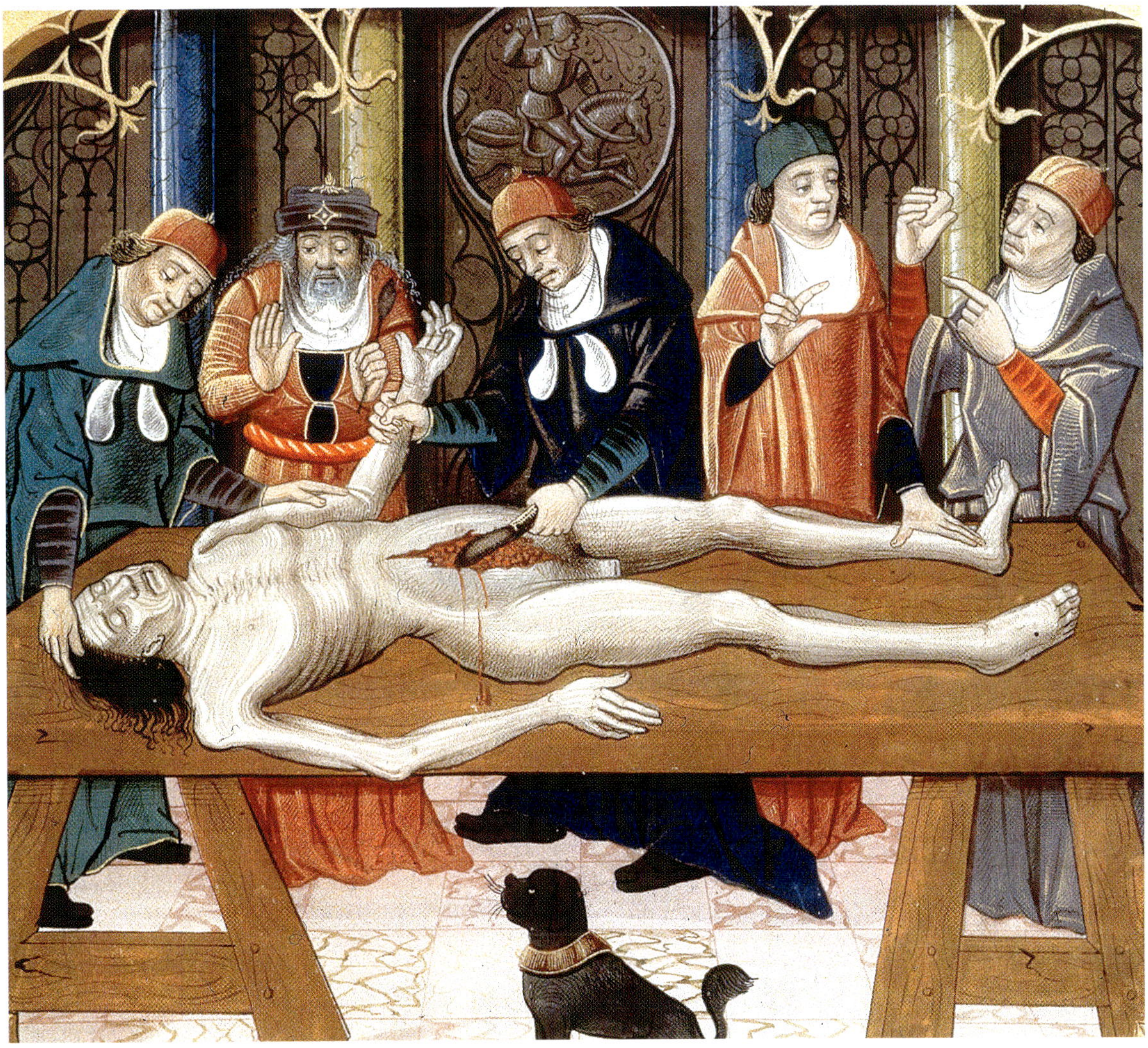

Sektionen von Leichen waren im Mittelalter eher die Ausnahme. Dass es sie dennoch gegeben haben muss, beweist diese Buchmalerei einer französischen Übersetzung des „De proprietatibus rerum" von Bartholomäus Anglicus.

Thomas von Cantimpré) aus Brüssel, der 1241 sein „Liber de natura rerum" (Buch über die Natur der Dinge) abschloss und sich auf das schon genannte „Circa instans" stützte. Er widmete zwei Bücher den Bäumen und eines den Kräutern, von denen er allerdings nur 32 behandelte.

Ein halbes Dutzend Jahre später entstand das in diesem Zusammenhang umfangreichste Werk, das „Speculum maius" (wörtlich: Der größere Spiegel) von Vinzenz von Beauvais, einem Dominikaner. Im botanischen Teil beschreibt er den Gartenbau, die Kräuter, die Bäume und ihre Früchte.

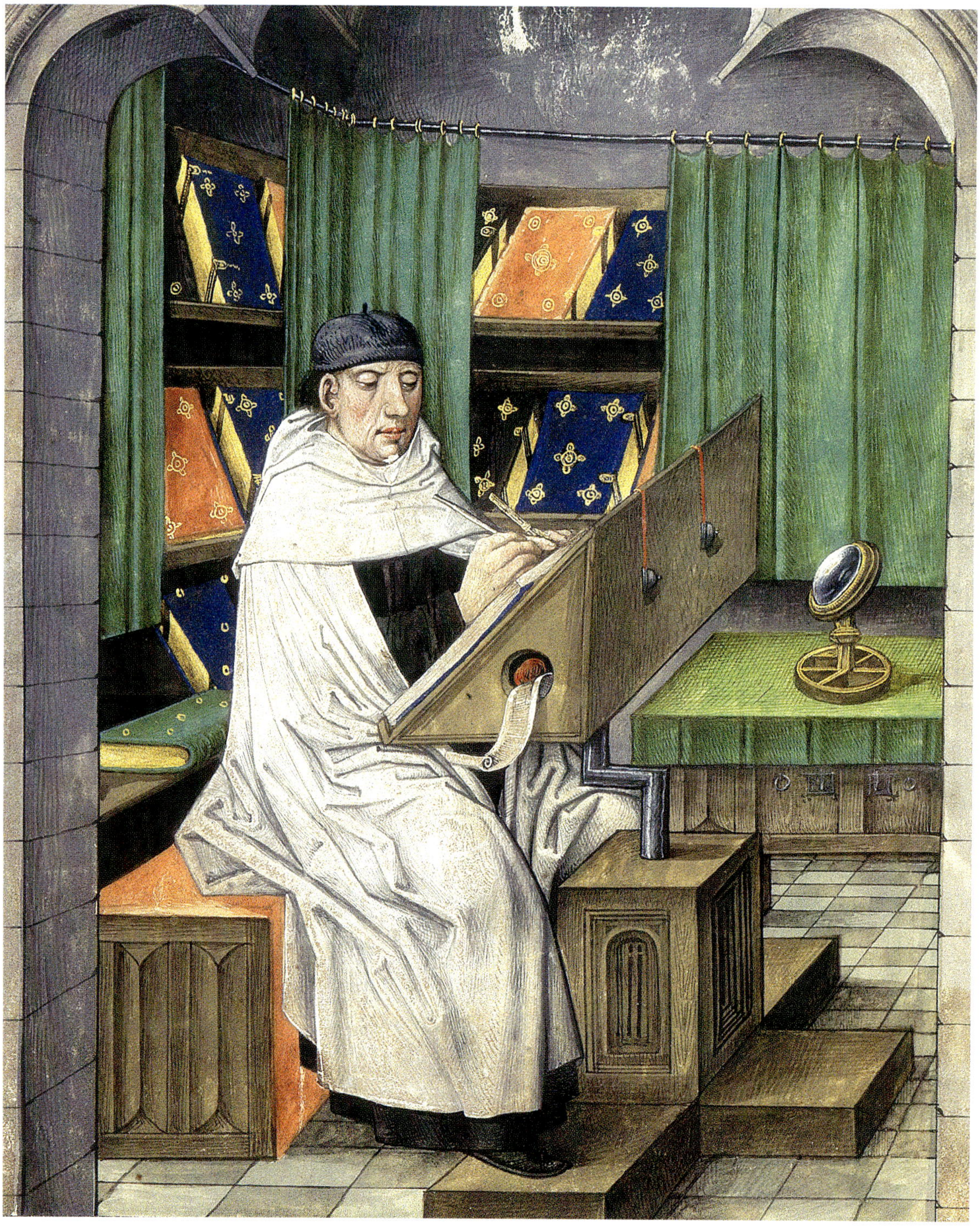

Vinzenz de Beauvais versuchte in seinem Werk „Speculum maius" die zu seiner Zeit verfügbaren Kenntnisse der Wissenschaften von Theologie, Botanik, Astronomie, Agrikultur und Medizin zu einer einheitlichen wissenschaftlichen Lehre zusammenzufassen.

Obwohl er keine Enzyklopädie vorlegte, wird gewöhnlich auch der „Doctor universalis“ Albertus Magnus (eigentlich Graf Albert von Bollstädt oder nach dem Geburtsort Albert von Lauingen, um 1200–1280) eben wegen seiner universalen Bildung hier eingereiht. Auch er war ein Dominikaner und beschäftigte sich vornehmlich mit Theologie und Philosophie, nahm aber ernst, dass zu wirklicher Philosophie auch die Naturkunde zählt. Das zeigte sich schon in einigen Fragestellungen seines Werkes „De vegetabilibus libri VII“ (Sieben Bücher über die Pflanzen). Da geht es beispielsweise darum, ob Pflanzen eine Seele haben oder ob sie etwas empfinden oder ob sie nach Geschlechtern zu unterteilen sind. Albert entwirft zudem eine Rangordnung der Pflanzen von den Bäumen als den vornehmsten über die Sträucher und die Kräuter bis hin zu den Pilzen, die nicht einmal Blätter haben. Unter den Kräutern wiederum rangieren die stängelbildenden *(olera)* vor den nur mit Blättern ausgestatteten, die er *herbae* nennt; noch heute bezeichnet der Begriff „Herba“ in der Pharmazie die getrockneten oberirdischen Teile krautiger Heilpflanzen. 390 Pflanzenarten umfasst seine Darstellung, in der auch medizinische Anwendungsmöglichkeiten benannt sind.

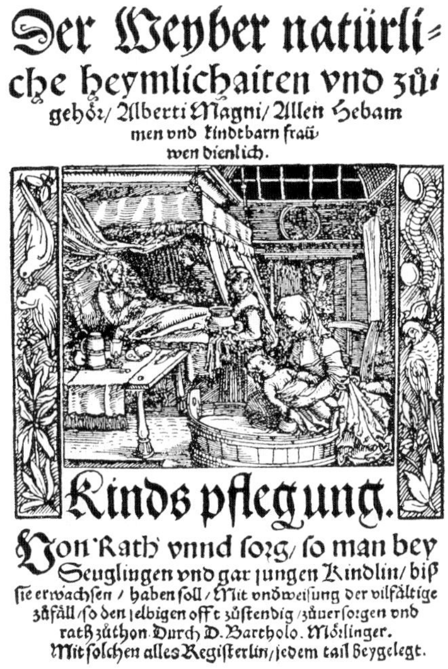

Titelblatt des „Hebammenbuches“ von Albertus Magnus (um 1500)

Seinen Ehrenbeinamen „Magnus“ (der Große) erhielt Albert natürlich vor allem für seine philosophischen Leistungen, insbesondere für seine Auseinandersetzung mit Aristoteles, und seine Selig- (1622) und Heiligsprechung (1931) würdigten die theologischen Beiträge des berühmten Lehrers, Hauptwirkungsstätte Köln, wo die Universität nach ihm benannt ist. Doch darüber wurden die pharmazeutischen Verdienste nicht vergessen: 1941 erklärte ihn die Kirche zum Patron der Naturwissenschaften, Apotheken schmückten und schmücken sich mit seinem Namen, und eine katholische pharmazeutische Berufsvereinigung nennt sich bis heute „Sankt Albertus Magnus Apothekergilde“.

In seiner „Naturalia" versuchte Albertus Magnus, das System der Natur in Verbindung mit der Astrologie zu bringen. Angelehnt an die hippokratische Vier-Elementen-Lehre war seine Theorie, dass die die Natur des Menschen bestimmenden Elemente Erde, Luft, Feuer und Wasser von den Bewegungen der Planeten bestimmt sei.

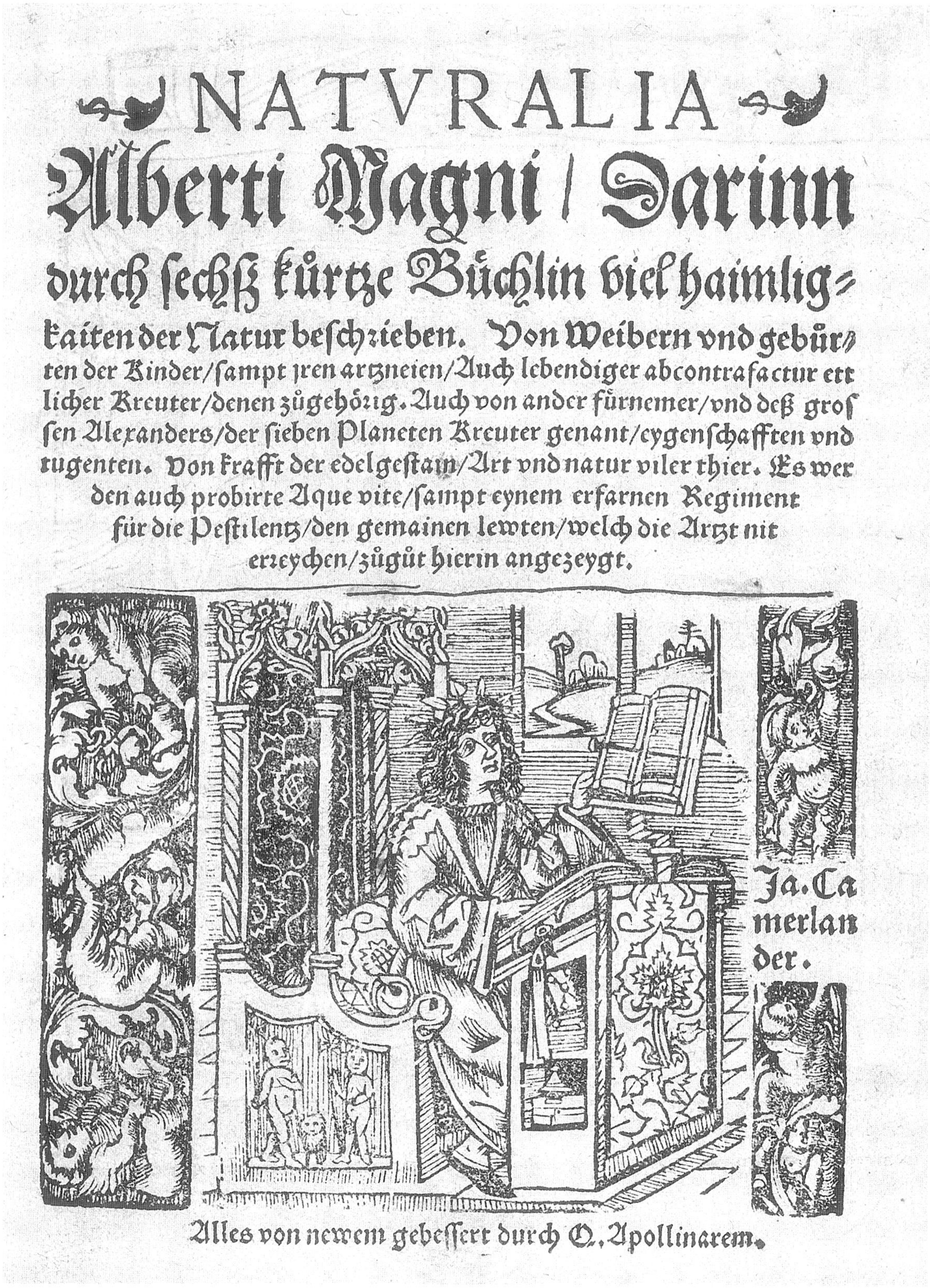

NATVRALIA

Alberti Magni / Darinn
durch sechß kůrtze Bůchlin viel haimlig-
kaiten der Natur beschrieben. Von Weibern vnd gebůr-
ten der Kinder/sampt jren artzneien/Auch lebendiger abcontrafactur ett
licher Kreuter/denen zůgehörig. Auch von ander fůrnemer/vnd deß gros
sen Alexanders/der sieben Planeten Kreuter genant/eygenschafften vnd
tugenten. Von krafft der edelgestain/Art vnd natur viler thier. Es wer
den auch probirte Aque vite/sampt eynem erfarnen Regiment
fůr die Pestilentz/den gemainen lewten/welch die Artzt nit
erreychen/zůgůt hierin angezeygt.

Ja. Camerlander.

Alles von newem gebessert durch O. Apollinarem.

Bezeichnend ist auch, dass nach Albert nur noch Kompilationen minderer Qualität erschienen, ehe im 16. Jahrhundert wieder originäre Veröffentlichungen für Bereicherung der pharmakologischen Kenntnisse sorgten.

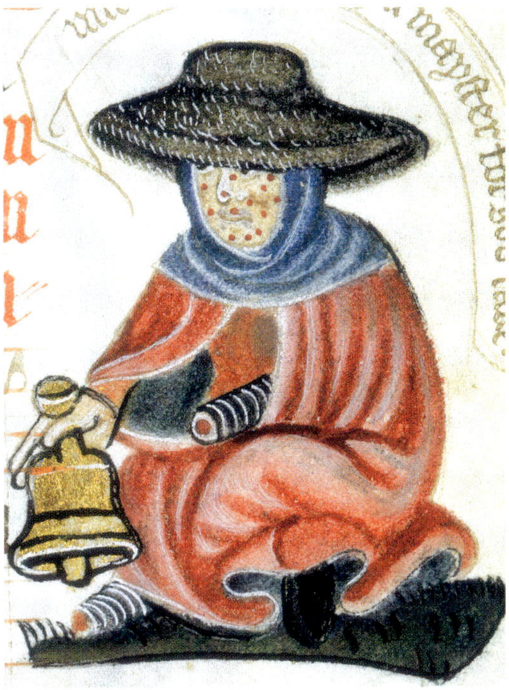

In Alberts Lebenszeit fiel die Gründung erster Apotheken im vollen Sinn des Wortes im deutschsprachigen Raum. Das geschah zum einen als Folge der zunehmenden handwerklichen Spezialisierung, zum anderen als Reaktion auf die beispielhafte Medizinalordnung Friedrichs II. in Sizilien, die schon deswegen nach Norden ausstrahlte, weil Friedrich eben nicht nur dort Herrscher war, sondern auch Herr des Heiligen Römischen Reiches Deutscher Nation.

Vor dem Jahr 1300 öffneten nur vergleichsweise wenige Apotheken, immer noch lateinisch *stationes* oder deutsch *krams* genannt. Belegt sind Gründungen in Köln 1190, Trier 1241 und Mainz 1275. Die so genannte Ratsapotheke kam erst im 14. Jahrhundert in den Hansestädten im Norden Deutschlands auf; ihr fürstliches Gegenstück war die noch etwas später etablierte Hofapotheke. Die vermehrte Gründung von Apotheken im 14. Jahrhundert muss auch als Antwort auf schwere Seuchen in dieser Zeit gesehen werden. Die religiöse Erklärung und entsprechend demütige Hinnahme solcher Katastrophen genügte nicht mehr; man bemühte sich auch um Gegenmittel, wie sie die in Salerno oder an anderen Instituten geschulten Ärzte und die Klostermedizin anboten.

Das 13. und 14. Jahrhundert waren auch das Zeitalter der großen Seuchen und Epidemien. Verstärkt durch einen Bevölkerungszuwachs und gleichzeitig befördert durch katastrophale hygienische Bedingungen breiteten sich Krankheiten rasch aus. In Ermangelung geeigneter Gegenmittel wurden Kranke und Aussätzige separiert. Leprakranke mussten eine Glocke bei sich tragen, um so auf sich aufmerksam zu machen.

Eine erste Seuchen-Welle schleppten die Kreuzritter im 13. Jahrhundert ein: die Lepra. Die Städte und Gemeinden versuchten, die Seuche (deutsch *miselsucht*, italienisch *lebbra*, französisch *lèpre*, englisch *leprosity*) dadurch einzudämmen, dass sie sich gegen Aussätzige abschirmten und ihnen ei-

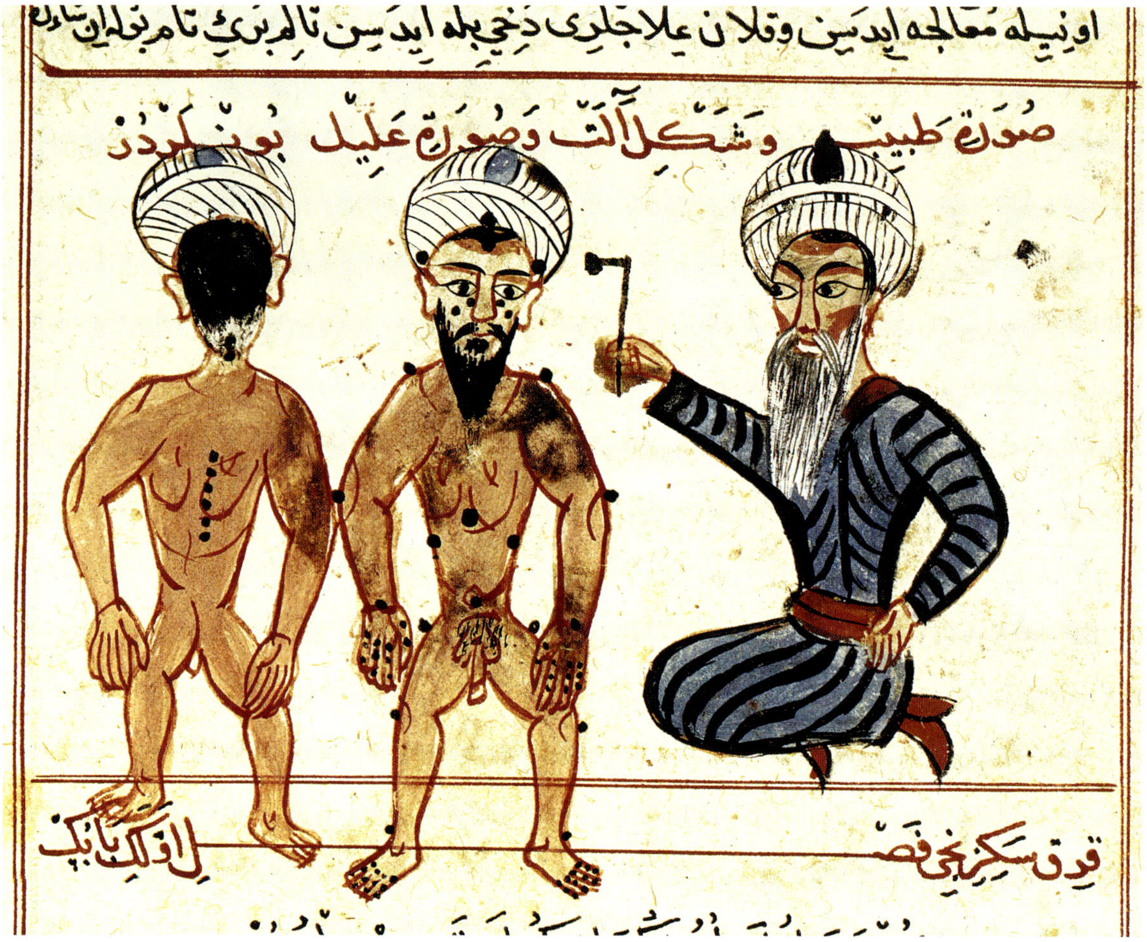

Während in Europa die Lepra dadurch bekämpft wurde, dass man die Kranken in Siechenhäusern unterbrachte, damit sie nicht in Kontakt mit der Außenwelt kommen konnten, wurden in der arabischen Medizin lepröse Hautveränderungen durch Kauterisation (Ätzung) behandelt. Illustration einer türkischen Übersetzung der „Kaiserlichen Chirurgie" aus dem 12. Jahrhundert.

gene Unterkünfte außerhalb der Mauern zuwiesen. In der zweiten Hälfte des 13. Jahrhunderts melden Chroniken für den deutschsprachigen Raum die Einrichtung von Siechenhäusern, nach dem zuständigen Heiligen Lazarus bald Lazarette genannt, beispielsweise in Freiburg (1250), Schwartau (1258), Basel (1260), Reval (1266), Wien (1267), Prag (1281), Rottweil (1285). Köln richtete ein Haus mit 100 Plätzen für Aussätzige ein, die durch diese Maßnahme lebenslang ausgegrenzt wurden. So schwer das Schicksal für die Betroffenen war, so gelang doch durch die harten Quarantänebedingungen der allmähliche Sieg über die Seuche, deren Problematik der Krankenpflege und -versorgung insgesamt wichtige neue Impulse gab.

DER SCHWARZE TOD

In Europa herrschte damals, verglichen etwa mit altrömischen Standards, hygienische Finsternis. Die Pest, die als nächste Seuche über Europa das große Sterben bringen sollte, hatte darin sicher nicht ihre Ursache, und doch wurde ihre Verbreitung durch die mangelhafte Reinlichkeit gefördert. Woher die Seuche kam, ist bis heute umstritten. Der Orient wird immer wieder genannt, doch wütete die Krankheit dort nicht annähernd in dem Ausmaß wie im Abendland. Andere wollen einen chinesischen Ursprung erkennnen, das aber scheint angesichts der fortschrittlichen Medizin in China buchstäblich zu weit hergeholt. Die Zeitgenossen hielten sich an Sündenböcke wie „die Juden" oder sahen die Seuche als Strafe für die allgemeine Sündhaftigkeit, insonderheit für die Unkeuschheit des Klerus. Der Publizist Egon Friedell betrachtet denn auch in seiner „Kulturgeschichte der Neuzeit" (1927–31) den Schwarzen Tod, wie man die Pest nannte, eher als die pathologische Seite der kulturellen Auflösungserscheinungen der Zeit, „eine Art Entwicklungskrankheit, eine allgemeine Psychose", die den Erosionsprozess beschleunigte und die Menschheit in tiefe Zweifel stürzte, aus denen die Neuzeit erwuchs. Wie Kinder nach Krankheiten Entwicklungsschübe erleben, machte das noch unreife Abendland in Friedells Sicht eine Selbstfindungskrankheit durch. Weltuntergangsstimmung griff um sich. Und es ging ja tatsächlich eine ganze Welt unter, die der mittelalterlichen Selbstverständlichkeiten.

Noch immer aber stand die Kirche auf der Bremse und nutzte die Katastrophen zur Disziplinierung der Gläubigen. Forscher hatten mit allerlei Behinderungen zu kämpfen. So auch Arnald von Villanova (1235–1314), der wohl bedeutendste Mediziner der Zeit. Er kam aus dem gleichnamigen katalanischen Ort, hieß aber nach der Stadt, in der er die längste Zeit über lehrte und heilte, auch Arnald von Montpellier. Obwohl ihn mehrere Päpste, darunter so mächtige wie Bonifaz VIII. (Pontifikat 1294–1304) zu Rate zogen, verbot die Inquisition nach Arnalds Tod eine ganze Reihe seiner Schriften. Was damit an Wissen, vor allem an hygienischem, ungenutzt blieb, belegen wohl am besten seine in Spruchform mitgeteilten Gesundheitsregeln, die sich erst seit dem 16. Jahrhundert, dann allerdings rapide, in vielen Ausgaben verbreiteten.

Zwangsweise ausgestattet mit Glocken oder Ratschen waren Kranke auch hörbar als solche schnell identifiziert. Städte versuchten sich dadurch zu schützen, dass sie Kranken keinen Zutritt gewährten.

Arnald geht es darin vor allem um die Gesundheitsvorsorge, die gerade bei Seuchengefahr eminent wichtig ist. So heißt es etwa einprägsam in einer späteren deutschen Übersetzung:

Halt mäßig Mahlzeit, sitz nicht lang,/ fleuch Mittagsschlaf, er macht dir bang;/ den Harn und Stuhl nicht übergehe,/ du tust sonst der Gesundheit wehe.

Oder über die Reinlichkeit:

Aug und Händ wasch früh gar rein,/ mit Geh'n beweg dein Leib und Bein,/ kämm dein Haar, dein Zähn auch reib,/ dies stärkt das Hirn und ganzen Leib.

Oder übers Wohnen:

Die Luft, darin du wohnst sei licht,/ rein, unvergift und stinke nicht.

Andere Ratschläge gelten den Reisenden, denen Arnald das Frottieren der Füße und

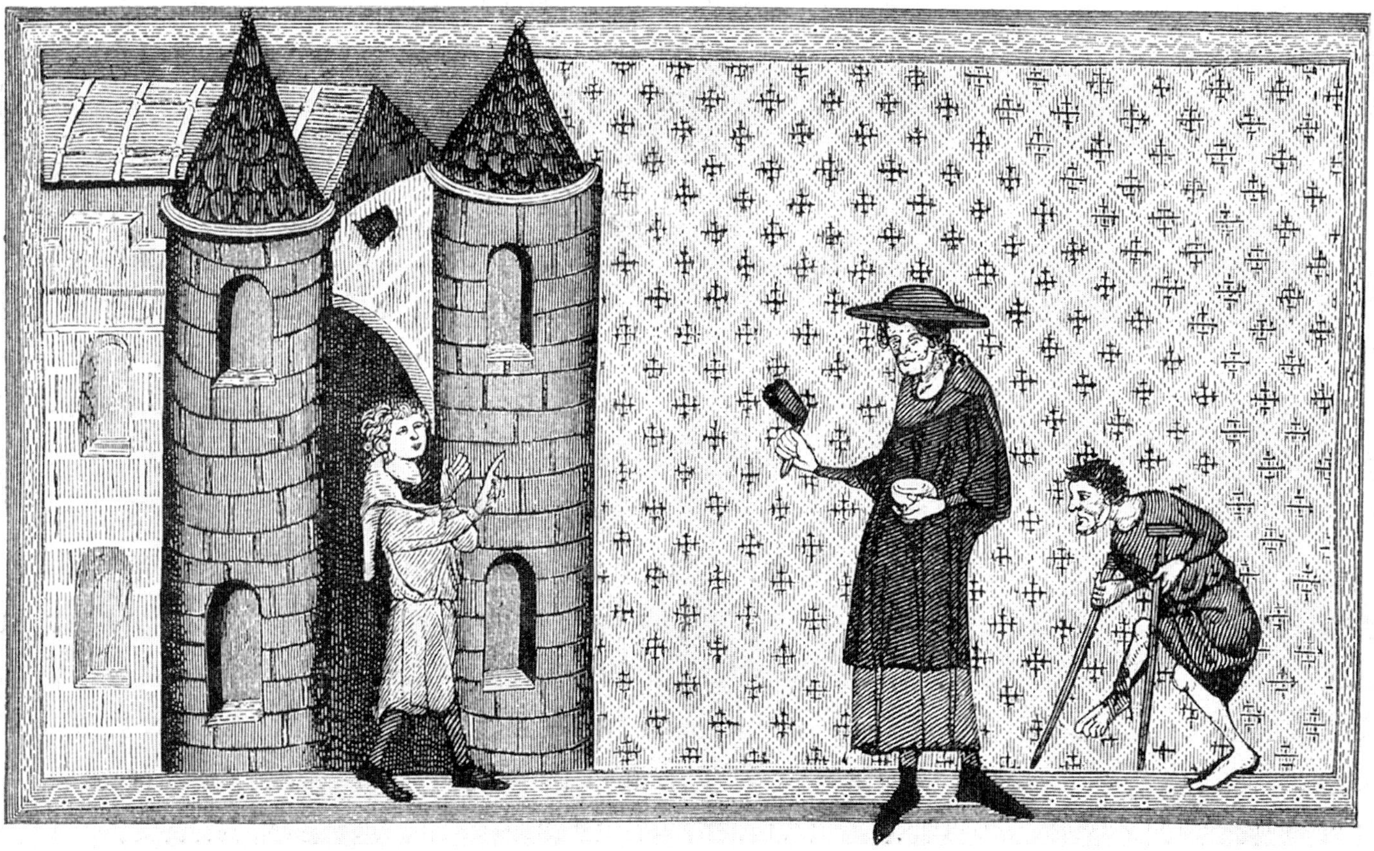

Öleinreibung vor dem Aufbruch und ein Ganzbad nach Ende der Fahrt oder Wanderung empfiehlt. Älteren Leuten rät er zu wöchentlichen Kräuterbädern. Eine von Arnalds etwa 60 Schriften galt medizinischen Bädern. Die Schlüsselrolle der Reinlichkeit hatte er als Arzt also durchaus erkannt, nur mit der Aufklärung der Bevölkerung und der für ihre Gesundheit Verantwortlichen war es nicht weit her, wenn man von so leuchtenden Ausnahmen wie Kaiser Friedrich II. absieht.

Fast unvorbereitet traf die Menschen daher die Pest, die 1348 den Sprung nach Europa machte und hier furchtbare Ernte hielt. Schon früher waren Pestseuchen über das Land gegangen, doch verglichen mit dem, was jetzt über das Abendland hereinbrach, waren es fast mild zu nennende Epidemien gewesen. Dieses Mal war es die Beulenpest, deren Ursprung strittig ist, die aber über die Karawanenstraßen aus Inner- oder Südasien vordrang und 1347 Konstantinopel er-

Zwar war man in Europa bereits durch die Justinianische Pest im 6. Jahrhundert mit dieser Krankheit in Berührung gekommen; die Beulenpest, die 1347 über Europa hereinbrach, hatte aber weit verheerendere Ausmaße. So wie hier in Tournai 1349 wurden Pestopfer massenhaft beerdigt. Die Seuche wütete fünf Jahre und forderte Millionen Tote.

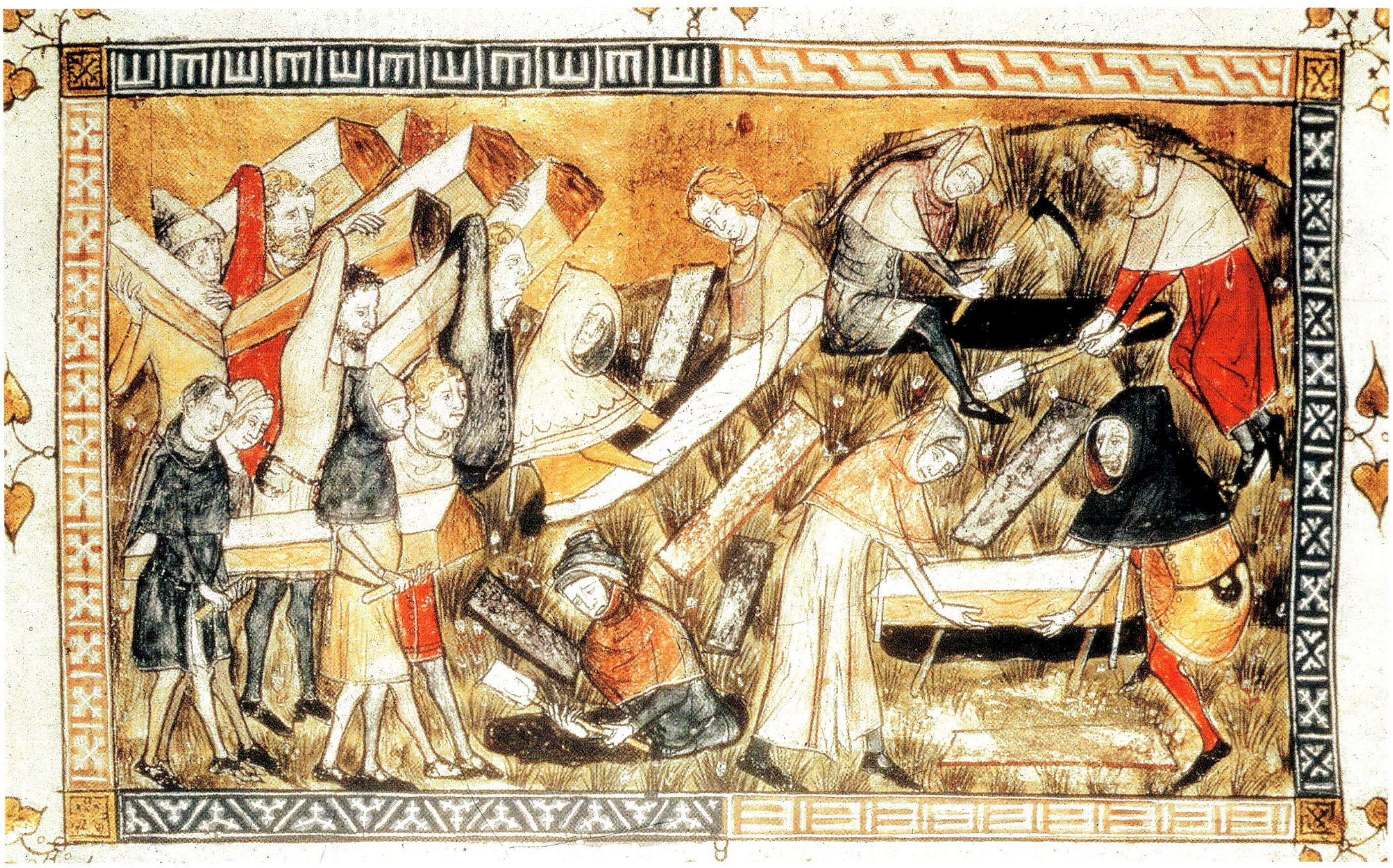

Die große Pestepidemie im 14. Jahrhundert sollte nicht die einzige bleiben. In allen vier darauffolgenden Jahrhunderten wüteten weitere große Pestseuchen. Als Dank für das Ende einer Epidemie wurden vor allem in Österreich, Süddeutschland und Schlesien auf Marktplätzen so genannte Pestsäulen errichtet wie hier die Wiener Pestsäule am Graben.

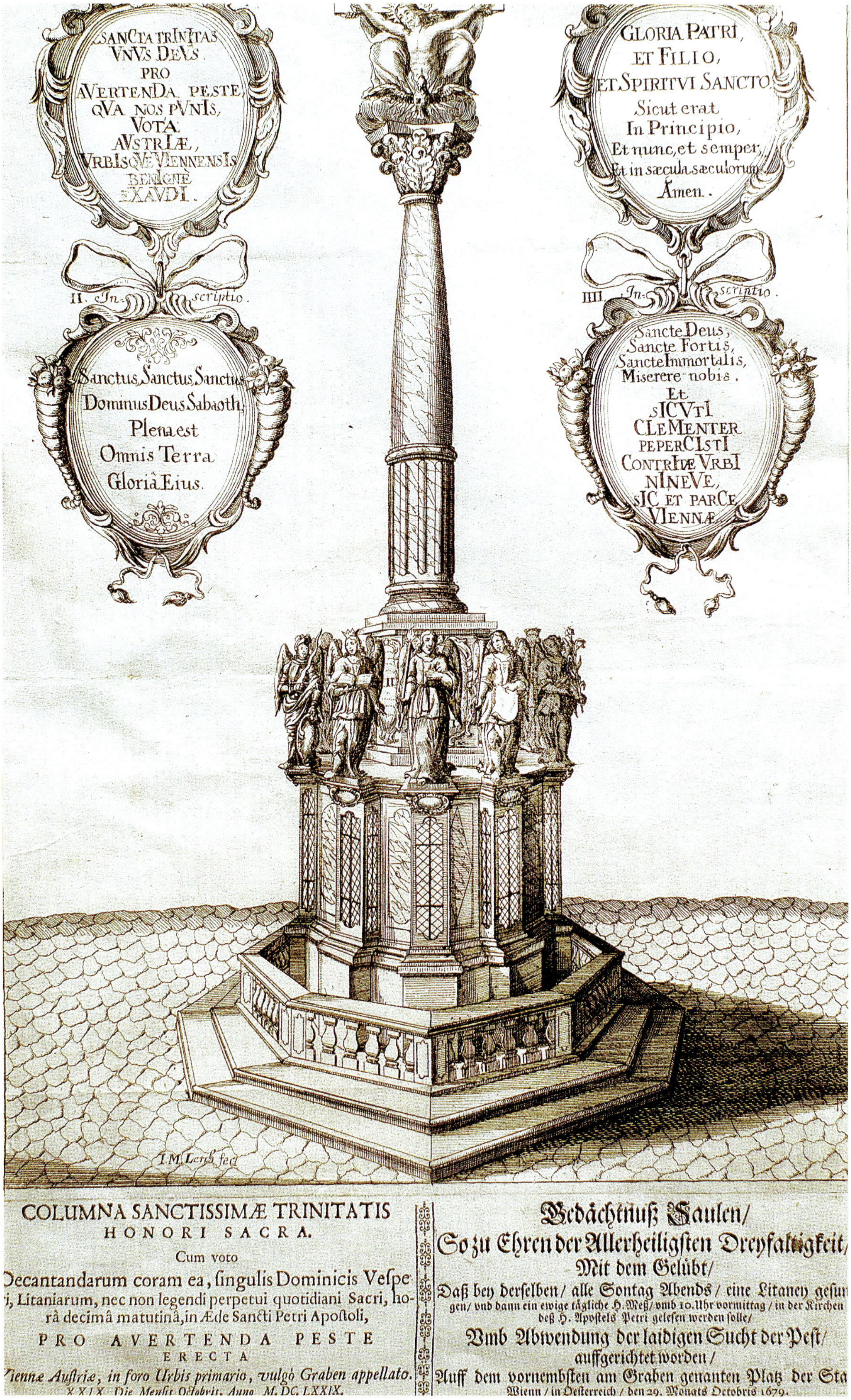

reichte. Italien und Spanien wurden im Jahr darauf erfasst, Frankreich und England folgten wenig später, 1349 wurde das Rheinland befallen, und 1350 traten in Bayern die ersten Pestfälle auf.

Europa verlor durch die immer wieder aufflackernde Pest in wenigen Jahren ein Viertel seiner Bevölkerung, allein in Deutschland sollen 1,5 Millionen Menschen umgekommen sein, fast die Hälfte aller Italiener fiel der Seuche zum Opfer, England hatte nach Abebben der Pest nur noch 2,2 von vorher 3,8 Millionen Einwohnern. In Avignon weihte Papst Klemens VI. (Pontifikat 1342–1352) die Rhône, damit die Toten gleich von den Häusern aus in den Fluss geworfen werden konnten. Ganze Dörfer, ja

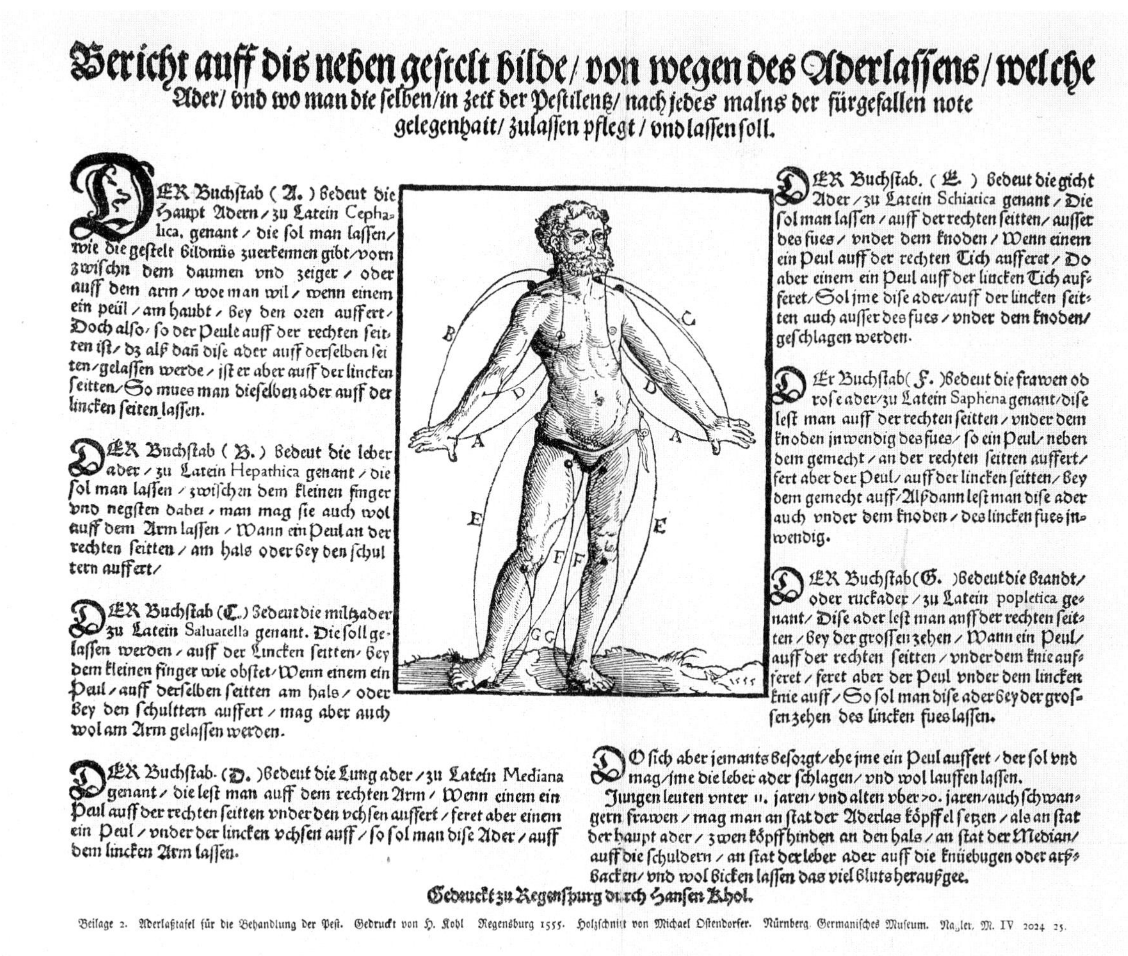

Bericht auff dis neben geſtelt bilde/ von wegen des Aderlaſſens/ welche Ader/ vnd wo man die ſelben/in zeit der Peſtilentz/ nach jedes malns der fürgefallen note gelegenhait/ zulaſſen pflegt/ vnd laſſen ſoll.

DER Buchſtab (A.) bedeut die Haupt Adern/zu Latein Cephalica, genant/ die ſol man laſſen/ wie die geſtelt bildnüs zuerkennen gibt/vorn zwiſchn dem daumen vnd zeiger/ oder auff dem arm/ woe man wil/ wenn einem ein peül/am haubt/ bey den oren auffert/ Doch alſo/ ſo der Peule auff der rechten ſeitten iſt/ dz alſ dañ diſe ader auff derſelben ſeiten/gelaſſen werde/ iſt er aber auff der lincken ſeitten/So mues man dieſelben ader auff der lincken ſeiten laſſen.

DER Buchſtab (B.) bedeut die leber ader/ zu Latein Hepathica genant/ die ſol man laſſen/ zwiſchen dem kleinen finger vnd negſten dabei/ man mag ſie auch wol auff dem Arm laſſen/ Wann ein Peul an der rechten ſeitten/ am hals oder bey den ſchultern auffert/

DER Buchſtab (C.) bedeut die miltzader zu Latein Saluatella genant. Die ſoll gelaſſen werden/ auff der Lincken ſeitten/ bey dem kleinen finger wie obſtet/ Wenn einem ein Peul/ auff derſelben ſeitten am hals/ oder bey den ſchulttern auffert/ mag aber auch wol am Arm gelaſſen werden.

DER Buchſtab. (D.) bedeut die Lung ader/zu Latein Mediana genant/ die leſt man auff dem rechten Arm/ Wenn einem ein Peul auff der rechten ſeitten vnder den vchſen auffert/ feret aber einem ein Peul/ vnder der lincken vchſen auff/ ſo ſol man diſe Ader/ auff dem lincken Arm laſſen.

DER Buchſtab. (E.) bedeut die gicht Ader/zu Latein Schiatica genant/ Die ſol man laſſen/ auff der rechten ſeitten/ auſſer des fues/ vnder dem knoden/ Wenn einem ein Peul auff der rechten Tich aufferet/ Do aber einem ein Peul auff der lincken Tich aufferet/ Sol jme diſe ader/auff der lincken ſeitten auch auſſer des fues/ vnder dem knoden/ geſchlagen werden.

DEr Buchſtab (F.) bedeut die frawen od roſe ader/zu Latein Saphena genant/ diſe leſt man auff der rechten ſeitten/ vnder dem knoden jnwendig des fues/ ſo ein Peul/ neben dem gemecht/ an der rechten ſeitten auffert/ fert aber der Peul/ auff der lincken ſeitten/ bey dem gemecht auff/ Alſdann leſt man diſe ader auch vnder dem knoden/ des lincken fues jnwendig.

DER Buchſtab (G.) bedeut die brandt/ oder ruckader/ zu Latein popletica genant/ Diſe ader leſt man auff der rechten ſeitten/ bey der groſſen zehen/ Wann ein Peul/ auff der rechten ſeitten/ vnder dem knie aufferet/ feret aber der Peul vnder dem lincken knie auff/ So ſol man diſe ader bey der groſſen zehen des lincken fues laſſen.

DO ſich aber jemants beſorgt/ ehe jme ein Peul auffert/ der ſol vnd mag/ jme die leber ader ſchlagen/ vnd wol lauffen laſſen.

Jungen leuten vnter 11. jaren/ vnd alten vber 70. jaren/ auch ſchwangern frawen/ mag man an ſtat der Aderlas köpffel ſetzen/ als an ſtat der haupt ader/ zwen köpff hinden an den hals/ an ſtat der Median/ auff die ſchuldern/ an ſtat der leber ader auff die knüebugen oder arßbacken/ vnd wol bicken laſſen das viel bluts herauſſgee.

Gedeuckt zu Regenſpurg durch Hanſen Khol.

Beilage 2. Aderlaßtafel für die Behandlung der Peſt. Gedruckt von H. Kobl Regensburg 1555. Holzſchnitt von Michael Oſtendorfer. Nürnberg. Germaniſches Muſeum. Nagler. M. IV 2024 25.

Unzureichende hygienische Maßnahmen begünstigten die Ansteckungsgefahr. Zwar verstand man bald, dass die Lebensumstände der Menschen die Ausbreitung der Pest begünstigte, die ärztliche Heilkunde aber tappte noch weitgehend im Dunkeln und versuchte die Kranken durch Aderlass zu kurieren.

Städte wurden entvölkert, führerlose Schiffe trieben auf Flüssen und Meeren, riesige Flächen Ackerland lagen brach, Haustiere und Viehbestände starben mit den Menschen. Für einige deutsche Städte gibt es Verlustzahlen: Basel 14 000, Straßburg 16 000, Münster 11 000, Bremen 6922, Lübeck 9000, Hannover 3000, Weimar 5000 Opfer (fast die gesamte Einwohnerschaft).

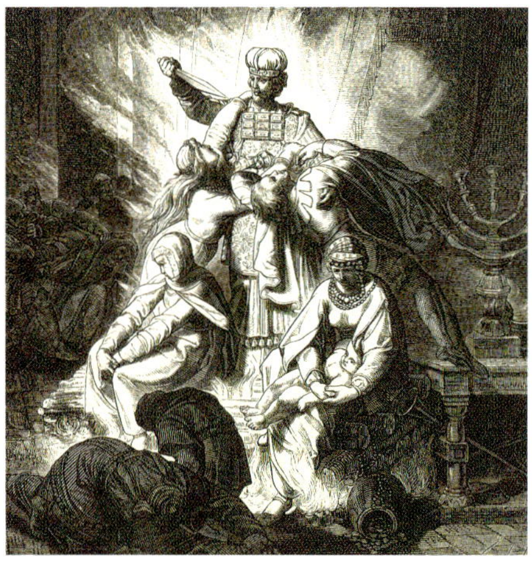

In Zeiten des Notstands sind Sündenböcke schnell gefunden. Als „Brunnenvergifter" hatte der Volkszorn die Juden ausgemacht; es kam im 14. Jahrhundert zu umfassenden Pogromen, denen sich die jüdischen Gemeinden zu Tausenden durch Selbsttötung entzogen. Holzstich von Friedrich Hottenroth aus „Geschichte des Judentums".

Die schlecht durchlüfteten, dunklen Häuser, die engen, vor Schmutz und Unrat starrenden Straßen, mangelhafte oder fehlende Entwässerung, verunreinigtes Trinkwasser, enge Wohngemeinschaft mit Ratten und Mäusen, Haustiere in den Wohnräumen – all das förderte die Verbreitung der Seuche, und nur wenige erkannten das. Auch die Ansteckungsgefahr durchschaute man zunächst nicht, sondern rückte sogar zu Bittgottesdiensten und Wallfahrten noch enger zusammen und versuchte durch Bestrafung der angeblich Schuldigen Gott gnädig zu stimmen, indem man Leute, bei denen man Salben oder Pulver fand, als Pestgiftmischer verbrannte. Apotheker standen an doppelter Front: gegen die Pest wie alle anderen und gegen den Verdacht, mit ihr aus Profitsucht im Bunde zu sein (mancher machte mit angeblichen Wunderdrogen tatsächlich erhebliche Gewinne). Verzweiflung legt Sündenbockstrategien nahe, weswegen auch die Juden besonders zu leiden hatten; man erschlug diese „Heiden", ja „Christusmörder", weil sie die Brunnen verpestet hätten. Der Vorwurf der Brunnenvergiftung traf zwar durchaus zu, doch waren daran alle gemeinsam schuld, indem man die schon in der Antike bekannten Reinlichkeitsregeln vernachlässigt und nichts für eine einigermaßen intakte Wasserversorgung getan hatte. Das war nun angesichts des großen Sterbens natürlich nicht zu ändern, und so behalf man sich mit hilflosen medizinischen Maßnahmen wie Aderlass, Blutegelansatz, Ausbrennen der Pestbeulen.

Erst allmählich setzte sich die Ansteckungs-Erkenntnis in Europa durch. Daher hielten sich manche Leute mit Essig getränkte Schwämme vor Mund und Nase. Andere kauften in den Apotheken Riechstoffe und Räucherdrogen oder schlossen sich familienweise in ihren Häusern ein, freilich meist ohne Erfolg, denn die Infektion drang mit unreinem Wasser und kontaminierter Nahrung, Ungeziefer und Nagern in die Wohnungen ein. Schutz fanden eher die Menschen, die aus den Städten ins Freie oder in Landhäuser flüchteten. Dieser Stadtflucht verdanken wir eines der literarisch bedeutendsten Erzählwerke: das „Decamerone“ von Giovanni Boccaccio (1313–1375), das er 1348–1353 verfasste. Dabei geht es um eine aus Florenz geflohene feine Gesellschaft, die sich den Landaufenthalt durch „galante“ Geschichten verkürzt. Die darin zum Ausdruck kommende pralle Sinnlichkeit rührt nicht zuletzt her von der tödlichen Bedrohung durch die Seuche, die Boccaccio ebenfalls schildert: Danach zeigten sich bei den Erkrankten in den Achseln und anderen Körperteilen eigroße, manchmal auch größere oder dichtge-

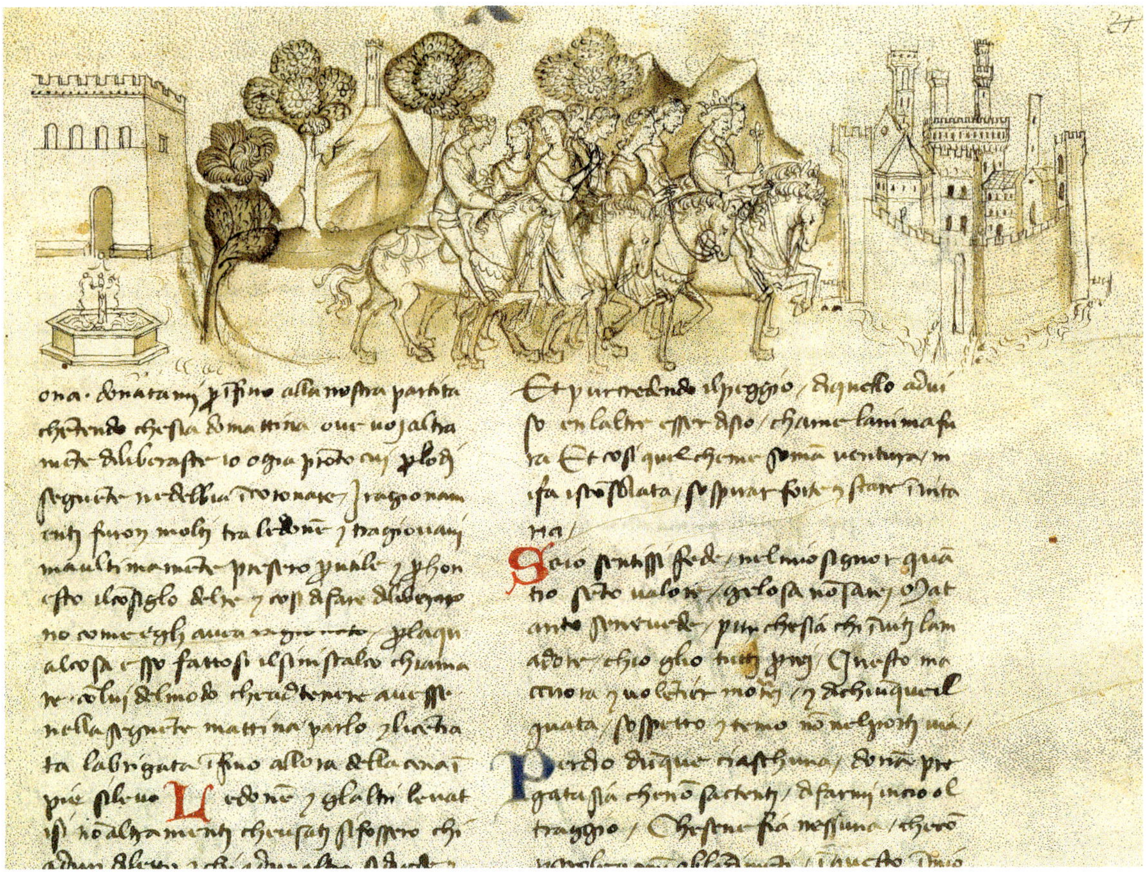

Wer es sich leisten konnte, floh vor der Pest. Auch in Italien wütete die Seuche und veranlasste die besser Begüterten, von der Stadt aufs Land zu ziehen. Für Boccaccio war diese Situation Ausgangspunkt seiner Novellensammlung „Decamerone“. Illustration aus einer florentinischen Ausgabe um 1370.

drängte kleinere Geschwülste. Dann erschienen an Armen und Schenkeln blau-schwarze Flecken, und die Betroffenen starben nach spätestens drei Tagen.

Seehäfen griffen zum Mittel der Quarantäne, wenn Schiffe mit Erkrankten oder verdächtigem Gut einliefen. Das heißt, sie internierten die Besatzung für 40 (*quaranta*, daher der Begriff „Quarantäne") Tage, bis sicher war, dass keine Gefahr von Leuten und Ladung ausging. Auch hygienische Lehren wurden in den damals entstehenden Pestordnungen gezogen, wenn es auch lange dauerte, ehe wirksame Maßnahmen zur Verbesserung der Wasserversorgung, der Müllbeseitigung und der Ungezieferbekämpfung umgesetzt wurden. Die Pest hatte ja auch die Wirtschaft schwer getroffen, sodass lange die Mittel für entsprechende Vorkehrungen fehlten. Es gab auf privater Ebene allerdings auch den umgekehrten Effekt: Die zahlreichen Todesfälle führten vielfach zur Häufung von Vermögen, das ursprünglich auf viele Erben hätte verteilt werden müssen und sich nun in wenigen Händen oder gar nur in einer Hand ballte. Das machte Investitionen möglich, die zu einer langsamen wirtschaftlichen Erholung beitrugen.

Die Apotheken, zeitweilig kirchlicherseits stark beargwöhnt, erholten sich ebenfalls. Die ursprüngliche Niederlassungsfreiheit für Apotheker wurde allerdings zunehmend behördlich reglementiert. Konzessionen für den Betrieb eines Arzneimittelhandels erteilte die Obrigkeit in Form eines Apothekerprivilegs, das später sogar erblich wurde, oder eines Apothekerdienstbriefs oder nach Leistung eines Apothekereids, wie er erstmals für Basel 1309 und Nürnberg 1338 belegt ist. Hinzu kamen Forderungen nach Mitgliedschaft in der entsprechenden Zunft, Erfüllung von bestimmten Diensten (z. B. Tag-und-Nacht-Öffnung) und korrekte Rechnungslegung. Die oben aufgezählten Bedingungen der Medizinalordnung Friedrichs II. von 1241 bildeten überall die ethische und geschäftliche Richtlinie für den Betrieb von Apotheken. Eine Gewerbeaufsicht durch geschulte Prüfer war fester Bestandteil aller Apothekenordnungen.

Das hört sich rigider an, als es zu handhaben war, denn die Möglichkeiten, etwa Arzneimittelverfälschungen aufzudecken, waren sehr begrenzt. Die oft teuren Rezepturen wie beim Theriak führten immer wieder Apotheker in Versuchung, preiswertere, sprich min-

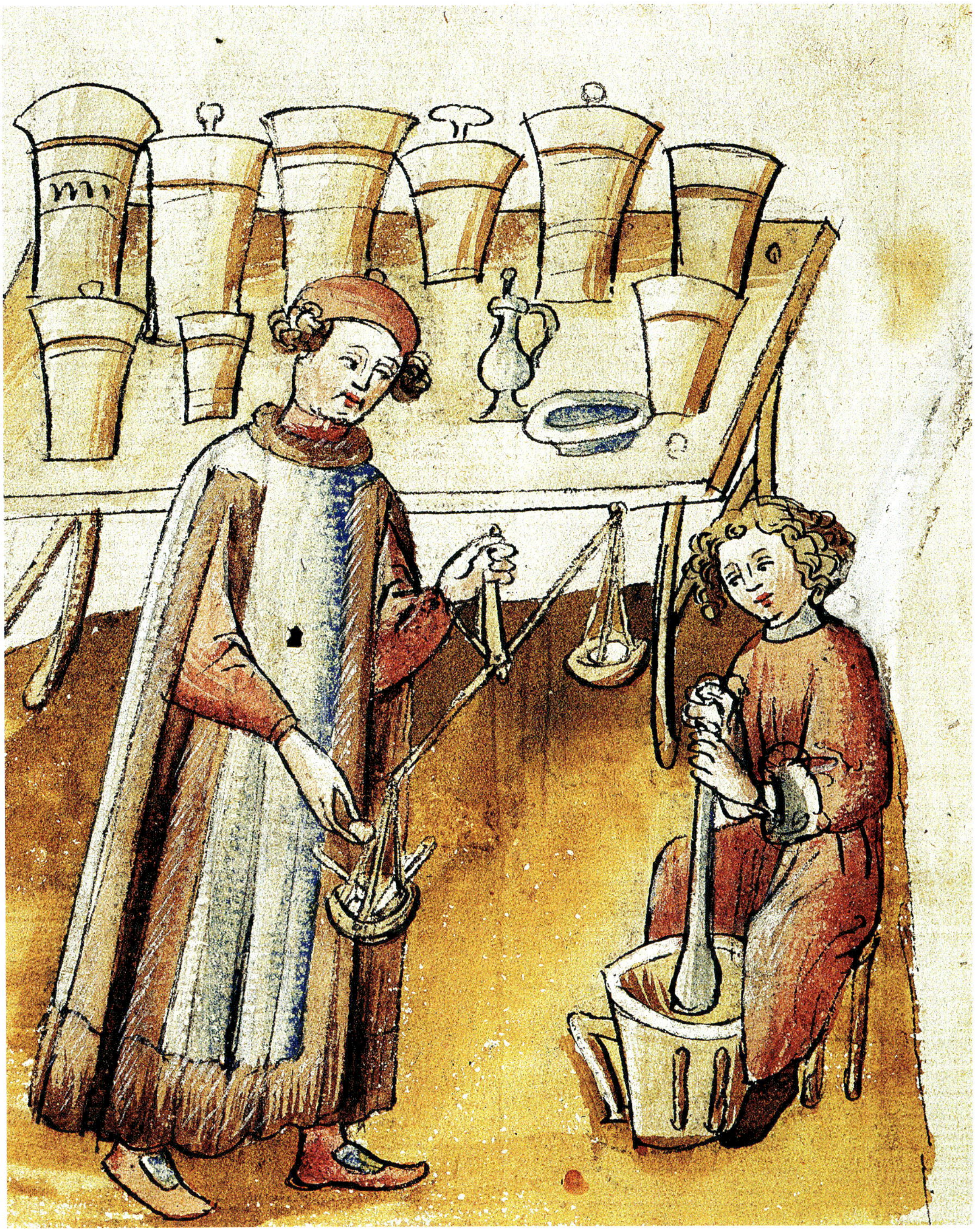

Im Spätmittelalter ist erstmals eine Arbeitsteilung in der Heilkunde zu erkennen. Zwar unterlagen Salbenköche, Quacksalber, Drogenhändler oder Arzneimittelverkäufer kaum Qualitätskriterien, die Zubereitung von Rezepten oder Arzneimitteln wurde inzwischen aber von mehr oder weniger ausgebildetem Fachpersonal durchgeführt. Nachweisbare Belege dafür finden sich in medizinischen Werken wie dem so genannten „Hausbuch der Cerruti" gegen Ende des 14. Jahrhunderts, einer lateinischen Übersetzung einer arabischen Gesundheitslehre.

derwertigere Materialien zu verwenden, als sie angaben. Und nicht erst die Zubereiter leisteten ihren Beitrag zur Streckung und Verfälschung der Heilmittel, sondern schon die Transporteure tauschten nicht selten Stoffe aus, verkauften die hochwertigen anderweitig und lieferten dem Besteller ähnlich wirkenden, ähnlich aussehenden und ähnlich schmeckenden, aber billigeren Ersatz. Und sie selbst wurden ihrerseits nicht selten Opfer der Händler in den orientalischen Herkunftsländern, die sie über die Qualität der eingekauften Ware täuschten. Beim ständigen Umladen auf dem Weg aus Indien und Arabien zur Levante, von dort nach Venedig und Nürnberg, dem deutschen Zentrum des Osthandels, boten sich zahlreiche weitere Gelegenheiten für Profiteure, begehrte Stoffe beiseite zu schaffen oder doch durch Mischung mit minderwertigen zu verlängern.

Die Prüfer kamen solchen Praktiken nur schwer auf die Schliche, weil geeignete chemische und physikalische Analysemöglichkeiten fehlten. Hinzu kamen Unschärfen in der Nomenklatur, irreführende Übersetzungen und eine unkritische Nachfrage, die es Fälschern leicht machte. Man versuchte gegenzusteuern durch Einsatz von fachlich kompetenten Zeugen bei der Zubereitung von besonders aufwändigen und empfindli-

Obwohl die Qualität von Arzneien und Rezepturen im Mittelalter kaum zu überprüfen war, entwickelten sich im 15. Jahrhundert erste Ansätze eines neuen Berufsstandes: des Apothekers.

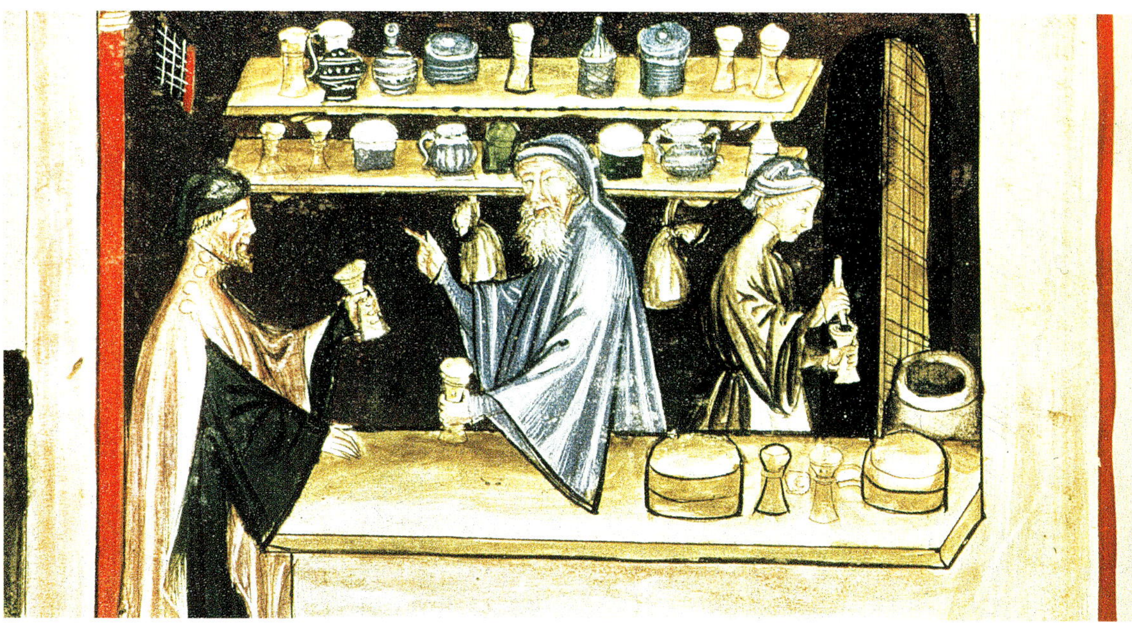

chen Arzneimitteln, durch Drogenersatz- und Synonymenlisten für die gängigen Stoffe, durch Vorschreiben von Arzneibüchern, nach deren Rezepturen allein produziert werden durfte, durch Strafandrohungen, die allerdings stumpf wirkten angesichts der geringen realen Chance, Missetäter zu überführen, durch Verbot des *Quidproquo* ohne ärztliche Weisung und durch die erwähnten Eide, die an das Gewissen des Apothekers appellierten. Oft aber sündigten die vereidigten Heilmittelzubereiter unbewusst, weil ihnen selbst minderwertige Ware untergeschoben worden war, weil ihnen die Folgen unsachgemäßer Lagerung von Wirkstoffen nicht hinreichend bewusst oder bekannt waren oder weil sie im bereits regional problematischen Wirrwarr der Maße und Gewichte Dosierungen falsch berechneten.

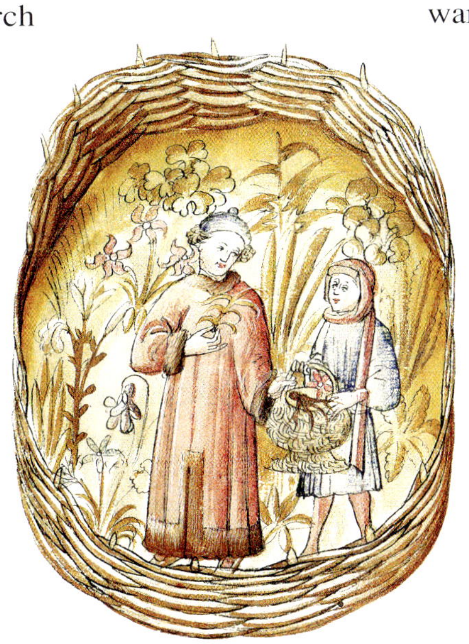

Insofern brachten die oben skizzierten Niederlassungsbedingungen einen gewissen Fortschritt, weil es keine bessere Aufsicht gibt als die interne in einer Zunft oder einer Gilde. Eine Krähe hackt der anderen zwar kein Auge aus, ihr Futterneid aber ist allemal größer als die berufliche Solidarität. In einer zeitweilig so einträglichen Branche gilt das besonders, denn der nach den Kreuzzügen florierende Handel mit exotischen Drogen warf für Importeure wie Verkäufer saftige Profite ab. Das Wort „Droge“, heute auf Rauschmittel eingeengt, bezeichnete damals alle rohen und halbzubereiteten Produkte der drei Naturreiche (Mineralien, Pflanzen, Tiere) vor allem zum medizinischen Gebrauch *(Materia medica)*. Vermutlich ging der Begriff auf mittelniederdeutsch *droge vate* (trockene Fässer) zurück, da die Stoffe aus Gründen der Haltbarkeit möglichst feuchtigkeitsfrei befördert wurden. Die Eigenschaft des Transportgefäßes wurde begrifflich auf die Ware übertragen. Möglich sind auch Einflüsse von mittellateinisch *trochiscus* (Pastille), sodass beide Bedeutungen sich mit der Zeit vermengten.

Begründet durch die Klostermedizin nahmen Heilkräuter noch immer den weitaus größten Anteil an Ingredienzen für Arzneien ein. Kräutergärten und das Wissen um die Heilkraft von Pflanzen beschränkten sich aber zunehmend nicht mehr nur auf Klöster, sondern drangen auch in die Bereiche der Volksmedizin vor. Wegen der uneinheitlichen Terminologie, ungeeigneten Standorten, vor allem aber wegen Unerfahrenheit im Umgang mit der Dosierung mag der Erfolg eher zweifelhaft gewesen sein. Eine wissenschaftliche Botanik für medizinische Zwecke entwickelte sich erst mit den Systematierungsversuchen ab dem 16. Jahrhundert.

Pflanzliche Präparate überwogen bei weitem; noch im „Thesaurus medicaminum“ (Arzneischatz) des Johannes (Hans) Minner von 1479 stehen 600 Vegetabilia insgesamt 170 Mineralia und 230 Animalia gegenüber. Stoffe aus dem Mineralreich dienten der äußerlichen, oft kosmetischen Anwendung oder der inneren, vor allem in Form von Salzen. Auch die Steine gehören hierher, deren Einsatz nach der Signaturenlehre oder aufgrund angeblich magischer Qualitäten verordnet wurde. Zu den Animalia gehörten tierische wie menschliche Präparate. Von den letzteren spielten vor allem Harn, Frauenmilch und Armesünder- oder Henkersfett eine Rolle. Unter Henkersfett verstand man aus den Gebeinen von Hingerichteten gewonnene Asche, die in einen Trank verrührt wurde, der angeblich bei Epilepsie wirkte. An Tierischem zu erwähnen sind die Fette als Grundlage der Salbenherstellung sowie Exkremente, Haare, Krallen u. a. als Mittel der so genannten Dreckapotheke.

Bezeichnenderweise galt ein Animalium als besonders wirksam, das es gar nicht gibt: *unicornus* (Einhorn). Dieses Fabeltier war nur jagdbar unter Mithilfe einer reinen, edlen Jungfrau, in deren Schoß es zutraulich seinen Kopf legt und damit seine Wildheit verliert. Aus seinem Horn genossene Getränke (insbesondere Wein) sollten vor Krankheiten und Verletzungen bewahren und vor Gift wie Feuersbrunst schützen. In

Hin und her gerissen zwischen wissenschaftlich nachvollziehbaren Theorien und schierem Aberglauben standen Medizin und Pharmazie um 1500 an der Schwelle zu neuen heilkundlichen Erkenntnissen.

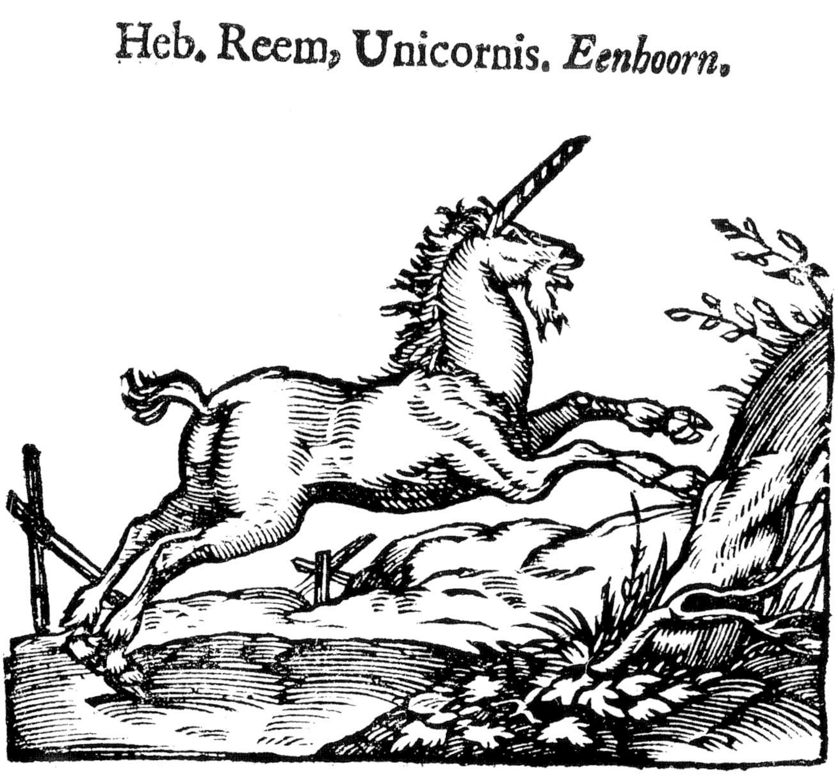

gemahlener Form wirkte das Horn angeblich Wunder bei Pest und Impotenz, Wurmbe- und Haarausfall, Epilepsie und Pocken. Da das Horn nur in der Fantasie existierte, behalf man sich mit den Hörnern von Antilopen oder Springböcken, Hirschgeweih oder Horn des Nashorns; besonders beliebt war der gerade Stoßzahn des Narwals, der mit seiner Länge von über zwei Metern und der leicht gedrehten Form dem vorgestellten Bild des Horns von *unicornus* am nächsten kam. Dieses legendäre Medikament hat sich im Namen mancher Einhorn-Apotheke erhalten; auch eine Zeitschrift für Ärzte trug noch im ausgehenden 20. Jahrhundert den Namen „Einhorn".

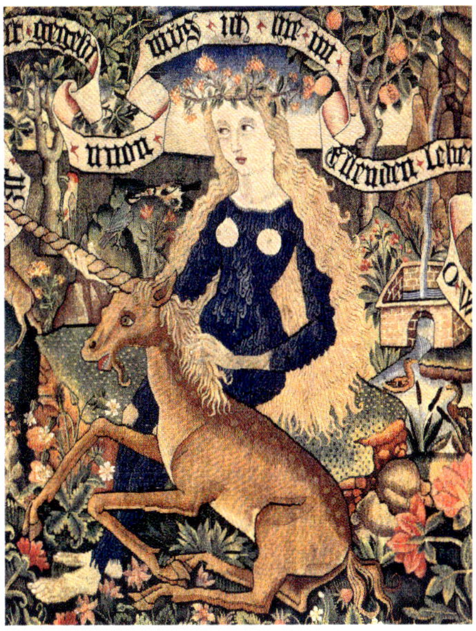

Wie hat man sich einen hoch- bis spätmittelalterlichen Laden für Medikamente vorzustellen? Zu Beginn handelte es sich um kleine kioskartige Buden (so genannte Gaden) von kaum mehr als vier Quadratmetern, gegen die Straße oder den Markt mit einem als Verkaufstresen dienenden Brett abgetrennt, das nachts hochgeklappt wurde und das Geschäft so verschloss. Erst an der Schwelle zum 15. Jahrhundert finden sich Belege für Apotheken in Steinhäusern, immer noch kleine Läden und noch weit entfernt von den oft edel ausgestatten Verkaufsräumen der Renaissance- und Barockzeit. Häufig wurde aber nun schon die Kombination der Apotheke, insonderheit der norddeutschen Ratsapotheke, mit einem Bier- oder Weinausschank. Den eigentlichen Arzneiteil des Geschäfts kennzeichneten Apothekergeräte wie Mörser und Waage sowie Regale mit beschrifteten Dosen, Schachteln, Keramikgefäßen oder Flaschen, in denen die Heilmittel aufbewahrt wurden. Lederbeutel mit Kräutern und Gewürzen, die in der Regel ebenfalls zum Sortiment der Apotheken gehörten, hingen an den Wänden und den senkrechten Seitenbrettern der Regale. Häufig fand sich auch ein Herd zum Bereiten von Sud, zum Eindicken von Säften und zur Herstellung von Electuarien (Latwerge).

Wo rationale Erkenntnis fehlt, wird gerne auf Fabeln und Mythen zurückgegriffen. Das Einhorn war als Fabeltier Sinnbild sowohl für Kraft als auch Keuschheit, sein Horn galt als magisches Mittel gegen Gifte. Zahlreiche Apotheken haben diese Symbolik bis heute in ihrem Namen erhalten.

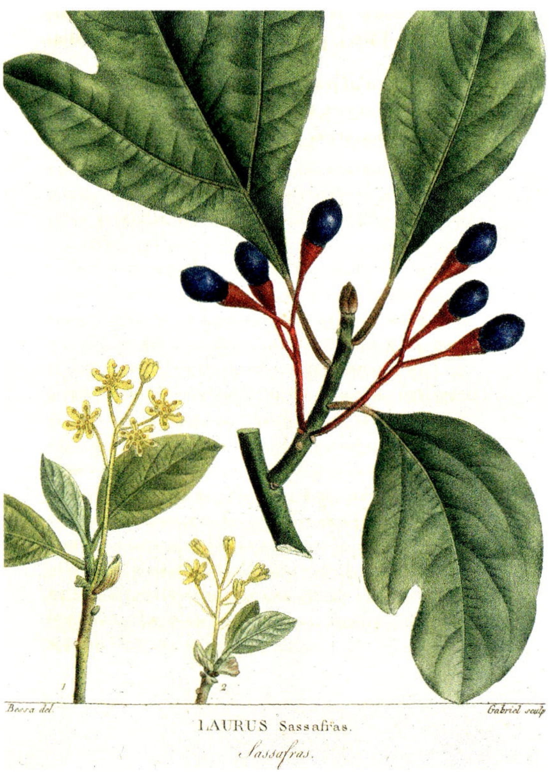
1
2
Bessa del
Gabriel sculp
LAURUS Sassafras.
Sassafras.

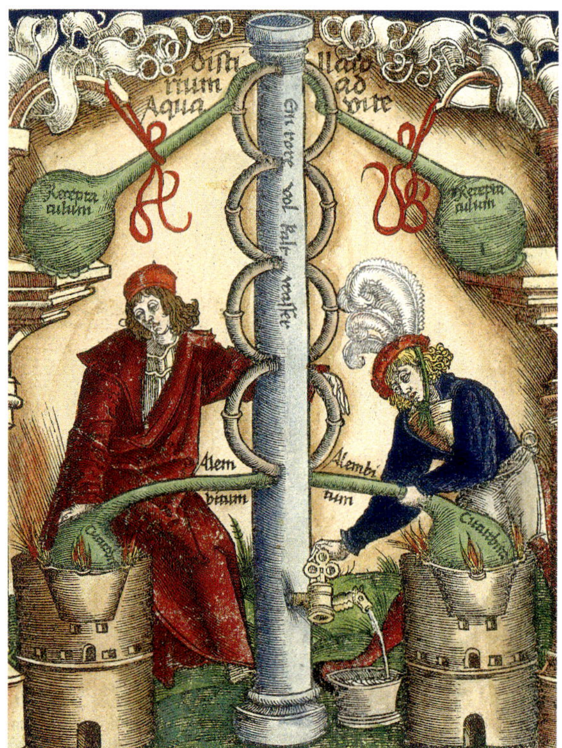
Alem
bicum
Alembi
cum

VII Zeitalter der Entdeckungen

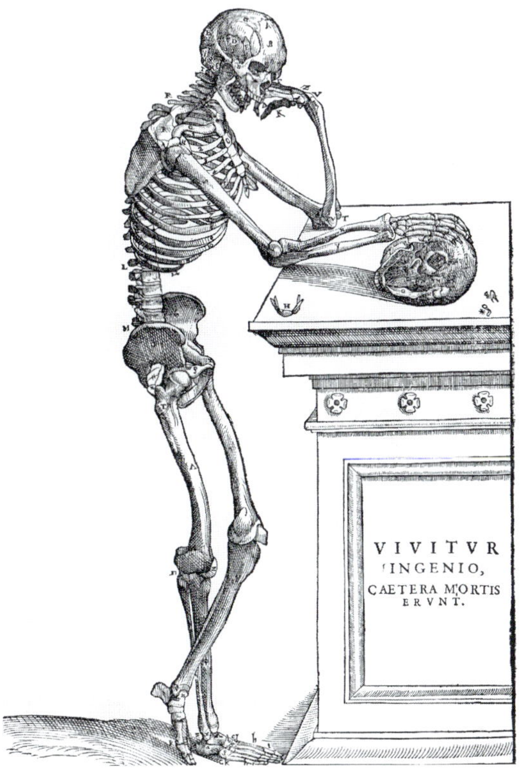

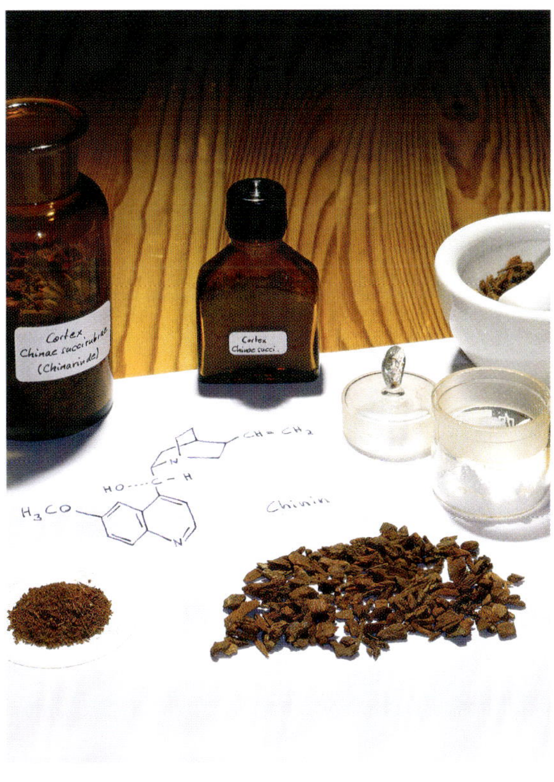

Manche setzen den Beginn der Neuzeit auf den Tag genau an: 12. Oktober 1492, das Datum, an dem Kolumbus als erster Europäer (von Leif Eriksson und seinen Wikingern einmal abgesehen) den Fuß auf den Boden der Neuen Welt setzte und sie für die Alte in Besitz nahm. Solche Marken sind praktisch, aber irreführend. Vieles nämlich blieb weiter noch lange durchaus mittelalterlich, und vieles war schon weit vorher „modern". Ohne die Wiederentdeckung der Antike in den letzten beiden Jahrhunderten durch die ersten Humanisten, ohne die Wiederentdeckung der kulturellen und zivilisatorischen Standards der Griechen und Römer wären die Entdeckungen, die dem Zeitalter den Namen gaben, weder geographisch noch naturwissenschaftlich möglich gewesen. Und ohne katastrophale Katalysatoren wie die

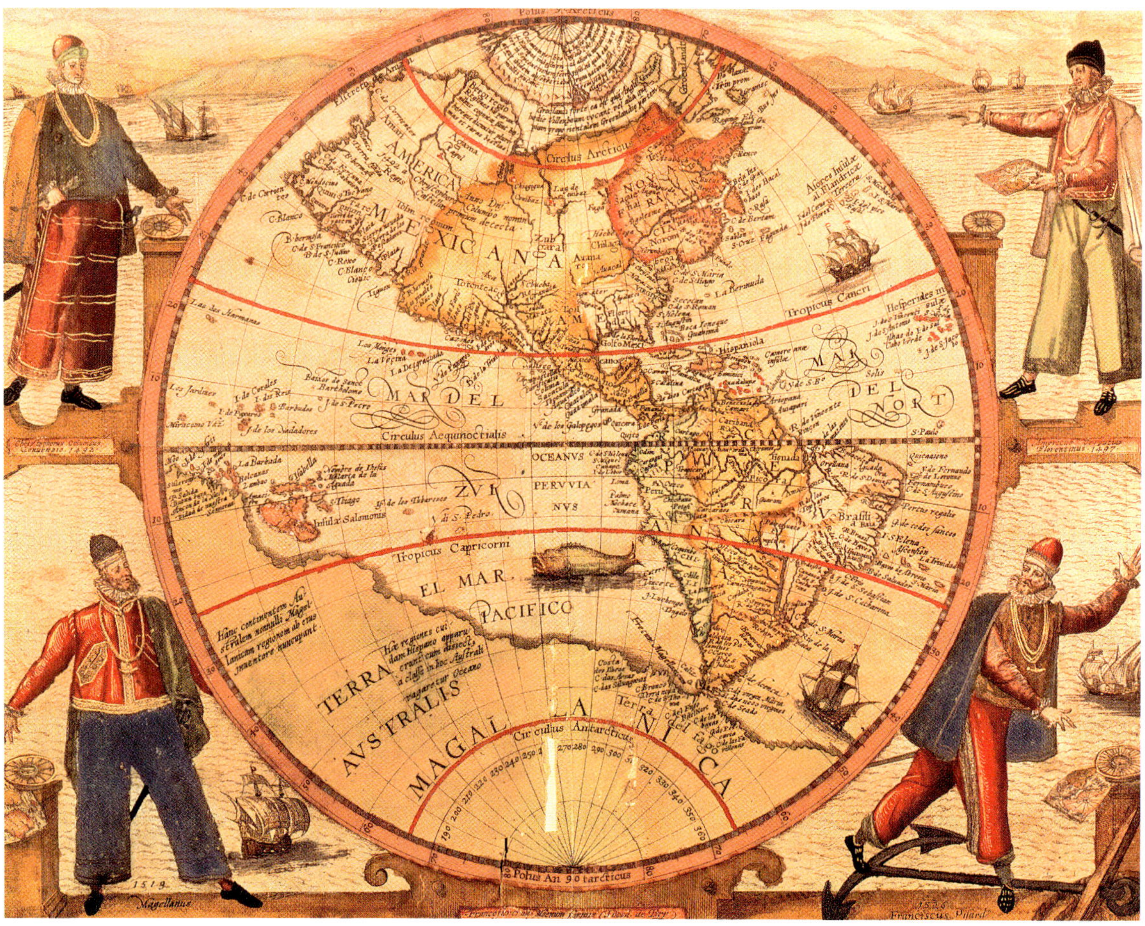

Die Entdeckung neuer Länder und ganzer Kontinente erweiterte das Weltbild des Mittelalters, das sich im Wesentlichen auf den christlichen Glauben gestützt hatte.

Pest war der Entdeckungsprozess ebenso wenig denkbar. Verunsicherte suchen Halt, und manche Denker und Künstler, Politiker und Ingenieure der Epoche fanden ihn an den Kenntnissen und Erkenntnissen der Alten. Deren Wissen war zu einem großen Teil in Vergessenheit geraten oder kirchlicherseits unterdrückt worden. Vieles davon kam nun durch arabische Überlieferung und eine wachsende Zahl von Übersetzungen wieder heim ins Abendland und verwandelte es und damit die Welt von Grund auf.

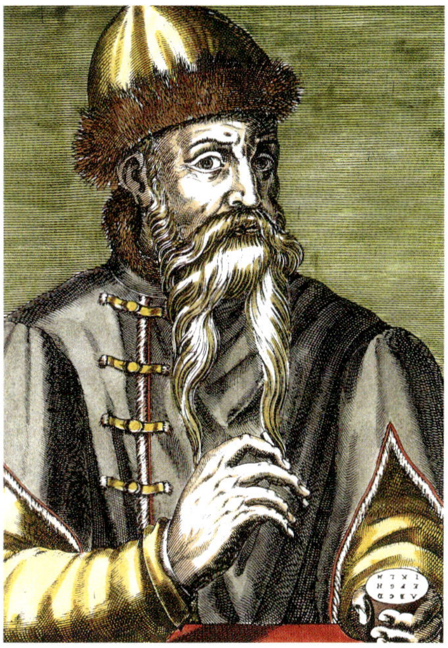

ALTES IN NEUER SICHT

Die Impulse zündeten auf dem Gebiet der Pharmazie mit einem gewissen Verzögerungseffekt. Zunächst einmal brachte die für alle Folgeentwicklungen entscheidende Erfindung der Buchdruckerkunst mit beweglichen Lettern (um 1450) auch auf diesem Gebiet einen deutlichen Wissensschub, weil nun erheblich mehr Menschen Zugang zu den Kenntnissen der Vergangenheit bekamen. Da sind an erster Stelle die Kräuterbücher zu nennen, die sich zwar weiterhin auf die Lehren von Dioskurides und Hildegard von Bingen stützten, die nun aber auch in den verschiedenen Landessprachen greifbar wurden. War das schon erwähnte Buch von Johannes (Hans) Minner 1479 noch auf Lateinisch und ohne Illustrationen erschienen, so wurde der 1485 folgende „Gart der Gesundheit" des Arztes Wonnecke von Kaub das erste deutsche Kräuterbuch und das erste, das mit Holzschnitten bebildert war. Es enthielt zwar allerhand Fehler und Ungenauigkeiten, verwies zuweilen auf falsche Quellen, verwechselte Namen von Pflanzen und daraus zu gewinnender Drogen, animierte aber mit seinem relativ großen Erfolg weitere Autoren zu immer neuen Sammlungen, sodass sich der botanisch-pharmazeutische Wissensstand deutlich hob.

Für den Beginn der Neuzeit waren neue Technologien wie die Erfindung des Buchdrucks mit beweglichen Lettern durch Johannes Gutenberg (um 1397–1468) entscheidend. Auch für die Geschichte der Medizin und Pharamazie brachte seine Erfindung einen wahren Schub: Die tradierten Texte der Antike, die vorher vor allem in Klöstern mühsam von Hand kopiert worden waren, fanden jetzt viel schneller ein größeres Publikum.

1530 erschien auf Lateinisch, zwei Jahre später auf Deutsch das Kompendium des evangelisch gewordenen Priesters Otto Brunfels (1489–1534), illustriert von dem etwas jüngeren Hans Weiditz, der sich um möglichst realistische Darstellung der Pflanzen und aller ihrer Teile bemühte. Wurzeln und Blätter, Stängel und Knospen, Blüten und Früchte entsprachen in ihrer detailgetreuen Zeichnung den genauen Beschreibungen des Autors und lösten sich damit deutlich von mittelalterlichen Vorläufern. Hieronymus Bock (1498–1554), latinisiert H. Tragus, ein Prediger-Kollege von Brunfels, nahm sich daran ein Beispiel für sein „New Kreutterbuch von Underscheydt, Würckung und Namen der Kreütter, so in Teutschen Landen wachsen" (1539), sorgte allerdings erst in der zweiten Auflage von 1546 für Illustrationen mit 465 Holzschnitten. Wert legte der Autor auf die Tatsache, dass er nur Pflanzen behandelt habe, die er selbst genau kannte. Dritter und berühmtester im Bunde der als „Väter der Botanik" bezeichneten Publizisten war Leonart Fuchs (1501–1566), der in Tübingen Medizin lehrte. Sein 1543 erschienenes „New Kreüterbuch" zeichnete sich durch klare Gliederung aus: Jeder Artikel behandelt die jeweilige Pflanze nach Namen und (lateinisch-griechischen) Synonyma, Standort („Statt [= Stätte] seiner wachsung"), Zeit für Pflanzung, Blüte und Ernte, „krafft und würckung". Die Bilder zeigen die Pflanze zugleich in mehreren Entwicklungsstadien.

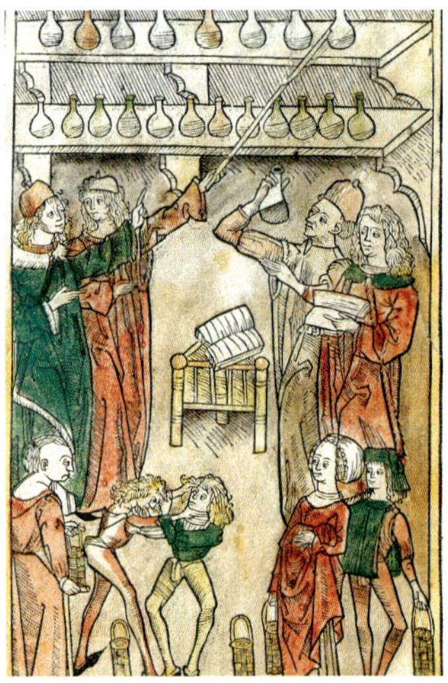

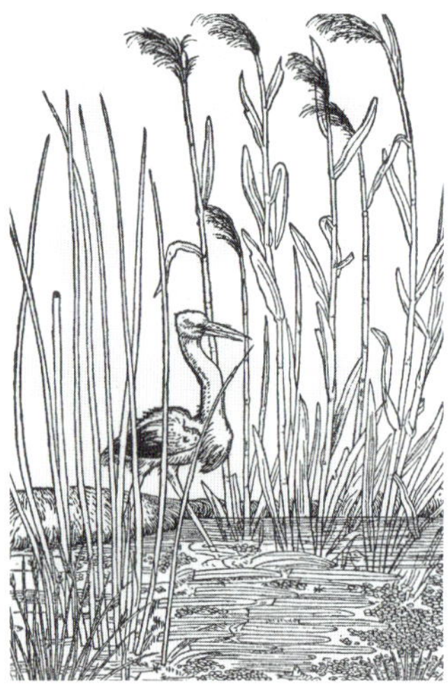

Kenntnisse über Pflanzen, Tiere und Mineralien waren für die Entwicklung der Pharmazie unentbehrlich. Die Standardwerke des Mittelalters krankten allerdings an einer ungeordneten Systematik. Erst ab 1500 begann sich eine Botanik herauszubilden, die eine eindeutige Nomenklatur schuf. Links eine Abbildung aus dem „Hortus sanitatis", dem Nachfolgewerk des „Gart der Gesundheit" von Wonnecke von Kaub, rechts eine Illustration aus dem Kräuterbuch von Hieronymus Bock.

In die gleiche Richtung wie die Pflanzenbeschreibungen auf der Basis exakter Naturbeobachtung wiesen die in diese Zeit fallenden Gründungen botanischer Gärten, wobei schon wegen der klimatischen Voraussetzungen Italien den Anfang machte. Einer der berühmtesten wurde der 1545 in Padua angelegte, der Goethe auf seiner italienischen Reise 1786 begeisterte: „Hier in dieser neu mir entgegentretenden Mannigfaltigkeit wird jener Gedanke immer lebendiger, dass man sich alle Pflanzengestalten vielleicht aus einer entwickeln könne.“ Fast zeitgleich eröffneten Pisa und Florenz botanische Gärten, nur wenig später folgte Bologna. In Deutschland hatte Jena zuerst eine solche Einrichtung (1593); der Heidelberger Garten ist nur vier Jahre jünger: Zwei ebenfalls mit Goethe eng verbundene Paradiese, denn beide kannte er genau und in beiden gedieh der erst kurz zuvor (1735) aus Ostasien importierte Ginkgo, ein in der Pharmazie heute wichtiger Baum, über den der Dichter mit Bezug auf die gespaltenen Blätter und die zweisame Einheit der Liebenden 1815 einige der schönsten Verse seines „West-östlichen Divans“ geschrieben hat („Gingo biloba“).

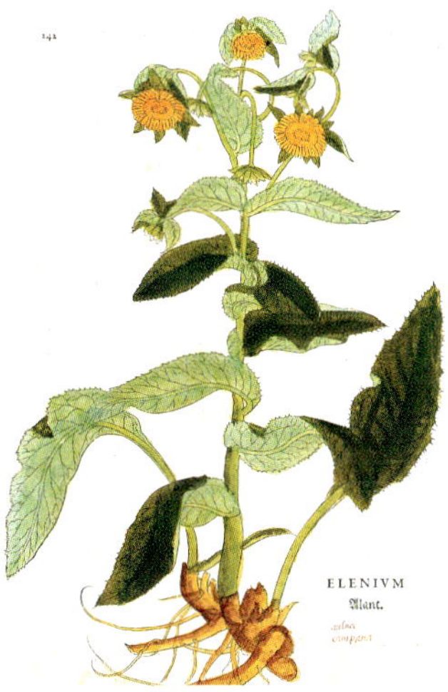

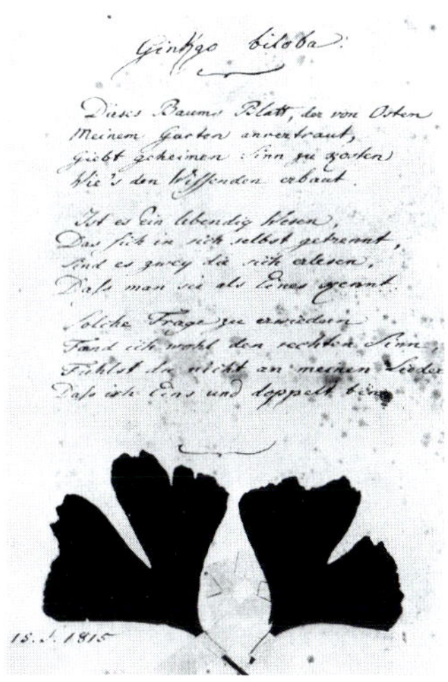
Ginkgo biloba.

Dieses Baums Blatt, der von Osten
Meinem Garten anvertraut,
Giebt geheimen Sinn zu kosten,
Wie's den Wissenden erbaut.

Ist es Ein lebendig Wesen,
Das sich in sich selbst getrennt,
Sind es zwey die sich erlesen,
Daß man sie als Eines kennt.

Solche Frage zu erwidern,
Fand ich wohl den rechten Sinn,
Fühlst du nicht an meinen Liedern,
Daß ich Eins und doppelt bin.

15.9.1815

Auch in anderen solchen systematisch angelegten Gärten studierten Botaniker die Pflanzenwelt am lebenden Objekt und berichteten von ihren Beobachtungen. Hinzu kamen nun vermehrt die Ergebnisse von Forschungsreisenden, die exotische Gewächse beschrieben und Sammlungen mitbrachten. Sie trockneten die Pflanzen und stellten sie, auf Papier aufgeklebt, zu so genannten Herbarien zusammen.

Berühmt wurde das Herbarium des Augsburger Arztes Leonhart Rauwolf (um 1540–1596), der aus dem Morgenland 513 Kräuter mitbrachte und beschrieb. Seinen Namen kennen viele Patienten mit Bluthochdruck, denn das Hundsgiftgewächs *Rauwolfia serpentina,* ein südasiatischer Strauch, liefert das Reserpin, das schon manchem Hypertoniker geholfen hat. Seit Ende der 1950er-Jahre wird es auch als Neuroleptikum eingesetzt.

Links: Leonart Fuchs kann als Begründer der wissenschaftlichen Botanik gelten. Sein Kräuterbuch war nicht nur hervorragend systematisiert, sondern mit über 500 Illustrationen auch aufs genaueste bebildert (in der Abbildung der Alant). Rechts: Die wissenschaftliche Beförderung der Botanik führte zu zahlreichen Gründungen botanischer Gärten, in denen auch exotische Pflanzen exakt beobachtet werden konnten, die aus den gerade neu entdeckten Ländern importiert worden waren. Dazu gehört auch der für die Medizin wichtige Gingko, der Goethe zu einem berühmten Gedicht inspirierte. Hier eine Reinschrift Goethes, datiert vom 15. September 1815 mit zwei eingeklebten Gingko-Blättern.

Solche Herbarien machten den Anfang beim Bemühen, die Pflanzenwelt zu gliedern und die Beziehungen der Arten zueinander zu verstehen. Bis ins späte 16. Jahrhundert beruhte das botanische Wissen, insbesondere das über Heilpflanzen, immer noch fast ausschließlich auf den Schriften des Dioskurides aus dem 1. Jahrhundert. Die Fahrten der Entdecker aber konfrontierten die Botaniker mit immer neuen Pflanzen; durch genauere Beobachtungen erschlossen sie auch die heimische Pflanzenwelt weiter, wobei sie allerdings auf ein wesentliches Hindernis stießen: Es gab nur für die aus der Antike überkommenen Arten einigermaßen verbindliche Namen, ansonsten herrschte unge-

Herbarien wie der italienische „Serapione herbario volgare" untersuchten Pflanzen wie Gurke oder Melone auch auf ihre medizinische Relevanz.

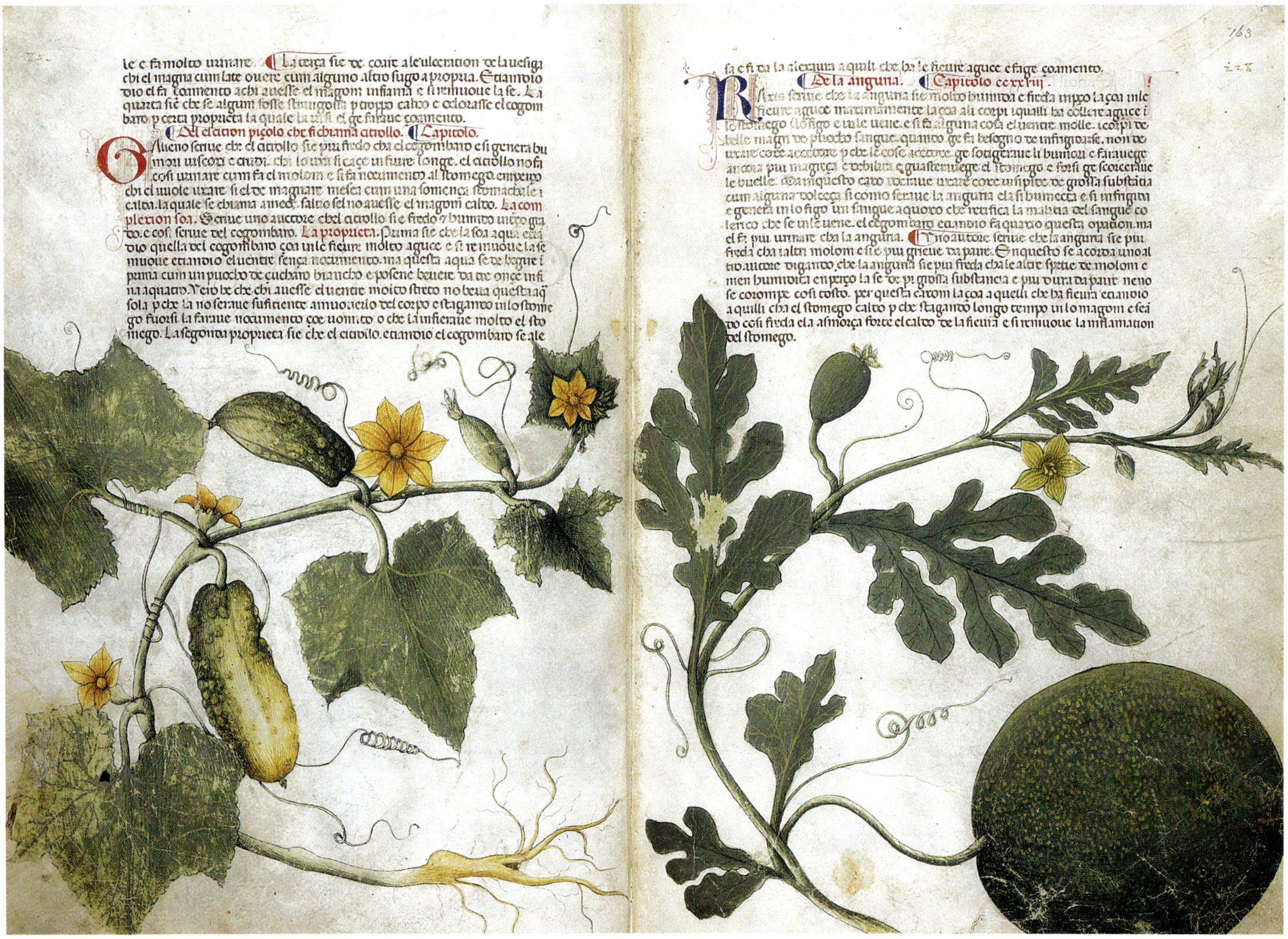

heures Durcheinander: Je nach Region meinte derselbe Name völlig verschiedene Pflanzen oder hatten mehrere Arten denselben Namen. Bei einer auf rund 6000 Arten angewachsenen Pflanzenliste waren eine verbindliche Nomenklatur und ein Standard für die Beschreibung überfällig.

Ein erster Durchbruch gelang dabei dem italienischen Arzt Andrea Caesalpino (1519–1603), der nach der Samenzahl der Früchte vorging und die Pflanzen nach drei Großgruppen einteilte: Bäume und Sträucher, Kräuter sowie niedere Pflanzen wie Moose, Farne, Pilze und Algen. Wie sie, ihre Früchte oder Säfte als Heilmittel einzusetzen seien, interessierte ihn nur am Rande, da dies kein pflanzenkundliches Kriterium war, ein Akt der Emanzipation der Botanik von Medizin und Pharmazie. Dem Forscher wurde mit der *Caesalpinia coriaria* ein Denkmal gesetzt, einem Hülsenfrüchtler-Baum aus Südamerika, der das Gerbmittel Dividivi liefert. In seiner Nachfolge zeichneten sich vor allem Jean Bauhin (1541–1613) und sein Bruder Caspar (1560–1624) aus. Beide waren ebenfalls ärztlich sowie als Dozenten in Basel tätig, wobei der Ältere eine 5000 Arten umfassende Pflanzenkunde schrieb, die allerdings, illustriert durch Holzstiche, erst 1650/51 erschien. Der Jüngere legte zwar mit der Beschreibung von nur 600 Pflanzen 1623 ein vom Umfang her etwas bescheideneres Werk vor („Pinax theatri botanici"), doch begründete er darin mit der Zuordnung aller Pflanzen zu einer Gruppe (Genus) und innerhalb dieser wiederum zu einer besonderen Art (Species) die „binäre Nomenklatur", die bis zu Carl von (seit 1757) Linné (latinisiert Linnaeus, 1707–1778) maßgebend blieb und von diesem weiterentwickelt wurde. Caspar Bauhin legte damit den Grund dafür, dass Ärzte, Apotheker und Bader bei Verschreibung und Mixtur pflanzlicher Heilmittel sowie zur Be-

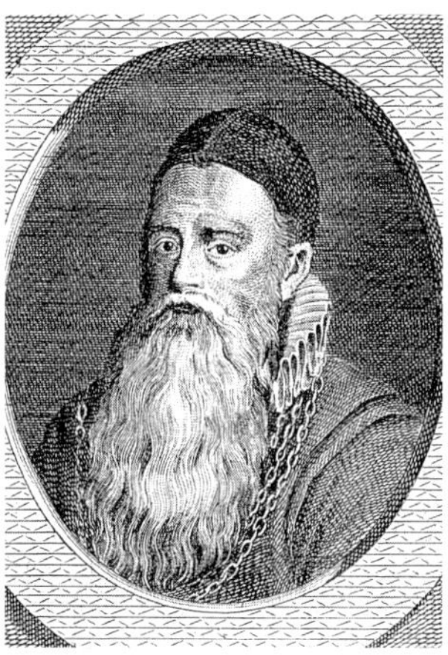

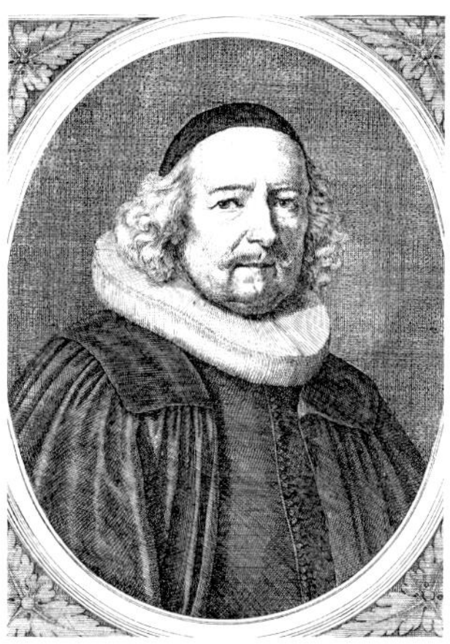

Zwei frühe Wegbereiter der wissenschaftlichen Botanik: die beiden Brüder Gaspard (links) und Jean Caspar (rechts) Bauhin.

Carl von Linné schuf die noch heute geltende Nomenklatur für die botanische und zoologische Kategorisierung von Pflanzen und Tieren. Erst durch die von ihm eingeführte Systematik der binären Nomenklatur der getrennten Gattungs- und Artnamen war eine sichere und eindeutige Artbestimmung möglich – für die Pharmazie ein entscheidender Nutzen.

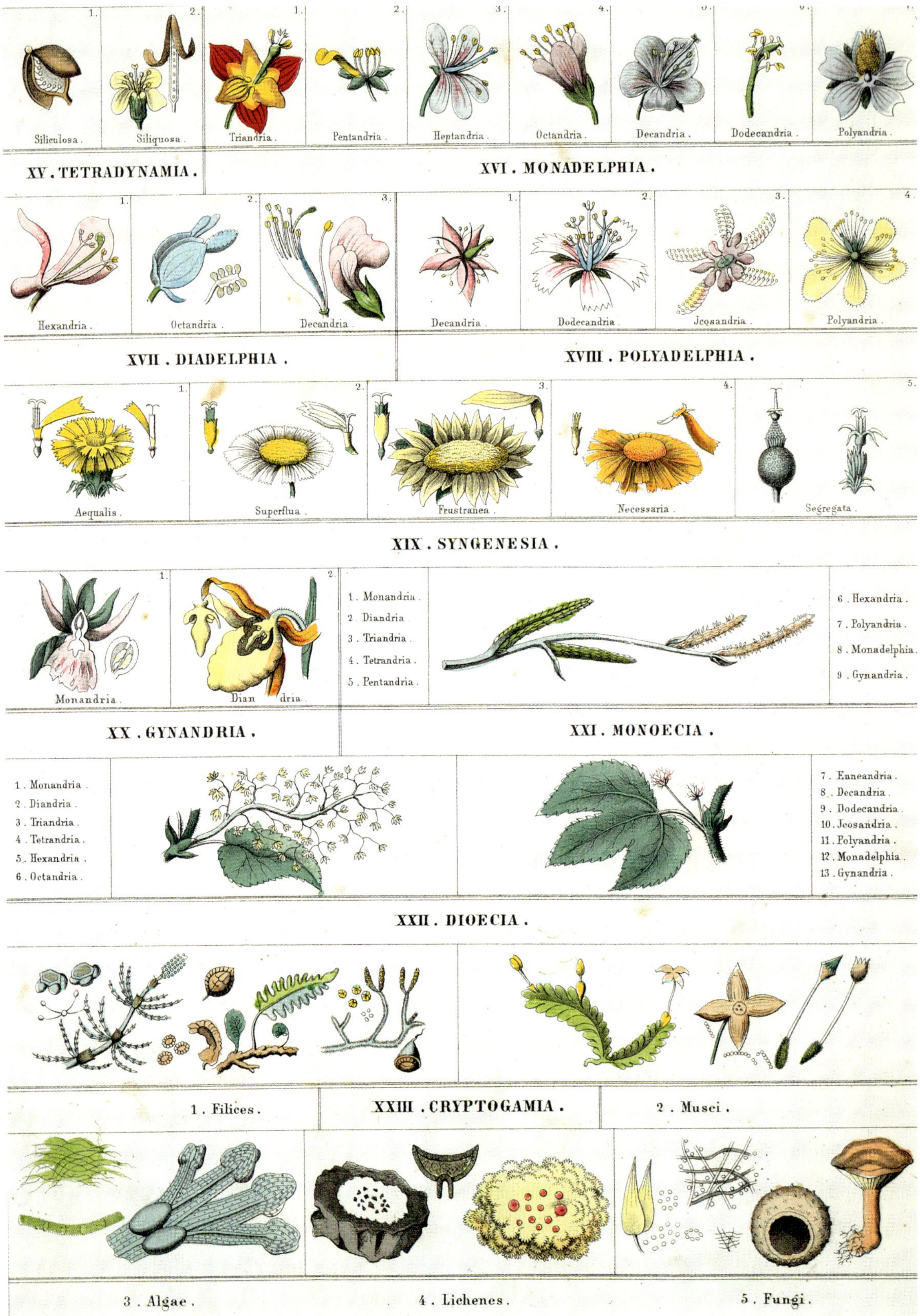

reitung von Kräuterbädern bald über eindeutige Bezeichnungen verfügten.

Das erwies sich als zunehmend wichtiger, denn Linné kannte dann schon 18 000, im ersten Drittel des 19. Jahrhunderts sprach Georges de Cuvier (1769–1832) von rund 50 000, und heute umfasst der Katalog bereits über 360 000 Pflanzenarten. Die erwähnten Forschungsreisen trugen dazu entscheidend bei, und Linné selbst unternahm eine ganze Reihe, ehe er 1753 sein Werk „Species plantarum“ (Pflanzenarten) vorlegte. Darin behandelt er ein gutes Drittel der gesamten inzwischen bekannten Flora, wobei er wie Bauhin, nur im zehnfachen Umfang, zur Doppelnomenklatur von Gattung und Art griff. Er übertrug das auch auf die Tierwelt in der zehnten Auflage seines schon 1735 erschienenen Buches „Systema naturae“ und in der zwölften (1766) auch auf den Menschen, der als *Homo sapiens* in der Ordnung der „Herrentiere“ (Primaten) erscheint.

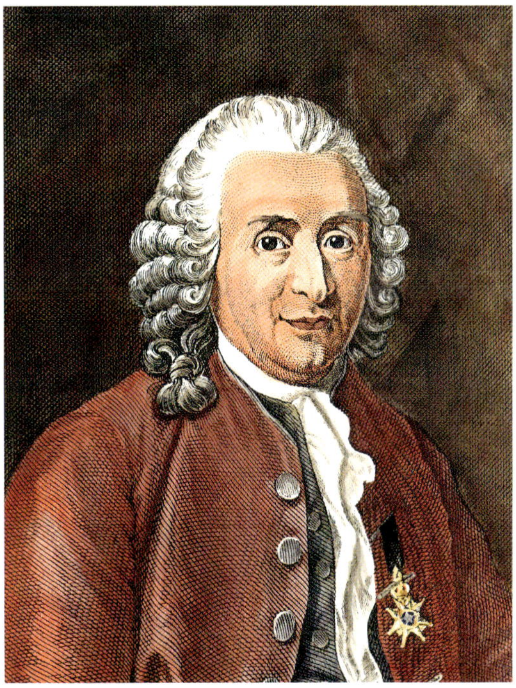

Ohne die wissenschaftliche Arbeit des schwedischen Naturforschers Carl von Linné wäre die gezielte Anwendung und Integration der Botanik in die Pharmazie kaum möglich gewesen.

Diese Einteilung bewährte sich so, dass sie bis auf den heutigen Tag bei gewaltig angeschwollener Zahl der bekannten Arten im Wesentlichen beibehalten worden ist. Nur vereinzelt hat man aufgrund von neuen Erkenntnissen Korrekturen vorgenommen. Für die Pharmazie war ein stabiles System von außerordentlicher Bedeutung, auch wenn es nicht exakt die Verwandtschaft unter den Gattungen spiegelt. Pflanzliche Medikamente nämlich bildeten bis weit ins 19. Jahrhundert hinein den Löwenanteil der verschriebenen Arzneimittel. Das änderte sich erst allmählich mit wachsendem chemischem Wissen, das ein anderes Herangehen an das Erkennen von Arzneimitteln („Pharmakognosie“ genannt) und an die Begründung ihrer Wirkung erlaubte.

HEILPFLANZEN AUS DER NEUEN WELT

Die Entdeckung neuer Kontinente und Seewege durch Seefahrer wie Vasco da Gama, der mit seiner Flotte als erster Europäer 1497 die Südspitze Afrikas auf dem Weg nach Asien umsegelte, führte zur Einführung neuer Pflanzen, die auch medizinisch genutzt werden konnten.

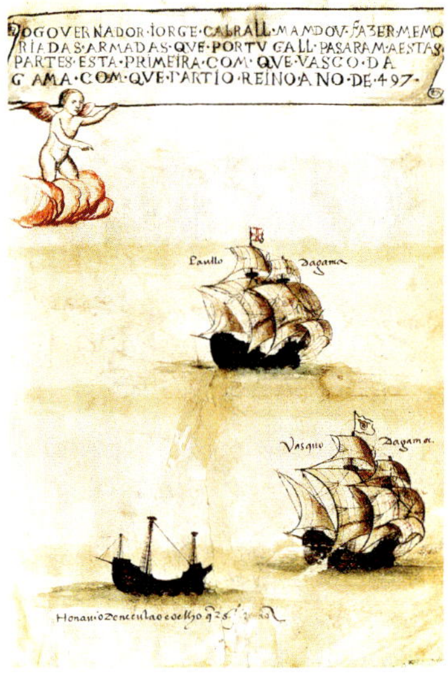
DOGOVERNADOR·IORGE·CABRALL·MAMDOV·FAZER·MEMO
RIA DAS·ARMADAS·QVE·PORTVGALL·PASARAM·AESTAS
PARTES·ESTA·PRIMEIRA·COM·QVE·VASCO·DA
GAMA·COM·QVE·PARTIO·REINO·ANO·DE·497·

Da es hier um Entdeckungen geht, soll ein kurzer Blick auf die damit in erster Linie gemeinten geographischen und ihre Folgen für den Schatz der Heilpflanzen geworfen werden. Kolumbus erreichte 1492 die Neue Welt, und ihm folgte ein gewaltig anschwellender Strom von Abenteurern, Eroberern und anderen Plünderern, aber es folgten eben auch von naturwissenschaftlicher Neugier getriebene Forscher, die Schätze ganz anderer Art, aber keineswegs minderen Werts mitbrachten als die Goldsucher. Das ist durchaus auch materiell zu verstehen, denn Drogen und Gewürze (Spezereien) hatten beispielsweise Venedig zur reichsten Handelsmetropole Europas gemacht. Jetzt eröffneten sich neue Seewege, einmal der um das Kap der Guten Hoffnung herum nach Indien, den Vasco da Gama (um 1469–1524) 1497/98 für Portugal entdeckt hatte, zum anderen der nach Westen über den Atlantik in eine Welt, die weit mehr noch versprach als Indien und der Ferne Osten. Venedigs Monopol, das die Waren für viele Menschen unerschwinglich gemacht hatte, geriet ins Wanken.

Welche botanische Revolution die Importe aus entlegenen Ländern, vor allem aber aus der Neuen Welt bedeuteten, lässt sich daran ermessen, dass es erst seitdem Kartoffeln, Paprika und Tomaten im Abendland gibt, um nur drei der gängigsten und gar nicht mehr wegdenkbaren neuen Nahrungsmittel zu nennen. Zahllose andere Arten von Perubalsam über Coca-Blätter bis hin zum Sassafras erschlossen ganz neue Möglichkeiten der Phytotherapie, und ihre Darstellung im Einzelnen würde Bände erfordern. Deswegen seien hier nur drei besonders bemerkenswerte Pflanzen erwähnt, die ungeahnte Wirkungen entfalteten.

Da ist sicher an erster Stelle die Tabakpflanze *(Nicotiana tabacum)* zu nennen. Vom Tabak und davon, dass ihn die Indianer rauchten oder kauten, hörte man im Abendland erstmals von Begleitern des Kolumbus.

Der botanische Name führt auf die Spur von Jean Nicot (1530–1600), dem französischen Gesandten am portugiesischen Hof. Er schickte 1560 seiner Königin Tabaksamen und Pulver aus zerriebenen Tabakblättern nach Paris mit Bemerkungen über die außer-

Noch heute spielen in der pharmazeutischen Chemie und der Pharmakologie Pflanzen eine große Rolle, die bereits von den Entdeckern des 15. Jahrhunderts nach Europa gebracht wurden.

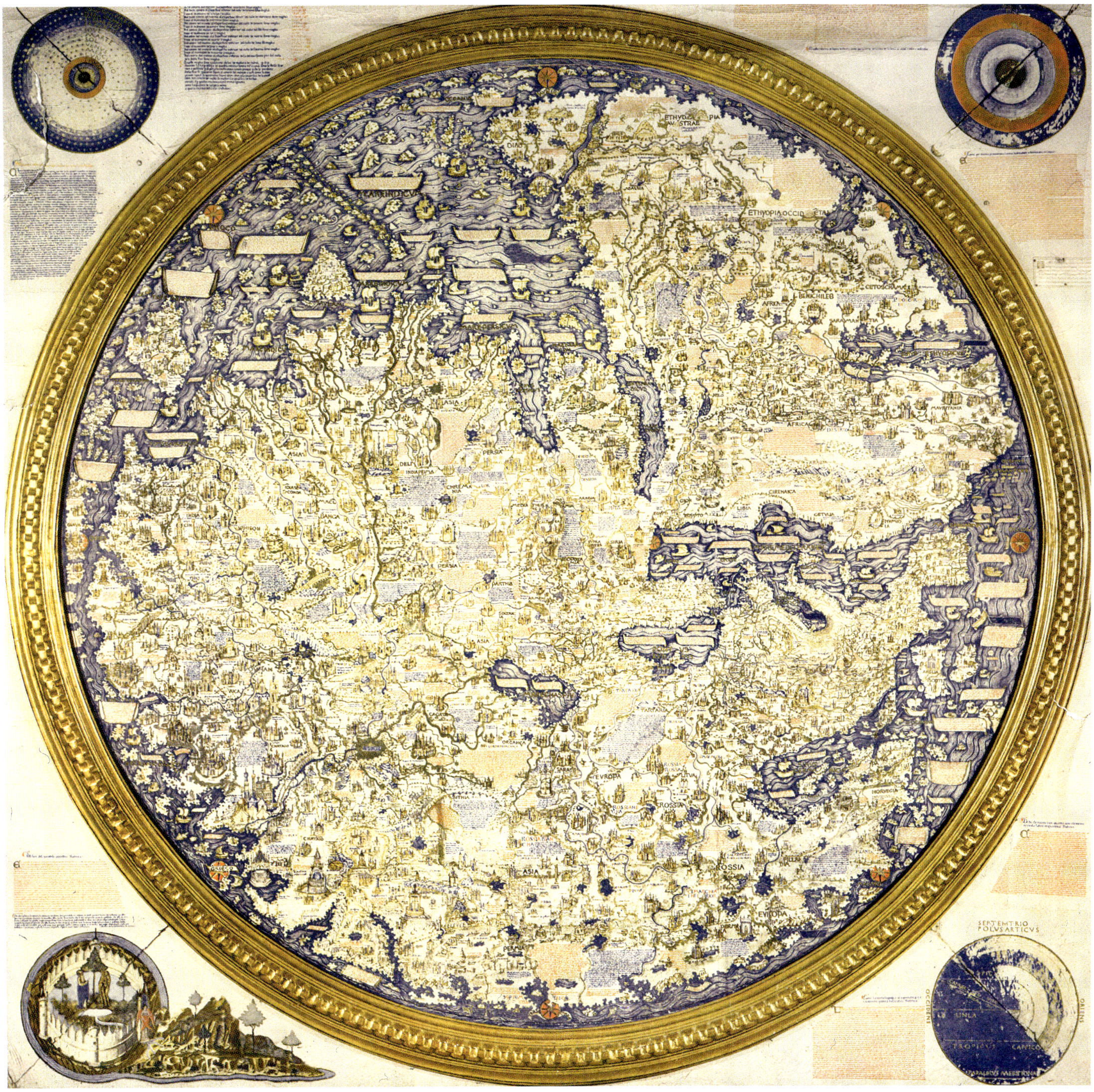

gewöhnlichen Wirkungen, die sich damit erzielen ließen. Schon wenig später kam es zu ersten medizinischen Anwendungen der neuen Heilpflanze am französischen Hof und zur dortigen Mode des Tabakschnupfens. Zu Ehren des ersten Spenders erhielt die Pflanze 1586 den Namen *Herba nicotiana* (Nicotkraut). Nur ein Jahr später verfasste der niederländische Arzt Gilles Everaerts ein Buch mit dem Titel „De herba panacea" (Über das Allheilkraut), denn die Indikationen für Tabak reichten inzwischen von Koliken, eingeklemmten Brüchen, Hartleibigkeit und Blähungen bis zu Gicht, Wundstarrkrampf und Pest.

Tabak wurde als Extrakt über Klistiere eingeführt, als Sirup oral verabreicht, zu Pillen verarbeitet, in Salben eingebracht, in Aufgüssen angewandt, und er wurde vor allem geraucht. Diesen Gebrauch hatten erstmals niederländische Seeleute 1570 nach Europa gebracht. Ein eifriger Verfechter des Rauchens von Tabak mittels Tonpfeifen, man nannte es zunächst noch „Tabaktrinken", war Großbritanniens Seeheld Sir Walter Ra-

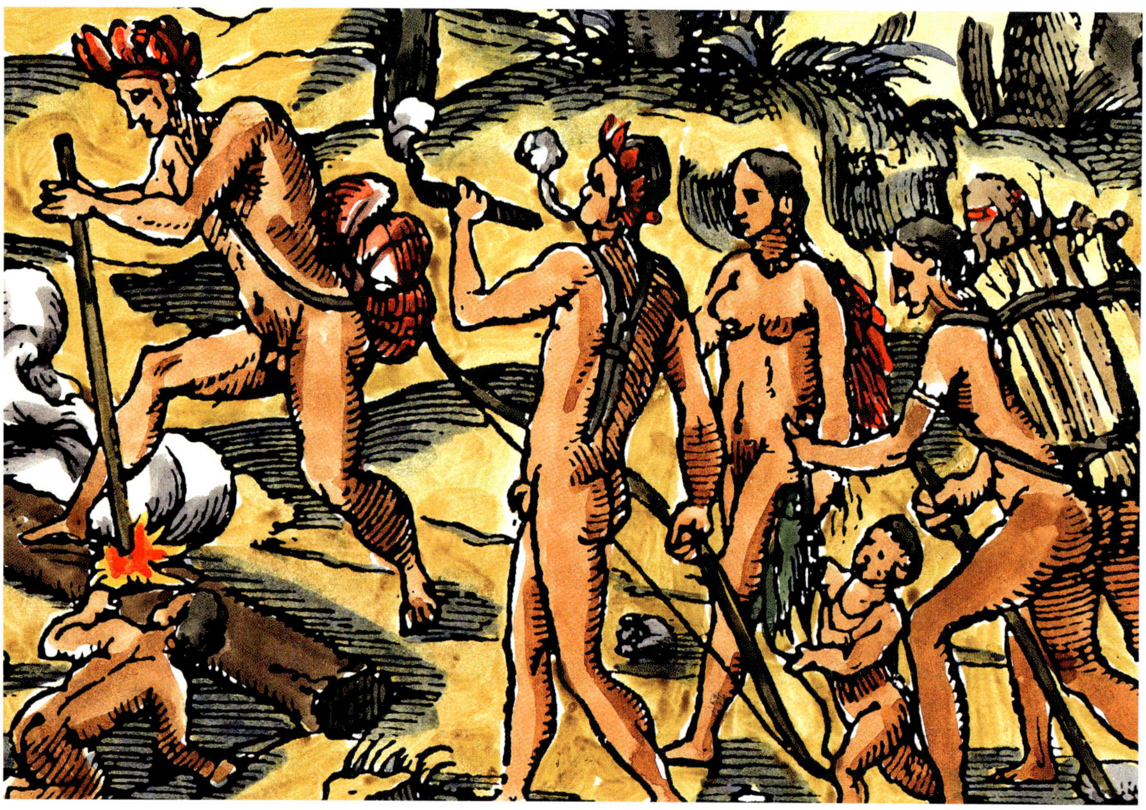

Zu den Nahrungs- und Genussmitteln, die ihren Weg aus der Neuen Welt nach Europa fanden, gehörte auch der Tabak. Von den indianischen Ureinwohnern als Genussmittel geraucht, wurde er bei seiner Einführung in Europa in den verschiedensten Darreichungsformen auch als Arzneimittel verwendet.

leigh (um 1554–1618). Er riet Rauchern aber, ihre Umgebung auf den „blauen Dunst“ vorzubereiten. Er selbst hatte das verabsäumt, sodass sein Diener, als er ihn rauchen sah, zu einem Wassereimer griff und seinen Herrn „löschte“, vermutend, er habe Feuer gefangen. Was am Tabak wirklich wirkt, wurde erst im 19. Jahrhundert aufgeklärt, und die Totalsynthese des Nikotins gelang dem Schweizer Chemiker Amé Pictet (1857–1937) erst 1904. Noch später ließen sich die bedenklichen Spätfolgen von Tabakgenuss für das Kreislaufsystem und die krebserzeugende (karzinogene) Potenz von Bestandteilen des Tabakrauchs nachweisen.

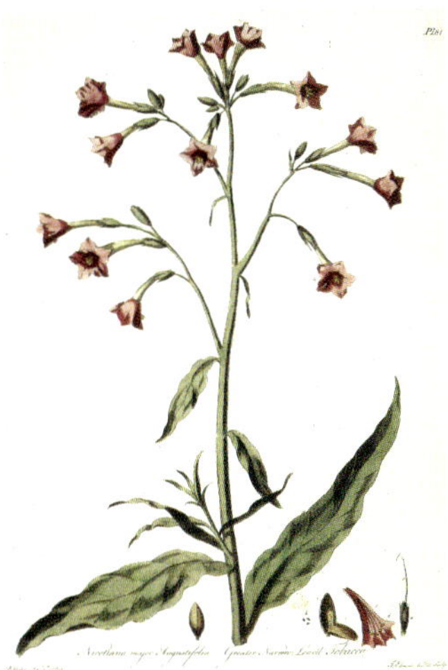

Als segensreicher erwies sich die Entdeckung der Chinarinde, die namenswidrig nicht aus Fernost, sondern aus den Anden stammt. Die spanischen Eroberer beobachteten, dass die Indios bei Fieber die bitter schmeckende Rinde von Bäumen der Gattung *Cinchona* in Pulver- oder Sudform zu sich nahmen. Die Malaria war zwar damals schon bekannt, aber kein wirklich wirksames Mittel dagegen, und undurchschaubar blieb beim damaligen Wissensstand der Zyklus des von der Anophelesmücke übertragenen Erregers, dessen verderbliche Spur erst Laveran (1845–1922) und Ross (1857–1932) zu verfolgen vermochten. Immerhin hatte man schon früh eine Ahnung, dass stehende Gewässer und Ungeziefer an der Infektion beteiligt sein könnten; der italienische Arzt Francesco Torti (1658–1741) prägte den Namen der in Schüben zum Tode führenden Krankheit, als deren Ursache er *Mala aria* (schlechte Luft) annahm. Dass Chinarinde in pulverisierter Form offenbar rasche Hilfe bei diesen Schüben bringen konnte, beobachteten zuerst Jesuiten in Südamerika: Barnabas Cobo (1582–1657) brachte das Medikament

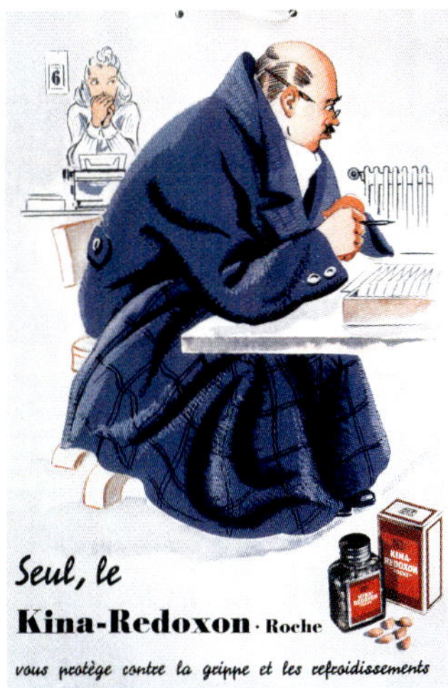

Zwei bis heute aus den unterschiedlichsten Gründen bedeutende Pflanzen aus Übersee: Während die gesundheitsschädlichen Substanzen des Tabaks (links) dazu führten, dass er heute überwiegend als „Droge“ benutzt wird, hat das Chinin, das aus der Chinarinde gewonnen wird, bei der Malariabekämpfung noch immer einen hohen Stellenwert. Schon im Mittelalter als Wirkstoff bekannt, wurde im 20. Jahrhundert Chinin auch Bestandteil von Kombinationspräparaten, wie dieses aus den 1930er-Jahren stammende Medikament Kina-Redoxon, dessen Bestandteile Chinin und Vitamin C waren.

nach Spanien, Kardinal Juan de Lugo (1583–1660) machte es 1645 in Rom bekannt, weswegen es in weiten Kreisen „Jesuitenpulver“ *(Pulvis jesuiticus)* hieß.

Vielleicht lag es auch daran, dass es umstritten blieb. Renommierte Ärzte wie Jean-Jacques Chifflet (1588–1660) oder der Sorbonne-Professor Guy Patin (1606–1672) jedenfalls lehnten Chinarinde ab, weil sie nicht bei Galen erwähnt sei. Eine absurdes Argument, hinter dem eher ein Angriff auf das Monopol der Jesuiten zu vermuten steht. Ähnlich dürfte die Zurückhaltung der Protestanten zu erklären sein: Der britische Lordprotektor (Diktator) Oliver Cromwell (1599–1658) soll der Malaria erlegen sein, weil er sich weigerte, Jesuitenpulver einzunehmen. Auf Dauer konnte man sich aber solche ideologische Verbohrtheit nicht leisten. Es kamen China(rinden)-Weine auf den Markt, die als Genuss- und Heilmittel gleichermaßen hohe Preise erzielten. Im späten 18. Jahrhundert hatte sich dann die Erkenntnis vom Nutzen des amerikanischen Gewächses endgültig durchgesetzt, und es wurden Versuche zur Kultivierung der Pflanzen auch in anderen subtropischen Gebieten unternommen. Zwar gelang den französischen Apothekern Pierre-Joseph Pelletier (1788–1842) und Joseph Bienaimé Caventou (1795–1877) im Jahr 1820 die Isolierung des Wirkstoffes Chinin, doch die synthetische Herstellung hatte noch gute Weile. Seit Mitte des 19. Jahrhunderts bauten Briten in Indien und Niederländer in Java den Chinarindenbaum an. 1927 brachte I. G. Farben „Pamaquin“, das erste synthetische Malariamittel, auf den Markt. Heute steht eine ganze Reihe von Kombinationspräparaten zur Verfügung.

Ähnlich prominent wie Chinarinde, aber weniger erfolgreich wurde zeitweilig das Holz des Guajakbaums *(Guaiacum)*, einer Gattung der Jochblattgewächse mit lederartigen Laubblättern im tropischen Amerika. Vielleicht steckte hinter dem medizinischen Einsatz des Holzes die Idee, man könne eine Krankheit am besten mit Mitteln von dort bekämpfen, woher das Leiden gekommen sei. Nur wenige Jahre nach der erste Reise des Kolumbus waren Fälle von Syphilis in Europa aufgetreten, sodass die Vermutung nahe lag, die Lustseuche (*Lues venera* = Seuche der Venus), wie man die Geschlechtskrankheit bald nannte, sei aus der Neuen Welt eingeschleppt worden. Ein ers-

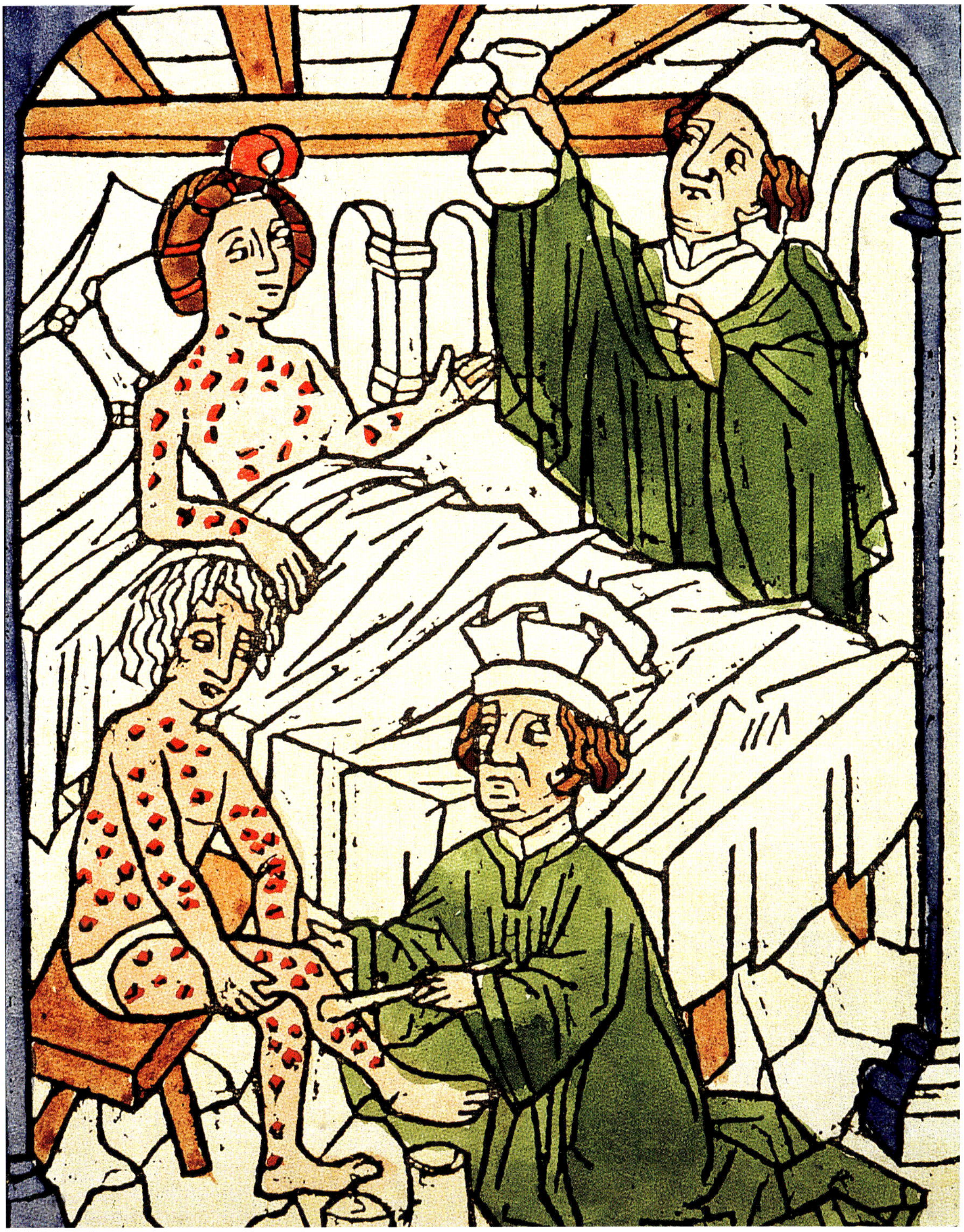

Bei der Behandlung der Syphilis spielte das Holz des Guajakbaums im Mittelalter eine wichtige Rolle. Die Theorie, dass die Syphilis von Kolumbus aus Amerika eingeschleppt wurde, gilt heute als widerlegt. Untersuchungen von Knochenfunden belegen, dass die Syphilis in einer harmloseren Variante schon Jahrhunderte vorher in Europa grassierte. Die Behandlung von Syphiliskranken mit einem Sud aus dem Holz oder der Rinde des Guajakbaums war schon bei den südamerikanischen Indianern bekannt. Sie ersetzte im spätmittelalterlichen Europa die damals gängige Behandlung mit dem hochgiftigen Quecksilber.

tes Rezept zur Behandlung von Syphilis, das Guajakholz nennt, stammt schon von 1516; eine frühe Beschreibung des Heilmittels liefert eine spanische Abhandlung von 1539, worin über den therapeutischen Einsatz schon seit 1504 berichtet wird. Nach den erhaltenen Rezepten und dieser Abhandlung wurde das aus dem Holz gewonnene harzige Rohmaterial zerkleinert, abgewogen und gekocht. Die Erkrankten tranken den Sud in ärztlich verordneten Dosen.

Obwohl Heilungen damit nicht möglich waren, setzte sich die Rezeptur durch. Ulrich von Hutten (1488–1523), Klosterschüler, fahrender Dichter, Pamphletist und wortmächtiger Feind des Papsttums, lobt in seiner ursprünglich lateinischen, dann deutsch unter dem Titel „Von der wunderlichen Arzney des Holtz Guaiacum" (1519) erschienenen Schrift die Therapie mit dem Sud aus der exotischen Pflanze in den höchsten Tönen. Doch zu helfen war ihm damit nicht; er erlag der „französischen Krankheit" *(Morbus gallicus),* die er sich als Student zugezogen hatte, 35-jährig auf der Insel Ufenau im Zürichsee. Dennoch lief Guajak für einige Zeit der bewährten äußeren Quecksilbertherapie den Rang ab und avancierte zu einem *Lignum sanctum* (heiligen Holz). Skeptisch wurde erst Paracelsus, der nach anfänglicher Begeisterung für Guajak bald wieder Quecksilber favorisierte.

KÖRPERCHEMIE UND CHEMIE FÜR DEN KÖRPER

Mit diesem Namen ist das Stichwort für eine andere Revolution gefallen, die ganz neue Aspekte in die Medizin brachte. Sie hielt um 1500 noch immer an Galen fest, dessen Werke zu den nach der Bibel ersten gehörten, die mittels des neuen Buchdrucks verbreitet wurden. Da auch unter den Gelehrten das Griechische kaum geläufig war, kursierten schon im Mittelalter zahlreiche Übersetzungen ins Lateinische, zum Teil auch auf dem Umweg über das Arabische. Die Texte waren entsprechend wenig verlässlich und fanden auch nicht alle gleichmäßig Beachtung, was vor allem mit Blick auf die hygienischen und diätetischen Bücher bedauerlich war. Bei den eigentlichen Fachtexten hingegen war die hohe Achtung davor eher kontraproduktiv: Obwohl man, etwa hinsichtlich Puls- und Fieberlehre, über Galen hinaus gekommen war, blockierte die Autorität des antiken Arztes nachhaltig den Fortschritt. Das führte später zu einer ebenso unsachlichen Pauschalablehnung seiner Lehren. Doch dazu musste sich die abendländische Medizin erst emanzipieren.

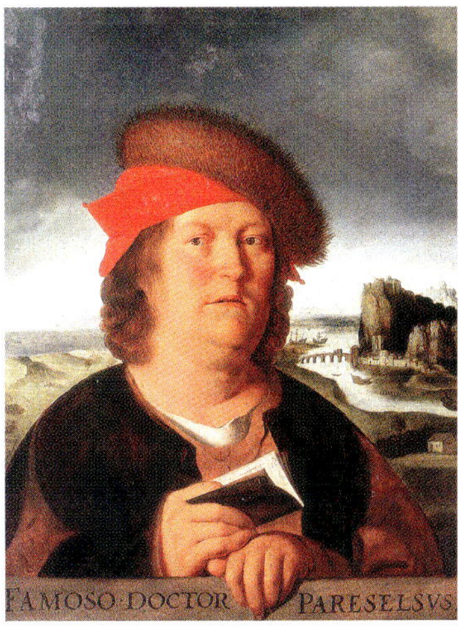

Während die meisten frühen Alchemisten sich darin versuchten, Gold aus eher minderwertigem Material zu erzeugen oder sich der Utopie hingaben, eine Arznei kreieren zu können, die ewiges Leben versprach, erforschte Theophrastus Bombastus von Hohenheim, genannt Paracelsus, die Anwendung alchemistischer Verfahrenweisen für heilkundliche Zwecke.

Einer der ersten, der den Schritt wagte, war Paracelsus (1493–1541), der eigentlich Philipp Aureolus Theophrastus Bombastus von Hohenheim hieß. Im schweizerischen Einsiedeln geboren, zog er 1502 mit dem Vater nach Villach an der Drau, wo dieser bis 1534 als Badearzt praktizierte. Von ihm lernte Paracelsus, mit welch einfachen, natürlichen Mitteln oft zu helfen ist. Das vergaß er auch nicht bei seinen Studien in Padua, Bologna und Ferrara, wo er sich den latinisierten Namen gab, wohl mit Blick auf den antiken Arzt Celsus, einen Zeitgenossen Galens, dessen Buch „De medicina" 1478 im Druck erschienen war und großen Erfolg hatte. Das aber war schon die letzte Verbeugung vor den Alten, denn in seiner kurzen Dozentenzeit in Basel bediente sich Paracelsus in bewusster Opposition zu den Fachkollegen der deutschen Sprache, ja er verbrannte 1527 öffentlich die Schriften Galens, was seine Universitätskarriere beendete. Er wurde nun als Wanderarzt tätig, verfasste zahlreiche Schriften zur Heilkunde und wurde mit dem Einsatz chemischer Heilmittel zum „Vater der Iatrochemie" (Chemie im Dienst der Heilkunst). Ehe er allerdings solche Arzneien anwandte, testete er sie im Selbstversuch, was nicht immer ohne Schäden abging. Kern aber blieb das früh erworbene Wissen über die Heilkräfte, die die Natur zur Verfügung stellt.

Dabei spielten Wasserheilungen für ihn eine zentrale Rolle. Wir haben von ihm eine Beschreibung der Mauritiusquelle in St. Moritz, nicht zu verwechseln mit der Paracelsus-Quelle ebendort, die erst 1800 erschlossen und nach ihm benannt worden ist. Außerdem empfahl er als besonders wirksame Kurbäder Pfäfers, Teplitz, Wildbad und Baden an der Limmat. Über das erstgenannte schrieb er das Buch „Vonn des Bads Pfeffers, in Oberschweiz gelegen, Tugenden, Kräfften und Wirkung, Ursprung und

Als Sohn eines Arztes waren Paracelsus die konventionellen Behandlungsweisen von Krankheiten durchaus bekannt. Dadurch, dass er die bis dahin geltende Säftelehre durch eine chemische Biologie und Pathologie erstzte, wurde er zum Begründer einer neuen Heilkunde.

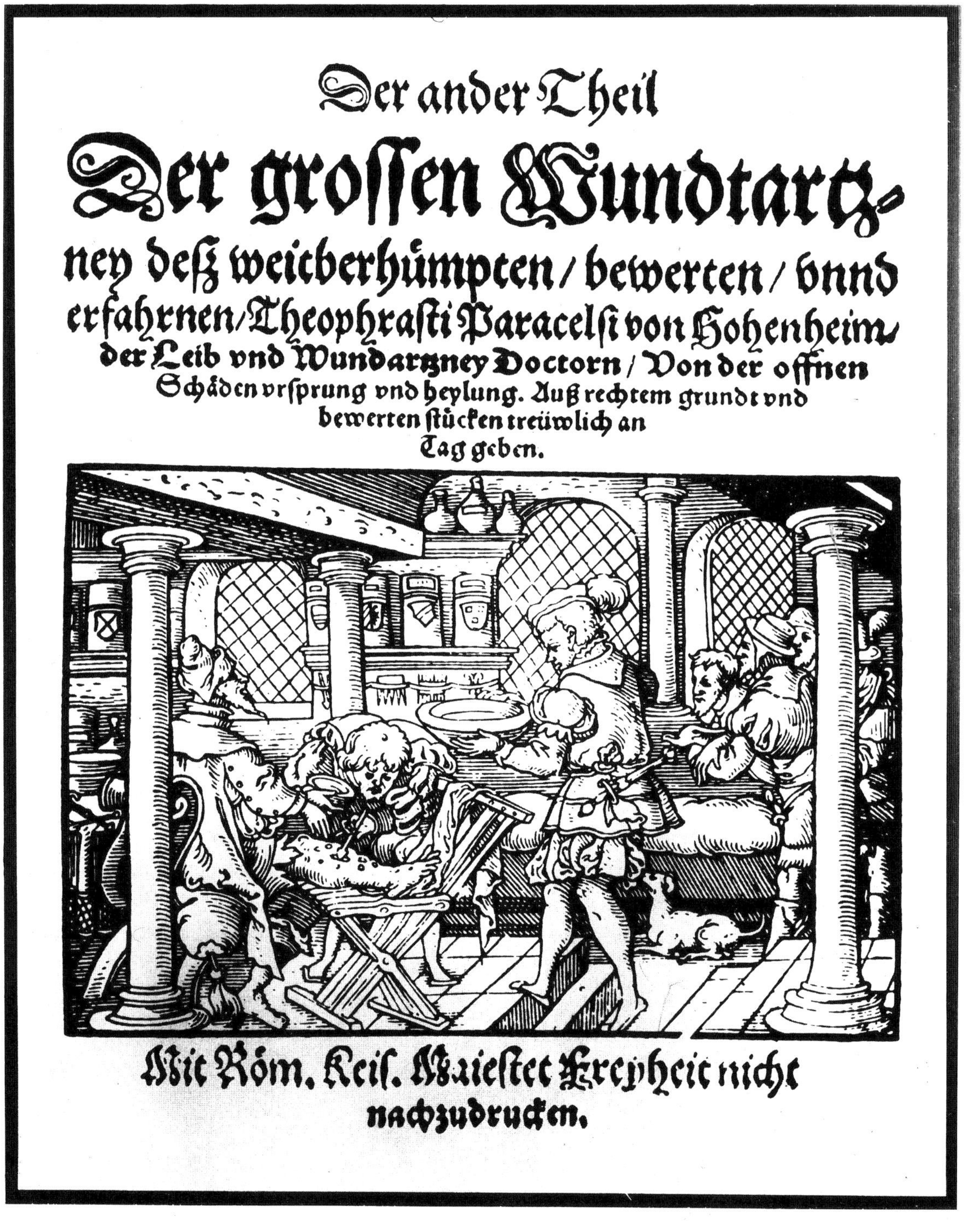

Der ander Theil
Der grossen Wundtartzney deß weitberhümpten / bewerten / vnnd erfahrnen / Theophrasti Paracelsi von Hohenheim / der Leib vnd Wundartzney Doctorn / Von der offnen Schäden vrsprung vnd heylung. Auß rechtem grundt vnd bewerten stücken treüwlich an Tag geben.

Mit Röm. Keis. Maiestet Freyheit nicht nachzudrucken.

Herkommen, Regiment und Ordnung". Auch Wannenbäder, insbesondere solche mit Heilkräutern sowie Fuß-Dampfbäder mit Bilsenkraut gehörten für ihn zu den Behandlungsmethoden. Darüber schrieb er ein „Baderbüchlin – Sechs köstliche Tractat Armen und Reichen nützlich und notwendig von Wasserbädern", das erst postum 1563 gedruckt wurde.

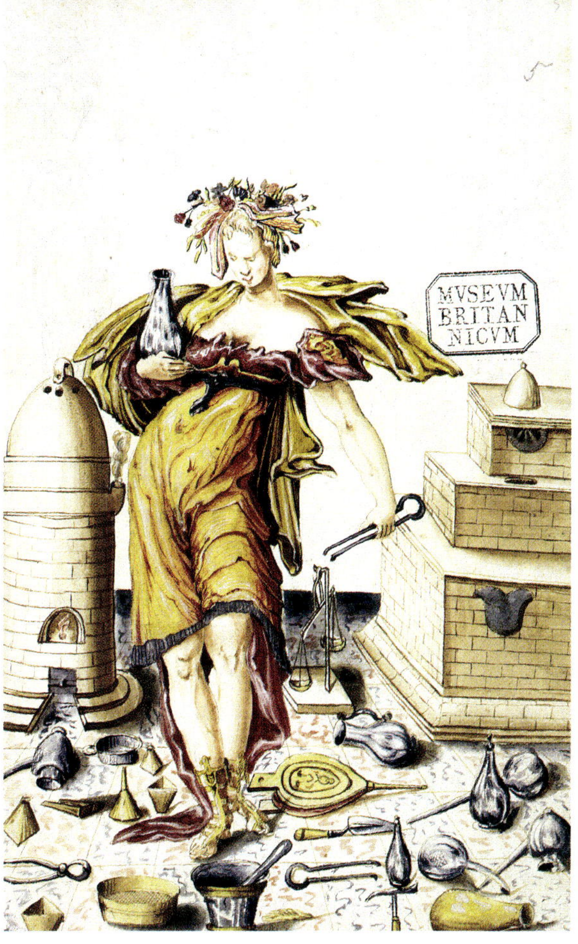

Versatzstücke aus dem Laboratorium eines Alchemisten

Seine Abkehr von Galen und damit auch von der Vier-Säfte-Lehre hatte weitreichende Konsequenzen für die Arzneimitteltherapie, zumal Paracelsus auch den Grundsatz der Gegensätzlichkeit von Medikament und Leiden verwarf. Er setzte an die Stelle der Humoralpathologie die „Tria principia", nichtmaterielle Prinzipien des menschlichen Körpers, die darin stoffliche Umsetzungen bewirken: *sulfur* (Schwefel) als Inbegriff der Brennbarkeit und des Brennvorgangs, *mercurius* (Quecksilber) als Inbegriff von Flüssigkeit und Feuchtigkeit, *sal* (Salz) als Inbegriff des Festen und des Nichtbrennbaren. Krankheit war danach nicht mehr gestörter Säftehaushalt, sondern eine lokale (organische) Unregelmäßigkeit, die chemisch verursacht und mithin auch chemisch zu beheben ist, auch wenn damit noch nicht Chemie im modernen Sinn gemeint war, sondern eine Verfeinerung und Steigerung der Reinheit eines Stoffes durch Sieden, Destillieren, Mischen und Scheideprozesse. Was im Laboratorium Körper einen unerwünschten reaktiven Verlauf nimmt, muss auch durch im Laboratorium des Apothekers gewonnene Arznei korrigiert werden, die auf die steuernde Lebenskraft, den *archaeus,* wirkt.

Zu solchem Einsatz von Gleichem gegen Gleiches oder Ersatz von Gleichem durch Gleiches sind nach Paracelsus die *arcana* (sorgsam bereitete Wirkstoffe) in besonderer Weise geeignet, die in der beschriebenen Weise gewonnen werden. Im Vordergrund der paracelsischen Therapie standen daher Tinkturen, Extrakte und Essenzen, die vor allem unter Einwirkung von Feuer (Sieden, Verflüssigen, Veraschen u.a.) entstanden sind. Paracelsus und seine Jünger hofften, mit diesen Verfahren die feinstoffliche Quintessenz (*quinta essentia* = fünftes Wesen, meist verstanden als Vereinigung des Gegensätzlichen) eines Medikaments zu optimieren. Außerdem bemühten sie sich um genaue Dosierungshinweise, denn des Meisters Devise war: „Alle Dinge sind Gift und nichts ist ohne Gift; allein die Dosis macht's, dass ein Ding kein Gift ist." Alchemie, die

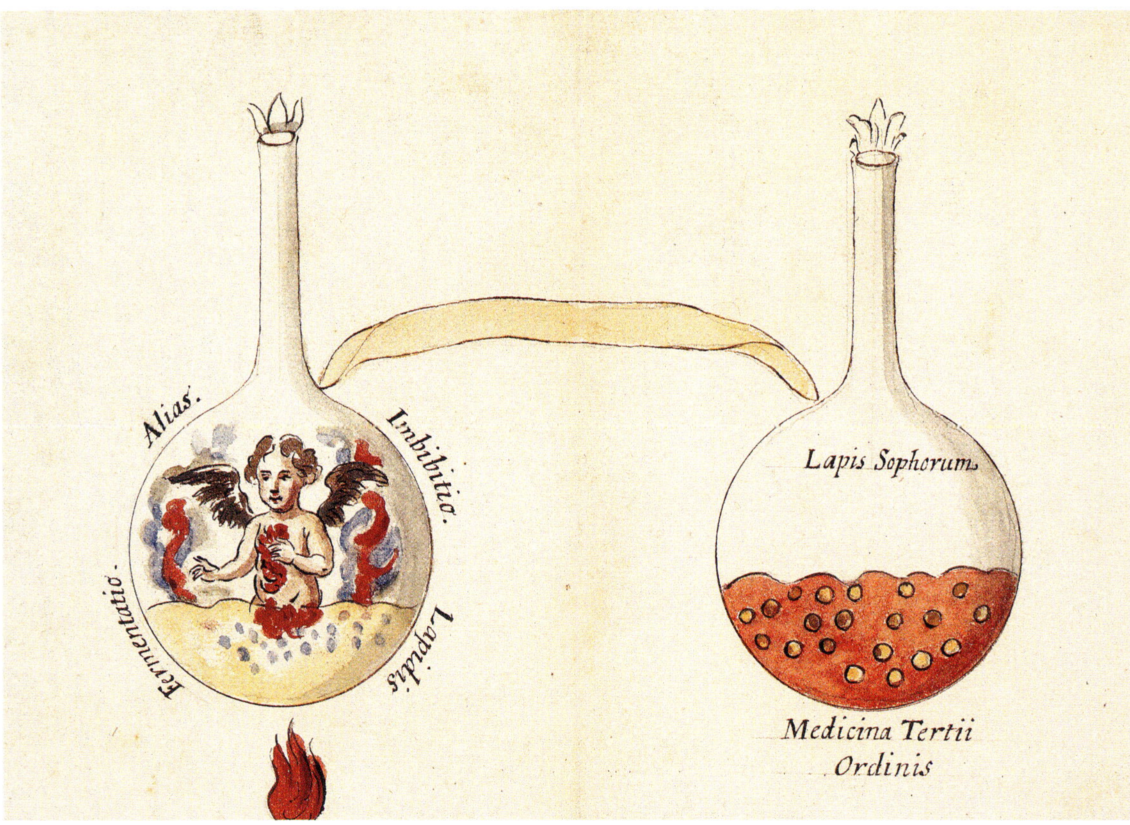

Die Ursprünge der Alchemie sind im alten Ägypten zu finden, von wo sie von den Arabern übernommen wurde. Die im Europa des Mittelalters angewandte Alchemie speiste sich aus diesen Quellen. Im Mittelpunkt stand letztlich immer die Umwandlung von Stoffen, die mittels der verschiedensten Verfahren und Hilfsmittel angeregt werden sollte.

versuche Gold herzustellen, war danach fehlgeleitet, ihre eigentliche Aufgabe hatte darin zu bestehen, besagte *arcana* zu schaffen und diese gegen Krankheiten zu richten. Das war in den Details nicht neu, aber in der Konzentration auf das „Machen" von Heilmitteln eine „faustisch" zu nennende Wende: „Im Anfang war die Tat."

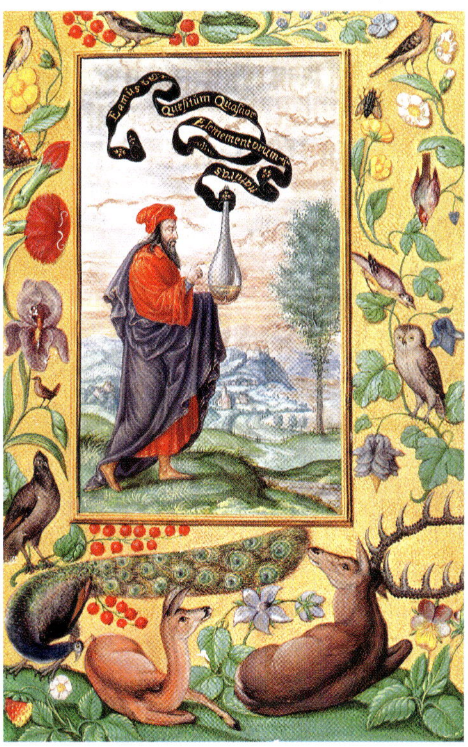

Auch die magische Komponente daran passt in dieses Bild: Noch ganz realistisch und im Sinne einer umfassenden Konzeption war die Forderung des Paracelsus, dass der Arzt alle Wissenschaften beherrschen müsse, die zum Erkennen der Krankheitsursachen und zur Findung des besten Heilmittels dagegen erforderlich seien: Philosophie, Astronomie und Alchemie. Wahre ganzheitliche Medizin, wie sie der redliche Arzt betreibe, müsse darauf aufbauen. Damit aber kam das erwähnte magische Moment in die paracelsische Therapie. Astronomie nämlich war zu seiner Zeit noch weitgehend unverdünnte Astrologie. Der von ihr geschaute Makrokosmos fand in dieser Sicht seine Entsprechung im menschlichen Mikrokosmos: In jedem Menschen wirke ein inneres Gestirn im Sinne von Geschick, das von einem äußeren Gestirn beeinflusst werde. Dieses gebe zugleich die Heilmittel für den konkreten Fall an. Seine astrologisch richtige Analyse spiele bei der Wahl des Zeitpunkts einer therapeutischen Maßnahme mithin ebenso eine Rolle wie bei der Wahl der geeigneten Arznei.

Nur langsam befreite sich die Alchemie von ihrem metaphysischen Ballast. Die Herstellung von Tinkturen und Essenzen diente weniger heilkundlichen Zwecken denn der Erfindung eines Allheilmittels oder einer Universallösung.

Das waren anders als bei den Klostermedizinern nun vermehrt Metallverbindungen, Alkohole, Öle und Mineralien oder zu Säuren weiterbearbeitete Mineralien wie Schwefel oder Salpeter. Unter den Metallen spielten Wismut, Zink, Kobalt, Arsen, Blei und Quecksilber eine besondere Rolle. Und wie bei einem von der Alchemie herkommenden Mediziner nicht verwunderlich, wurde auch viel mit Gold gearbeitet, dessen hoher Wert auch große Heilkraft vermuten ließ. Sehr geschätzt waren daher Tinkturen oder Getränke, in denen Goldverbindungen gelöst waren, so genanntes *Aurum potabile* (trinkbares Gold). Das Bemühen um Veredelung von Stoffen zielte letztlich darauf, ein Allheilmittel (Panazee) zu finden, das die verwirrende Vielfalt überwände, ja das womöglich gesundes ewiges Leben gewähren könnte. Bereits an dieser utopischen Vision wird klar, dass es bis zu moderner beobachtender und beschreibender Chemie noch weit war. Es dominierte weiter das analoge und interpretierende Denken.

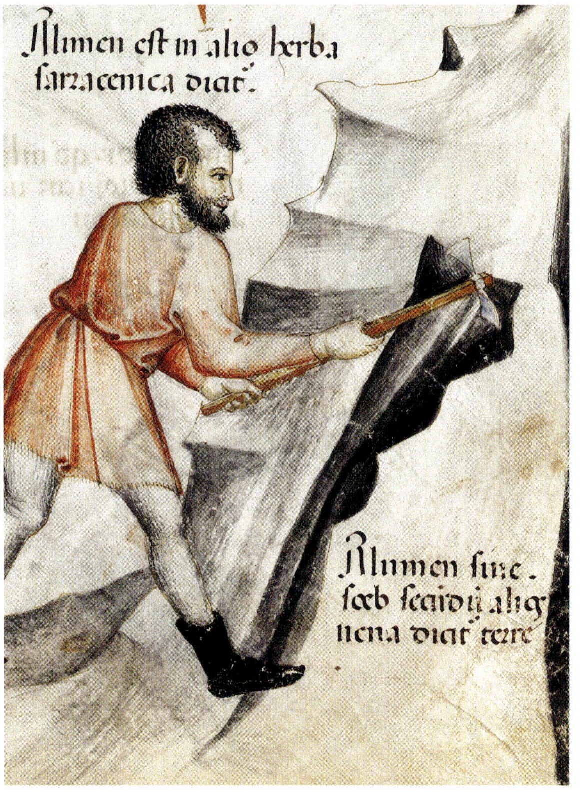

Die Hinwendung des Paracelsus zu den drei Elementen Schwefel, Quecksilber und Salz betonte die Konzeption, dass bestimmte Grundstoffe für alle Vorgänge der Natur entscheidend seien. Eine derartige Theorie hatte zur Folge, dass der Glaube an die Heilkraft alchemistisch zubereiteter Arzneien stark verbreitet war. Bei der Beschaffung der Grundsubstanzen suchten zahlreiche Ärzte ihre Grundstoffe höchstpersönlich, wie dieser Text und die Illustration aus einem medizinischen Buch des 16. Jahrhunderts belegt.

Doch ein erster Schritt war getan und die Lösung von antiken Vorbildern unumkehrbar geworden. Dazu trug auch die Revolution der Medizin selbst bei. Die Reformation hatte die kirchlichen Fesseln gelockert, sodass bald auch das Tabu des Sezierens von Leichen, schon früher immer wieder einmal durchbrochen, endgültig fiel und den Blick frei machte für den Aufbau des menschlichen Körpers und die Vorgänge darin. Diese Revolution ist verbunden mit dem Namen Andreas Vesalius (kurz: Vesal, 1514–1564), der zeitweilig Leibarzt Karls V. (1500–1558, Kaiser 1519–1556) war. Der geniale Anatom setzte mit seine Werk „De humani corporis fabrica libri septem“ (Sieben Bücher vom Bau des menschlichen Körpers, 1543) auch deswegen Maßstäbe, weil er sie von Stephen van Kalkar (1499–1548) illustrieren ließ, einem Künstler, der wie er selbst aus Wesel stammte (daher der Name Vesalius) und bei Tizian (um 1488–1576) gelernt hatte, der of-

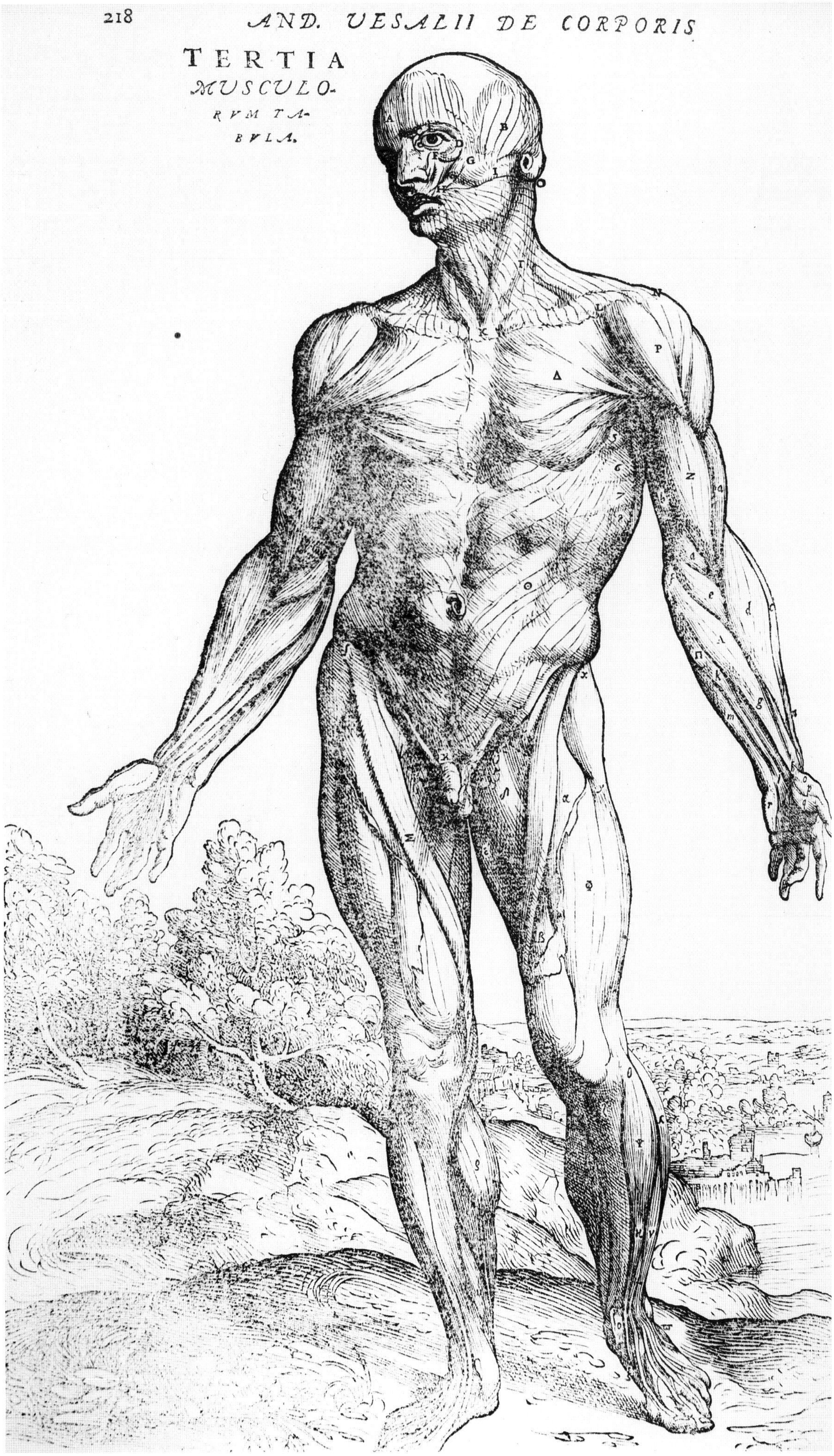

Während die Alchemisten ihre Essenzen destillierten und ihre Erkenntnisse als Nebenprodukt sozusagen hilfswissenschaftlich für medizinische Anwendungen herangezogen wurden, machten zur gleichen Zeit andere, weniger metaphysische Disziplinen der Heilkunde wesentliche Fortschritte. Vor allem die Anatomie des menschlichen Körpers wurde von Autoren wie Andreas Vesalius detailliert beschrieben.

Leichenschau und medizinische Sektion förderten Erkenntnisse über den menschlichen Körper und damit auch über Krankheiten. Im frühen Mittelalter waren Sektionen eher selten; die erste gerichtsmedizinische Sektion ist für das Jahr 1302 in Bologna dokumentiert. Erst sehr viel später blieben Autopsien und Obduktionen ausgebildeten Ärzten vorbehalten. Wie sich solche Sektionen abgespielt haben mögen, zeigt Rembrandt in dem 1632 entstandenen Gemälde „Anatomie des Dr. Tulp".

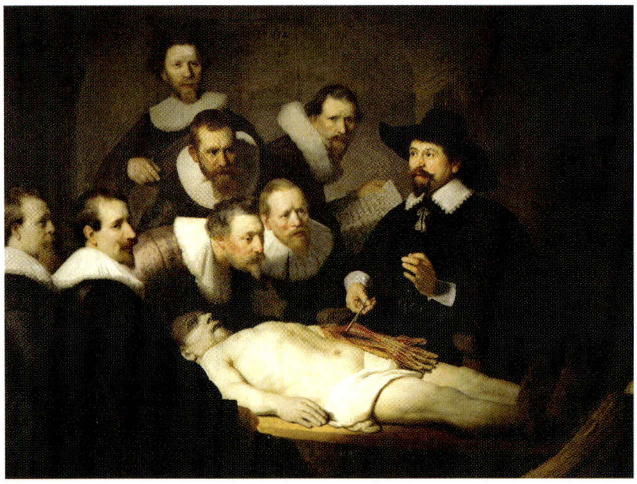

fenbar selbst einige Holzschnitte beigesteuert hat. Die Anatomie Galens verwarf Vesal, der alle seine Erkenntnisse durch Sektionsbefunde gewonnen hatte, als eher „äffisch" denn menschlich.

IN DER RENAISSANCE-APOTHEKE

Vielleicht ist es in unserem Zusammenhang nicht unwichtig, dass der Vater von Vesalius Apotheker war und dass der junge Andreas daher schon von Haus aus scharfes Beobachten gewohnt war und eine gesunde Skepsis der Überlieferung gegenüber mitbrachte. Zwar stürzte erst Paracelsus die antiken Überväter und verhalf neuen Techniken zum Durchbruch, doch alchemistische Verfahren waren auch schon vor ihm verbreitet. Wir wissen natürlich nicht exakt, wie es in der Arznei-„Küche" von Vesalius senior ausgesehen hat, doch dürfte sich seine Apotheke in Brüssel kaum von den üblichen unterschieden haben. Und auch sein Ausbildungsweg wird den inzwischen erreichten Standards entsprochen haben, die freilich von Land zu Land verschieden ausgeprägt waren. Während im südlichen Italien die Medizinalordnung Kaiser Friedrichs II. am striktesten umgesetzt worden war, gab es anderorts immer noch gewisse Verquickungen zwischen ärztlichen und pharmazeutischen Berufen. So beschäftigten erfolgreiche Ärzte nicht selten eigene Apotheker, und reich gewordene *épiciers* ließen Ärzte für sich arbeiten.

Der französische Begriff verweist darauf, dass es auch im 16. Jahrhundert noch die andere Verquickung gab, die zwischen dem Gewürzhändler und dem eigentlichen Apotheker. Da die Pharmazie vor allem auf pflanzlichen Heilmitteln basierte, lag die Personalunion nahe. Auch wirtschaftliche Gründe sprachen für die dadurch erweiterte

Der Apotheker.

Der Tranck von Christi Blut Stärckt u. macht wolgemut.

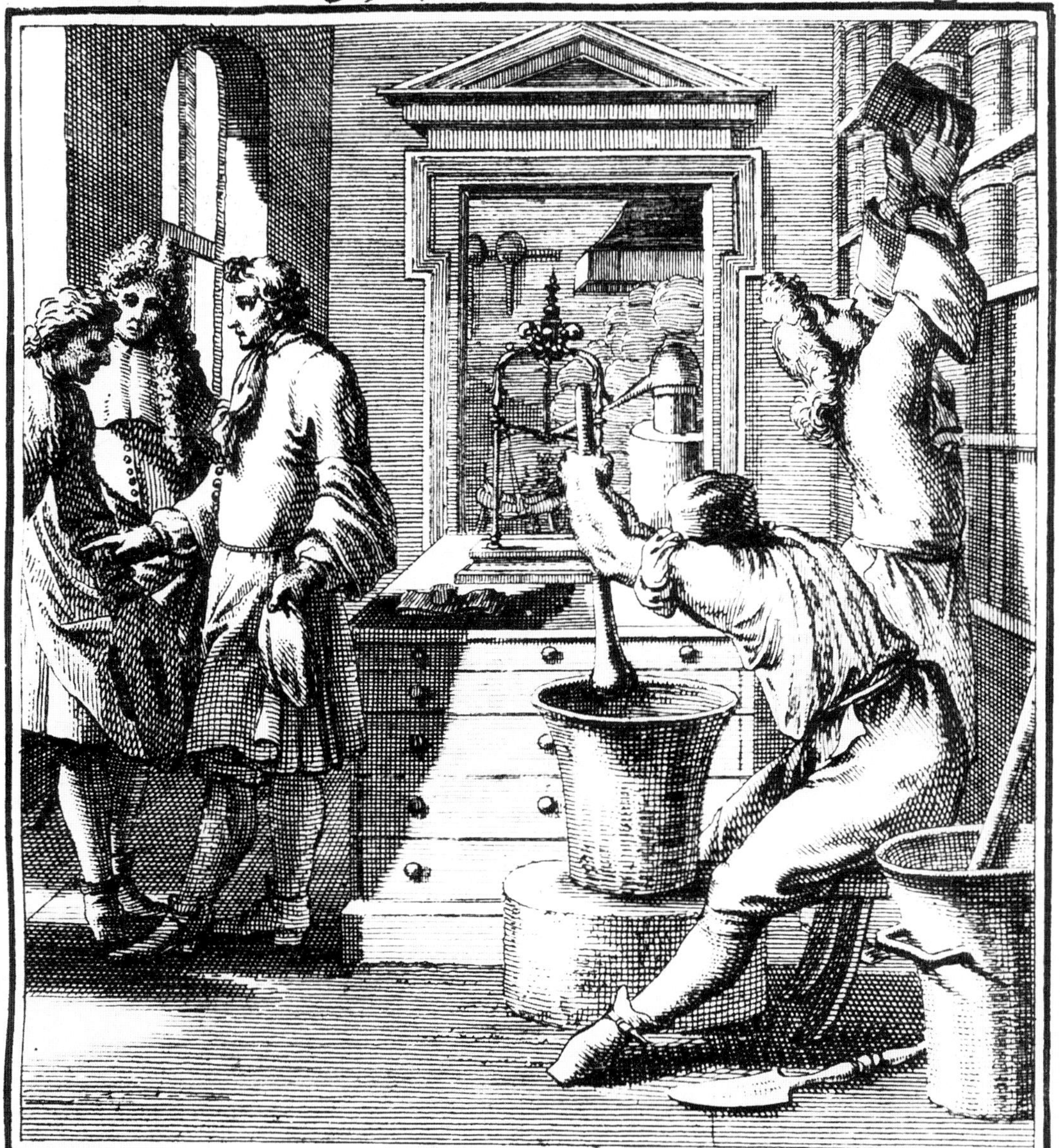

Gleich wie deß Apotheckers Haus,
dem krancken Leib theilt Mittel aus,
So ist für Schmertzen die uns grämen,
für Seelen-Leid, das uns befällt,
ein Schatz von Mitteln auffgestellt,
in Gottes Wort man darff nur nehmen.

Das Medizinalwesen im 14. und 15. Jahrhundert war in erster Linie städtisch geregelt. Gebietsübergreifende Regelungen gab es im Grunde nur in Unteritalien, wo sich das Apothekenwesen auf die Basis der Erlasse Friedrichs II. stützte. Erst ab der Mitte des 16. Jahrhunderts kam es in Deutschland zu generellen Verordnungen und Regelungen. Die Ausprägung eines eigenen Apothekerstandes hatte aber bereits viel früher begonnen.

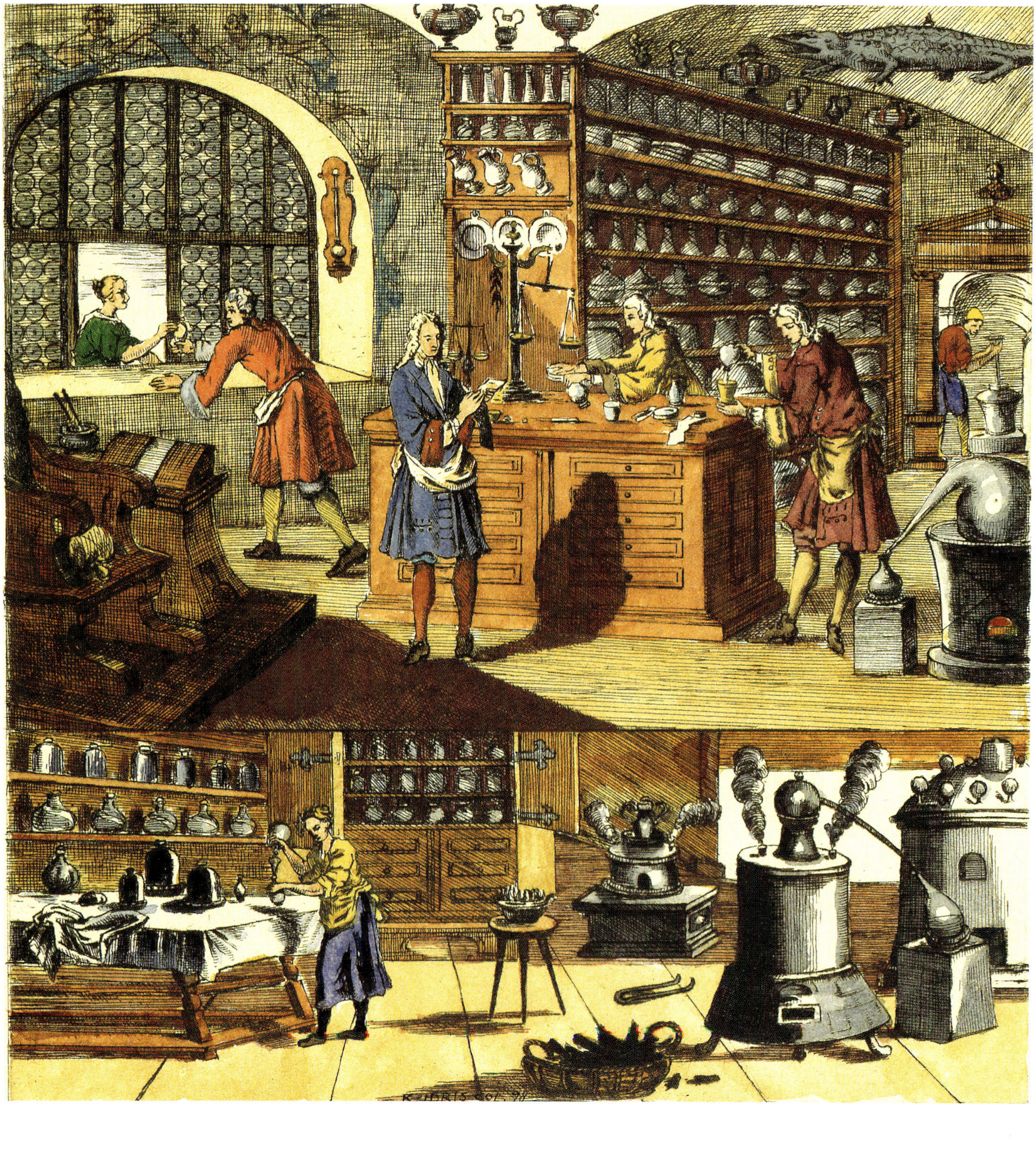

Angebotspalette. Zeitweilig gehörten beide Berufsgruppen daher denselben Gilden an, was zu mancherlei Rivalitäten und internen Auseinandersetzungen führte. In Frankreich erfolgte erst im ausgehenden 18. Jahrhundert die endgültige Trennung der Berufe per Gesetz. Eine so enge Verflechtung bestand zwischen Medizinern und Pharmazeuten zwar nicht, doch waren beide auf einander angewiesen, was den Konfliktstoff fast noch vermehrte. Beide Seiten verdächtigten die jeweils andere, sich Aufgaben anzumaßen und Leistungen anzubieten, für die sie nicht ausgebildet waren. Und der Argwohn war nicht immer unbegründet, da die Versorgung lückenhaft war und weil erkrankte Menschen sich wenig dafür interessierten, woher Hilfe kam, wenn denn nur geholfen wurde. Da verkaufte der Arzt schon einmal teure Mittel, und der Apotheker diagnostizierte gegen Honorar lukrative Krankheiten, für die er das passende Medikament parat hatte.

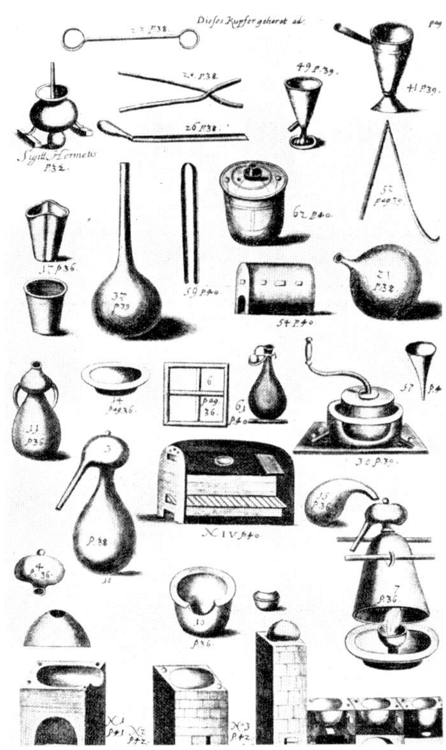

Ausstattung eines Apothekenlaboratoriums. Kupferstich aus dem Jahr 1693.

Zum Arsenal der gegenseitigen Vorwürfe gehörten natürlich auch Zweifel an der fachlichen Kompetenz des anderen. Allerdings konnten die Mediziner bald nicht mehr damit argumentieren, dass die Apotheker nicht an Universitäten studiert hatten: 1540 richteten als erste Städte Padua und Bologna Lehrstühle für Pharmazie ein, weitere Universitäten schlossen sich dem in rascher Folge an. Hinter den Reibereien standen aber nicht nur Neidreflexe, sondern auch unterschiedliche Traditionslinien. Während die Mediziner sich vornehmlich auf Galen und andere antike Autoritäten beriefen, hatte sich in der Pharmazie eine starke Fraktion gebildet, die sich vor allem auf die arabischen Vorbilder, insbesondere Avicenna, stützte. Mit Aufkommen der paracelsischen Medizin vertiefte sich der Graben, da sich die Mediziner mit dem „Umstürzler“ schwerer taten als die Apotheker. Sie hatten schon früh ein reiches Arsenal an Labortechnik entwickelt und erkannten rasch die wirtschaftlichen

Gegenüberliegende Seite:
Die Radierung nach einem Kupferstich von August Christian Fleischmann aus dem Jahr 1702 zeigt deutlich die in jener Zeit übliche Trennung der Apotheke in Offizin (oben) und Laboratorium (unten).

Vorteile der neuen Heilmittel auf magisch-chemischer Basis.

Der Staat, sprich: die Landesherren, sahen sich immer wieder genötigt, durch Verordnungen einzugreifen. Ende des 16. Jahrhunderts gab es in fast allen deutschen Städten Apotheken-Ordnungen im Geist des kaiserlichen Erlasses aus dem 13. Jahrhundert. Hinzu kamen Bestimmungen zur Approbation der Arzneihersteller und -händler, wobei eine Apotheke zwar nicht unbedingt von einem examinierten Apotheker betrieben werden musste, doch nur unter der fachlichen Leitung eines solchen arbeiten durfte. Der Eigentümer brauchte also geschultes Personal, wenn ihm selbst die Voraussetzungen fehlten. Dazu gehörten die Kenntnis der für die verschiedenen Heilmittel genau vorgeschriebenen Rezepturen, die Vorhaltung eines bestimmten Sortiments und die Beachtung der gültigen Arzneitaxen mit ihren Preisvorgaben.

Zum Betrieb der Apotheke ermächtigte ein landesherrliches oder kommunales Privileg. Es gab übertrag- und vererbbare, aber auch nur für eine bestimmte Person geltende Privilegien, die bei deren Tod an den Staat oder die Stadt zurückfielen. Das Privileg bestimmte oft zudem, wo genau das Geschäft zu eröffnen war, und es sicherte den Betreiber vor allzu direkter Konkurrenz, weil ihm ein bestimmtes Einzugsgebiet zur alleinigen Versorgung zugewiesen wurde. Nie ganz fernzuhalten waren freilich Hausierer, Kräuterweiblein, fliegende Händler mit Arzneien im Angebot, wandernde Heiler, Magier und Scharlatane, die einen nicht unbeträchtlichen Einnahmeverlust bedeuten konnten. Besonders in schweren Kriegs- oder Seuchenzeiten hatten sie Konjunktur.

Manche Apotheke wurde auch von der zuständigen Kommune selbst betrieben, die das Geschäft nicht aus der Hand geben wollte. Diesen Rats- oder Stadtapotheken entsprachen in Monarchien die Hofapotheken, die von eigens vom Landesherrn berufenen und ihm durch Eid verpflichteten, hochdotierten Apothekern geführt wurden. Die Räumlichkeiten waren zum Teil luxuriös ausgestattet, bestand doch die Aufgabe der Hofapotheke in der pharmazeutischen und gewöhnlich auch kosmetischen Versorgung der königlichen oder fürstlichen Familie, zuweilen auch des ganzen Hofes. Nicht selten war sie daher im Palast oder in Nebengebäuden untergebracht, und der Apotheker gehörte auf Reisen oder Feldzügen mit einem oder mehreren eigenen Wagen zum herrschaftlichen Tross. Ein gut erhaltenes Beispiel für eine Hofapotheke ist die „Farmacia Real" im Madrider Palacio de Oriente, die 1594 von Philipp II. (1527–1598, König seit 1556) begründet wurde. In Deutschland lohnt ein Besuch in der schön wiederhergestellten Coburger Hof-Apotheke aus dem 16. Jahrhundert, deren Sandsteinpforte eine Christopherus-Statue aus der Werkstatt von Tilman Riemenschneider schmückt und in deren Gewölbe man den Geist der Lutherzeit zu verspüren meint.

Wer ein bürgerliches Gegenstück besichtigen möchte, findet ein prachtvolles im lippeschen Lemgo. 1559 im spätgotischen Rathaus eingerichtet, erhielt diese Stadtapotheke 1612 einen Anbau im Renaissancestil, den so genannten Apothekenerker, der das schöne Gebäude zu einem wahren architektonischen Kleinod machte: Unter einem ge-

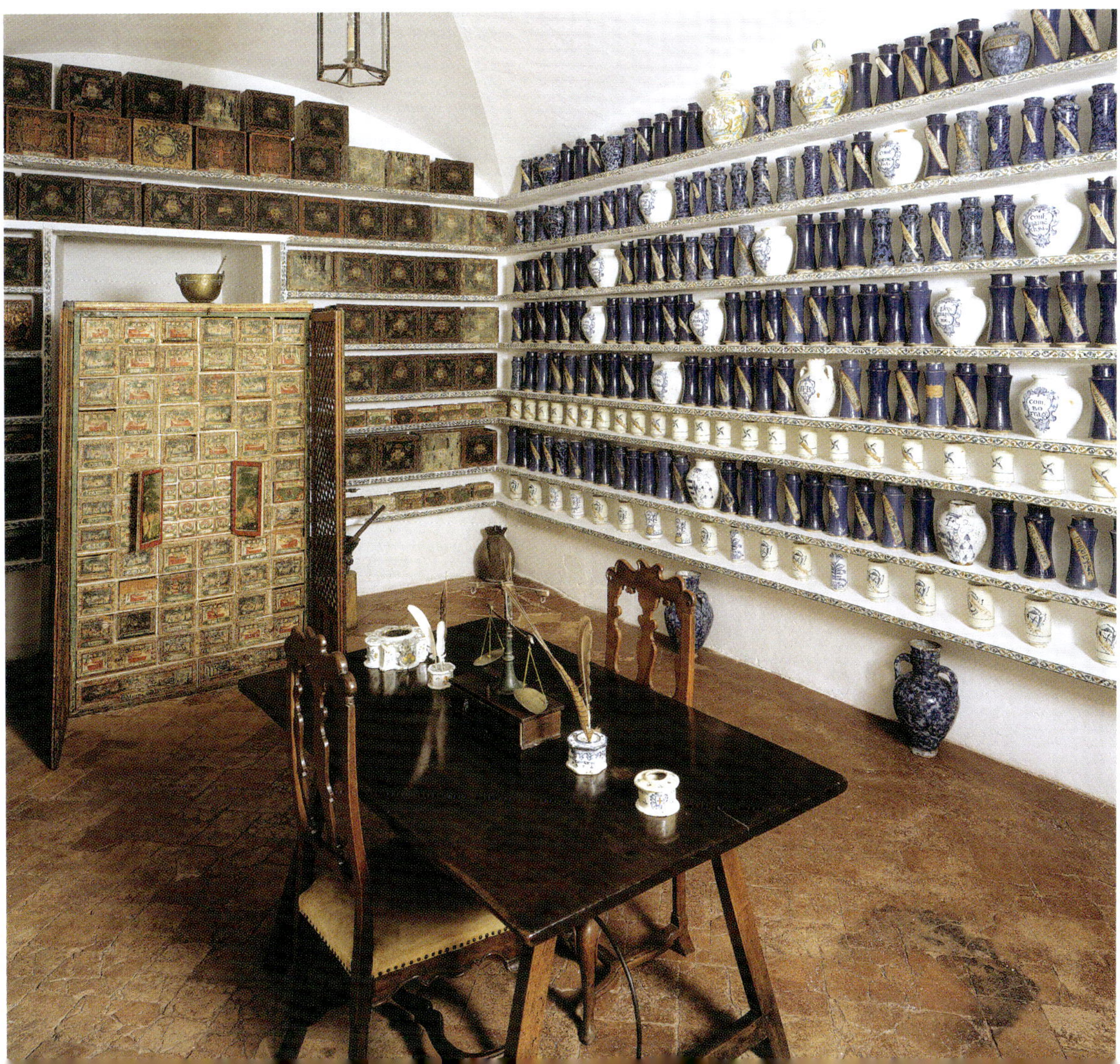

Die Apotheke des Tavera-Hospitals San Juan de Afuera in Toledo wurde 1542 gegründet. Die Rekonstruktion spiegelt die Ausstattung einer Apotheke jener Zeit wider.

stuften und geschwungenen, mit Ornamenten und Figuren reich geschmückten Giebel schaut eine zweistöckige Fensterfront auf den Markt, eine altdeutsche Inschrift am Fries darüber mahnt die Kranken zum Gebet und zum Meiden der „Sünden", denn dann erst könne der Arzt helfen und die Arznei wirken, die der Apotheker bereite – Glauben und Wissenschaft noch eng verschwistert. Die Inneneinrichtung mit den hohen Regalen, den vielfächrigen Schränken und der Parade der Arzneigefäße strahlt dieselbe Strenge und Solidität aus.

Im Prinzip ähnlich, obschon um vieles kleiner und schlichter, sahen die üblichen Apotheken der Zeit aus. Blickfang waren in der Offizin (Verkaufsraum und Rezeptur) die Arbeitsgeräte des Apothekers, allen voran der zylindrische Mörser mit dem Stößel (Pistill), der zu einem Berufssymbol geworden war. Schon aus vorgeschichtlicher Zeit sind

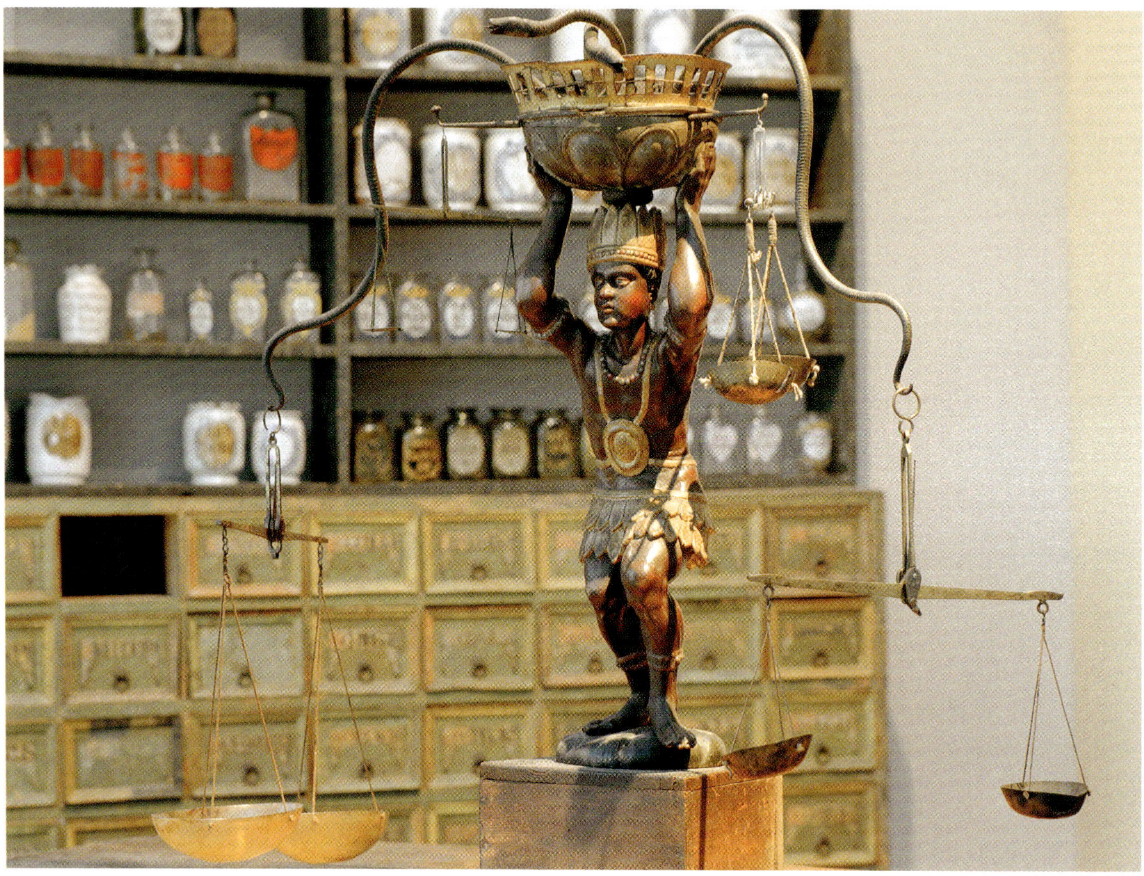

So oder ähnlich sah eine Apotheke um 1680 aus. Im Vordergrund ein Waagenhalter in Gestalt eines Mohren, im Hintergrund ein Repositorium mit Schubkästen.

einfache Zerkleinerungs- und Mischgefäße dieser Art aus Stein überliefert. Später fertigte man Mörser je nach Zweck und Geschmack aus den verschiedensten Materialen von Metall bis Holz, Glas bis Porzellan, glasierter Keramik bis Steinzeug. Um 1500 dominierten eiserne Mörser oder solche aus Messing oder Bronze mit und ohne Henkel oder Griffe. Künstler schmückten die Stücke mit Ornamenten, Noppen, Wappen, Pflanzenmotiven, Tierbildern, biblischen Szenen, Namen und Inschriften. Es entstanden Exemplare in verschiedensten Größen, wobei solche für Apotheker gewöhnlich größer und prächtiger waren als die einfachen für den Hausgebrauch. Es gab sogar nur als Schaustücke gedachte Versionen, die zum Schmuck in den Verkaufsraum oder ins Fenster auf ebenso kunstvolle Sockel gestellt wurden. In der Form spiegelte sich der Zeitgeschmack: schlanke und hohe im Spätmittelalter, ausladendere und kräftigere in der Folgezeit.

Die keulenartigen Stößel, oft ebenfalls fein geschmückt und schön geschwungen, bestanden meistens aus demselben Material wie der zugehörige Mörser. Es fanden sich aber auch metallene Mörser mit Holzstößel für feineres Material, das sich mit einem elastischeren Stab besser zerstoßen ließ. Mit der Zeit lernte man auch, dass ein Metallstößel durch Abrieb empfindliches Stoßgut beeinträchtigen kann. Zunächst griff man in solchen Fällen, auch der Pracht halber, auf Mörserkeulen aus Edelmetall zurück, deren Partikel nach damaliger Ansicht eher erwünschten Einfluss auf die Wirksamkeit des herzustellenden Vorprodukts ausübten. Später bot sich Porzellan zur Fertigung feinerer Zerkleinerungsschalen und -stößel an; es stand allerdings lange nicht in der erforderlichen Härte zur Verfügung und taugte daher nur für geringe Mengen. Bei Riesenmörsern schuf man Stößelaufhängungen mit Seilen und Flaschenzug an galgenartigen Vorrichtungen. Die Arbeit in einer großen Apotheke konnte zuweilen recht anstrengend werden.

Neben dem zentralen Instrument und der Apothekerwaage mit den zugehörigen Gewichten fasziniert in der Renaissance-Offizin weiteres Gerät zur Bearbeitung von Materialien und zur Herstellung der diversen Medikamente. Da gibt es langhalsige gläserne Destillierkolben, mächtige Kessel, Tiegel in jeder Form und Größe, hohe, bauchige, eckige, helle, dunkle, fantasievoll etikettierte Flaschen, Wannen und Wännchen, Herde mit mehreren Flammen, Gewürzbeutel, Pulverdosen, Schläuche mit geheimnisvollen Ölen, Salbapparate, Bottiche, Pressen, Schlegel und Scheren, Siebe, Retorten aus Ton und Glas, Kühlhelme (Alembiks) und allerlei Löffel, Messer, Quirle und Haken. Der Herr über ein so beeindruckendes Arsenal, in dem es zischte, qualmte und geheimnisvoll roch, genoss natürlich hohes soziales Ansehen. Noch im Mittelalter nur ein kleiner Krämer, hatte sich der Apotheker zu Beginn der Neuzeit vom Diener der Mediziner zum geachteten Partner emanzipiert. Was die paracelsischen Neuheiten anging, war er sogar zum Motor der Entwicklung geworden.

Kein Wunder, dass er sein Geschäft herausputzen konnte. Den Verkaufsraum prägten die langen Regalreihen mit Zinnbüchsen, Apothekenflaschen und Salbdosen, kalligraphisch etikettiert und in gleichartigen respektgebietenden Batterien aufgestellt. Schon von alters her wurde der Aufbewahrung von Arzneimitteln besondere Aufmerksamkeit geschenkt, weil man es mit empfindlicher und kostbarer Ware zu tun hatte. Wichtig vor allem war der Schutz vor Feuchtigkeit und genauso vor Austrocknung. Frühgeschichtliche Keramik-Behälter waren noch recht porös, ausgehöhlte Steine mit Abdeckung und verschließbare Alabasterschalen eigneten sich schon eher; erst mit der Entwicklung von Glasuren im 2. vorchristlichen Jahrtausend aber und mit dem Aufkommen von Metallgefäßen bekamen die Arzneihändler und -hersteller das Problem wirklich in den Griff. Die Kunst der Glasherstellung (erste Sandkerngefäße um 1500 v. Chr. in Ägypten und Mesopotamien, Glasbläserei erst um die Zeitenwende) bedeutete einen weiteren großen Fortschritt.

Europa erreichten all diese Errungenschaften erst mit Verzögerung. Noch im frühen Mittelalter waren Glaswaren nördlich der Alpen äußerst rar und Glasfenster für Normalsterbliche unerschwinglich. Mit dem Aufschwung der Städte aber im Hoch- und Spätmittelalter verbreitete sich die Glasmacherei auch hier und entwickelte sich rasch weiter. Durch Pressen erzielte man Formen aller Art. Auch beherrschten die Glasmacher inzwischen das Aufschmelzen einer Glasschicht *(electrum)* auf Metall oder Ton sowie die Herstellung von biegsamem oder steinhartem Glas. Becher, Schalen und Flaschen aus Glas wurden bereits in großen Mengen fabrikmäßig produziert. Vor allem der elegante Schliff, die Farben sowie die künstlerische Veredelung durch Bemalung oder Blattgold bestachen die zahlungskräftigen Kunden, zu denen vermehrt auch Apotheker gehörten. Glas ließ sich relativ einfach sauber halten und machte sich mit seinem Glanz und seinen überraschenden Lichteffekten vortrefflich im Verkaufsraum.

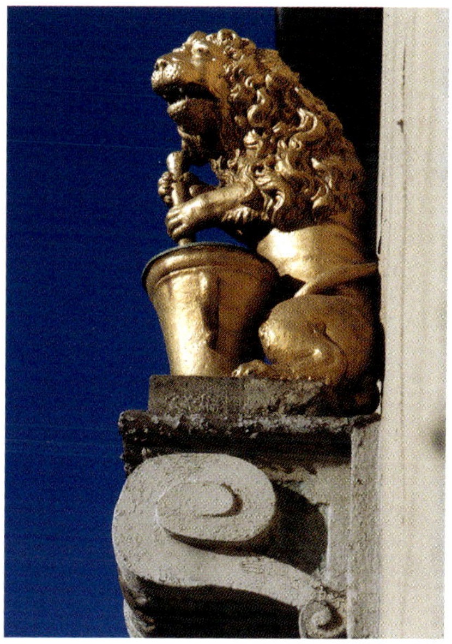

Apothekerzeichen aus dem 18. Jahrhundert an einer Apotheke im sächsischen Pirna. Mörser und Stößel sind bis heute ein beliebtes Erkennungszeichen von Apotheken.

Daneben waren vor allem Gefäße aus zinnglasierter Keramik in Gebrauch, die zunächst aus dem maurischen Spanien importiert wurden und wegen des Weges über die Baleareninsel Mallorca als Majolika bezeichnet wurde. Später gehörte auch Italien zu den Lieferländern; insbesondere die Produkte der Manufakturen in Faenza (Emilia-Romagna) waren begehrt, daher auch die Bezeichnung Fayence. Berühmt wurden in der Zeit der Renaissance die Delfter Fayencen mit ihrem blau-weißen Dekor. Anfangs meist schlicht zylindrisch oder bauchig geformt und mit Etikett versehen, kamen mit der Zeit immer fantasievollere Kreationen in die Regale. Hatte man bisher aus Sparsamkeit die Beschriftung je nach Inhalt ausgewechselt, ließ man sich nun Behälter mit eingebrannter Inhaltsbezeichnung und in verschiedenen Farben je nach Art der Arznei liefern. Ornamente und Bilder, Namen und Wappen zierten die größeren Behälter, verschlossen durch kunstreich gestaltete Deckel und Tüllen mit Textur (Leder- oder Stoffüberzug).

Daneben gab es natürlich weiterhin Holzbehälter vom Fass bis zur Pillenschachtel, Metallbüchsen, Kräuterbeutel und allerlei Kisten sowie Schubladen. Das durch die pflanzlichen Heilmittel aus der Neuen Welt und aus Fernost rasch gewachsene Sortiment erweiterte sich zusätzlich durch die paracelsischen Medikamente. Mit diesem Zuwachs an Exotik und Magie gewann die Apotheke an Attraktivität und Renommee.

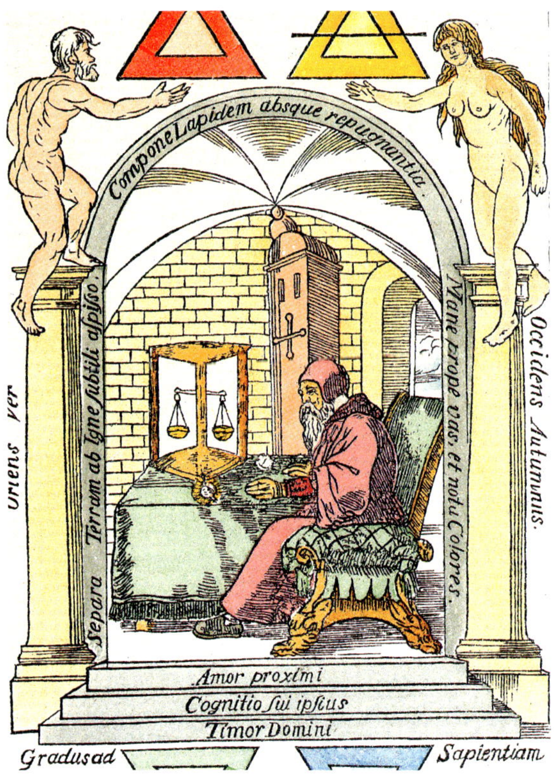
Compone Lapidem absque repugnantia.
Separa Terram ab Igne subtili aspiso.
Mane prope vas, et notu Colores.
Uriens ver
Occidens Autumnus.
Amor proximi
Cognitio sui ipsius
Timor Domini
Gradus ad
Sapientiam

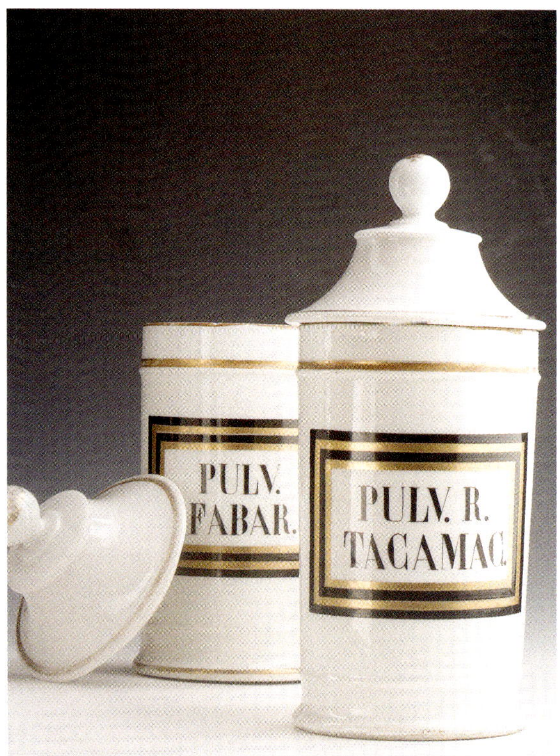
PULV.
FABAR.
PULV. R.
TACAMAC.

VIII

Inkubationszeit der Moderne

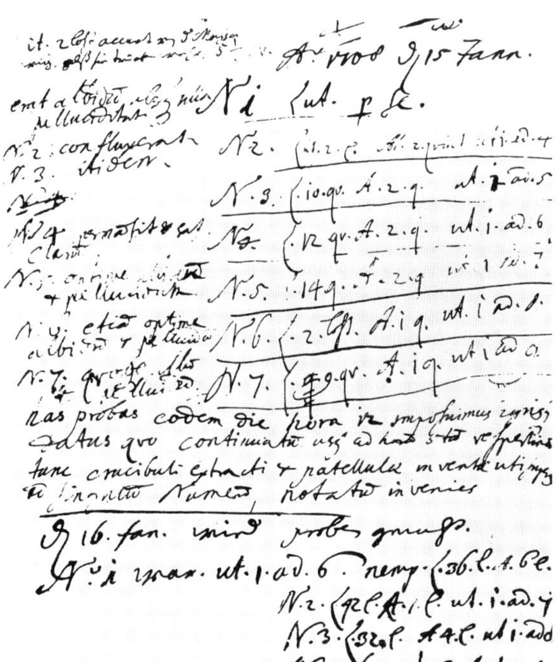

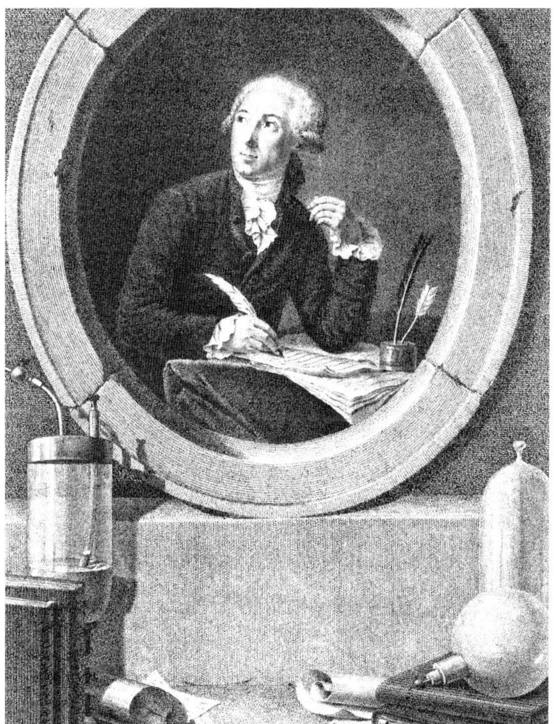

Was Paracelsus zum Kern seiner Arzneimittellehre gemacht hatte, war ebenso wieder entdecktes antikes Gedankengut wie das, was er als medizinisch unsinnig verworfen hatte. Er hielt sich an Aristoteles und seine Vier-Elementen-Lehre (Feuer, Wasser, Luft, Erde) und lehnte die parallele Vier-Säfte-Lehre des Hippokrates und seine daraus entwickelte Humoralpathologie ab. Die Kenntnis der Lehren des Aristoteles war durch arabische Übersetzer und Wissenschaftler aufbewahrt und abgewandelt worden, was schon aus dem Wort „Alchemie" hervorgeht. Es besteht aus dem arabischen Artikel *al* und dem wohl auf Griechisch *chyma* (Metallguss) basierenden Hauptbestandteil. Gemeint waren damit die Bemühungen der Stoffkundler, auf labortechnischem Weg Materialien, insbesondere Metalle, in andere umzuwandeln mit dem Ziel, immer edlere bis hin zum Gold zu schaffen, das Universallösungsmittel *Alkahest* zu finden, lebensspendende Elixiere zu brauen und schließlich den „Stein der Weisen" *(Lapis philosophorum)* hervorzubringen, mit dem sich alle Umwandlungen (Transmutationen) umstandslos bewerkstelligen ließen. Da alles aus einer Urmaterie stamme, musste nach alchemistischer Lehre auch alles auf sie reduzierbar und in neuer Mischung der jeweiligen Anteile der vier Elemente in einander überführbar sein.

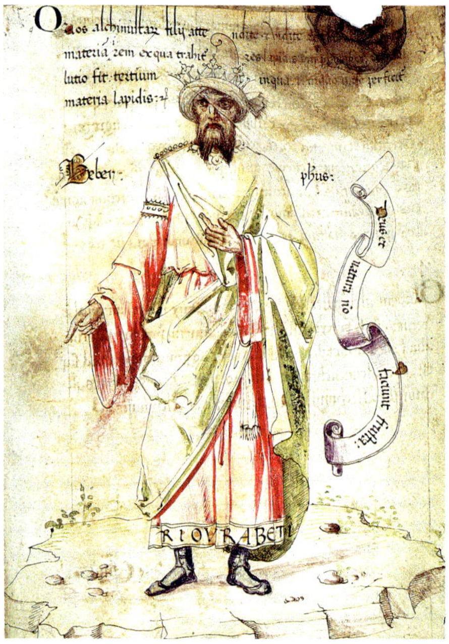

Der Einfluss arabischer Quellen auf die Alchemie kann gar nicht hoch genug eingeschätzt werden. Ein wichtiger Inspirator, der bereits ausführlich in Kapitel V gewürdigt wurde, war der Hofarzt von Harun Al-Rashid Dschabir Ibn Hayyan, latinisiert Geber.

IRRWEGE ZUM RICHTIGEN ZIEL

Die Anhänger des Paracelsus stürzten sich buchstäblich mit Feuereifer auf die vom Meister skizzierten Aufgaben der Veredelung und der Abscheidung von Unedlem durch Schmelzen, Verdampfen, Destillieren, Veraschen. Schon ihre Vorläufer hatten Wert darauf gelegt, die Geheimnisse ihrer Prozeduren und die Ergebnisse ihres Forschens nur Eingeweihten preiszugeben. Sie sahen ihre Kunst als die Erfüllung der Botschaften von der „Tabula smaragdina" (smaragdenen Schrifttafel), die einst Abrahams Frau Sara im Grab des „Hermes Trismegistos" bei Hebron oder Alexander der Große in der Cheops-Pyramide gefunden habe. Der altägyptische Gott der Weisheit Toth, von den Griechen mit dem „dreimalgrößten Hermes" identifiziert, soll auf eine wohl nur smaradgrüne und nicht ganz und gar aus Smaragd bestehende Tafel einen Text darüber niedergelegt haben, wie der Mikrokosmos aus dem Makrokosmos hervorgehe und wie sie einander spiegelten. In raunender Verrätselung heißt es da nach der Überlieferung zu Beginn:

Wahr ist es, ohne Lüge und sicher: was oben ist, ist gleich dem, was unten ist, und was unten ist, ist gleich dem, was oben ist – fähig, die Wunder des Einen auszuführen. Und wie alles aus Einem stammt, durch das Denken des Einen, rührt auch alles Gewordene durch

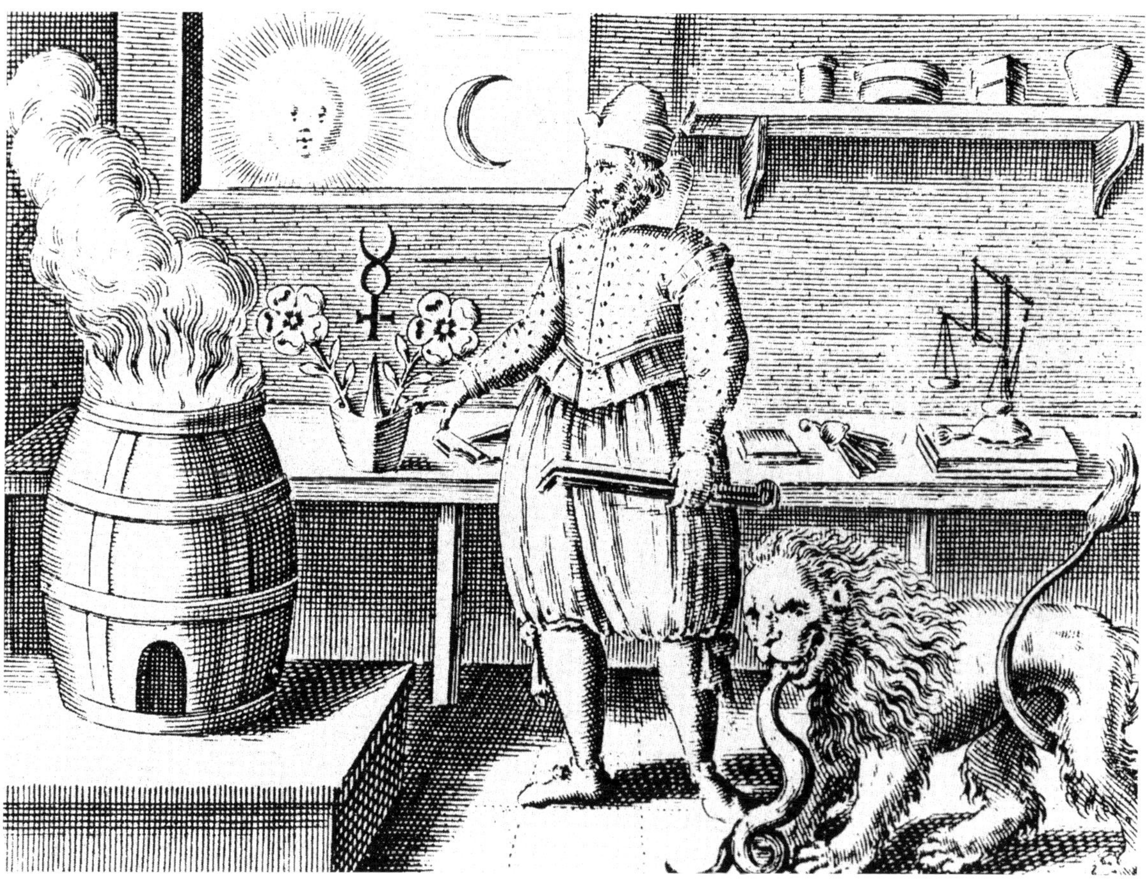

Unter dem „Stein der Weisen", den dieser Alchimist auf einer Radierung aus dem Jahr 1625 bereitet, verstand man einen Wunderstein, der unedles Metall in Gold verwandelte.

Angleichung aus diesem Einen. Die Sonne ist sein Vater, der Mond seine Mutter, der Wind hat es in seinem Bauche getragen, die Erde ist seine Nährmutter. Dies ist der Vater aller Vollkommenheit oder Vollendung aller Welt. Grenzenlos ist seine Kraft, wenn sie sich der Erde zuwendet. Trenne die Erde vom Feuer, das Feine vom Groben, sanft und voll Sorgfalt. Von der Erde steigt es zum Himmel empor und steigt wieder herab auf die Erde, um die Kraft des Oberen und des Unteren in sich aufzunehmen. So wirst du die Herrlichkeit der ganzen Welt erlangen, alle Dunkelheit soll von dir weichen.

Wie schon bei der astrologischen Komponente der paracelsischen Medizin gesehen, stehen am Anfang der pharmazeutischen Revolution im 16./17. Jahrhundert Zauberei und Visionen von einer stofflichen Verbindung des Irdischen mit dem Himmlischen. Zum menschlichen Bemühen um die Schaffung von geeigneten Arzneien für bestimmte Erkrankungen musste immer auch Segen von oben kommen. Das pharmazeutische Tun gewann so priesterliche Qualität, und nicht von ungefähr finden sich in der Kunst der Zeit immer wieder Darstellungen Christi als Apotheker, schmücken biblische Szenen Gefäße und Wände der Offizin, mahnen Inschriften zu gottgefälliger Lebensführung. Schaut man sich die Entwicklung der Arzneimittellehre bis zum 18. Jahrhundert an, ist man versucht, auch dabei Magie im Spiel zu sehen: Wie sonst hätte aus solchem ideologischen Gemisch wissenschaftlich fundiertes Wissen werden können?

„Nach Golde drängt, / Am Golde hängt / Doch alles…“, heißt es in Goethes „Faust“. Und wie die Hoffnung auf Gold die Entdecker der Neuen Welt auf der Suche nach „Eldorado“ antrieb, so ließ die Hoffnung, Gold sozusagen aus Dreck zu machen, die Alchemisten nicht ruhen. Unendlich viel Fantasie und Kraft wurde dabei fehlinvestiert. Und doch war das Suchen nicht vergebens. Als erstes erweiterte sich das technische Arsenal der Goldmacher erheblich. Insbesondere die Destillationsgeräte verfeinerten die arabischen Forscher immer weiter und entwickelten den so genannten Alembik, eine Art Helm, der als kühlender Aufsatz für den Niederschlag des Destillats sorgte und es über einen Schnabel ablaufen ließ. Europäische Alchemisten übernahmen solche Errungenschaften, nachdem sie ihnen durch Übersetzungen bekannt geworden waren. Dadurch gelang ihnen schon Mitte des 12. Jahrhunderts die Herstellung von Alkohol, der wegen der konservierenden Potenz zu einem

TABULA SMARAGDINA HERMETIS.

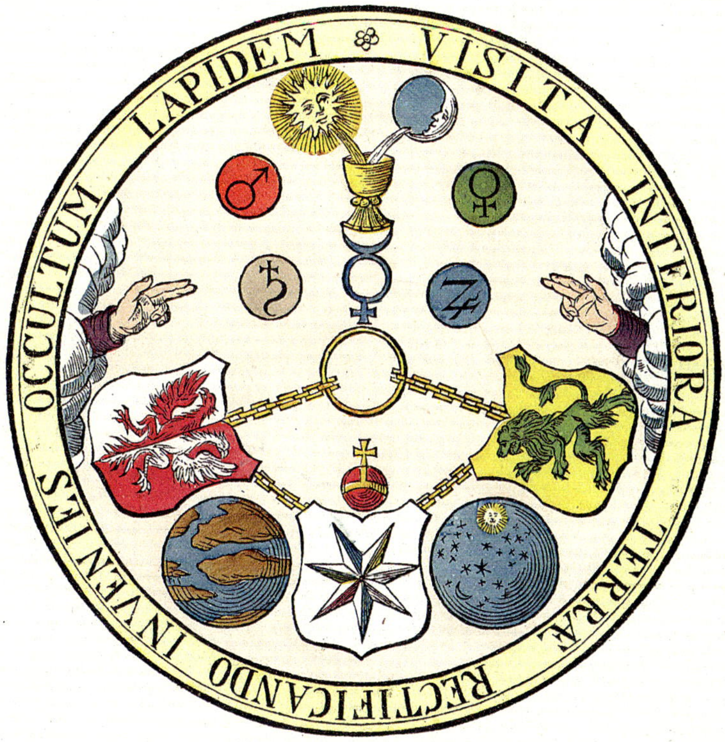

VERBA SECRETORUM HERMETIS.

Wahrhaftig ohne Lügen gewiß, und auf das allerwahrhaftigste, dies, so Unten, ist gleich dem Obern, und dies, so Oben, ist gleich dem Untern, damit man kann erlangen und verrichten Wunderdinge eines einigen Dinges. Und gleich wie alle Dinge von einem Dinge alleine geschaffen, durch den Willen und Gebot eines Einigen, der es bedacht: also entstehen auch alle Dinge nunmehro aus diesem einzigen Dinge, durch Ordnung der Natur. Sein Vater ist die Sonne, und seine Mutter der Mond; Die Luft trägt es gleich als in ihrer Gebährmutter; Seine Ernährerin oder Säugamme ist die Erde. Dies Ding ist der Ursprung aller Vollkommenheiten so in der Welt sind. Seine Kraft ist am vollkommensten wann es wieder in Erde verwandelt ist. Scheide alsdann die Erde vom Feuer, und das Snbtile oder Dünne vom Dicken oder Groben, fein lieblich mit grossen Verstand und Bescheidenheit. Es steigt von der Erde gen Himmel, und von dannen wiederum zur Erde, und nimmt an sich die Kraft des Obern und Untern. Also wirst du haben die Herrlichkeit der ganzen Welt. Derohalben weiche von dir aller Unverstand und Unvermögenheit. Dies ist von aller Stärke die stärkste Stärke: denn es kann überwinden alle subtile Dinge, und kann durchdringen ein jedes hart oder vest Ding. Also ist die Welt geschaffen, dahero entstehen seltsame Vereinigungen, und werden mancherley Wunder gewürket, welcher Weg dieselbige zu würken dieser ist. Derhalben bin ich genannt worden: Hermes Trismegistus, habe drey Theile der Weisheit der ganzen Welt. Dies sey gesagt von dem Meisterstück der chymischen Kunst.

Geheimgesellschaften wie die Rosenkreutzer waren stark von der Mischung aus Esoterik, Okkultismus und Alchemie inspiriert und beförderten derartiges Gedankengut durch den Gebrauch von Symbolen wie der „Tabula smaragdina".

wichtigen Hilfsstoff der Apotheker wurde und aus dem sich wirkkräftige Tinkturen herstellen ließen. Zugleich zementierte er allerdings das alchemistische Weltbild, schien es doch so, als sei dieser beißend schmeckende Stoff der Beweis dafür, dass hier die Urelemente Wasser und Feuer tatsächlich verschmolzen seien.

Auch andere Stoffe fanden die mittelalterlichen Laboranten, darunter Salpeter (Kaliumnitrat), den Hauptbestandteil des

Zwar waren Destillationsapparaturen wie diese aus dem Jahr 1541 zweifelsfrei noch weit entfernt von der Technik, die die Grundlagen für eine analytische Chemie legen sollte; dennoch wurden durch derartige Gerätschaften – wenn auch wahrscheinlich mehr zufällige – Ergebnisse erzielt.

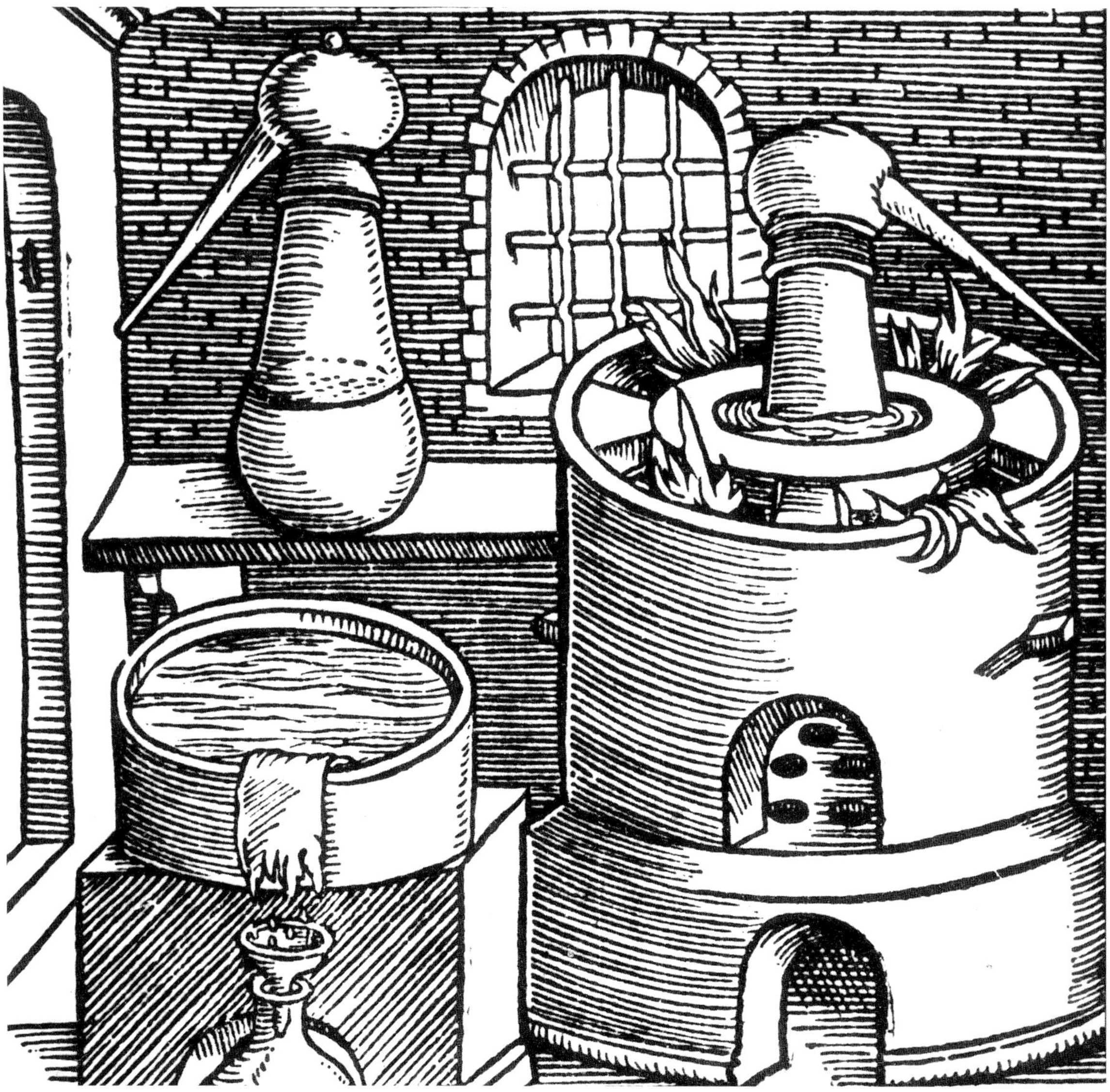

Schwarzpulvers, und Alaun, wichtig für Färberei und Gerberei sowie als blutstillendes Mittel. Bekanntestes „Abfallprodukt" der Alchemie aber wurde das Porzellan, das in China schon seit dem 7. Jahrhundert hergestellt wurde. In Europa wurde man damit zwar bekannt, doch gelang die Nachahmung des feinen Materials lange nicht. Erst 1709 kam der Durchbruch: Johann Friedrich Böttger (1682–1719), der Preußen wegen „Goldmacherei" hatte verlassen müssen, fand in August dem Starken (Kurfürst von Sachsen seit 1694, König von Polen 1697–1706 und 1709–1733) einen „Gönner": Er ließ Böttger wegen seiner Fähigkeiten in Gewahrsam nehmen und nötigte ihn, seine Versuche auf der Albrechtsburg in Meißen fortzusetzen. Das zahlte sich aus: Statt Gold hatte der Gefangene des Kurfürsten eines Tages Steinzeug und wenig später richtiges weißes Porzellan in der Hand. Zugute gekommen war ihm die Weiterentwicklung der Ofentechnik

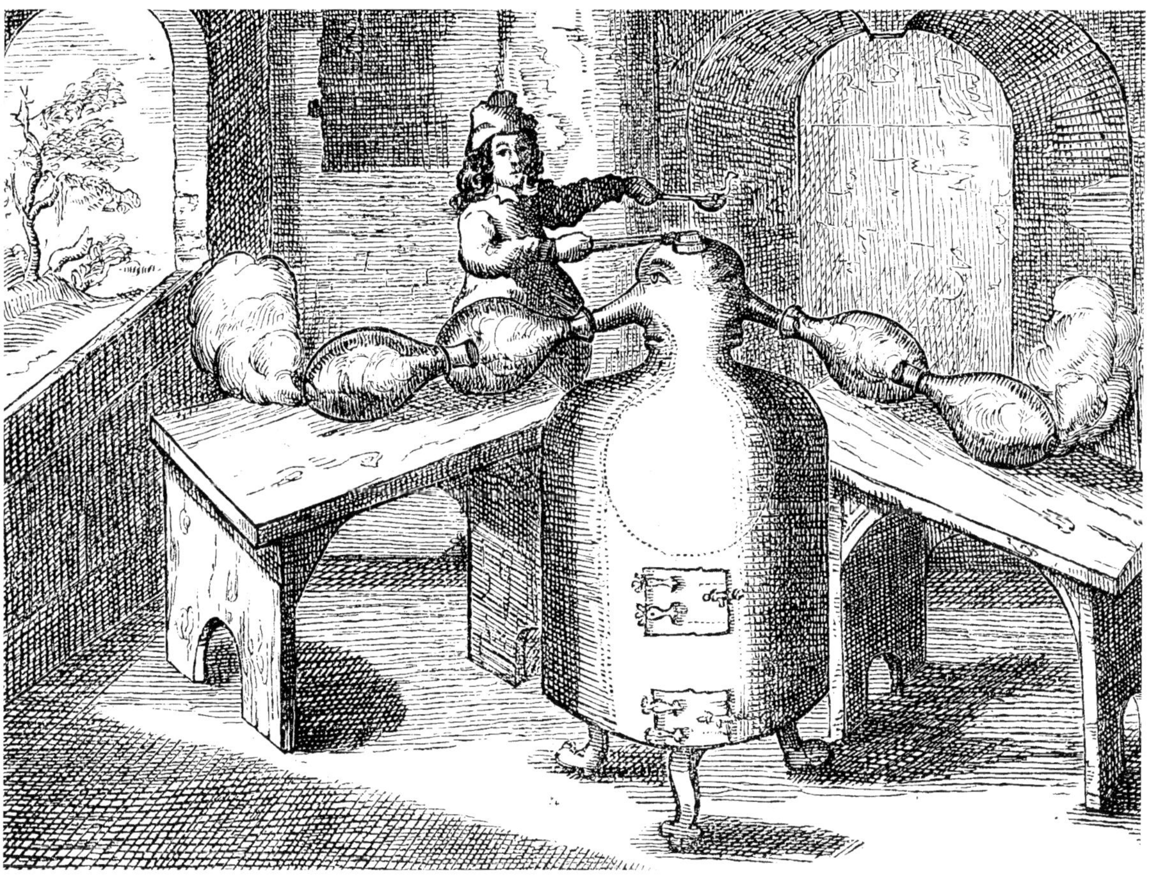

Schon im 9. Jahrhundert hatte der arabische Alchemist Geber Salpetersäure (Aqua dissolutiva) herstellen können. Durch die Destillation von Salpeter mit Schwefelsäure gelang es Glauber Mitte des 17. Jahrhunderts in Apparaturen ähnlich wie der abgebildeten, die jetzt Aqua fortis genannte Salpetersäure zu produzieren. Das Verfahren ist in Laboren heute noch ähnlich.

Die Herstellung von Porzellan in Europa war auch für Apotheker ein großer Vorteil, weil Substanzen in Porzellangefäßen wesentlich besser aufbewahrt werden konnten.

aufgrund der alchemistischen Bemühungen. Er konnte mit größerer Hitze arbeiten, als es in China üblich war. Damit erreichte er eine härtere Ware als alle Vorgänger. Begeistert vom Ergebnis, übertrug der Kurfürst im Jahr darauf Böttger die Leitung der neugegründeten Meißener Porzellanmanufaktur. Böttger verwendete zur Herstellung seiner Stücke Colditzer Ton und als Flussmittel Kreide, Alabaster, Marmor oder Spat und brannte die Mischung in einem Kasseler Ofen, der damals in den sächsischen und bayerischen

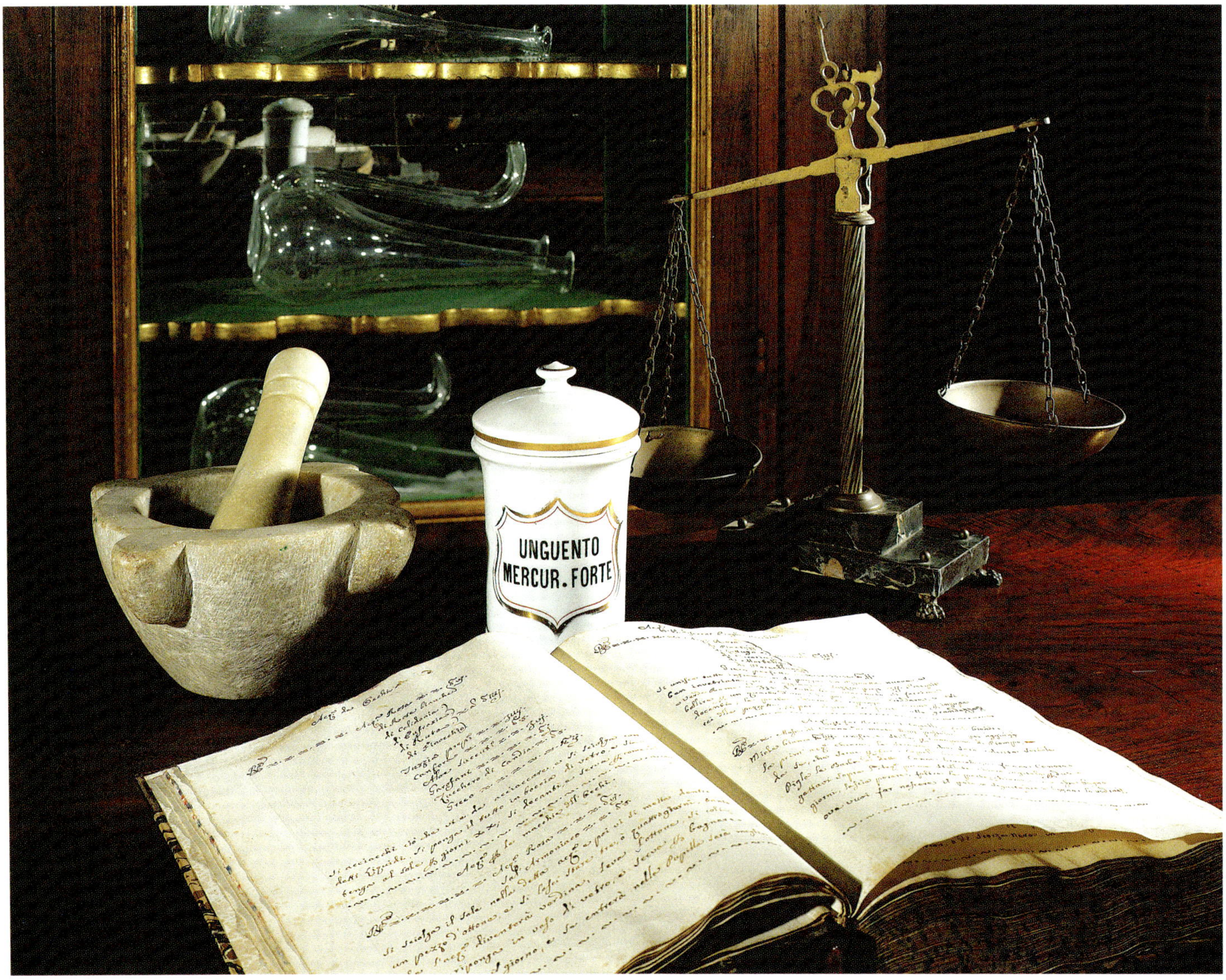

Töpfereien üblich war: gut fünf Meter lang, einen Meter breit und anderthalb Meter hoch mit einem Innenraum von vier Kubikmetern. Er fuhr ihn auf bis zu 1460 Grad hoch.

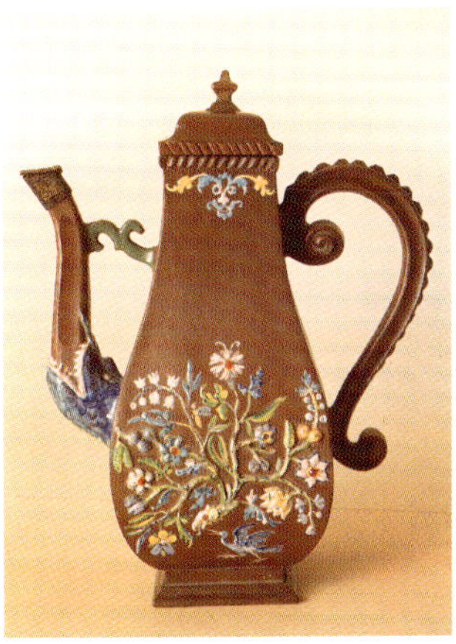

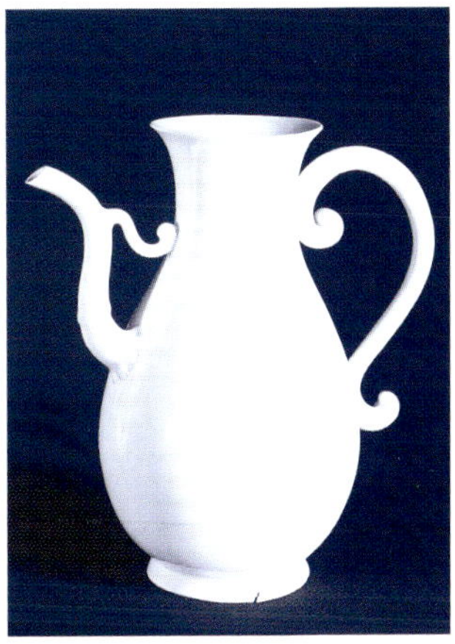

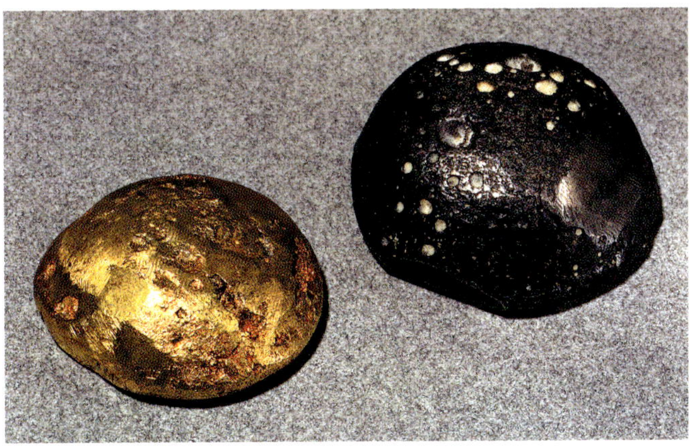

Zwei Kaffeekannen aus der Produktion der böttgerschen Manufaktur: links eine Kanne aus Steinzeug aus dem Jahr 1712 und rechts eine Kanne aus Porzellan, die ein Jahr später entstand.
In dem Bild unten sind ein Gold- und ein Silberregulus zu sehen, die Böttger durch alchemistische Verfahren gewonnen haben und mit denen er die Gunst König August des Starken gewinnen wollte.

Direkte pharmzeutische Bedeutung hatte die Erfindung nicht, doch für die Lagerhaltung der Apotheker kam das feine, glatte, hinreichend harte und leicht zu reinigende Material gerade recht. Der Schatz an Arzneimitteln nämlich wuchs seit Paracelsus und seit den überseeischen Entdeckungen unaufhörlich, obwohl sich die Paracelsisten erst in aufreibenden Kämpfen gegen die zäh ihre Vormacht verteidigenden Galenisten einige Freiheiten erkämpfen konnten. Wenn sie sich schließlich durchsetzten, so lag das an unstreitigen Erfolgen ihrer chemiatrischen (von „Chemie" und griechisch *iatros* = Arzt) Präparate, die sie in großer Zahl entwickelten und die sachgemäße Lagerung verlangten. Porzellandosen und -behälter erwiesen sich als ideal für viele Materialien, weil das glasierte Tonzeug aus Kaolin nicht mit den Pulvern, Tinkturen oder Salben reagiert und von Chemikalien in der Regel nicht angegriffen wird; beim vermehrten Einsatz von Säuren ein unschätzbarer Vorzug etwa gegenüber Metallen.

Die Grundlage für die allmähliche Anerkennung der Lehren des Paracelsus legten Herausgeber seiner Schriften wie Johann Huser (um 1545–1601), der die erste Gesamtausgabe veranstaltete. Verständnis für die oft kryptischen Texte weckten Kommentatoren und Übersetzer, die das verpönte Deutsch in akademisches Latein verwandelten. Eine verbreitete Darstellung und Bestandsaufnahme etwa war die „Basilica chymica“ von Oswald Croll (1560–1608), die postum 1609 in Frankfurt erschien und die zahlreiche Auflagen erlebte. Darin forderte der Autor die Errichtung einer „Spagyrischen Republik“ im Sinne des Paracelsus. Unter „Spagyrik“ verstand man eine Arzneimittelgewinnung durch Trennen (griechisch *spao*) und Vereinen (griechisch *ageiro*), also durch alchemische Prozeduren zum Abscheiden der weniger wertvollen Bestandteile und zur Ballung des Wirksamen. Wie das genau zu geschehen habe, beschrieb Jan Baptista van Helmont (1579–1644) in seinem nachgelassenen Werk „Ortus medicinae“ (frei übersetzt: Aufbruch der Medizin, Amsterdam 1648), der genaue labortechnische Anweisungen gab und auf den beispielsweise der Begriff „Gas“ (abgeleitet vom griechischen *chaos* = leerer Raum) zurückgeht.

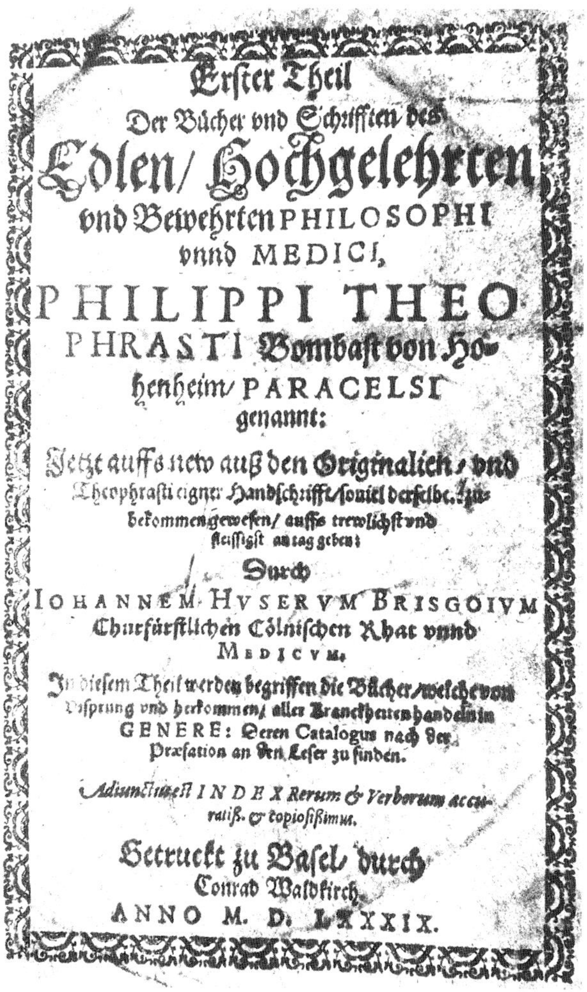
Erster Theil
Der Bücher vnd Schrifften des
Edlen/ Hochgelehrten
vnd Bewehrten PHILOSOPHI
vnnd MEDICI,
PHILIPPI THEO
PHRASTI Bombast von Ho-
henheim/ PARACELSI
genannt:
Jetzt auffs new auß den Originalien/ vnd
Theophrasti eigner Handschrifft/ soviel derselbe(n) zu
bekommen gewesen/ auffs trewlichst vnd
fleissigst an tag geben:
Durch
IOHANNEM HUSERUM BRISGOIUM
Churfürstlichen Cölnischen Rhat vnnd
MEDICUM.
In diesem Theil werden begriffen die Bücher/ welche von
Vrsprung vnd herkommen/ aller Kranckheiten handeln in
GENERE: Deren Catalogus nach der
Præfation an den Leser zu finden.
Adiunctus est INDEX Rerum & Verborum accuratiß. & copiosißimus.
Getruckt zu Basel/ durch
Conrad Waldkirch.
ANNO M. D. LXXXIX.

Der weitreichende Einfluss des Paracelsus zeigte sich in der Diskussion zwischen den Anhängern und Gegnern der Chemiatrie. Genau 100 Jahre nach dem Geburtstag des Begründers der chemiatrischen Theorien gab Johann Huser eine mehrbändige Werkausgabe des Arztes und Naturforschers heraus.

Auf Croll baute Johannes Hartmann (1568–1631) auf, der für den hessischen Landgrafen in Marburg ein Labor (Laboratorium chymicum publicum) an der Universität einrichtete. Dort stellte er beispielsweise Opiumtinktur (Laudanum) und das schon erwähnte Trinkgold *(Aurum potabile)* her, das als ein Allheilmittel galt. In seinem

Todesjahr erschien seine „Praxis chymiatrica“, in der er chemiatrische Arzneimittel für die Reinigung der verschiedenen Organe nannte, beispielsweise Brechmittel (Vomitoria) für Mund und Nase, Abführmittel (Purgantia) für den Mastdarm, Harn treibende Mittel (Diuretica) für die Blase und schweißtreibende Mittel (Diaphoretica) für die Haut und die Leibesausgänge. Mit diesen Mitteln schwemme man die Krankheit aus, sodass sich der Arzt danach der Schmerzlinderung und der Stärkung des Patienten widmen könne. Hartmanns Schüler mussten bei Studienbeginn unverbrüchliches Schweigen geloben; so heftig tobte der Streit von Traditionalisten und paracelsischen Revolutionären.

Mangels exakter chemischer Kenntnisse auf beiden Seiten nahmen die Auseinandersetzungen zwischen dem medizinischen und pharmakologischen, modern gesagt, Establishment und den Anhängern der Chemiatrie (oder Iatrochemie) ideologische Schärfe an, im Zeitalter der Glaubenskämpfe kaum anders zu erwarten. Und so kam auch in die wissenschaftlichen Debatten insbesondere in Frankreich ein konfessionelles Moment: Vor allem Hugenotten waren es, die sich auf die Seite der paracelsischen Partei schlugen, während die katholischen Kollegen schon deswegen eher zu den Galenisten hielten. Der Konflikt, ausgetragen vor allem von den Chemiatern der Schule von Montpellier und den alten Autoritäten der Pariser Sorbonne, eskalierte derartig, dass sich das Parlament von Paris damit beschäftigen musste. Das Verfahren schleppte sich lange hin und erledigte sich schließlich, weil die chemiatrischen Methoden derart an Boden gewonnen hatten, dass eine Entscheidung dies nur noch anerkennen konnte.

Daran änderten auch Angriffe wie die von Hermann Conring (1606–1681) nichts. In seinem Buch „De hermetica aegyptiorum vetere et nova paracelsicorum medicina“ (Über die hermetische Medizin der alten Ägypter und die neue der Paracelsisten“, 1648) erhob er den Vorwurf, die Anhänger der Chemiatrie gäben ihre Kunst als altehrwürdig aus, in dem sie sie auf den mythischen Hermes („hermetisch“, heute allgemein für „geheimnisvoll“) und auf die alten Ägypter zurückführten. Dabei hätten sie völlig neue, ungeprüfte Verfahren entwickelt und gefährdeten damit die Gesundheit vieler vertrauensseliger Menschen. Ja, sie brächten heillose Verwirrung in die Köpfe der Zeitgenossen, indem sie die bewährten medizinischen und philosophischen Denkgebäude untergrüben.

Conrings Attacke zielte wie die der Sorbonne unter anderem auf die paracelsische Vorliebe für Medikamente auf Antimon-Basis. Das sehr spröde, in stärkeren Dosen gif-

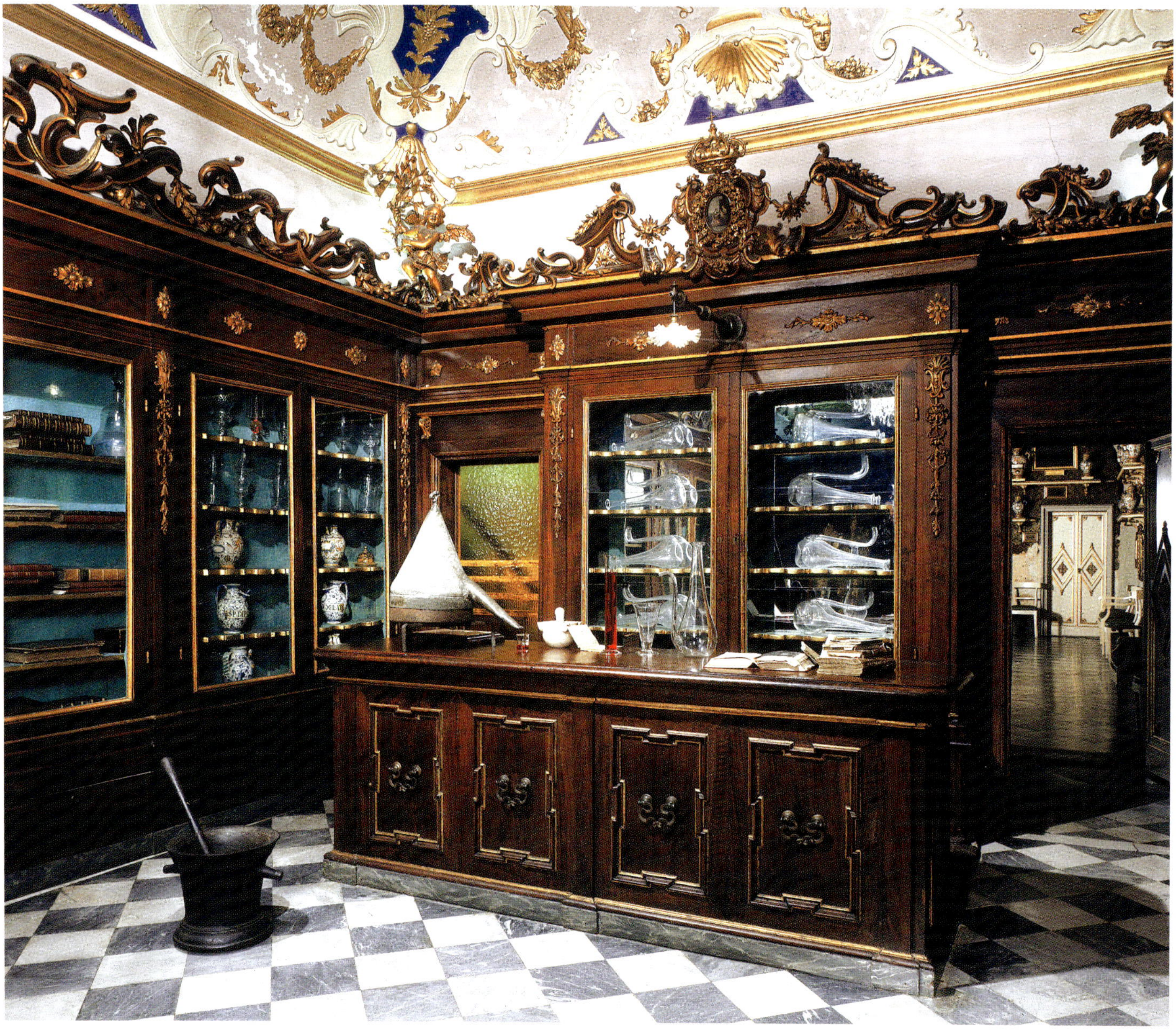

tige Halbmetall, benannt nach seinen stängelartigen Kristallen (griechisch *anthemon* = Blüte), in der Natur in Spurenelementen und in Schwefelerzen vorkommend, eignete sich wegen seiner leichten Zerkleinerbarkeit und chemischen Reaktivität vorzüglich zur Heilmittelbereitung und wurde zu einer Art Leitarznei des 17. Jahrhunderts. Hier stimmte zwar der Bezug auf die alten Ägypter, die Antimon in vielen Kosmetika verwendet hatten (z. B. für die Augenschattierung), jetzt aber wurde der Einsatz deutlich ausgeweitet, wobei es vor allem in Form von Brechweinstein *(Tartarus emeticus)* zur Förderung des Übergebens und mithin zur Reinigung des Körperinneren Verwendung fand. Antimonhaltige Medikamente pries etwa ein Anonymus namens Basilius Valentinus in der Schrift „Triumphwagen antimonii", die von Johann Thölde (vor 1565–1624) im Jahr 1604 herausgegeben wurde und vermutlich auch von ihm verfasst worden war. Darin gab der aus dem thüringischen Frankenhausen stammende und zeitweise als Berater von Johann Hartmann in Marburg wirkende Thölde Beschreibungen von chemischen Antimon-Verbindungen (vor allem mit Schwefel) und ihrer Nutzung für die Arzneiherstellung. Das beliebte Werk wurde in zahlreichen Auflagen bis weit in das 18. Jahrhundert hinein verbreitet.

Den Siegeszug der Chemiatrie spiegelt die vermehrte Aufnahme solcher Mittel in die amtlichen Arzneisammlungen, die so genannten Dispensarien oder Pharmakopöen, die damals eine Blütezeit erlebten, gerade weil die wachsende Arzneivielfalt nach immer neuer Standardisierung verlangte. In den Pharmakopöen sind die anerkannten Regeln der Benennung, Zubereitung, Qualitätsprüfung, Dosierung, Lagerung und Abgabe von Heilmitteln niedergelegt. Noch 1628 fanden sich im Kölner Dispensar kaum paracelsische Arzneien, doch schon zwölf Jahre später nannte die „Pharmacopoea augustana" eine ganze Reihe von Chemiatrika und gab Anweisungen etwa zur Herstellung von Kaliumsulfat *(Sal vitrioli)*, Schwefelblume *(Floris sulphuris)*, Eisensafran *(Crocus martis)* oder Spießglanzblüte *(Flores antimonii)*. Und in seinem Kommentar („Animadversiones") zu derselben Augsburger Sammlung empfahl der Arzt und Apotheker Johann Zwelfer (1618–1668) nur weitere zwölf Jahre darauf (1652) chemiatrische Mittel ausdrücklich. Auch andere Bücher dieser Art, etwa die „Pharmacopoea

Gegenüberliegende Seite: Die Farmacia di Santa Maria Novella in Florenz gehört zu einer der ältesten erhaltenen Apotheken Italiens. Der größte Teil der Inneneinrichtung stammt aus dem 17. Jahrhundert.

medico-chymica“ (erstmals 1641, deutsch 1684 unter dem Titel „Medicin-chymische Apotheke oder Höchst kostbarer Arzney-Schatz“) des Frankfurter Stadtarztes Johann Schröder (1600–1664) hatten großen Erfolg beim Fachpublikum. Das genannte Buch war nach zwei Tagen bereits vergriffen und erlebte viele Auflagen.

Da mochten sich schließlich 1661 auch die hohen Herren der Medizinischen Fakultät der Sorbonne nicht länger sperren. Sie unterzeichneten einmütig eine Erklärung, die gerade die besonders befehdeten Antimon-Arzneien ausdrücklich anerkannte. Der eigentliche Durchbruch aber gelang erst ein Jahrfünft später, als Ludwig XIV. von Frankreich kränkelte und ihm erst eine Antimon-Medizin Heilung brachte. Was den „Sonnenkönig“ gerettet hatte, das musste im Zeitalter des Absolutismus natürlich als vorzüglichste Ware gelten. Vielleicht kommt es daher, dass antimonhaltige Mittel noch heute in der Homöopathie anzutreffen sind. Auch in der Schulmedizin immer noch aktuell sind Antimon-Präparate bei Leishmaniosen, durch Geißeltierchen (Flagellaten) verursachte und durch Sandmücken (Phlebotomen) übertragene Krankheiten (z.B. Kala-Azar).

GLÜCKS- UND FEHLGRIFFE

Was Chemie und Pharmazie der Alchemie zu verdanken haben, macht die Karriere eines Mannes und seiner wichtigsten Entdeckung schlaglichtartig deutlich: 1604 kam im unterfränkischen Karlstadt Johann Rudolph Glauber als Sohn eines Barbiers zur Welt. Der Junge war wissbegierig, aber unstet, und kaum war er 14 Jahre alt, schon machte er sich auf Schusters Rappen zu ausgedehnten Wanderungen durch das aus immer mehr Wunden blutende Europa des Dreißigjährigen Krieges. Er unterzog sich schließlich doch der strengen Zucht einer Apothekerlehre, weil ihn das Geschehen im Labor der Heilmittelmacher mächtig faszinierte und weil ein beweglicher Geist wie der seine besonders gepackt wurde von der Idee, es allen zu zeigen und doch noch das Wunder zu schaffen, künstlich Gold aus minderen Stoffen herzustellen.

In einem persönlichen Sinn gelang ihm das auch, denn er hatte ungeheuren Erfolg mit dem eigenen großen Laboratorium, das er seit 1640 in Amsterdam betrieb, wo er sich mit Unterbrechungen 20 Jahre lang aufhielt. Er verkaufte beispielsweise einzeln und en gros Spiritus, Kupfervitriol und Salzsäure und erzielte erhebliche Gewinne. Sie investierte er 1652 in Kitzingen in einen gärtechnischen Betrieb, in dem er Weine veredelte und Weinhefe herstellte. Auch das Unternehmen florierte. Doch wie in Amsterdam hatte er sich vieler Neider zu erwehren und war immer wieder Zielscheibe von Verleumdungen. Glauber, der mit seinen labortechnischen Neuerungen vielen als Begründer der chemischen Industrie gilt, begann zu kränkeln. Durch die Unzahl von Experimenten mit nicht immer unbedenklichen Stoffen setzte eine schleichende Vergiftung des ganzen Körpers ein; die sinkenden wirtschaftlichen Erfolge zehrten zudem am Selbstbewusstsein. Als er am 10. März 1670 in Amsterdam starb, war er finanziell und gesundheitlich ruiniert.

Trotz seiner aufsehenerregenden Entwicklungen wäre er wohl bald vergessen gewe-

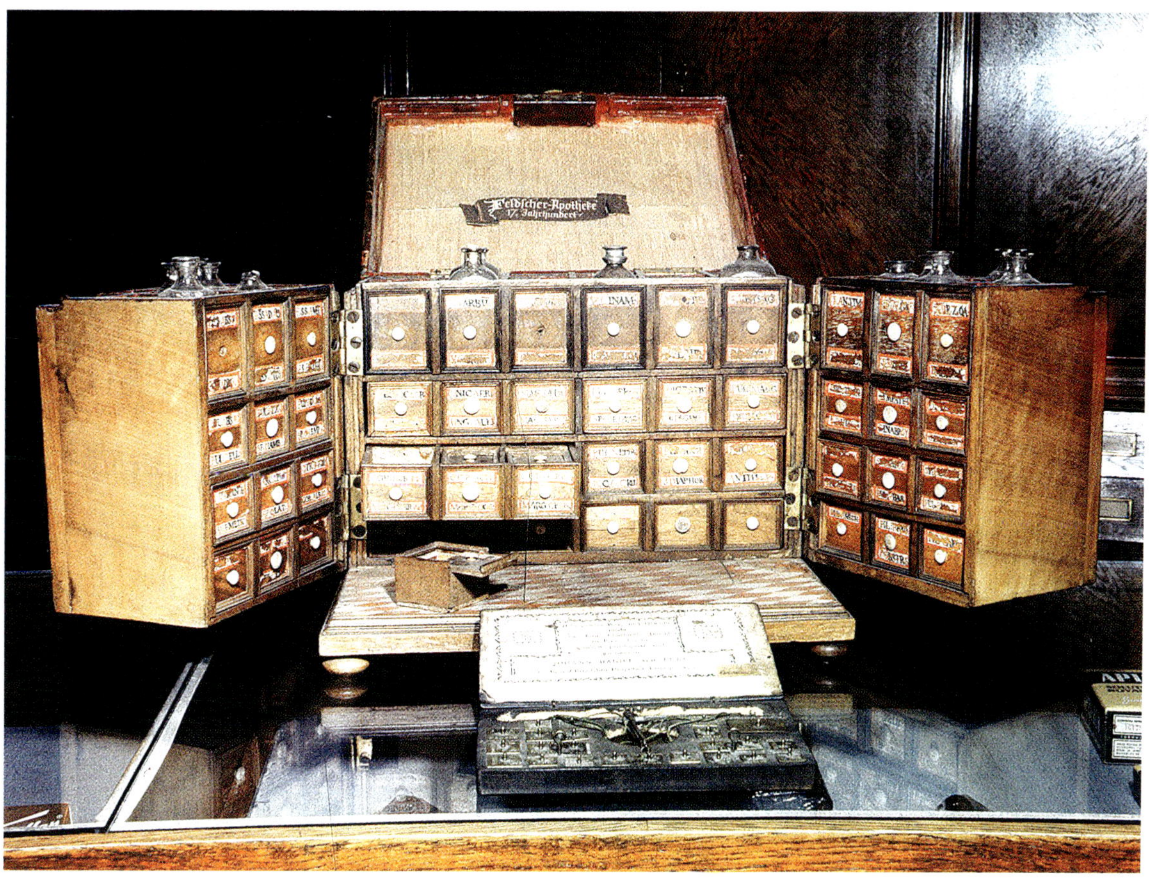

Bedingt durch die Wirren des Dreißigjährigen Krieges (1618–1648) ist es kaum verwunderlich, dass die Apotheke mobil wurde. Diese tragbare Feldscher-Apotheke zeigt, dass es offensichtlich einen erheblichen Bedarf an Arzneien und Medizin gegeben haben muss.

sen, hätte er da nicht eine Entdeckung gemacht, die alle anderen Leistungen verdunkeln sollte:

Die Giftbelastung machte Glauber anfällig für Krankheiten. In den 1650-er Jahren zog er sich eine Fleckfieberinfektion zu. Glauber probierte allerlei aus, das die Beschwerden lindern könnte, doch nichts wollte so recht anschlagen. Da er seinen Paracelsus kannte, waren ihm auch dessen Schriften über die Heilbäder geläufig. Warum nicht einmal einen solchen Gesundbrunnen kosten? Nach einigen Anwendungen stellte Glauber entzückt fest, dass bei ihm eine bittere Quelle wunderbar wirkte. Dem musste er auf den Grund gehen. Er extrahierte mit vieler Mühe den Wirkstoff und fand ein *Sal mirabilis* (Wundersalz), das in Wasser gelöst, vortreffliche abführende Wirkungen entfaltete; außerdem regte es die Gallentätigkeit an. Es

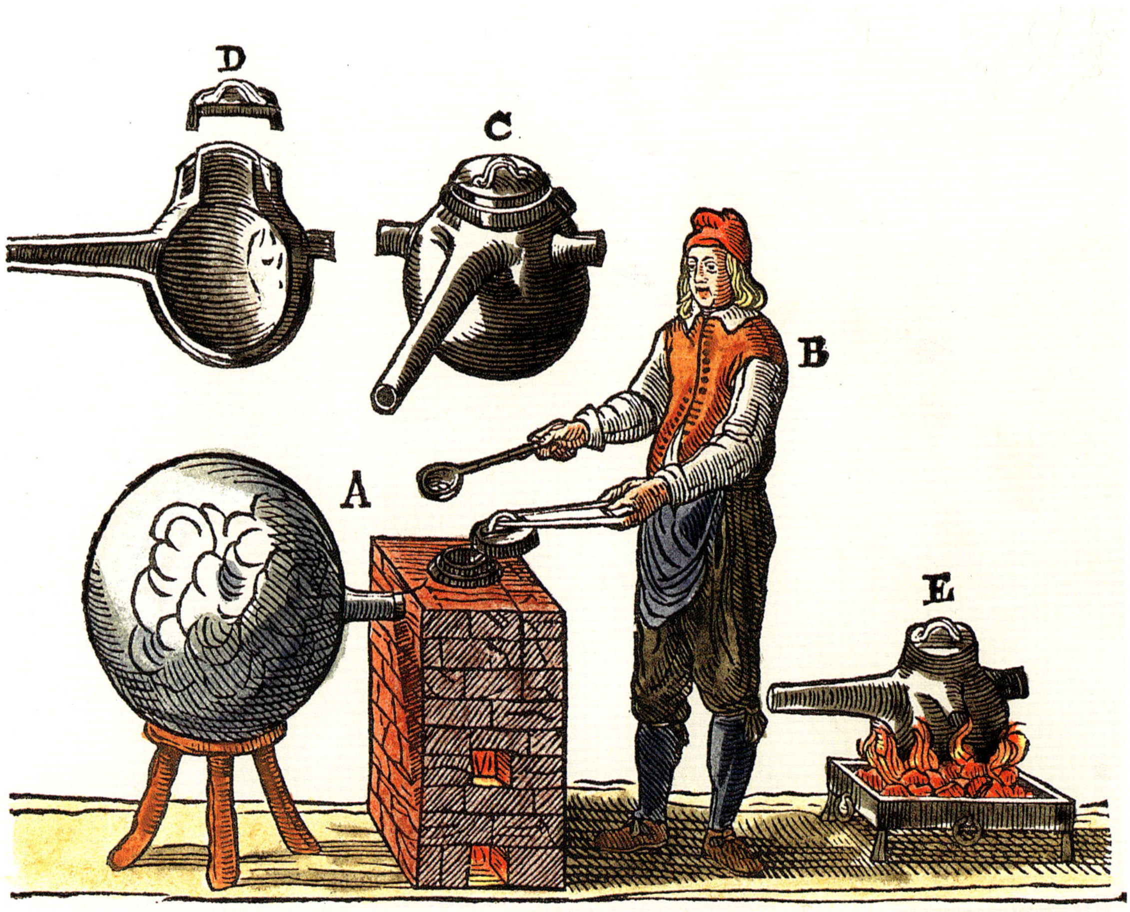

Holzschnitt aus dem 1650 in Amsterdam erschienenen Werk von Johann Rudolph Glauber „Furni novi philosophici Oder Beschreibung einer New-erfundenen Destillir-Kunst".

handelte sich um Natriumsulfat, das die Kuren mit Karlsbader Wasser so beliebt machte, als Glaubersalz weltberühmt wurde und bis heute von jeder Apotheke vorgehalten wird. Durch nichts lassen sich Diäten und Fastenkuren besser vorbereiten und begleiten. Bei begrenzter Einnahmedauer und vernünftiger Dosierung ist die Gefahr von Nebenwirkungen wie Flüssigkeitseinlagerung oder Bluthochdruck gering.

Das war ein Glücksgriff. Es gab jedoch bei den problematischen Prämissen der paracelsischen Medizin auch Fehldeutungen und Abwege. Wenn auch sie letztlich produktiv wurden, dann weil die alchemistische Praxis die Tüftler zu genauer Beobachtung und sorgfältig abgewogenen Dosierungen zwang. Philosophischer Wegbereiter dieser neuen naturwissenschaftlichen Sicht war der englische Politiker Francis Bacon (1561–1626), der 1617 Lordkanzler von Jakob I. (englischer König 1603–1625) wurde, aber schon 1521 in Ungnade fiel und die dadurch gewonnene Freizeit für Naturbeobachtungen nutzte. Berühmt wurde sein Versuch vom März 1626, mittels Schnee, also Kühlung, ein überfahrenes Huhn frisch zu halten. Berühmter aber wurde Bacon durch seine theoretischen Schriften.

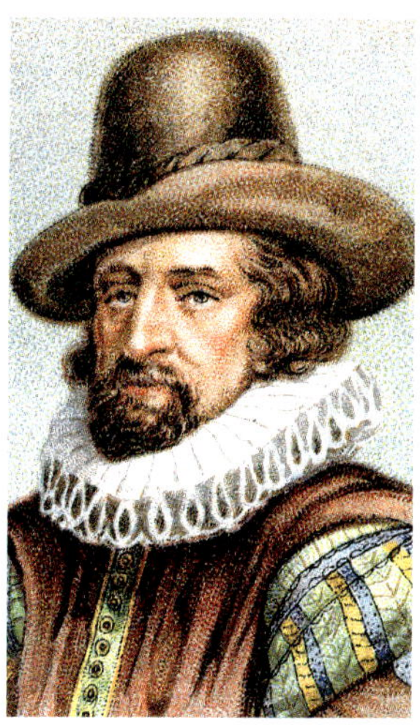

Francis Bacon, Viscount St Albans, Philosoph, Staatsmann und Wissenschaftler. Er war entgegen der aristotelischen Theorie der Deduktion der Ansicht, dass sich Phänomene am besten durch Experimente und genaue Beobachtung erklären lassen.

Wie sein großer Namensvetter, der Theologe und Philosoph Roger Bacon (um 1209–um 1292) im 13. Jahrhundert, sah er die Natur als Meister und die Menschen als ihre Diener, die den Gesetzen der Natur gehorchen, aber sie auch zu verstehen bemüht sein müssten. Dadurch nämlich könne der Mensch die Natur besser nutzen und seine eigene Herrschaft befestigen, denn: „Wissen ist Macht." Hier sprach natürlich auch der Politiker Bacon. Zweck der genauen Befragung der Natur sei es, so forderte er in seinem 1624 geschriebenen, aber erst postum 1627 erschienenen Werk „Nova Atlantis" die Wissenschaftler auf, „die Ursachen und Bewegungen sowie die verborgenen Kräfte der Natur zu erkennen und die menschliche Herrschaft bis an die Grenzen des überhaupt Möglichen zu erweitern". Er koppelte damit die wissenschaftliche Wahrheit der Vernunft von der theologischen der

Offenbarung ab und wirkte mit dieser Lehre von der doppelten Wahrheit nachhaltig auf die zeitgenössischen Naturforscher.

Sicher haben nur wenige Bacon gelesen, doch seine Forderung lag offenbar im Zeittrend, denn wollte man Ergebnisse erzielen, wie sie den Alchemisten vorschwebten, dann führte der Weg nur über möglichst korrekte Erklärung der „Kräfte der Natur", wie es beim englischen Philosophen hieß. Eine für die Herren der Labors zentrale dieser Kräfte war das Feuer. Wem es gelang, den Brennvorgang möglichst genau zu durchschauen, der würde weiter kommen als die bisherigen Forscher. Dieser Gedanke trieb einen vielseitigen Mann um: Johann Joachim Becher, 1635 in Speyer geboren, beschäftigte sich mit so vielfältigen Themen wie Chemie, Physik, Bergwerkskunde, Medizin, Politik, Staatsverwaltung, Ökonomie und vielem anderen. Er arbeitete als Arzt, als Berater des Kaisers in Wien und als Unternehmer in London. In der letzteren Eigenschaft hatte er es auch mit Kohle zu tun und mit deren Verkokung. Als gelernter Labortechniker gelang es ihm als erstem, aus Steinkohle Leuchtgas zu gewinnen. Er fragte sich dabei, warum manche Stoffe wie Kohle durch Brennen fast völlig verschwinden, während andere auch nach längerer Behandlung mit Feuer fast unverändert erhalten bleiben. Das konnte nur an einem Feuerstoff liegen, der in den verschiedenen Materialien in unterschiedlicher Konzentration vorkomme, sodass sie beim Brennen mehr oder weniger davon verlören.

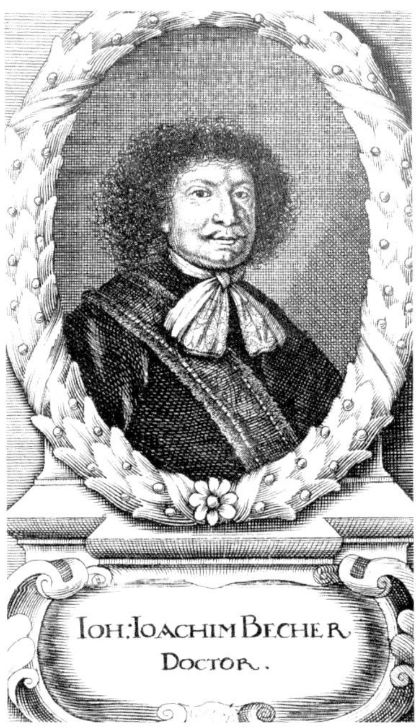

Mit seiner umfassenden Begabung als Naturwissenschaftler, Mediziner und Ökonom brachte es Johann Joachim Becher (1635–1682) zum Berater Kaiser Leopolds I. in Wien.

Wie dieser Stoff genau beschaffen sein mochte, das konnte Becher in seiner Sprunghaftigkeit nicht ermitteln; er wandte sich bald wieder anderen Aufgaben zu, und bei seinem Tod 1682 harrte die Frage nach dem Feuerstoff weiter einer Antwort. Immerhin aber war sie gestellt und in seinem Werk „Chymischer Glückshafen oder Große Chymische Konkordanz" (1682) der Mit- und Nachwelt vorgelegt worden; auch das schon ein Schritt voran. Nicht viel weiter als Becher kam sein englischer Zeitgenosse und Forscherkollege John Mayow (1640–1679), der 1668 über seine Untersuchungen der menschlichen Atmung berichtete. Er hatte herausgefunden, dass a) die eingeatmete Luft einen Stoff ent-

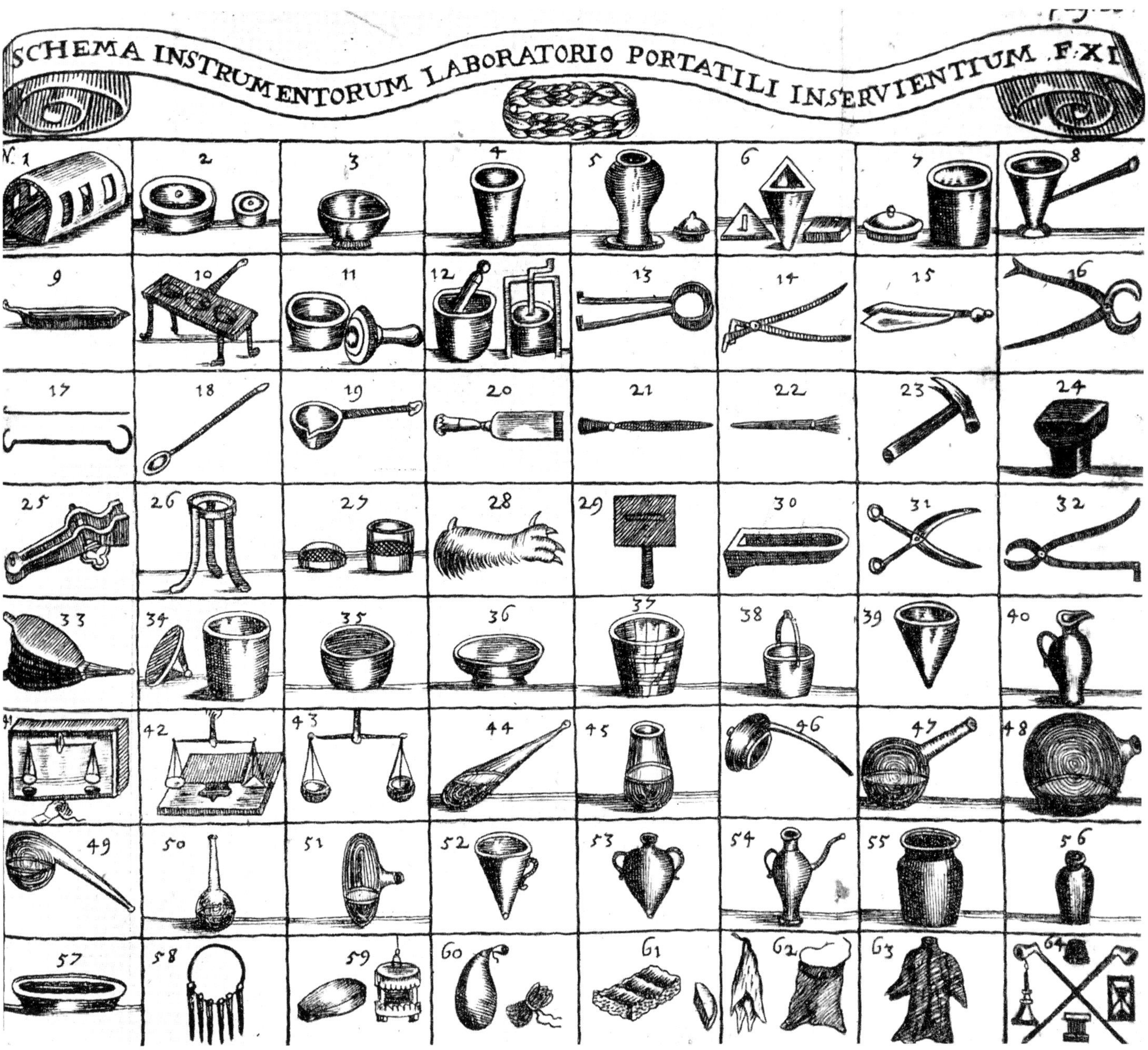

Geräte eines transportablen Laboratoriums. Aus Bechers „Tripus hermeticus", 1680.

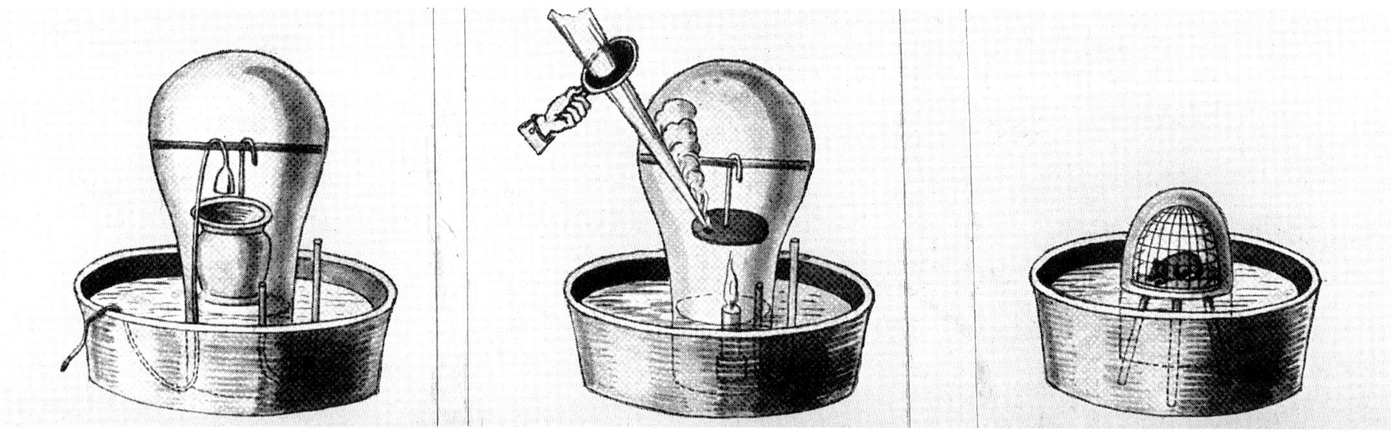

Versuchsanordnung Mayows zu seinem (v. l. n. r.) Verkalkungs-, Verbrennungs- und Atmungsversuch.

hält, der der ausgeatmeten Luft fehlt und den er *Spiritus nitroaereus* nannte, dass b) dieser Stoff auch nach einer Verbrennung aus der Luft verschwunden ist und dass c) ohne diesen Stoff Verbrennung nicht stattfinden könne. Die Gleichsetzung Atmung = Verbrennung mochte er aber nicht vornehmen.

Auch ein so bedeutender Forscher wie Robert Hooke (1635–1703), der ähnliche Versuche unternahm, kam noch nicht zu diesem Ergebnis.

Der richtige Weg wurde nicht weitergegangen, und noch fast ein ganzes Jahrhundert lang blieb die Zusammensetzung der Luft ein Rätsel. Es setzte sich nämlich die irrige Auffassung durch, nach der ein „Stoff" wie der von Becher angenommene in allem Brennbaren vorhanden sei, der beim Brennen entweiche. Der deutsche Chemiker und Mediziner Georg Ernst Stahl (1660–1734) fand dafür den Begriff „Phlogiston" (von griechisch *phlogistos* = verbrannt) und entwickelte darüber eine imponierende Theorie, die allerdings wegen der falschen Grundannahme völlig in die Irre führte und auf Jahrzehnte hinaus die wissenschaftliche Forschung blockierte. Der aus Ansbach stammende Stahl studierte bei renommierten Iatrochemikern in Jena Medizin, wurde Dozent und 1694 Professor für Chemie, Medizin, Botanik und Pharmazie in Halle. Preußenherrscher Friedrich Wilhelm I. berief Stahl 1714 als Leibarzt und Chef der Gesundheitsbehörde Collegium Medicum an seinen Hof in Berlin, wo der Wissenschaftler bis zu seinem Tod blieb.

Trotz seiner iatrochemischen Prägung setzte Stahl als Arzt andere Akzente und stellte ins Zentrum seiner Krankheitslehre die seelischen Einflüsse auf den Körper. Gut möglich, dass dieser fast modern zu nennende psychosomatische Ansatz dem harten „Soldatenkönig" besonders gefallen hat. Jedenfalls hielt er viel von der schonenden Behandlung durch Stahl, der die damals üblichen Rosskuren für riskanter hielt als die damit behandelten Leiden und den Selbstheilungskräften des Körpers bei vernünftiger Stärkung mehr zutraute als mancher seiner Kollegen. Überhaupt sah er in der Natur Planvolles am Werk, ohne daran metaphysische Spekulationen zu knüpfen. Um das Erkennen und Erklären des zugrunde liegenden Plans allein war es ihm zu tun, und für den Verbrennungsvorgang glaubte er in der 1697 entworfenen Phlogiston-Theorie die schlüssigen Antworten auf alle damit zusammenhängenden Fragen gefunden zu haben.

Brennen und Rosten waren danach nichts anderes als die Abgabe von Phlogiston, unter dem Stahl nicht eigentlich einen Stoff verstand, sondern vielmehr einen unsichtbaren eher ideellen Teil aller Materie, die je nach Zu- oder Abnahme dieser Komponente ihren Charakter ändere. Brenne man beispielsweise Eisen, dann verlöre es die geringen Anteile Phlogiston unter Bildung von Rost (Stahl nannte ihn „Metallkalk"). Behandle man diesen erneut mit Feuer, so gäbe man ihm das Phlogiston aus der Kohle zurück und erhalte wieder Metall. Erst der unterschiedliche Phlogistonanteil schaffe die verschiedene Brennbarkeit der verschiedenen Stoffe. Holz brannte danach besonders gut, weil die Bäume aus der Luft enorme Mengen von Phlogiston bezogen hätten, sodass von ihnen nach dem Verbrennen nur verschwindende Aschereste, dephlogistiertes Holz also, übrig blieben. Und das allmähliche Verlöschen einer Flamme unter einem Glassturz erklärte Stahl damit, dass Luft zwar viel Phlogiston aufnehmen könne, aber nicht unbegrenzt. Das beim Brennen frei werdende Phlogiston könne daher nach einer gewissen Frist nicht mehr entweichen.

Es ließen sich mit Stahls Ansatz also eine ganze Reihe von Vorgängen erklären, die man bisher nicht verstanden hatte. Selbst das Phänomen, dass Metalle nach der Feuerbehandlung an Gewicht zulegten, integrierten die Stahl-Jünger, die für lange Zeit die Szene beherrschten, in ihr Theoriegebäude: Sie nahmen für das Phlogiston eine negative Masse an, deren Verlust sich logischerweise als Gewichtsgewinn manifestiere. Es blieben aber immer noch genügend Widersprüche, die spätestens dann offenbar wurden, als der britische Forscher Henry Cavendish (1731–1810) im Jahr 1766 einer „von der Luft völlig verschiedenen Gasart", dem Wasserstoff, auf die Spur kam. Vollends ins Wanken kam der Phlogiston-Ansatz, nachdem der deutsch-schwedische Chemiker und Apotheker Carl Wilhelm Scheele (1742–1786) und sein englischer Kollege Joseph Priestley (1733–1804) unabhängig voneinander zu Beginn der 1770er-Jahre den Sauerstoff entdeckt hatten. Sauerstoff und Wasserstoff verbrannten ohne Freisetzung von Phlogiston, sie wurden vielmehr zu Wasser. Dieses Phänomen ließ sich mit Stahls Konstrukt beim besten Willen nicht mehr erklären.

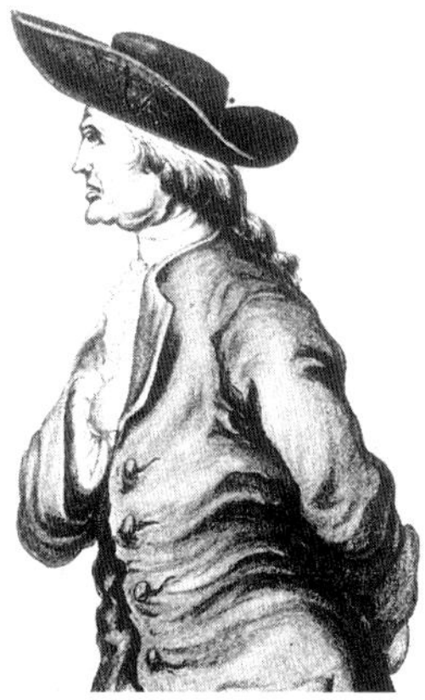

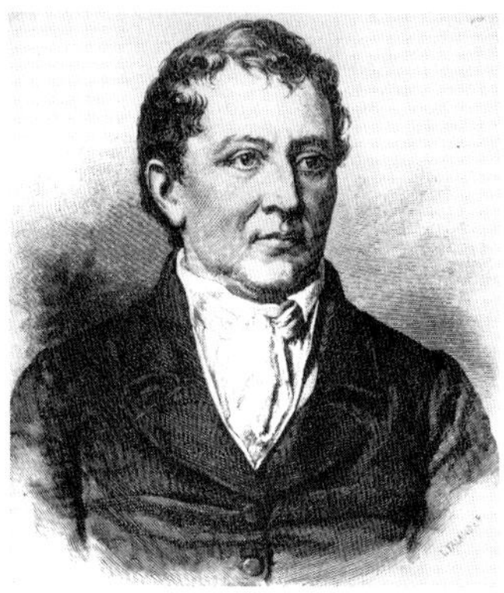

Zwei Forscher, die die analytische Chemie weiterbrachten: oben Henry Cavendish, unten Carl Wilhelm Scheele

Das radikale Umdenken, das allein aus dem Dilemma hätte führen können, wagten Scheele und Priestley noch nicht. Erst ihr französischer Zeitgenosse Antoine Laurent de Lavoisier (1743–1794), eigentlich gelernter Jurist, fand den neuen Weg. Haupthilfsmittel dabei wurde für ihn das zentrale pharmazeutische Instrument: die Waage. Er beobachtete genau die Gewichtsverhältnisse vor und nach einer Verbrennung und deutete sie richtig dahingehend, dass bei der „Verkalkung" von Metallen, also bei der Einwirkung von Hitze, nicht etwas, ob Phlogiston oder eine andere Substanz, entweicht, sondern dass im Gegenteil ein Stoff aus der Luft aufgenommen wird. Das ging zum Beispiel eindeutig aus seinem Versuch mit einer zugeschmolzenen Retorte mit Zinn hervor; sie wurde durch Erhitzen nicht schwerer, erst bei ungehindertem Zutritt von Luft stellte sich die Gewichtszunahme ein. Bei der Vergasung von Kohle zu Kohlensäure stellte sich derselbe Effekt ein. Lavoisier schloss daraus, dass es beim Verbrennen zur Aufnahme des erst kürzlich entdeckten

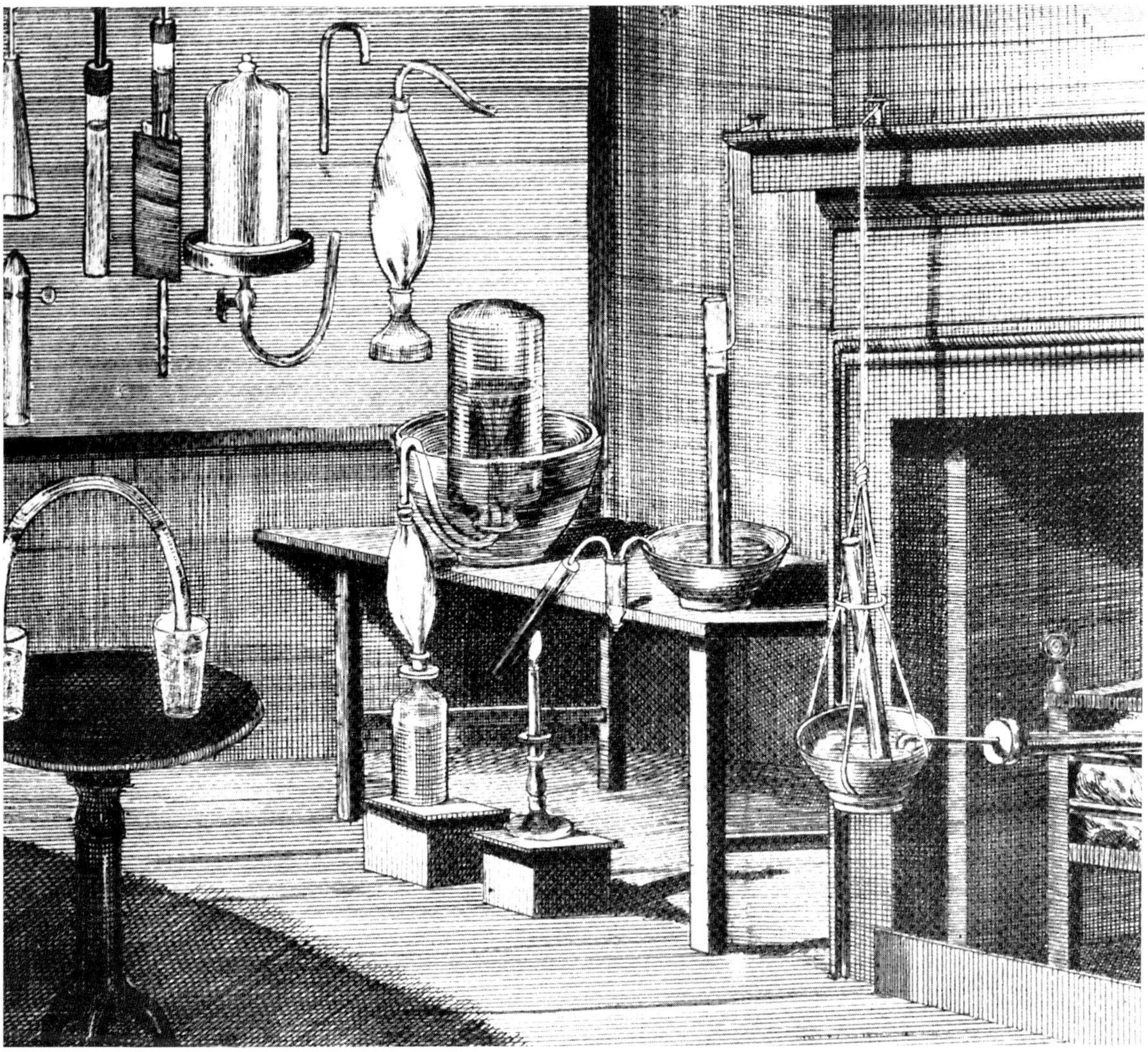

Joseph Priestleys pneumatisches Laboratorium. Priestley erfand eine Reihe von Geräten zur Untersuchung von Gasen. Kupferstich aus dem Jahr 1775.

Sauerstoffs aus der Luft kommt und dass man mithin aus Rost wieder Metall gewinnt, indem man den aufgenommenen Sauerstoff wieder entzieht. Durch Verbrennen von Phosphor in einem Luft gefüllten Behälter fand er zudem, dass dabei von dieser nur gut ein Fünftel verbraucht wird. Luft, so die korrekte Folgerung, besteht also aus rund 20 Prozent Sauerstoff.

Die Phlogiston-Theorie war damit erledigt, an ihre Stelle trat die Lehre von der Oxidation (Verbindung mit Sauerstoff, griechisch-lateinisch *oxygenium* = Säurebildner), die,

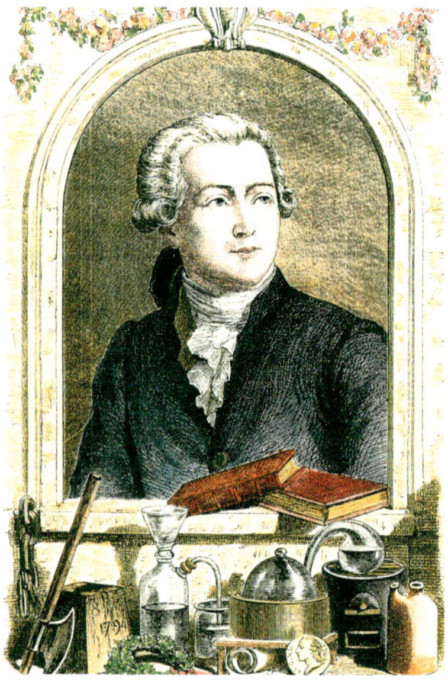

Antoine de Lavoisier mit für seine Arbeit unentbehrlichen Gerätschaften. Porträtzeichnung um 1860.

immer weiter verfeinert, Grundlage der modernen Chemie wurde. Lavoisier hatte damit nicht nur einige chemische Reaktionen aufgeklärt, sondern ein völlig neues chemisches Weltbild ins Leben gerufen und durch Umsturz des Überkommenen den Weg in die wissenschaftliche Zukunft gewiesen. Er selbst wurde wie die Phlogiston-Theorie durch seine Revolution zum Opfer der zeitgleich aufflammenden politischen: Sein zeitaufwändiges Hobby hatte er sich nur aufgrund seiner hohen Stellung und des einträglichen Postens eines Steuereinnehmers leisten können. Obwohl er zu den ausgemachten Reformern in der Nationalversammlung gehörte, brach ihm diese Verstrickung ins Ancien Régime buchstäblich den Hals. Im Mai 1794 wurde er wegen „Verschwörung gegen das Volk" vom Revolutionstribunal zum Tod verurteilt und guillotiniert.

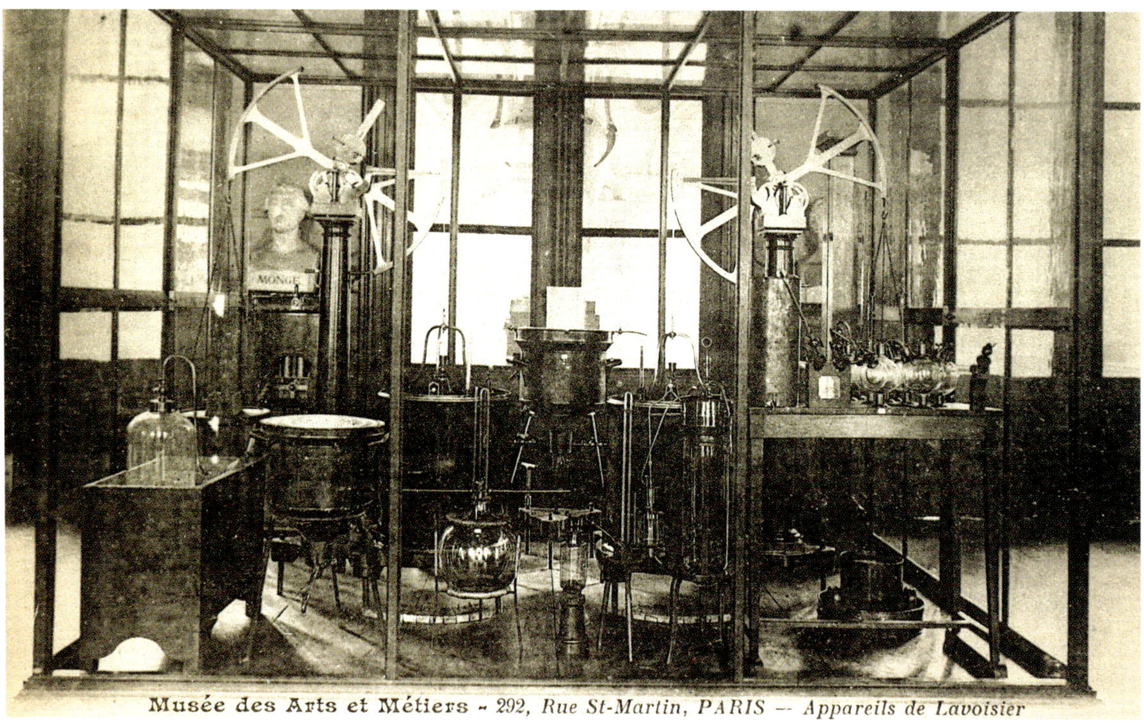

Musée des Arts et Métiers - 292, Rue St-Martin, PARIS -- Appareils de Lavoisier

Lavoisiers Originalgeräte, die heute im Pariser Musée des Arts et Métiers ausgestellt sind.

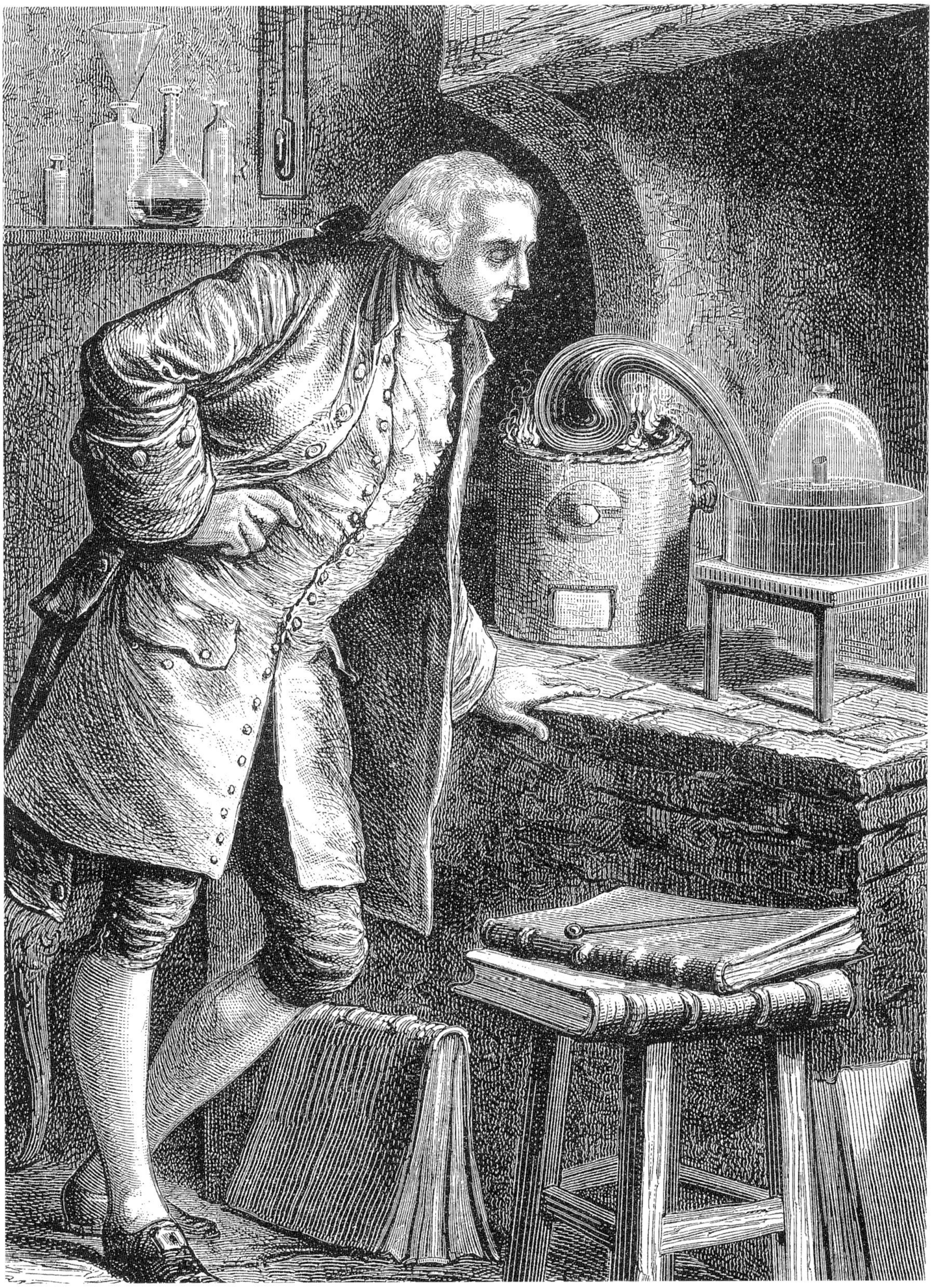

Lavoisier analysiert in seinem Laboratorium die Luft.

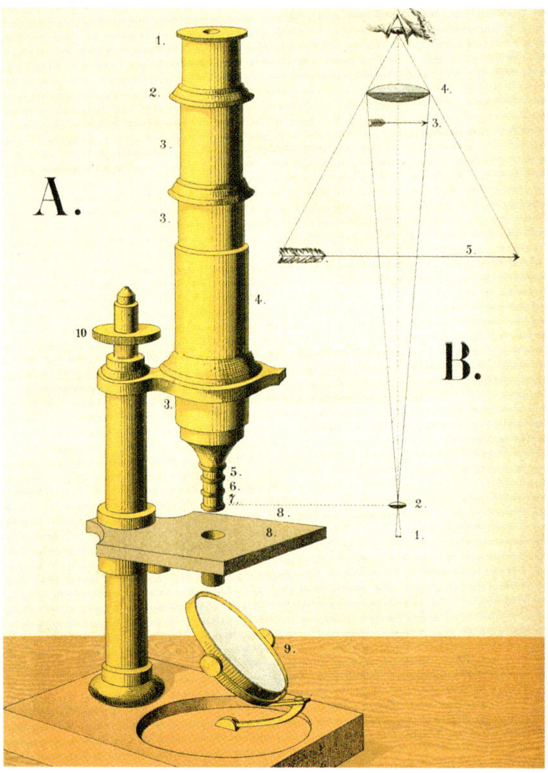
A.
B.

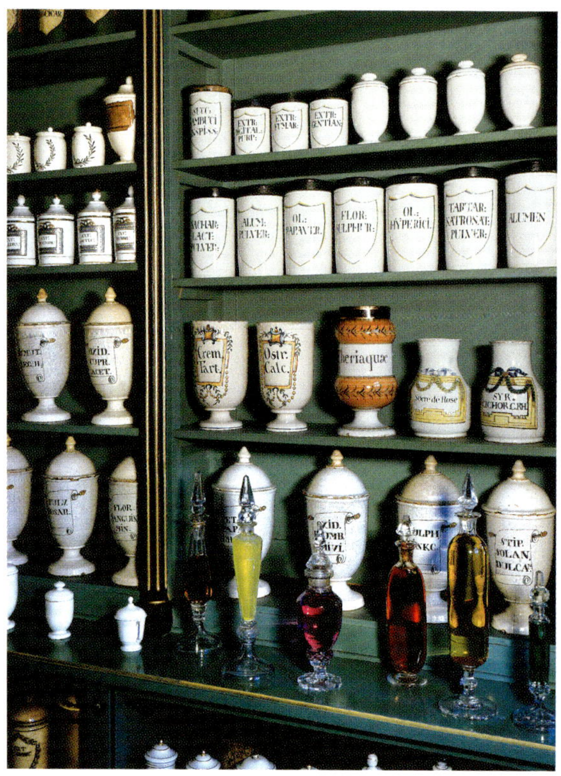
ALUMEN

IX Industrielle Revolution

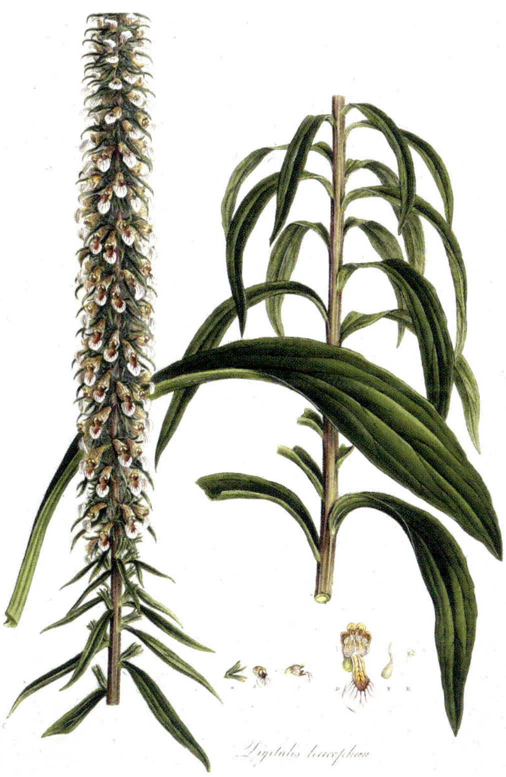

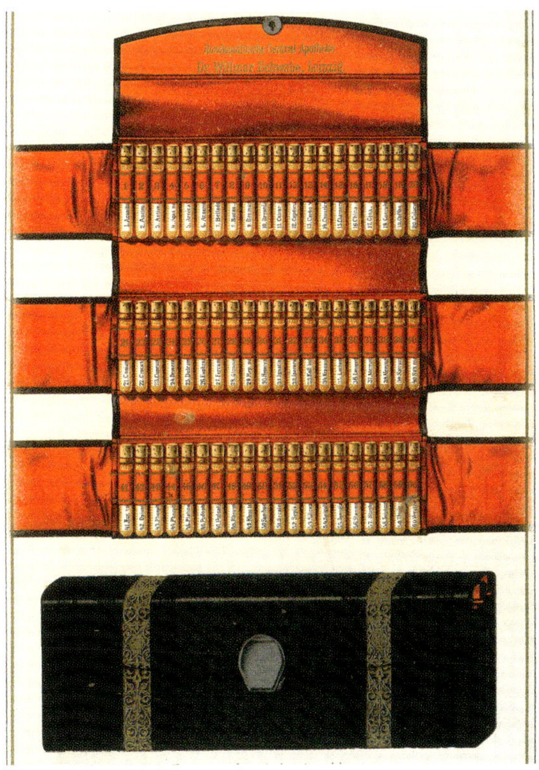

In einem Tempo, wie es die Welt bisher noch nie erlebt hatte, wandelte die Erfindung der Dampfmaschine im 18. Jahrhundert die wirtschaftliche Welt. Als ihr Erfinder wird gern der britische Ingenieur James Watt (1736–1819) angegeben, doch geht auf ihn „nur“ die Entwicklung einer einsatzreifen Niederdruckdampfmaschine (1765) zurück. Sie machte erst den Siegeszug der Erfindung möglich, weil Watt sie bis 1790 immer weiter optimierte, sodass um 1800 schon 500 Stück davon in Großbritannien im Einsatz waren, mechanische Webstühle und Pumpwerke antrieben, in Bergwerken die Förderung radikal beschleunigten und das entstehen ließ, was mit dem Begriff „Industrie“ (von lateinisch *industria* = Fleiß) bezeichnet wird. Allein hätte das die Maschine natürlich nicht bewerkstelligt; es kamen flankierende Erfindungen dazu, die auf längere Sicht auch das Berufsbild des Apothekers von Grund auf verändern sollten.

So sind schon vor der Wende zum 19. Jahrhundert die Anfänge einer chemischen Industrie zu melden: Der Arzt Nicolas Leblanc (1742–1806), Sohn eines Hüttendirektors, entwickelte um 1790 ein Verfahren, Soda in großen Mengen herzustellen. Er hatte zwar Vorläufer, doch der Durchbruch geht auf ihn zurück. Der Herzog von Orléans, dessen Leibarzt Leblanc war, stellte ihm die Mittel zur Errichtung eines entsprechenden Betriebs zur Verfügung. Da aber 1789 in Frankreich die Revolution ausgebrochen war, ereilte den Gönner 1793 wie ein Jahr später den großen Lavoisier die Guillotine, und auch Leblanc blieb wie alle „Adelsknechte“ nicht verschont. Zwar endete er nicht auf dem Schafott, doch wurde der Betrieb stillgelegt und sein Vermögen eingezogen; er nahm sich im Armenhaus das Leben. Die Revolutionäre hatten unterdessen das Leblanc-Verfahren anderen Herstellern überlassen, die durch Anwendung im großen, fabrikmäßigen Stil bis 1810 die Deckung des gesamten nationalen Bedarfs erreichten. Schon 1802 übernahmen auch Fabriken in Deutschland das Verfahren:

ANORGANISCHE UND ORGANISCHE CHEMIE

Aus Glaubersalz (100 Teile), Kalk (100 Teile) und Kohle (50 Teile) entstanden im Flammofen Soda und Calciumsulfid, die durch Auslaugen wieder getrennt wurden,

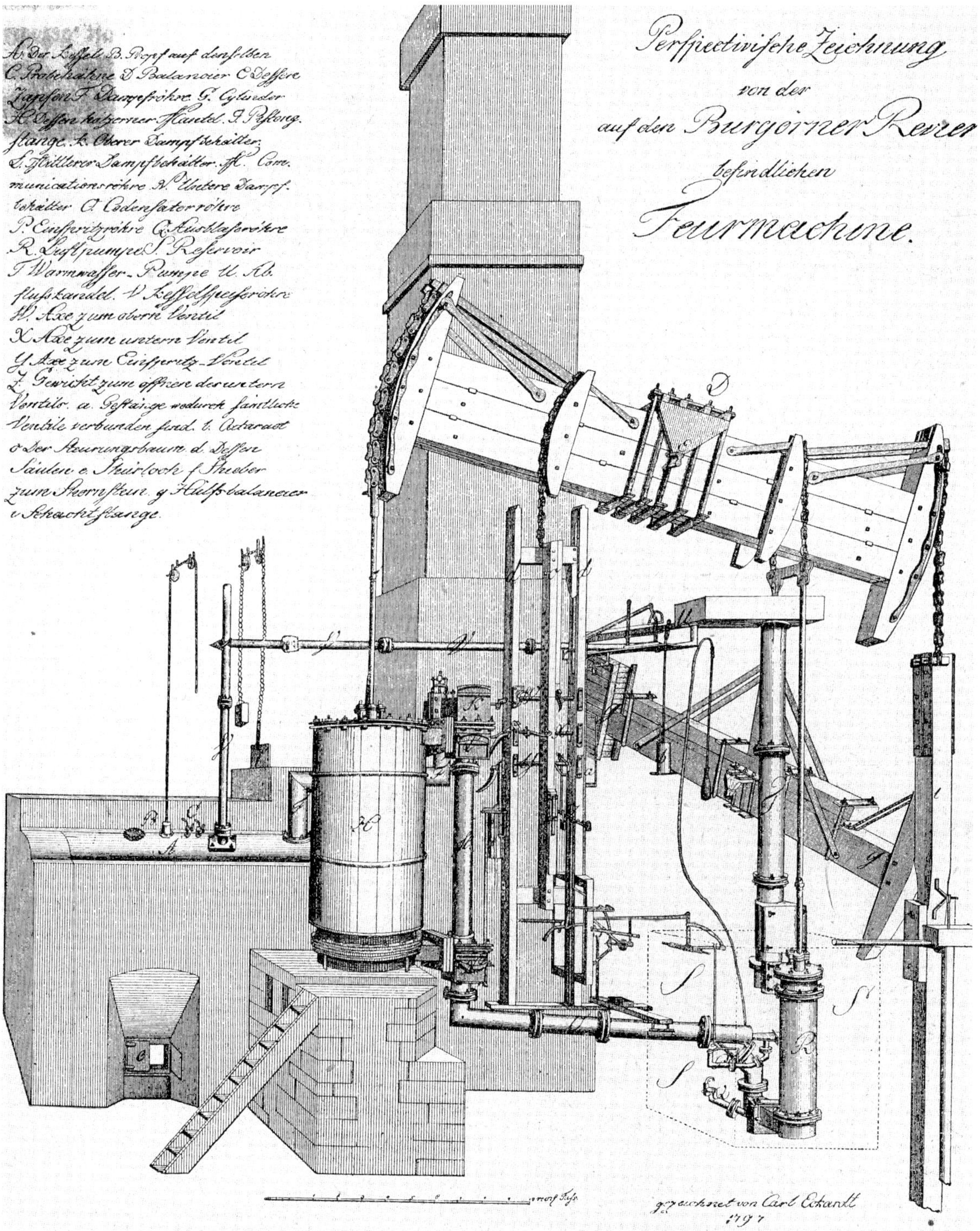

Die Dampfmaschine steht in ihrer Symbolhaftigkeit für die industrielle Revolution schlechthin. Erfunden in England, fand sie ihre dominierende Bedeutung schnell auch in Deutschland, wo sie als „Feuermaschine" 1785 erstmals im Bergbau eingesetzt wurde. Das hatte direkte Folgen auch für die aufstrebende pharmazeutische Industrie, denn anorganische Stoffe wie Metalle und Salze konnten jetzt in großem Umfang gewonnen werden.

wobei erstmals das Gegenstromverfahren zur Anwendung kam. Das chemisch hergestellte Soda war reiner als das aus ägyptischen Salzseen oder aus der Asche von Salzpflanzen oder Meerestang gewonnene. Außerdem ließ es sich kostengünstiger und in unbegrenzter Menge produzieren. Damit war die Möglichkeit für eine Massenfertigung von Seife und von Reinigungsmitteln für Baumwollfasern geschaffen. Und auch der zunächst bei der Glaubersalzgewinnung als lästiges Abfallprodukt anfallende Chlorwasserstoff fand bald sinnvolle Verwendung: Man stellte durch Anreicherung von Chlor mit Sauerstoff und mit Calciumhydroxid (gelöschtem Kalk) Chlorkalk her. Er wurde zu einem wichtigen Bleichmittel für Textilbetriebe und erwies sich zugleich als vorzügliches Mittel zum Desinfizieren von Trink- wie Abwasser.

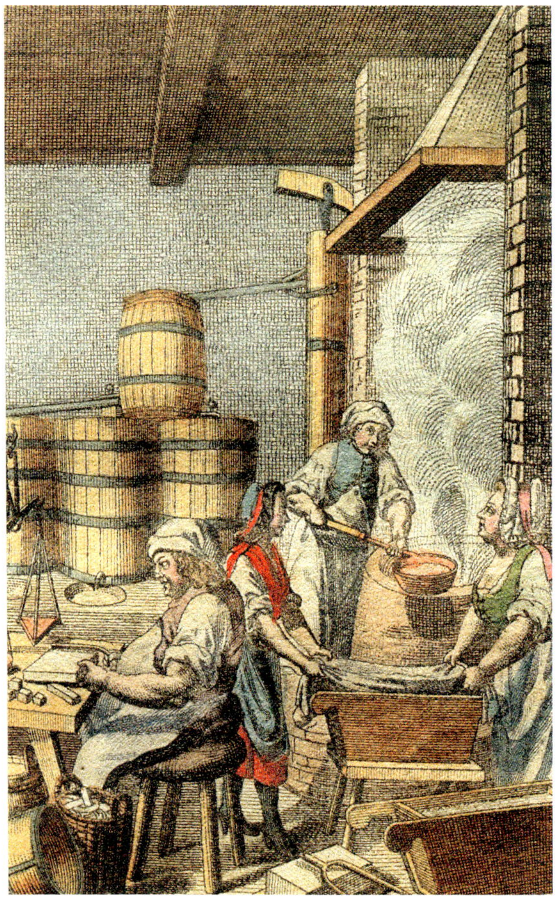

Mit dem Einsatz von Maschinen änderten sich die Produktionsabläufe ganzer Stände. Seifensieder, wie sie in diesem Kupferstich um 1800 dargestellt werden, gehörten zu den Manufakturen, in denen manuelle Handwerksarbeit bald kaum noch eine Rolle spielte.

Das Beispiel zeigt schon, welchen Schub die Chemie durch die Entdeckungen der jüngsten Zeit erhalten hatte, auch wenn nicht alle sich sofort durchsetzten. Die Oxidationstheorie gewann zwar zunehmend an Akzeptanz, doch einige Phlogiston-Anhänger lieferten ihr zähe Rückzugsgefechte. Noch ein Vierteljahrhundert nach der bahnbrechenden Arbeit von Lavoisier ließ der deutsche Pharmazeut Johann Friedrich Westrumb (1751–1819) sein „Handbuch der Apothekenkunst“ ohne Rücksicht auf dessen Entdeckungen 1815 in vierter Auflage erscheinen. Dabei hatte sich inzwischen noch weit mehr getan: Der französische Apotheker und Chemiker Joseph Louis Proust (1754–1826) hatte kurz nach 1800 das Gesetz der konstanten Proportionen in chemischen Verbindungen gefunden und 1802 die Glucose isoliert. Fast gleichzeitig veröffentlichte der englische Physik- und Chemielehrer John Dalton (1766–1844) die erste kleine Tabelle der Atomgewichte und ließ 1805 seine Schrift über ein neues System der „chemischen Philosophie“ erscheinen. Darin heißt es:

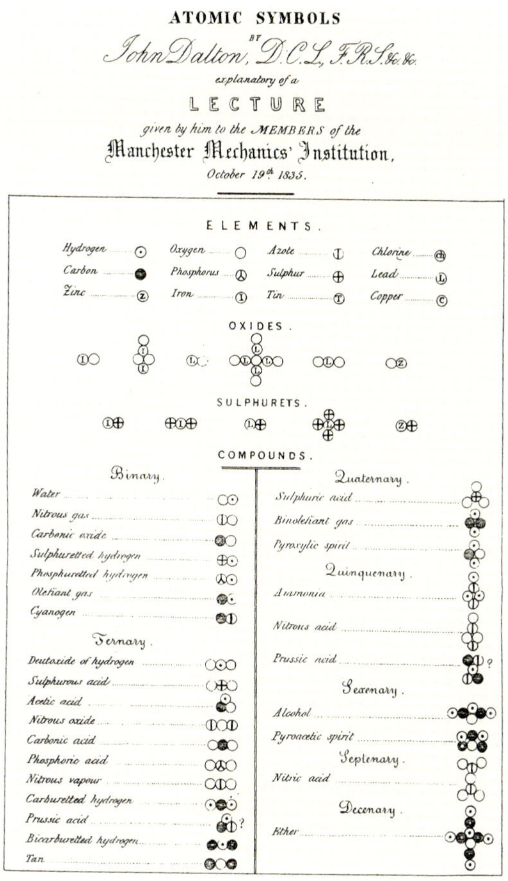

Die chemische Synthese und Analyse reicht nur bis zur Trennung der Atome und ihrer Wiedervereinigung. Keine Neuerschaffung oder Zerstörung des Stoffes liegt im Bereich chemischer Wirkung. Wir können ebenso versuchen, dem Sonnensystem einen neuen Planeten einzuverleiben, oder einen anderen zu vernichten, wie ein Atom Wasserstoff zu erschaffen oder zu zerstören. Alle Änderungen, welche wir hervorbringen können, bestehen in der Trennung von Atomen [...] und in der Vereinigung solcher [...]

Mit dieser Atomtheorie hatte Dalton die Annahme des antiken Denkers Demokrit wissenschaftlich eindrucksvoll bestätigt. Sie schuf die Grundlage des Periodensystems der chemischen Elemente, das ein halbes Jahrhundert später von Julius Lothar Meyer (1830–1895) und Dmitri Iwanowitsch Mendelejew (1834–1907) unabhängig voneinander aufgestellt wurde. Aufgrund immer genauerer Analyseverfahren war die Bestimmung der Atomgewichte ebenso möglich geworden wie die Charakterisierung neu entdeckter Elemente, die das chemische und pharmazeutische Arsenal bereicherten. Elektrolyse oder Spektralanalyse verfeinerten das Instrumentarium weiter und brachten Erkenntnisse über Metalle wie Natrium und Kalium oder über die Edelgase. Mit den neuen Methoden, beschrieben etwa

Fortschritte fanden nicht nur in der industriellen Technologie statt, sondern auch in Physik und Chemie, die sich von ihren alchemistischen Wurzeln immer mehr entfernte und sich zu einer analytischen, von metaphysischen Elementen befreiten Disziplin entwickelte. Grundlagen schufen Forscher wie John Dalton, der in der 1. Hälfte des 19. Jahrhunderts eine Tabelle der Atomgewichte aufstellte.

Gegenüberliegende Seite: Für die praktische Umsetzung der neuen chemischen Erkenntnisse war ein Mann wie Justus Freiherr von Liebig ausschlaggebend. Schon im Alter von 21 Jahren zum Professor der Chemie an der Universität Gießen berufen, revolutionierte er durch die Einrichtung von Experimentallaboren die wissenschaftliche Ausbildung.

im Werk „Anleitung zur qualitativen Analyse" (1841) von Carl Remigius Fresenius (1818–1897), erübrigten sich auch mehr und mehr subjektive Qualitätseinschätzungen der eingesetzten Stoffe durch die Apotheker. Auch quantitative Analysen wurden genauer etwa mittels Bürette, einem geeichten Glasröhrchen mit eingeschliffenem Hahn zur Bestimmung von kleinen Flüssigkeitsvolumina. Zum Standardwerk wurde hier das „Lehrbuch der chemisch-analytischen Titriermethode" (1855) von Carl Friedrich Mohr (1806–1879).

Die paracelsische Chemiatrie und bergbauliche Interessen hatten zu starker Konzentration auf mineralische und metallische, also auf anorganische Substanzen geführt. Das, was die Arzneihersteller aus der belebten Natur einsetzten, verarbeiteten sie zu Tinkturen, Extrakten oder Salben, bemühten sich aber zunächst nicht um Produktion im Labor, weil diesen Stoffen nach alter Vorstellung eine Lebenspotenz innewohne, die künstlich nicht einzuhauchen sei. Auch das wurde nun anders, als es dem jungen in Göttingen lehrenden Friedrich Wöhler (1800–1882) im Jahr 1828 gelang, Harnstoff, also eine „lebende" Substanz, durch Ammoniumcyanat, also ein „totes" Salz, darzustellen. Das wurde die Geburtsstunde der organischen Chemie und die Initialzündung für die Erforschung der Anteile in Naturstoffen, auf die deren arzneiliche Wirkungen zurückzuführen sind.

Bahnbrechendes leistete hier Justus von (geadelt 1845) Liebig (1803–1873), dem das nicht an der Wiege gesungen war. Der Sohn eines Drogenhändlers in Darmstadt lieferte auf dem Gymnasium so schlechte Leistungen ab, dass ihn der Vater ohne Schulabschluss zu einem Apotheker in die Lehre gab. Die brach der Sohn zwar ebenfalls ab, doch da muss es gefunkt haben. Justus bestürmte den Vater bald, ihn Chemie studieren zu lassen, was damals noch ohne Abitur möglich war. In Bonn, Paris und Erlangen bewies der junge Mann dann derartigen Lerneifer und Scharfblick, dass er schon 1823 den Doktortitel erwarb und durch Vermittlung Alexander von Humboldts als 21-Jähriger in Gießen eine Professur erhielt. Hier richtete er ein mustergültiges Laboratorium ein, verordnete seinen Studenten eine gründliche praktische Ausbildung und machte die Gießener Universität zu einem Zentrum der chemischen Forschung in

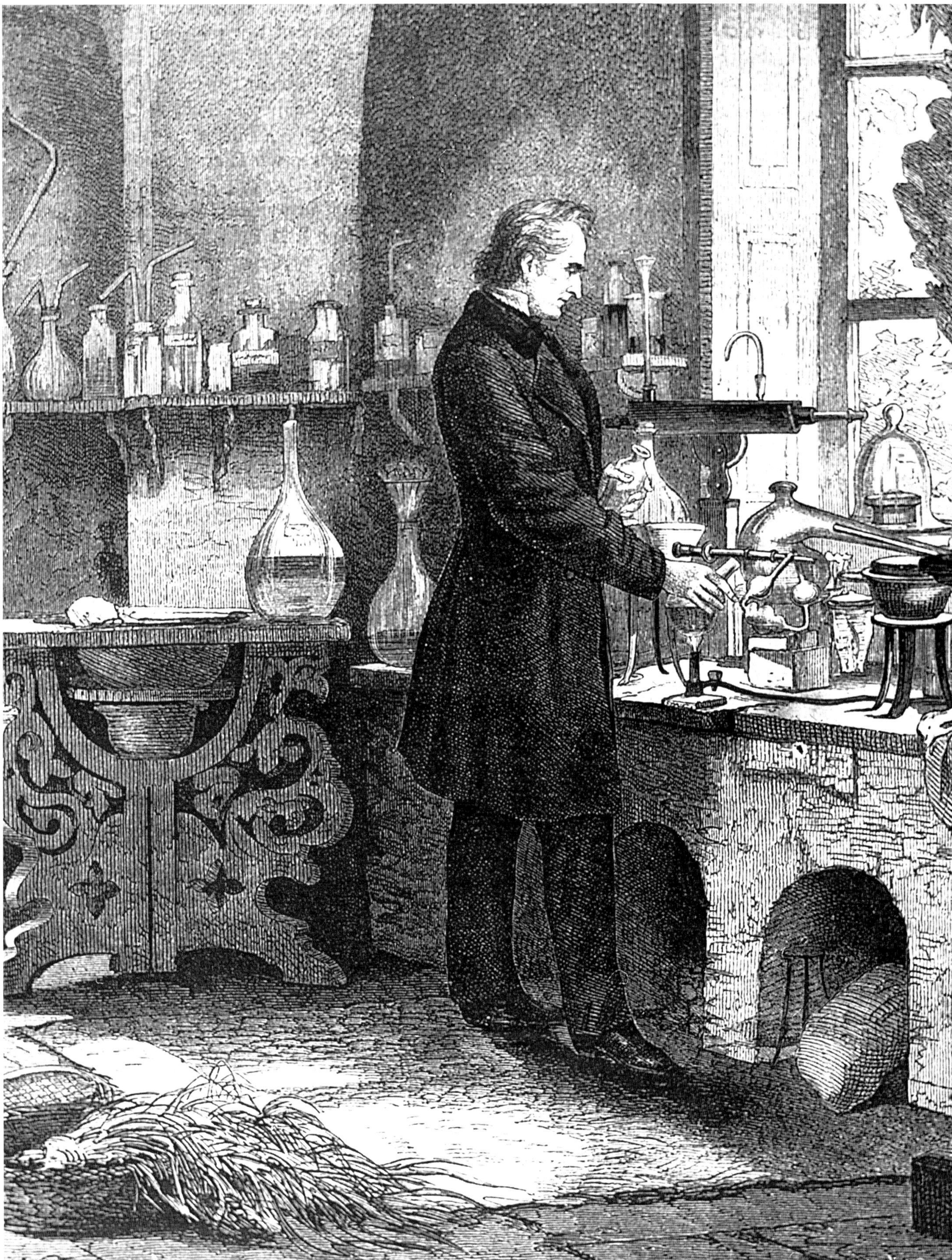

Der Ursprung von „Liebigs Fleisch-Extrakt" lag in dem Bemühen, einen Fleischersatz herzustellen, da Fleisch wegen der hohen Preise um 1850 einer Verbreitung als allgemeines Nahrungsmittel einem breiten Konsum im Wege stand. Liebigs Extrakt, erstmals erfolgreich angewendet bei der Therapie von Kranken als diätisches Mittel, fehlte es allerdings an geeignetem „Grundmaterial". Das fand sich schon bald in den riesigen Viehherden Uruguays, wo Rinder in erster Linie wegen der Häute gezüchtet wurden. Deutsche Auswanderer gründeten dort die erste Fabrik, die aus dem Fleisch nach Liebigs Rezeptur den Extrakt herstellte, und dies in hoher Qualität. Erst als Kühlanlagen in Schiffen den Import von Fleisch aus Amerika gewährleisteten, schwand die Marktstellung. Beliebt war das Produkt auch wegen der Sammelbildchen, die populärwissenschaftlich historische, chemische und physikalische Kenntnisse vermittelten.

Deutschland. 1852 wechselte Liebig nach München, wo er 1860 Präsident der Bayerischen Akademie der Wissenschaften wurde.

Vor allem auf dem Gebiet der Agrikulturchemie (Düngung) und des Mineralstoffwechsels von Pflanzen und Tieren lagen Liebigs Verdienste. Im allgemeinen Gedächtnis haben sich aber eher der von ihm entwickelte und nach ihm benannte Fleischextrakt, sein Kinderzwieback, die Rezepte für Säuglingsnahrung, die Erfindung des Backpulvers und sein Vollkornbrot gehalten. Wichtiger für unser Thema waren die von Liebig geleistete Beschreibung mehrwertiger Atome, die genaue Bestimmung von Kohlenstoff und Wasserstoff in organischen Verbindungen, die Verfeinerungen der organisch-chemischen Elementaranalyse und die Entdeckung von neuen Stoffen wie Chloroform und Chloral sowie von Verbindungsklassen wie den Aldehyden, worüber er in den von ihm gegründeten „Annalen der Pharmacie" berichtete. Sie erschienen nach seinem Tod weiter unter dem Titel „Liebigs Annalen der Chemie".

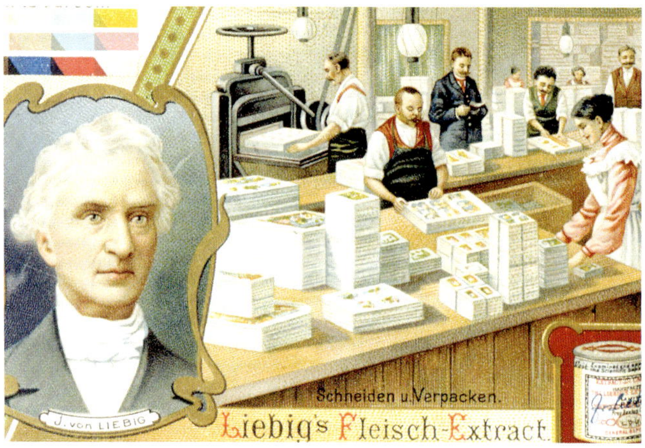

Schon vor Liebig waren einzelne Durchbrüche in der organischen Chemie gelungen, wobei Pharmazeuten oftmals Vorreiter waren. Bereits die Alchemisten hatten mit Destillationsverfahren und anderen Labortechniken versucht, nur das eigentlich Wirksame aus Heilpflanzen herauszupräparieren. Dabei hatte man Öle, Salze, Tinkturen und andere Extrakte gewonnen, war aber nie sicher, ob man den Wirkstoff nun wirklich ganz für sich hatte oder immer noch ein Gemisch. Die erste nachweisliche Reindarstellung glückte 1747 dem Apotheker Andreas Sigismund Marggraf (1709–1782) in Form des Rübenzuckers, es folgten diverse Pflanzensäuren, die der schon erwähnte Carl Wilhelm Scheele wenig später isolieren konnte.

Einen der wichtigsten Marksteine setzte Friedrich Wilhelm Sertürner (1783–1841). Der aus Schloss Neuhaus (heute zu Paderborn gehörig) stammende Apotheker machte sich 1809 in Einbeck selbstständig, scheiterte aber 1817 mit seinem Geschäft an der Konkurrenz der etablierten Ratsapotheke. Auch als Forscher hatte er zunächst wenig Glück: Er hatte nach längeren, manchmal riskanten Experimenten mit dem seit dem Altertum bekannten Opium durch Alkoholextraktion eine kristalline Substanz gewonnen, die er „Morphium" (nach Morpheus, dem griechisch-altrömischen Gott der Träume) nannte und die mit Säuren Salze bildete. Seine erste Publikation darüber blieb 1805 wenig beachtet, und erst als er sie 1817 erneut und überarbeitet herausbrachte unter dem Titel „Über das Morphium, eine neue salzfähige Grundlage, und die Mekonsäure als Hauptbestandtheil des Opiums" fand er weite Anerkennung. Er konnte 1822 die Ratsapotheke in Hameln kaufen und hatte endlich auch den verdienten wirtschaftlichen Erfolg.

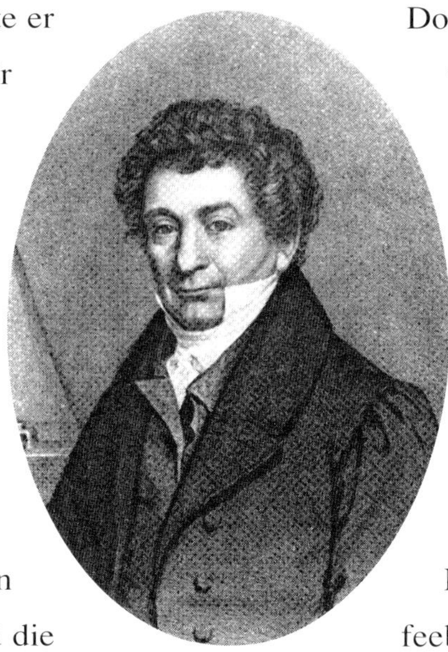

Ihm war mit dem Morphium (heute Morphin) die Isolierung des ersten Alkaloids geglückt, einer Wirkstoffgruppe, die zunehmend Bedeutung in der Arzneimittelkunde gewann. Es handelt sich um in Pflanzen gebildete organische Basen, die starke Gifte sein können, aber auch in kalkulierter Dosierung wirksam gegen diverse Leiden einsetzbar sind. Wichtige Vertreter sind beispielsweise: Aconitin (Eisenhut), Atropin (Tollkirsche), Chinin (Chinarindenbaum), Codein und Morphin (Opium), Colchicin (Herbstzeitlose), Ergotamin (Mutterkorn), Koffein (Teestrauch und Kaffeebaum), Kokain (Kokastrauch), Nikotin (Tabak), Strychnin (Brechnussbaum). Ihre Reindarstellung erlaubte eine qualitative Standardisierung sowie eine wesentlich genauere und kontrollierte Dosierung der daraus entwickelten Heilmittel, als es früher mit den ganzen Pflanzen, Teilen davon oder Extrakten daraus möglich gewesen war. Bis 1860 war die Isolierung fast aller wichtigen Alkaloide gelungen.

Der Durchbruch für das Morphin, dessen suchtfördernde Natur anfangs kaum bekannt war, war vor allem den Forschungen und Experimenten Friedrich Wilhelm Adam Sertürners zu verdanken. Wegen der schwankenden Qualität des aus Asien importierten Opiums versuchte er, das Morphin aus dem Opium mit chemischen Mitteln zu extrahieren, was ihm schließlich 1805 gelang.

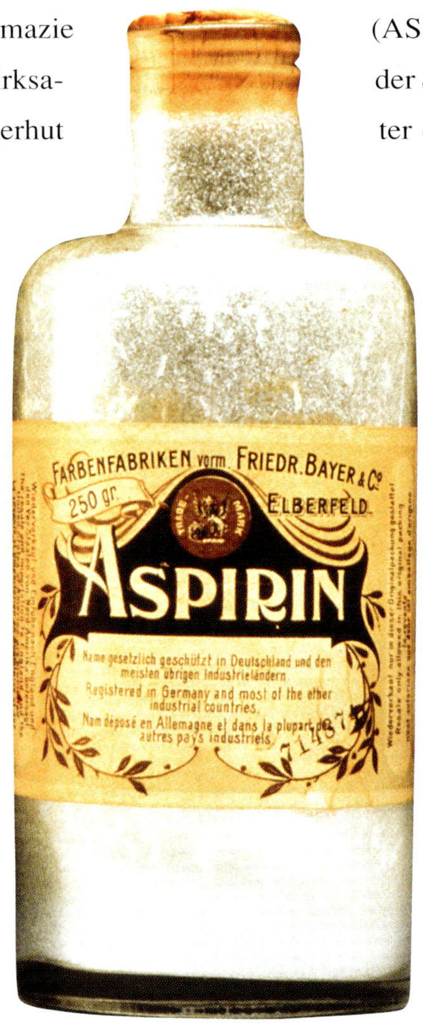

Der beispiellose Erfolg des Schmerzmittels Aspirin®, das auf dem Wirkstoff Acetylsalicylsäure beruht, begann 1897. Zwei Jahre später als Warenzeichen angemeldet (in der Abbildung eine Flache aus diesem Jahr), war es das erste Schmerzmittel, das vor seiner Zulassung medizinisch geprüft worden war.

Ähnliche Erfolge gelangen etwas später bei den Glykosiden, Abkömmlingen des Zuckers in sehr zahlreichen Verbindungen. Bedeutend für die Pharmazie war die Isolierung der herzwirksamen Glykoside aus dem Fingerhut *(Digitalis)*. Übertroffen wurde deren Erfolg noch von dem der Salicylsäure, einem Glykosid, das beispielsweise im Rosengewächs Mädesüß *(Filipendula)* und in der Rinde der Weide *(Salix)* vorkommt. Schon in der Antike wurde Weidenrinde als Analgetikum (Schmerzlinderer) eingesetzt, doch den dafür verantwortlichen Wirkstoff Salicin extrahierte erst der Apotheker Johann Andreas Buchner (1783–1852) im Jahr 1828. In Form von Salicylsäure wurde der Wirkstoff seit den 1850er-Jahren als Heilmittel eingesetzt, dessen Akzeptanz jedoch durch den bitteren Geschmack und unangenehme Nebenwirkungen litt. Erst nachdem Felix Hoffmann (1868–1946) gegen Ende des 19. Jahrhunderts den Abkömmling Acetylsalicylsäure (ASS) geschaffen hatte, begann der Siegeszug der Arznei, die unter dem Markennamen Aspirin® zum absatzstärksten aller Heilmittel aufstieg. Seine Karriere ist angesichts weiterer Wirkungen etwa auf die Blutgerinnung oder bei bestimmten Karzinomen offenbar noch lange nicht beendet.

Auch die anorganische Chemie machte weiter große Fortschritte. Einer galt den Halogenen, einer Gruppe nichtmetallischer Elemente, von denen Scheele schon um 1780 Chlor entdeckt hatte. Es folgte 1811 die Auffindung des Jods durch Bernard Courtois (1777–1838), und 1826 entdeckte der französische Apotheker Antoine Jérome Balard (1802–1876) aus Montpellier das Brom.

Fluor konnte erst 1886 von dem Pariser Pharmazeuten und späteren Nobelpreisträger (1906) Henri Moissan (1852–1907) mittels Elektrolyse gewonnen werden. Diese Elemente spielten fortan in der Pharmazie eine bedeutende Rolle etwa bei Desinfektion (Chlor, Jod), Sedierung (Brom), Karies- (Fluor) und Kropfprophylaxe (Jod).

INFEKTIONSKRANKHEITEN

Das sind nur wenige einfache Beispiele aus dem rapide wachsenden Arzneischatz. Die Entwicklung verlief parallel zu den Fortschritten der Medizin vor allem auf dem Gebiet der Infektionskrankheiten. Dass viele Leiden von unsichtbaren Erregern ausgelöst werden, konnten die Forscher ja erst erkennen, nachdem diese sichtbar gemacht worden waren. Pionier war hier der Niederländer Anton van Leeuwenhoek (1632–1723). Er übte vielerlei Berufe aus, doch in die Wissenschaftsgeschichte ging er durch sein Hobby, die Linsenschleiferei, ein. Sie ermöglichte ihm 100 Jahre nach der Erfindung des Fernrohrs die Entwicklung seines Gegenstücks: des Mikroskops. Bekannt war die Möglichkeit, mittels zweier Linsen verstärkte Vergrößerungseffekte zu erzielen,

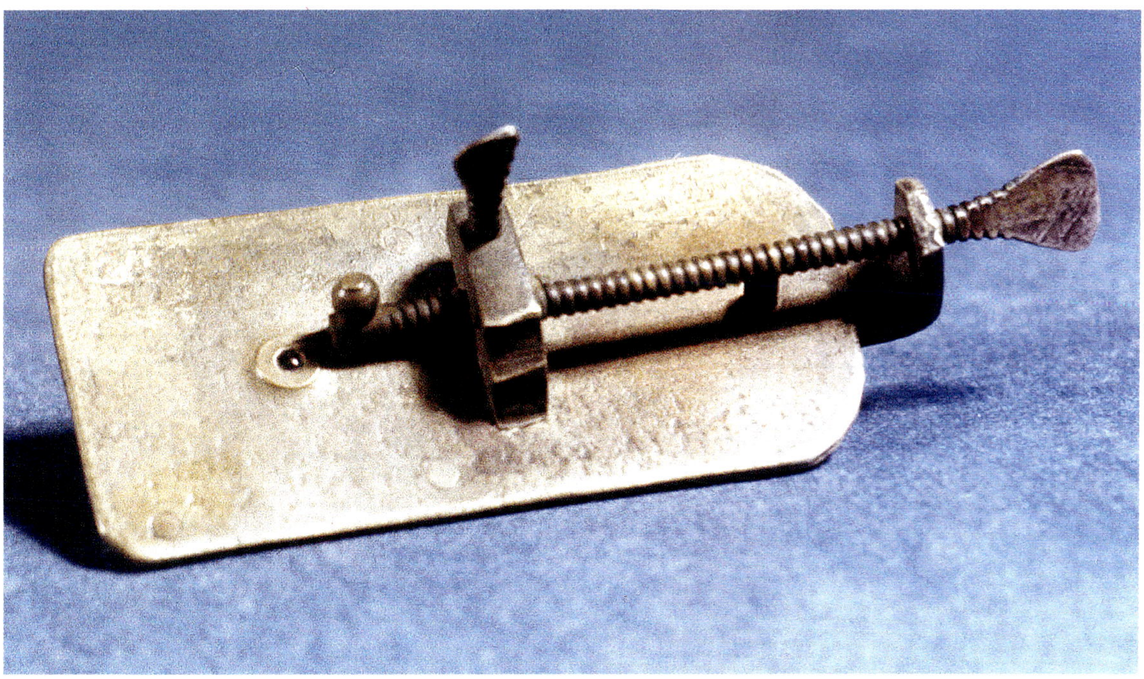

Erst die Erfindung des Mikroskops förderte in Medizin und Pharmazie weitere bahnbrechende Erkenntnisse. Dieses erste Mikroskop des Niederländers Anton van Leeuwenhoek stammt aus dem Jahr 1670.

spätestens seit dem großen arabischen Forscher Haitham (lateinisch Alhazen) im 10./11. Jahrhundert. Doch die Vergrößerungsleistungen waren stets äußerst bescheiden geblieben, ehe Leeuwenhoek geeignete Linsen schuf. Er brachte es auf zwölffache und schließlich sogar auf 300-fache Vergrößerung. Was er damit sah, darüber berichtete er erstmals 1683 in einer Schriftenreihe der Royal Society of England, der er seit 1680 angehörte.

Frühe Bakteriologie: Als „levende Dierkens" bezeichnete Leeuwenhoek die Bakterien aus der Mundhöhle, die er durch das von ihm erfundene Mikroskop abzeichnete.

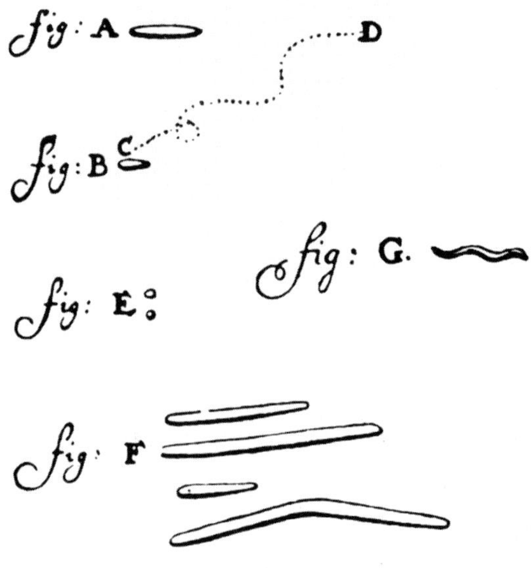

Als erstem Menschen war ihm der Blick in die faszinierende Welt der Kleinstlebewesen vergönnt, die er minutiös zeichnete: Aufgusstierchen hatte er 1675 gefunden, Bakterien im Jahr darauf, freilich noch ohne die Rolle einiger von ihnen als Krankheitserreger zu erkennen. Die Beobachtung von Spermien war ihm erstmals 1677 gelungen. 1682 stellte er die quergestreifte Muskulatur dar, und zwei Jahre später beschrieb er erstmals genau die roten Blutkörperchen, die der Italiener Marcello Malpighi (1628–1694) entdeckt hatte. Leeuwenhoek konstatierte: „In jedem fallenden Regen, den die Dachrinnen in die Wasserbehälter bringen, lassen sich kleine Lebewesen finden. Sie zeigen sich an jedem an der Luft stehenden Wasser. Der Wind trägt sie hinweg, und mit den Staubkörnchen schweben sie in der Luft.“

Der erste Schritt war getan, doch sollte es noch fast zwei Jahrhunderte dauern, ehe sich eine wissenschaftliche Bakteriologie entwickelte. Als Gründerväter gelten zwei Männer, der Deutsche Robert Koch (1843–1910) und der Franzose Louis Pasteur (1822–1895). Sie klärten auf, was man schon in einzelnen Fällen genutzt, aber nicht verstanden hatte. Etwa bei der Pockenkrankheit, die seit über 1000 Jahren Europa immer wieder mit Seuchenschüben heimsuchte und Millionen

Opfer forderte: Aus China drang zu Beginn des 18. Jahrhunderts die Kunde, dass man dort durch Übertragung von Eiter Erkrankter auf Gesunde einen Schutz vor den Pocken oder Blattern erzeugte. Diese so genannte Variolation durch einen Schnitt in die Haut wirkte bei vielen Menschen, bei vielen anderen aber rief sie die Krankheit erst hervor und führte zu zahlreichen Todesfällen. Dennoch verbreitete sich die Methode rasch auch im Abendland, weil sie das Erkrankungsrisiko deutlich senkte, obschon sie selbst hochriskant war.

Damit mochte sich der englische Landarzt Edward Jenner (1749–1823) nicht abfinden. Er hatte in seiner Praxis immer wieder mit Scharen von Pockenkranken zu tun, unter denen seltsamerweise kaum einmal eine Melkerin war. Und wenn, dann hatte sie nur eine sehr leichte Form der Krankheit. Er ging der Sache nach und stellte fest, dass sich die

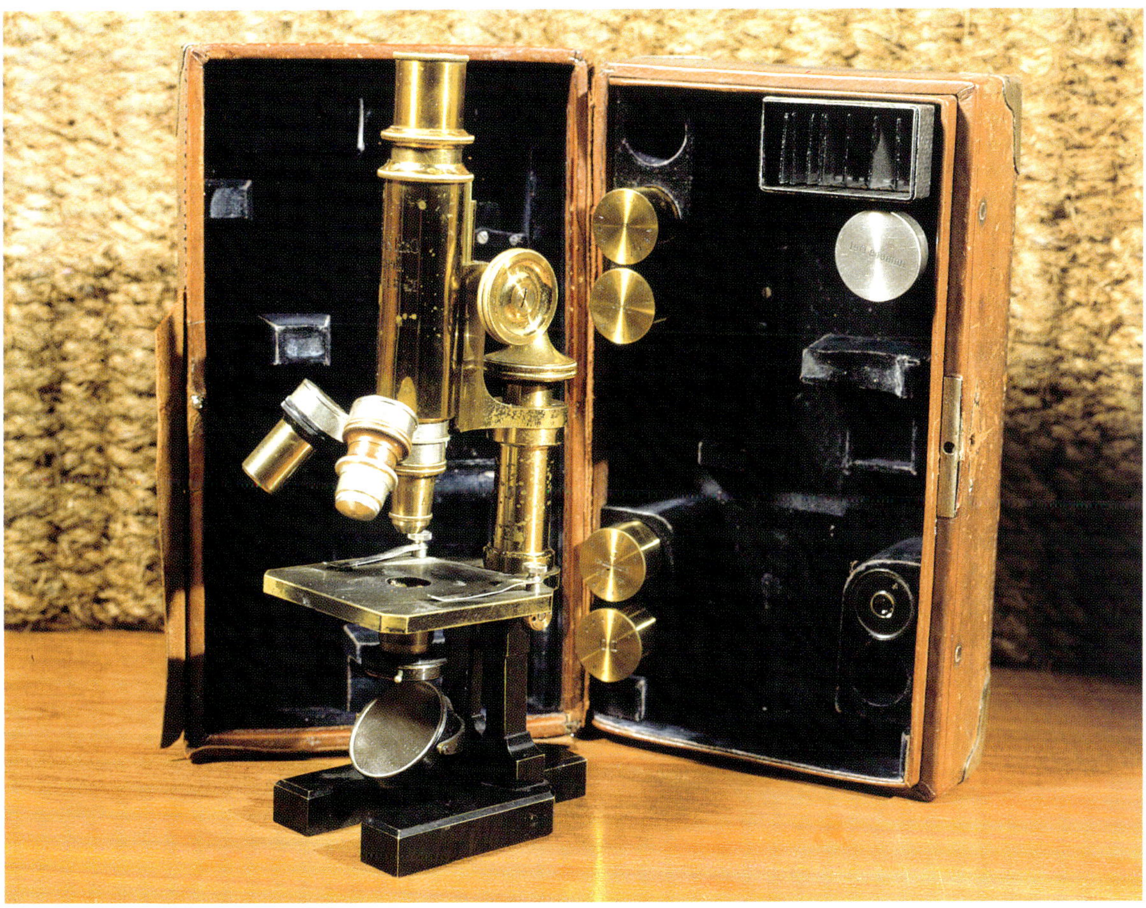

Das hier gezeigte Mikroskop Robert Kochs aus seiner Zeit als Landarzt war gegenüber dem leeuwenhoekschen Modell logischerweise wesentlich leistungsfähiger. Immerhin lagen fast 250 Jahre technologischer und optischer Forschung dazwischen. Es stammt aus dem Jahr 1910.

Frauen fast alle bei den Kühen an deren Pocken angesteckt hatten und ebenfalls Blattern oder auch nur Pusteln entwickelten, bei Seuchen aber nie betroffen waren. Jenner entnahm der Pockenquaddel einer Melkerin Flüssigkeit und impfte (im Gartenbau übliches Lehnwort, gebildet nach dem lateinischen *impulare* = stechen, pflanzen) damit 1796 einen gesunden achtjährigen Jungen. Er entwickelte alle Anfangsstadien der Krankheit, die aber nicht ausbrach. Dann impfte Jenner den kleinen Patienten mit echten Pocken; der Junge blieb gesund. Die erste Impfung mit Kuhpocken hatte ihn offenbar immunisiert. Nach weiteren Versuchen konnte Jenner 1798 seine „Untersuchungen über die Ursachen und Wirkungen der Kuhpocken" vorlegen. Impfstoffe heißen seitdem Vakzine (nach lateinisch *vacca* = Kuh).

Wie und warum sie wirken, das erkannte man erst viele Jahrzehnte später. Als der Chemiker Pasteur Mitte der 1850er-Jahre

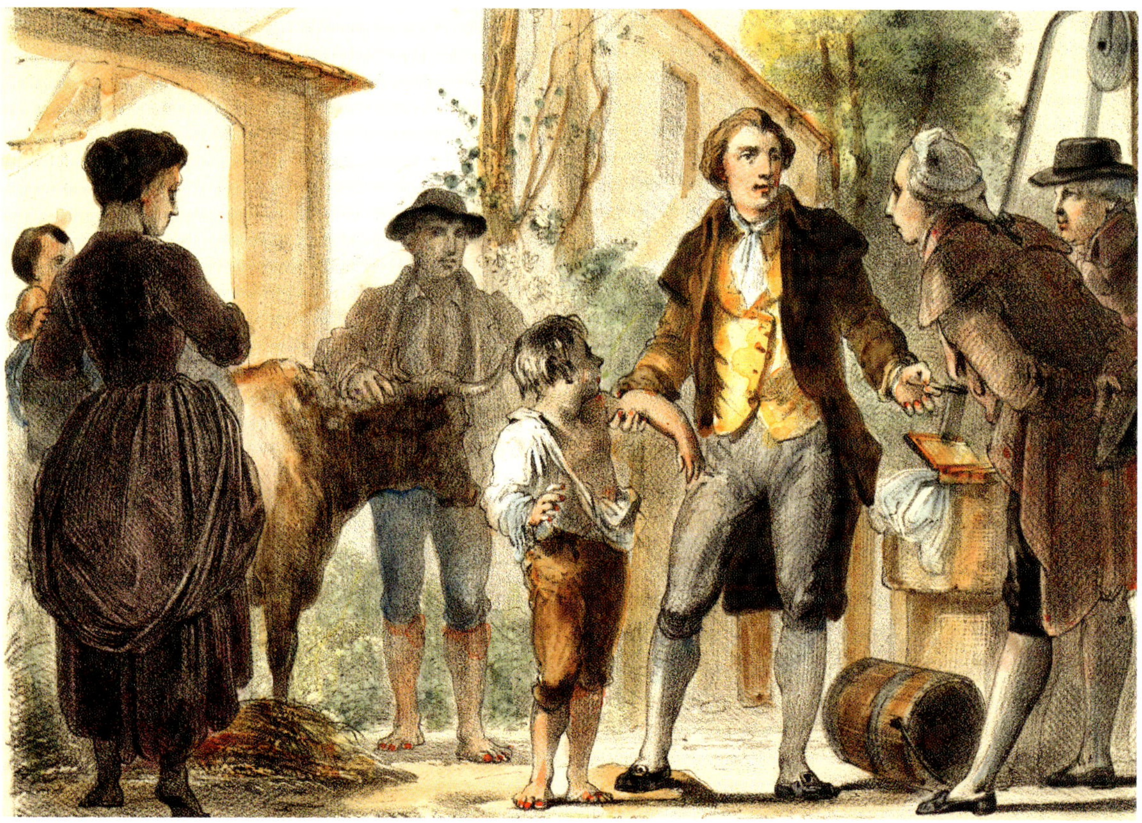

Nach der Infizierung eines Waisenjungen mit Kuhpocken und der daraufhin festgestellten Resistenz des Infizierten gegen die echten Pocken, begründete das anfangs umstrittene, teilweise sogar belächelte Experiment Edward Jenners die Methode, mittels Impfung viele Geißeln der Menschheit zu bekämpfen.

entdeckte, dass Mikroorganismen die alkoholische Gärung und die Fäulnis verursachen, mag er geahnt haben, dass solche Kleinstlebewesen auch hinter mancher Krankheit stecken. Er stieß aber zunächst auf Unglauben, weil er ein bis dahin gültiges Gesetz umgestürzt hatte: Nach Pasteur stammen Bakterien, wie man die Mikroben wegen ihrer Form nannte (griechisch *bakteria* = Stock, Stab), ihrerseits von Bakterien ab und entstehen keineswegs „spontan" aus Schmutz oder anderen „unbelebten" Stoffen, wie man bisher geglaubt hatte. Und Pasteur erkannte, dass Bakterien nicht hitzebeständig sind, sodass man etwa Flüssigkeiten durch entsprechende Erwärmung fast keimfrei machen kann. Das bis heute so genannte Pasteurisieren war erfunden. So wichtig es wurde, so bedeutend waren die weiteren Forschungen Pasteurs, die der Rolle der Bakterien bei den Infektionskrankheiten galten. Er entdeckte, dass Tierkrankheiten wie die Hühnercholera oder Schweinrotlauf bakteriell verursacht sind und dass Bakterien auch bei Sepsis und eitrigen Prozessen die Schlüsselrolle spielen. Seit 1881 gelang ihm daher die Entwicklung einiger Impfstoffe, zum Beispiel gegen Tollwut aus dem Rückenmark tollwütiger Tiere.

Das Impfprinzip war durchschaut: Herstellung von Immunität durch das dosierte Beibringen von geschwächten oder toten Erregern. Riesenhoffnungen kamen daher auf, als Robert Koch am 24. März 1882 bei einem Vortrag im Berliner Physiologischen Institut über die Tuberkulose die Zuhörer mit der Mitteilung einen Freudenschock versetzte, er habe den Erreger der Krankheit, den Tuberkelbazillus, isoliert. Kochs später selbst so bedeutender Assistent, der Serologe Paul Ehrlich (1854–1915) schrieb darüber:

Jeder, der diesem Vortrag beigewohnt hatte, war ergriffen, und ich muss sagen, dass mir jener Abend stets als mein größtes wissenschaftliches Erlebnis in Erinnerung geblieben ist.

An der Volksseuche Tuberkulose (auch Lungenschwindsucht genannt) starb damals jeder Siebte. Die Hoffnungen aber, dass sich nun auch dieses Bakterium bald durch einen Impfstoff besiegen lassen würde, erfüllten sich nicht.

Koch war schon vorher auf bakteriologischem Feld hervorgetreten. In seiner noch zu seinen Landarztzeiten in der Provinz Posen 1878 verfassten Schrift „Untersuchungen über die Ätiologie der Wundinfektionskrankheiten" berichtete er über den Erreger des Milzbrands. Die Erfolge waren ihm aufgrund neuer bakteriologischer Methoden geglückt: Koch säte eingefärbte Bakterien auf feste oder erstarrende Nährböden aus und gewann so Reinkulturen durch Anzüchtung einzelner Bakterienzellen, die er näher in Wachstum und Stoffwechsel beobachten und deren pathogene Potenz er in Tierversuchen untersuchen konnte. Er arbeitete dabei mit dem Skizzenblock am Mikroskop und nutzte bereits die noch junge fotografische Technik. Für seine bahnbrechenden Erkenntnisse über die Tuberkulose und auch über Tropenkrankheiten erhielt er 1905 den Nobelpreis. Er hatte eine Forschungslawine losgetreten. Seine Schüler und Bewunderer in vielen Ländern entdeckten nun in rascher Folge zahlreiche andere Erreger; dem russischen Botaniker und Mikrobiologen Dimitri Iwanowski (1864–1920) gelang ein weiterer entscheidender Durchbruch, als er 1892 das Tabakmosaikvirus isolierte und damit die Virologie begründete.

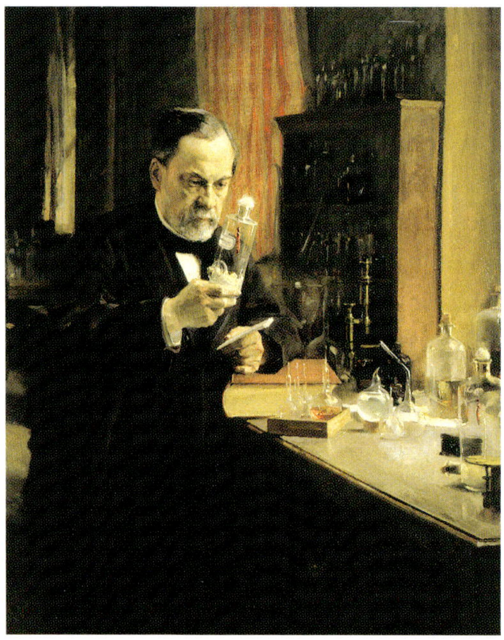

Die Methode der Pasteurisierung, Lebensmittel – vor allem Milchprodukte – durch mehrmalige kurzzeitige Erhitzung von Mikroorganismen zu befreien, ohne dass Inhaltsstoffe in Mitleidenschaft gezogen werden, geht auf Louis Pasteur zurück.

Im Trend der immer weiter in die Mikrobiologie eindringenden Forschung lag auch ein neues Krankheitskonzept, das der aus dem pommerschen Schivelbein stammende Rudolf Virchow (1821–1902) entwickelte: die Zellularpathologie. Sie löste endgültig die bis in die Antike zurückreichende Humoralpathologie ab, nach der jeder Krankheit eine „krankhafte Verstimmung der Säfte" (Dyskrasie) zu Grunde liegt. Virchow, der 1843 in Berlin sein Medizinstudium mit der Promotion abschloss und Unterarzt an der Charité wurde, hing selbst noch eine Zeit lang dieser Sicht an und bekannte, dass „bei dem jetzigen Stand unserer Kenntnisse für manche Geschwulstbildungen eine Veranlassung durch das Blut, also eine dyskrasische Ursache" anzunehmen sei. Er wurde

1846 Prosektor der Charité, also Leiter der anatomisch-pathologischen Abteilung, in der er eine Unzahl von Sektionen durchführte. Und je mehr es wurden, desto deutlicher zeichnete sich für Virchow ab, dass man es wie in der Chemie auch in der Anatomie und mithin in der Pathologie mit Grundbausteinen zu tun hat, die für alle Lebensprozesse und somit auch für Krankheiten verantwortlich sind.

Der Zellaufbau von Pflanzen und Tieren war schon früher erkannt worden, doch erst Virchow machte daraus ein Denkgebäude, das den auseinanderstrebenden Forschungsergebnissen ein überwölbendes Dach lieferte. In Preußen konnte er wegen politischer Konflikte, die er sich mit seiner Kompromisslosigkeit in sozialen Fragen zugezogen hatte, seine Theorie nicht ausformulieren. Nachdem er schon 1845 in einem Vortrag das

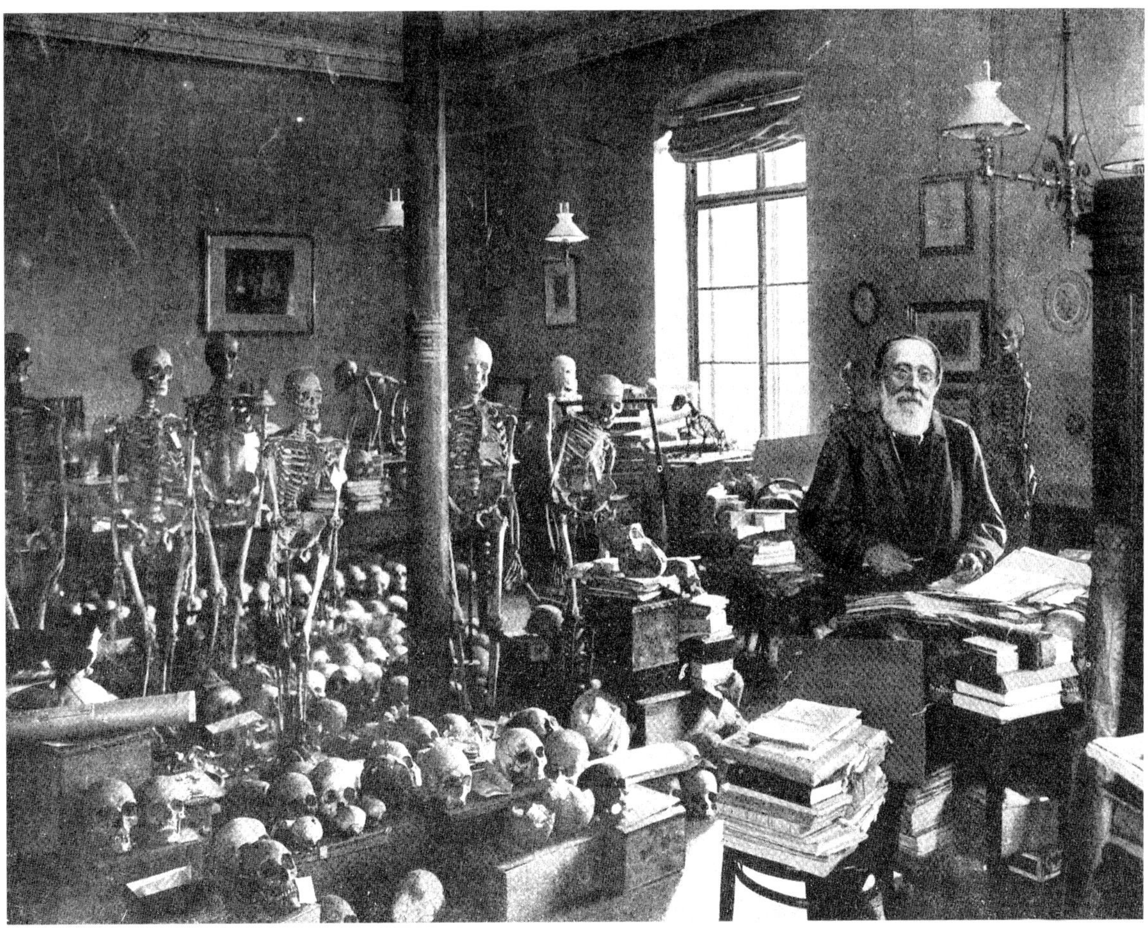

Rudolf Virchow in seinem Arbeitszimmer in der Charité. Fotografie aus dem Jahr 1896.

Zellkonzept skizziert hatte, entwickelte er es seit 1849 als Professor in Würzburg konsequent weiter. Sein Buch „Die Cellularpathologie in ihrer Begründung auf physiologische und pathologische Gewebelehre" erschien 1858 in Berlin, wohin Virchow zwei Jahre zuvor aufgrund seines inzwischen hohen Ansehens zurückberufen worden war.

Zweierlei macht den Kern seiner Lehre aus: Die Zelle bedeutete ihm das „letzte eigentliche Form-Element aller lebendigen Erscheinung"; von ihr gelte *omnis cellula a cellula* (jede Zelle stammt von einer Zelle her), womit er die Lehre von der Zellentstehung aus amorphen Massen endgültig erledigte. Und als Zweites:

Die Krankheit hat keine andere Einheit als das Leben, von dem sie eine besondere Art darstellt, nämlich die einheitlich lebende Zelle. Sie ist gewissermaßen die Person des Lebens im Gesunden sowohl als auch im Kranken, und wenn Paracelsus vorausahnend von einem Leib der Krankheit gesprochen hat, so können wir jetzt sagen, die Zelle sei dieser Leib.

Medizin und Pharmazie hatten nach dieser Sicht zellulär anzusetzen. Von der Zellorganisation nämlich sagte Virchow,

[...] dass die Zusammensetzung eines größeren Körpers immer auf eine Art von gesellschaftlicher Einrichtung herauskommt, eine Einrichtung sozialer Art, wo eine Masse von einzelnen Existenzen aufeinander angewiesen ist, aber so, dass jedes Element für sich eine besondere Tätigkeit hat und dass jedes, wenn es auch die Anregung zur seiner Tätigkeit von anderen Teilen her empfängt, doch die eigentliche Leistung von sich ausgehen lässt.

Wird dieser Teil gestört, so gilt es, diesen zu „reparieren" und wieder in Funktion zu setzen.

Unbestritten blieb diese Auffassung von Krankheit in ihrer strikt isolierten Form natürlich nicht; sie berücksichtigte zu wenig die Ganzheit, das Konstitutionelle, das Seelische. Das lag freilich weniger an Virchow selbst als vielmehr am Sog seiner Lehre, die vielen das endgültige Verscheuchen des Dämmerlichts der Spekulation zu versprechen schien. Eine so reizvolle Vision verführte dazu, alle anderen Ansätze als „unwissenschaftlich" abzuqualifizieren und mithin die Forschung auf alternativen Feldern bedenklich zu blockieren. Hätten die Jünger ihren Virchow aufmerksamer gelesen, wäre ihnen aufgefallen, wie oft und mit welchem Nachdruck der Lehrer eben die Ganzheit betonte, die bei doktrinärer Handhabung der Zellularpathologie verloren zu gehen drohe. In einem Vortrag mahnte er 1875 seine Zuhörer, „dass der Arzt nie vergessen sollte, den kranken Menschen als ein Ganzes aufzufassen“, denn „die Heilkräfte sitzen in den lebendigen Teilen des Körpers. Jede äußere Einwirkung ist nur ein Mittel, um die innere Einrichtung des Körpers, die Physis, zu freier und geordneter Tätigkeit zurückzuführen.“

Das war auch mit Blick auf eine ganz andere Richtung der medizinischen Betrachtungsweise gesagt, die ein halbes Jahrhundert vor ihm der Arzt und Pharmazeut Samuel Hahnemann (1755–1843) in seinen Hauptwerken „Organon der rationellen Heilkunde“

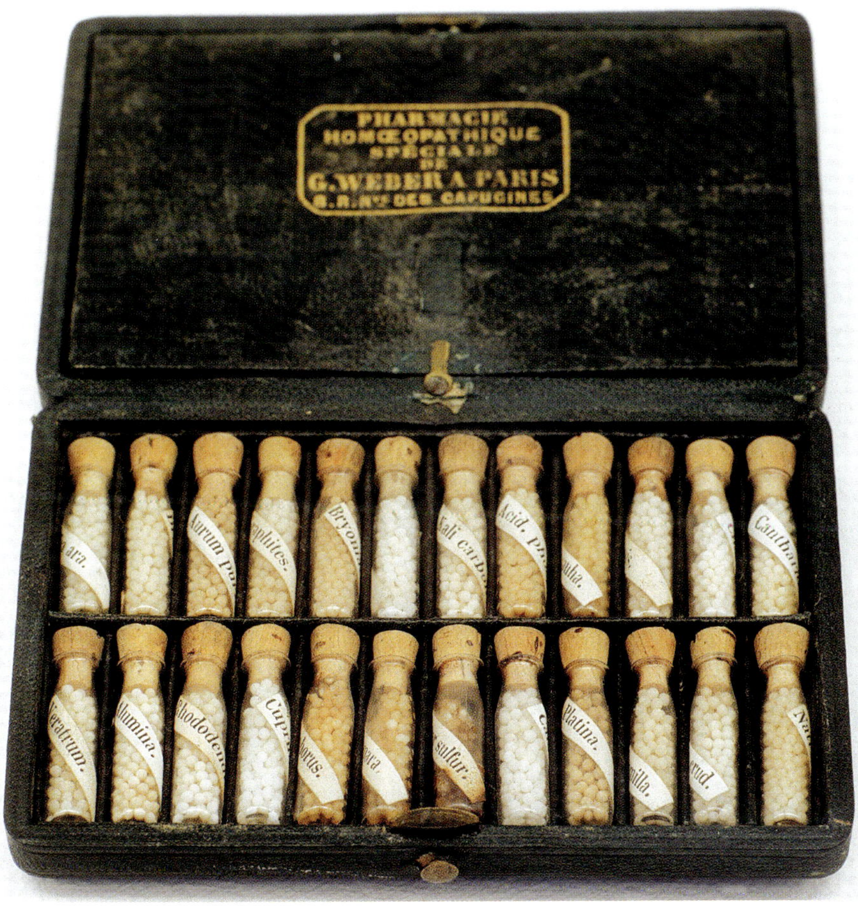

Die von der damaligen (und teilweise noch heutigen) Schulmedizin heftig angefeindete Homöopathie bedeutete für die Apotheker bei gleichzeitig immer mehr in industrieller Produktion hergestellten Medikamenten auch eine nicht zu unterschätzende Einnahmequelle.

(1810) und „Reine Arzneimittellehre" (6 Bände, 1811–1820) entwickelt hatte: die seit 1807 so genannte Homöopathie. Ihr attestierte Virchow als Alternativkonzept „wohltätigen Einfluss", denn sie wirke der um sich greifenden Polypharmazie, heute hieße das: Vorliebe für chemische Keulen, segensreich entgegen. Die Ideologisierung der Lehre durch die Hahnemann-Gemeinde brandmarkte Virchow allerdings als „Sport blasierter Kreise". Für die Apotheker aber war sie erheblich mehr, nämlich ein nicht zu unterschätzender Wirtschaftsfaktor. Daher hier eine knappe Skizze der homöopathischen Grundsätze:

Ein Arzneimittel, ob aus Pflanze, Schlangengift, Insektenblut, Chemikalie oder Nosode (aus dem erkrankten Organismus extrahierter Stoff) gewonnen, wird dem Patienten in starker, meist extrem starker Verdünnung verabreicht. Es soll bei ihm, einer Impfung vergleichbar, eine sanfte, kaum wahrnehmbare „Arzneimittelerkrankung" auslösen, deren Phänomene möglichst genau mit den Beschwerdephänomenen seiner Erkrankung übereinstimmen: Sie sind also „ähnlich" (griechisch *homoios*). Hahnemann konnte in Selbstversuchen nachweisen, dass Chinarinde, die bei Malariakranken fiebersenkend wirkt, bei gesunden Menschen malariaähnliche Beschwerden hervorrufen kann. Das Ähnlichkeitsprinzip war bereits in der Antike bekannt. Und auch das Motto von Paracelsus war: „Gleiches mit Gleichem behandeln, nicht mit Gegensätzlichem". Er nahm an, dass für einen Behandlungserfolg eine grundsätzliche Wesensähnlichkeit des Heilmittels mit der Krankheit gegeben sein müsste. Eine nässende Wunde sollte beispielsweise mit feuchten Verbänden, eine trockene Wunde mit trockenen Wundauflagen gepflegt werden. Dieses Prinzip ist noch heute in der Dermatologie in Geltung.

Die Inhaltsstoffe homöopathischer Arzneimittel sind gewöhnlich pflanzlicher oder tierischer Herkunft. Manchmal sind es auch mineralische Substanzen. Sie werden als Tropfen, Tabletten, Kügelchen, Salben oder Mittel zum Spritzen verabreicht. Die Substanzen werden in exakt einzuhaltenden Abstufungen verdünnt. Die Verdünnungsstufe wird als Potenz angegeben und gilt in der Homöopathie als Maß für die therapeutische Wirkkraft der Arzneimittel. Rund um die Homöopathie entstand mit der Zeit und bei wachsender Skepsis massiven chemischen

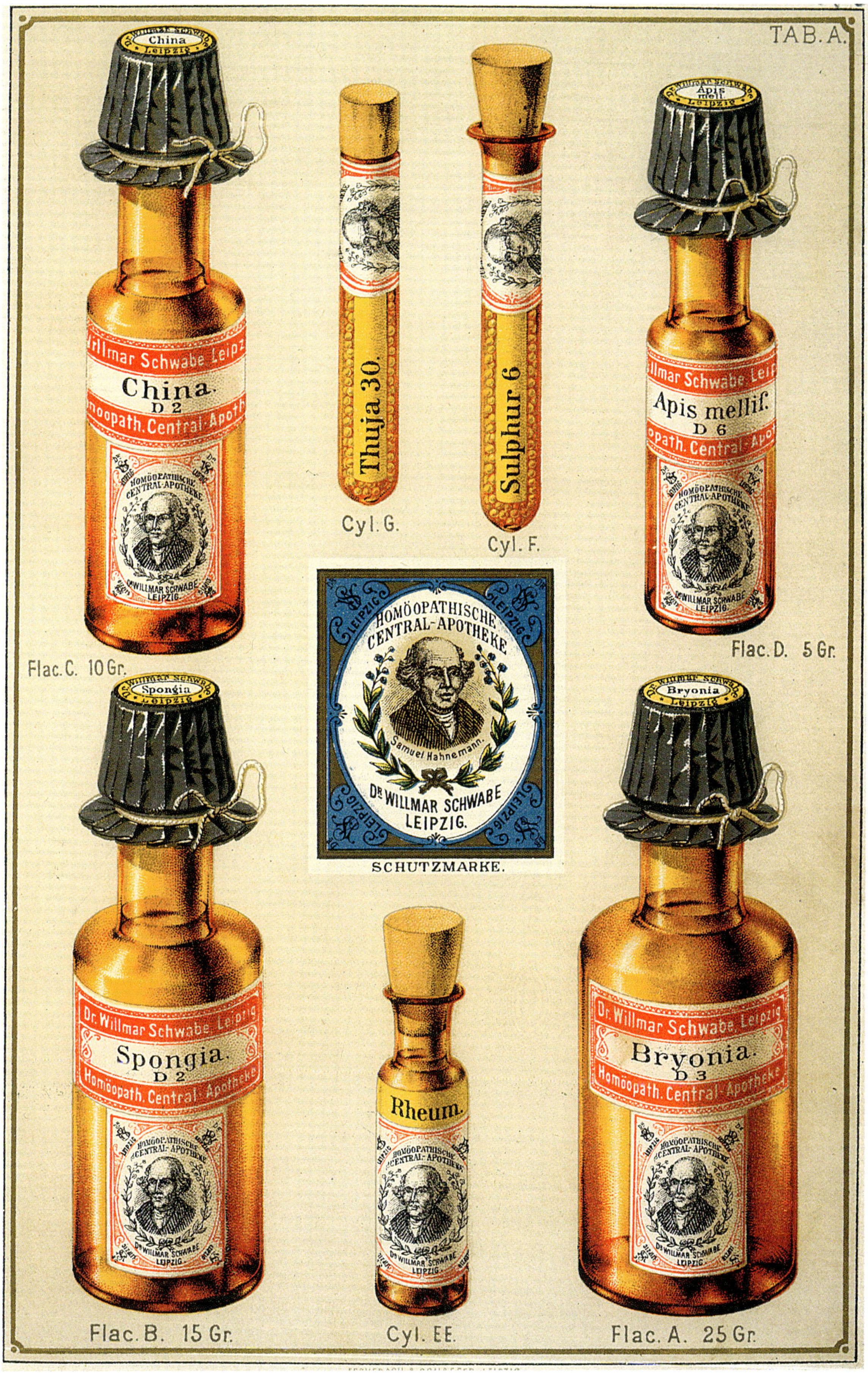

Homöopathische Mittel in Flaschen und Zylindern. Im Zentrum die Schutzmarke der homöopathischen Zentralapotheke Leipzig mit dem Porträt des Begründers der Homöopathie, Samuel Hahnemann.

Medikamenten gegenüber eine beachtliche Arzneimittelindustrie. Heilpraktiker waren über Jahrzehnte hauptsächlich Homöopathen. Mit dem wissenschaftlichen Nachweis allerdings tun sich die Mediziner, aber auch die Verfechter dieser Methode bisher schwer, ernsthafte Studien fehlen leider noch. Es gibt allerdings erstaunliche, gut belegte Erfolge gerade in Fällen, in denen sich die Schulmedizin als seltsam ohnmächtig erwiesen hat.

APOTHEKE IM UMBRUCH

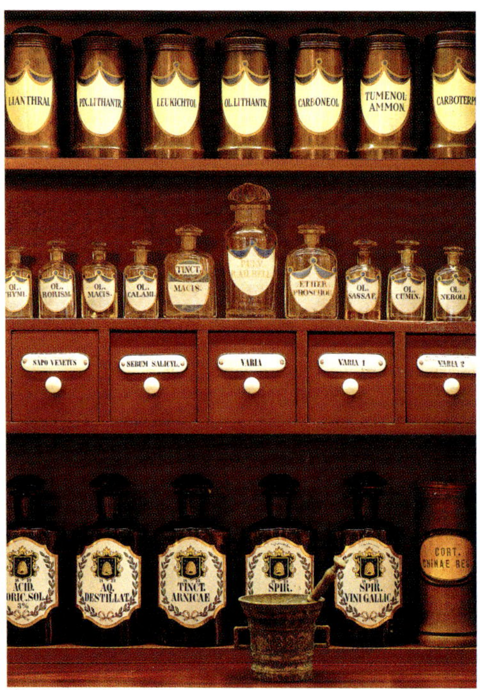

Typische Lagerung von Medikamenten in einer Apotheke aus der 1. Hälfte des 19. Jahrhunderts.

Anfangs wandten sich Apotheker gegen homöopathische Mittel, weil die Minimaldosen der Wirkstoffe nur schwer exakt zu berechnen und ebenso schwer präzise zu verdünnen waren. Die wachsende Anhängerschaft Hahnemanns aber zwang schließlich zur Aufnahme auch der wichtigsten seiner Arzneien in die Angebotspalette, und das in einer Zeit, als der Apothekerberuf noch vornehmlich in harter, ungemein zeitaufwändiger Laborarbeit bestand. Morgens um sieben oder noch früher hatten Meister und Angestellte in der Offizin zu erscheinen, und selten endete der Arbeitstag vor zehn Uhr am späten Abend. Freie Tage hatten Seltenheitswert: Lehrlingen stand nur ein einziger im Monat zu. Ohne solchen Fleiß wären die rund 50 Rezepturen pro Tag in der geforderten Qualität nicht zu schaffen gewesen, die für den nötigen Umsatz unumgänglich waren. Fast alles war noch in Handarbeit herzustellen; mechanische Hilfen wie Flaschenzüge, Rühr- oder Mahlwerke, Pressen oder Rollen kamen nur gelegentlich zum Einsatz.

Der Betrieb einer Apotheke erforderte Anfangskapital, denn es war immer noch beim jeweiligen städtischen oder fürstlichen Landesherrn ein Privileg zu erwerben und dafür eine Recognition (Gebühr) zu entrich-

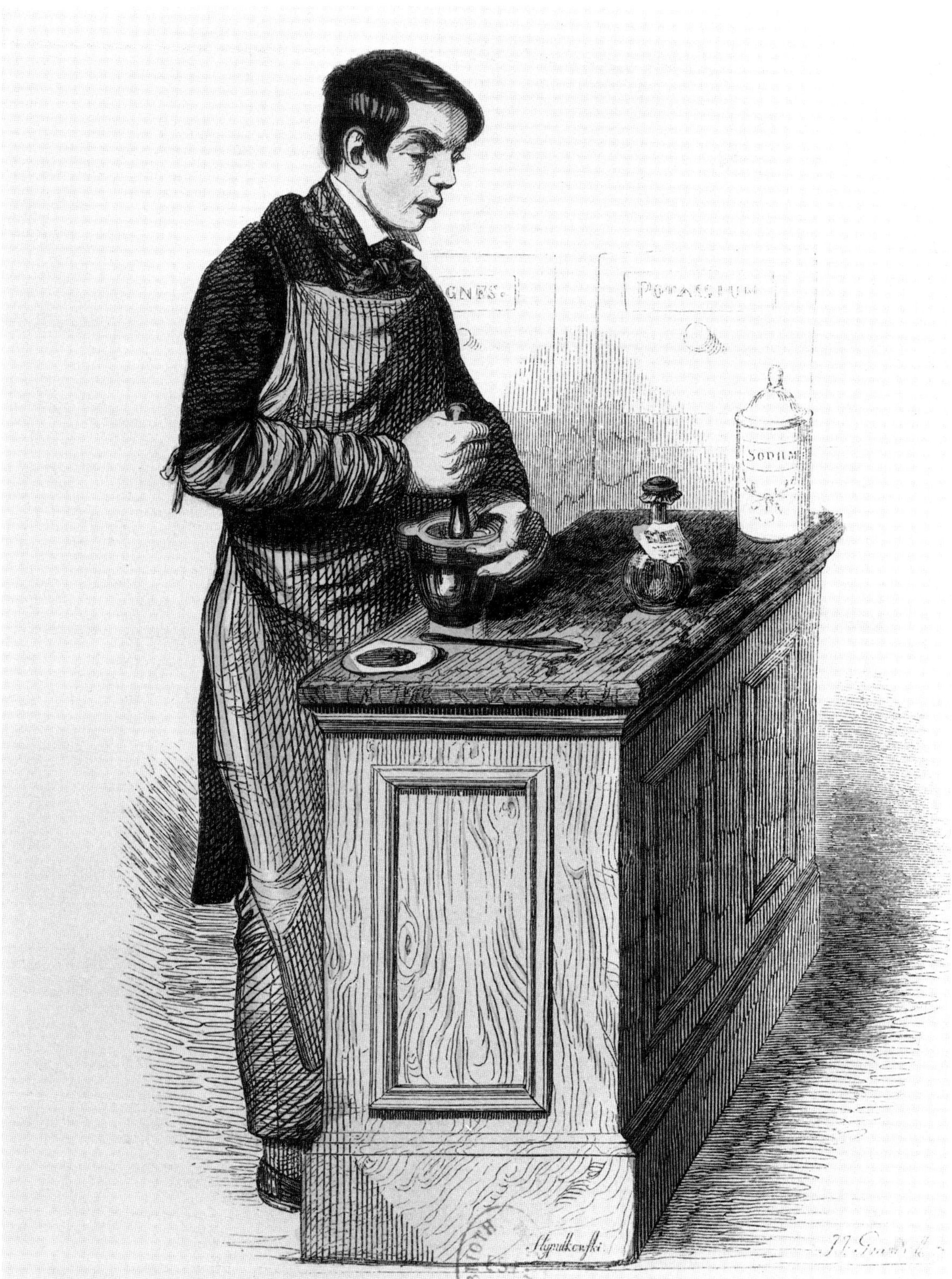

Illustration eines Apothekerlehrlings aus einem französischen Werk über die Pharmazie von 1841.

Das Ambiente der Apotheke hat sich gegenüber der hier gezeigten Szene auf einem Kupferstich aus dem Jahr 1794 zweifelsfrei gewandelt. Gerätschaften oder Methoden der Aufbewahrung von Arzneimitteln werden heute aber noch genauso angewendet wie gegen Ende des 18. Jahrhunderts.

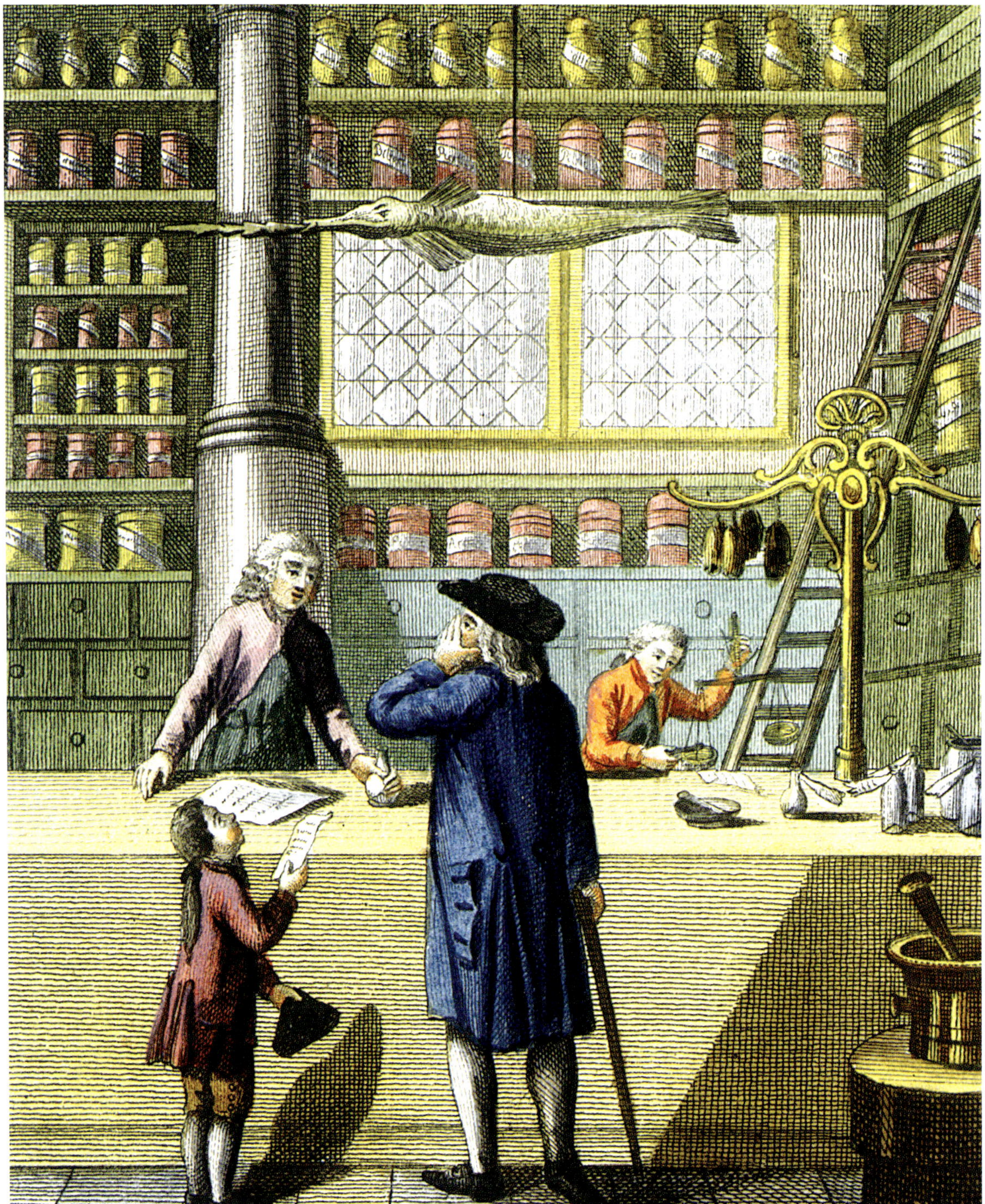

ten. Dafür wurde der Käufer zwar vor Konkurrenz im jeweiligen Einzugsgebiet geschützt, doch gegen Hausierer und wandernde Quacksalber half das wenig. Außerdem musste der Betreiber entweder die Einrichtung des Vorbesitzers kaufen oder sich die erforderlichen Gegenstände selbst besorgen oder bauen lassen; ein erheblicher Kostenfaktor. Und dann die Personalaufwendungen. Ohne eine ziemlich große Mannschaft war die Arbeit schon eines mittleren Hauses nicht zu schaffen: Vom Gärtner für die Aussaat, die Pflege der Beete und die Erntearbeiten im Kräutergarten, den fast jeder Apotheker schon aus wirtschaftlichen Gründen anlegte, bis zum Defektar, der für die gängigen Standardarzneien zuständig war, vom Lageristen für die Stapelware bis zum Laufburschen, von der Küchenhilfe bis zum Hausknecht, der Feuerung, Reparaturen und Transporte besorgte. Trotz äußerst niedriger Löhne ging eine solche Belegschaft erheblich ins Geld. War der Einstand dann noch kreditfinanziert, geriet der Betrieb schon bei geringen Umsatzeinbußen ins Trudeln.

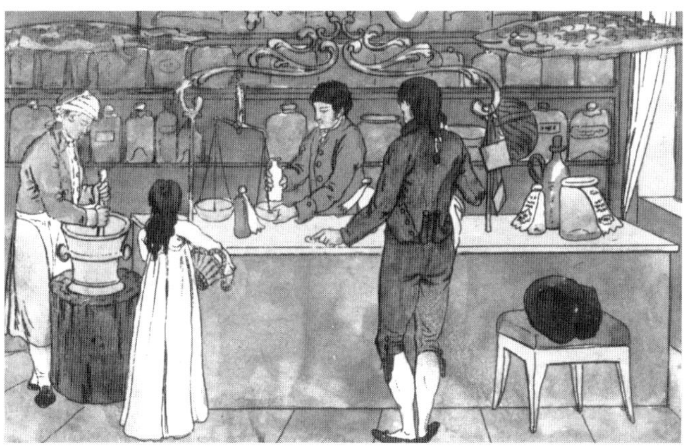

Aquatinta aus der „Galerie der vorzüglichsten Künste und Handwerke" von 1804.

Am berühmten Sertürner haben wir bereits gesehen, wie selbst so findige Apotheker scheitern konnten. Ein weiteres Beispiel war der Vater des Dichters Theodor Fontane (1819–1898), der im Verlauf seines Berufslebens vier Apotheken in den Ruin wirtschaftete. Von seinem später weltberühmten Sohn, der selbst Apotheker wurde, wissen wir, wie langwierig die Ausbildung war: Vier Jahre bis zum Apothekenhelfer, sieben weitere Jahre bis zur Approbation als „Apotheker erster Klasse". Fontane stand das durch und dann doch auf der Straße, weil er eine Familie vom Gehalt als angestellter Apotheker nicht ernähren konnte. Ein eigenes Geschäft zu erwerben war ihm nicht möglich wegen der erwähnten Pleiten des Vaters, die

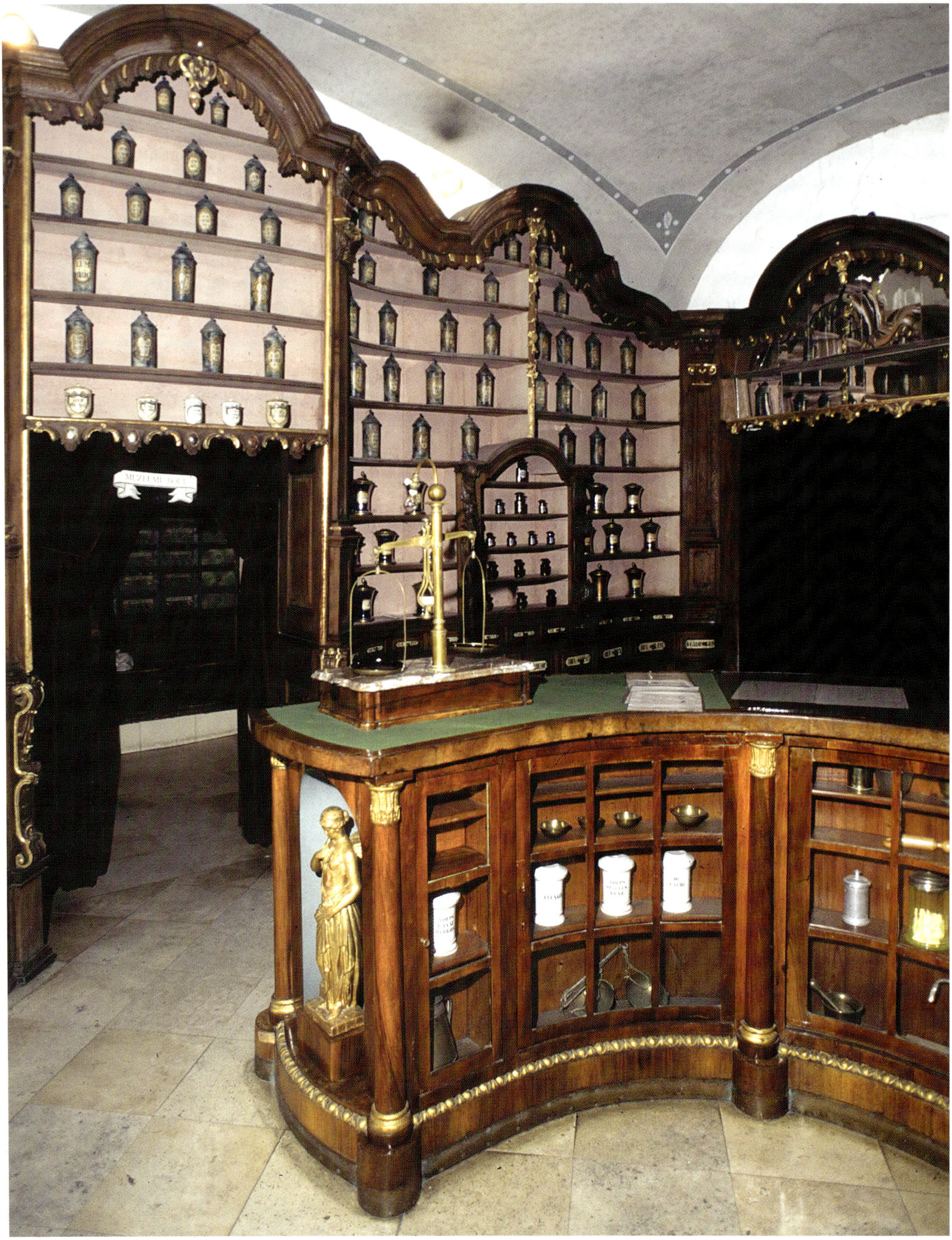

das Familienvermögen bis auf den letzten Pfennig aufgezehrt hatten. Fontane wurde Schriftsteller, wobei ihm die als Apotheker erworbene Genauigkeit der Beobachtung sehr zustatten kam. Hier eine Momentaufnahme aus seinen Erinnerungen an die Lehrzeit bei Wilhelm Rose in der Apotheke „Zum Weißen Schwan" in der Berliner Spandauer Straße:

Der alte Wilhelm Rose hatte geschäftliche Beziehungen nach England hin, und diese Beziehungen trugen ihm – immer natürlich mit der Elle von damals gemessen – enorme Bestellungen auf einen ganz bestimmten Artikel ein. Dieser Artikel hieß Quecken-Extrakt oder Extractum Graminis. Jeder Eingeweihte wird nun lachen, weil er eben als Eingeweihter weiß, dass es keinen gleichgültigeren und beinahe auch keinen obsoleteren Artikel gibt als Extractum Graminis. In England aber muss es damals Mode gewesen sein, [...] eine Quecken-Extrakt-Kur durchzumachen. Nur so lässt es sich erklären, dass wir große Fässer davon nach London, ganz besonders aber nach Brighton zu liefern hatten. Alles drehte sich um diesen Exportartikel. Mir fiel die Herstellung desselben zu, und so saß ich tagaus, tagein mit einem kleinen Ruder in der Hand, an einem großen eingemauerten Zinnkessel, in dem ich unter beständigem Umherpätscheln die Queckensuppe kochte. Schönere Gelegenheit zum Dichten ist mir nie wieder geboten worden [...]

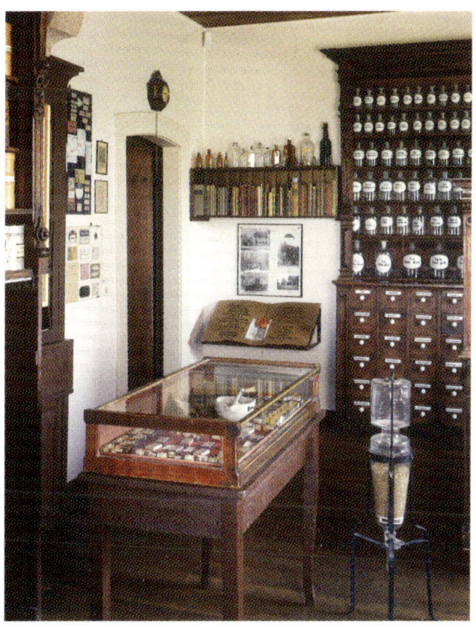

Typische Ausstattung und Einrichtung einer Landapotheke aus der 2. Hälfte des 19. Jahrhunderts.

Irgendwelche Spezialitäten führte eigentlich jede Apotheke, nur wenige allerdings dürften über Großabnehmer wie Wilhelm Rose verfügt haben. Sie lockten Kundschaft mit anderen Zusatzartikeln, vor allem mit Würzlikören, Konfekt, Kräuterbonbons und sonstigen Leckereien, derentwegen es immer wieder zu Streitereien mit den ortsansässigen Konditormeistern und Spirituosenhändlern kam. Der tatsächliche arzneiliche Anteil an den umstrittenen Artikeln war, wenn überhaupt nachweisbar, denkbar gering. Es handelte sich bei den Süßigkeiten in der Regel um eingedickten, manchmal gefärbten Zuckersaft, in den Mandeln oder Nüsse, Pistazien oder andere kaum als Heilmittel zu bezeichnende Früchte oder Kräuter eingearbeitet waren. Die erstarrende Masse wurde

Gegenüberliegende Seite: Die Inneneinrichtung der ehemaligen Jesuitenapotheke „Zum Schwarzen Adler" stammt von 1758. Heute ist die Apotheke im ungarischen Szekesfehervar ein Museum.

mit fantasievollen Formen zu so genannten Morsellen ausgestochen und in großen Gläsern auf dem Tresen zum Einzelverkauf präsentiert oder wie Konfekt in hübsche Schachteln verpackt zu Geschenkzwecken angeboten. Ähnlich die Roteln, mit Tinkturen, Honig und/oder flüchtigen Ölen getränkte Zuckerscheiben, die als Hustenmittel oder Durstlöscher vertrieben wurden, aber eher mit der Naschhaftigkeit der Laufkundschaft kalkulierten.

Das Kerngeschäft mit seinen vielen hundert Chemikalien und Drogen erforderte viel Platz, die zur Aufbesserung der Bilanz produzierten zusätzlichen Lock- und Leckmittel brauchten ebenso Fertigungs-, Lager- und Verkaufsflächen. Eine typische Apotheke der ersten Hälfte des 19. Jahrhunderts gliederte sich üblicherweise so: Zur meist sonnenseitigen Front lagen der helle Laden und der wegen der gefährdeten Haltbarkeit der Medikamente abdunkelbare Arbeitsraum der Offizin. Es schlossen sich dahinter oder bei breiten Fronten rechts und links daneben das Ladenlager und der Aufenthaltsraum an. Um einen Hof gruppierten sich Packraum, Waschküche, Labor und Mischraum, Materiallager, Gläser- und Kräuterkammer, die wegen besseren, das heißt trockeneren Raumklimas meist in einem Obergeschoss oder auf dem Boden des Hauses untergebracht war; kühl und feucht aufzubewahrende Materialien fanden in Kellerräumen Platz. In Verlängerung des hinteren Hofausgangs folgte der Kräutergarten, mit eingefassten Beeten, je nach Bedarf der Pflanzen in schattiger oder sonniger Lage.

Rezeptur und Verkaufsraum gingen gewöhnlich ineinander über, sodass die Kunden wenigstens zum Teil den Bereich der Heilmittelbereitung einsehen konnten. Der noch ein Jahrhundert zuvor dominierende Prunk im eigentlichen Verkaufs- und Schauraum war im bürgerlichen Zeitalter deutlich zurückgenommen und eher sachlicher Repräsentation gewichen. Das Zentrum des Ladens bildete der Verkaufstresen mit der Apothekerwaage oder einer Säule, an der Handwaagen je nach Wiegegut angehängt werden konnten. Seitlich davon oder ein wenig rückwärts platziert befand sich ein Tisch zur letzten Mixtur und zur Abfüllung der gewünschten Arznei, ein Stehpult zur Erledigung der aktuellen Schreibarbeiten flankierte das Verkaufsensemble. Imponierenden Hintergrund des Ganzen bildeten, manchmal rückwand-

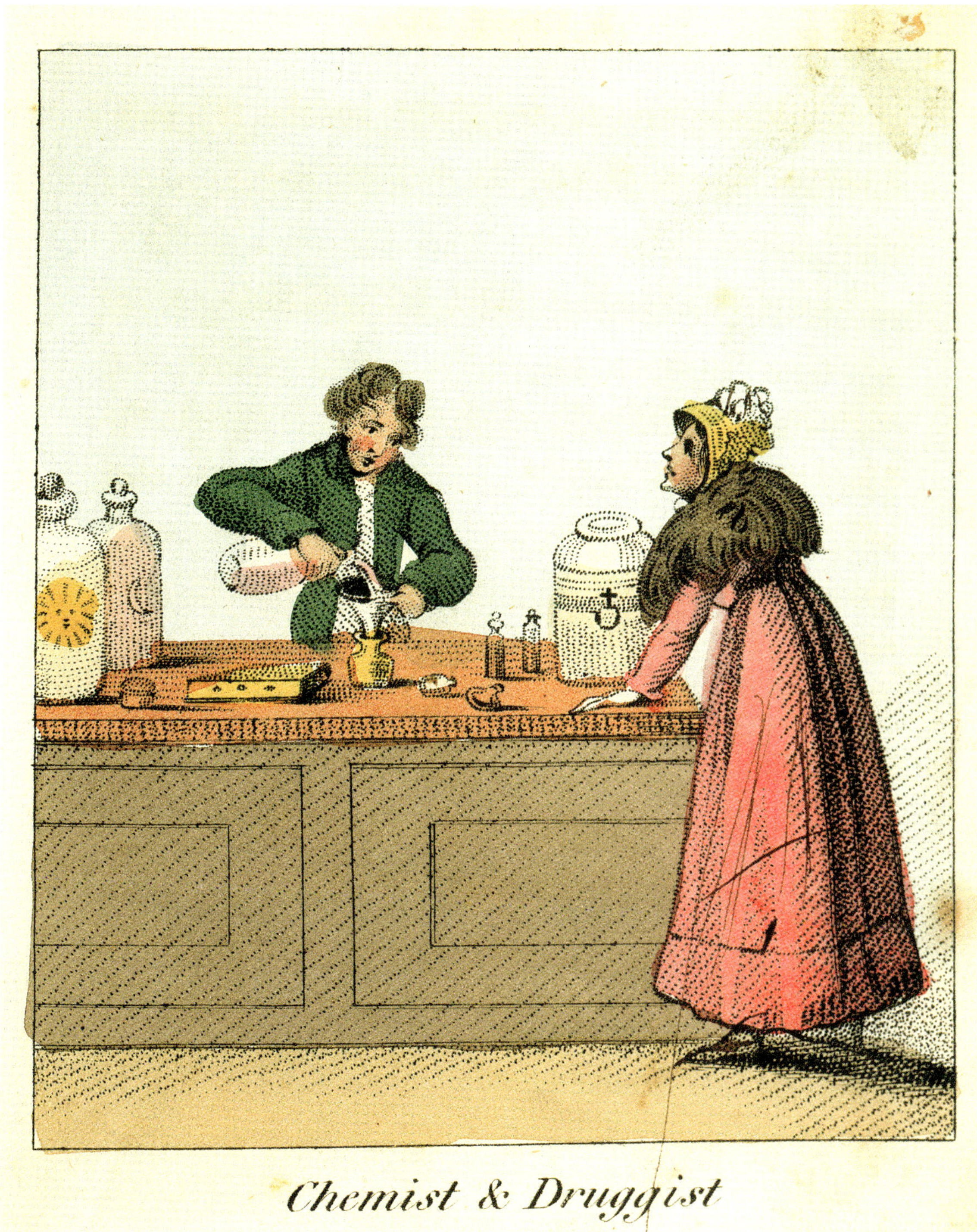

Apotheker hatten es auch damals schon nicht immer einfach. Ungeduldig wartet diese Kundin auf die für sie zubereitete Arznei. Kolorierter Stich des Engländers John Harris aus dem Jahr 1818.

verspiegelte, Regale mit langen Reihen von Standgefäßen aus Glas, Steingut oder Porzellan mit Etiketten oder eingebrannten Aufschriften. Dieser Aufmarsch ruhte auf einem etwas tieferen Unterbau mit Türen und geheimnisvoll beschrifteten Schubladen, dazu die stets verschlossenen Giftschränke. Licht fiel durch Seiten- und durch ein mit der Zeit immer größeres Schaufenster. Das Gegenstück dazu stellte ein meist gleichgroßes Fenster an der Frontseite der Rezeptur dar mit durch Stores gedämpftem Lichteinfall. Sparsamer Schmuck durch farbiges Glas in Zwischentüren oder durch Stuck und Bildwerke erzeugte eine eher ernste Atmosphäre von zuverlässiger Gediegenheit.

Für Kunden gewöhnlich unzugänglich war der Aufenthaltsraum, auch Jourzimmer genannt. Er war eigentlich eher ein Verwaltungs- und Buchhaltungsbüro: Wandschränke, von denen einer den Tresor verdeckte, mit Akten und Rechnungsbüchern, Materialkommoden für Papier,

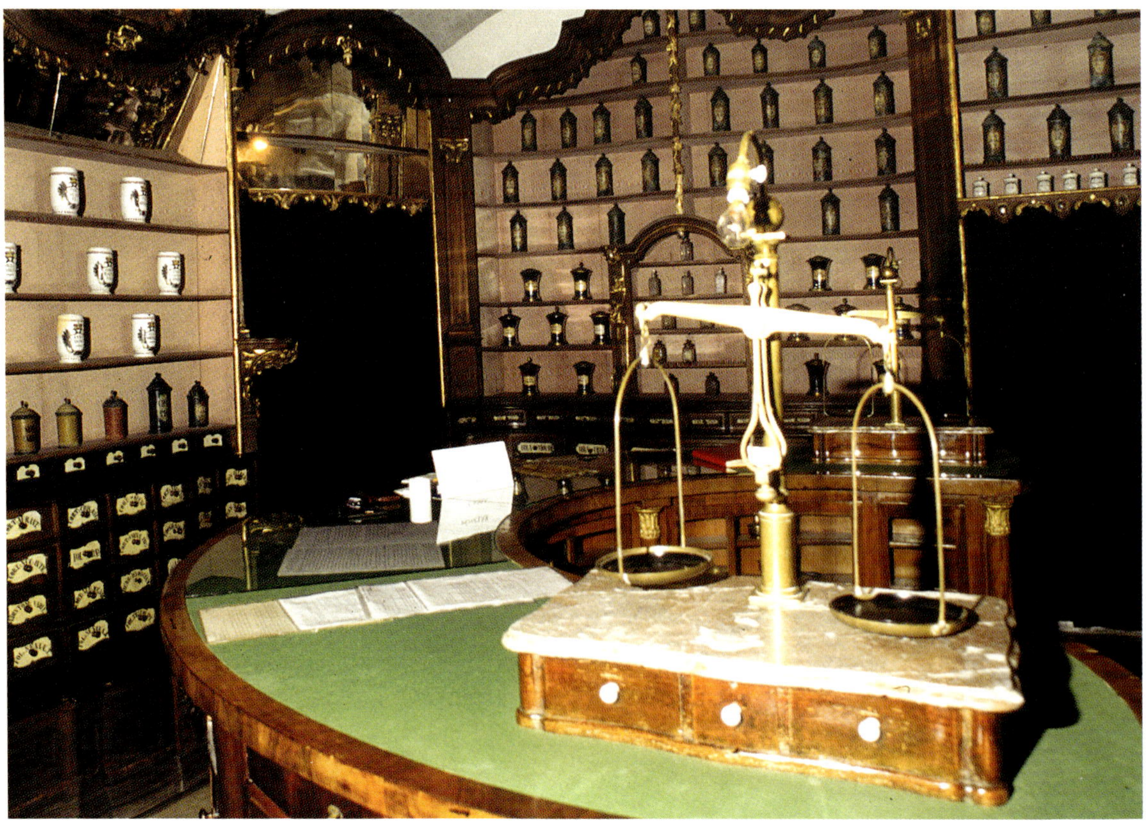

Die hier gezeigte prunkvolle Ausstattung der Apotheken aus dem 17. und 18. Jahrhundert wich in späteren Epochen einer wesentlich weniger feudalen Innenausstattung.

Schreibzeug und Verpackungen, Wäschetruhen, ein Schrank mit Glastür, hinter der Arzneibücher, Fachzeitschriften und sonstige Literatur zu sehen waren, sowie ein zentraler großer Tisch mit einem halben Dutzend gepolsterter Stühle für Konferenzen oder kleinere Untersuchungen, vor allem aber für Gespräche mit Kollegen, Lieferanten, Beratern, bedeutenderen Abnehmern und sonstigen offiziellen Besuchern – daraus bestand im Allgemeinen das Inventar. In manchen Jourzimmern gab es auch eine einfache Lagerstatt für Nachtdienste. Von den Wänden schauten gerahmte Ölbilder oder Stiche auf die Szenerie, dunkle Täfelung gab dem gewöhnlich fensterarmen Raum eine Art halbsakralen Dämmer.

Das Laboratorium dominierte der polierte kupferne Destillierapparat. Sein Glanz ließ Töpfe und Tiegel, Glaskolben und Mörser rötlich schimmern, das Herdfeuer, beim Nachlegen immer mal aufleuchtend, betonte diese Note noch. Erste Maschinen waren in-

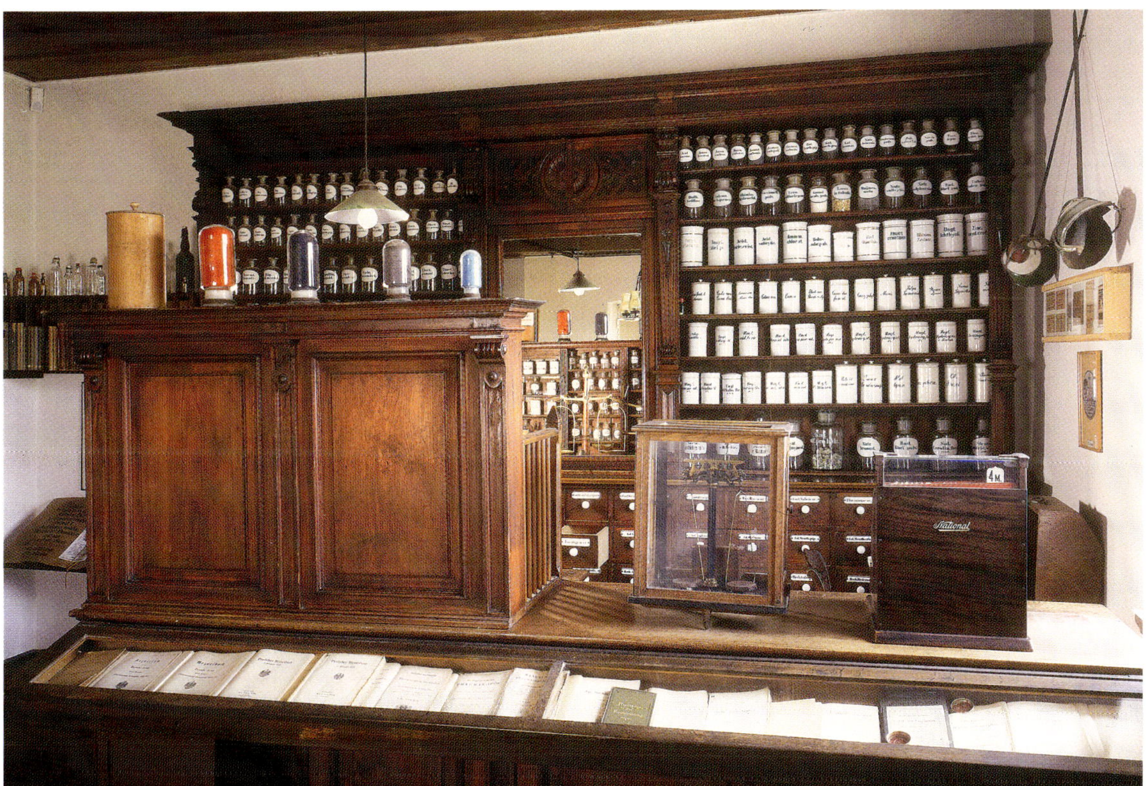

Noch heute springt dem Besucher einer Apotheke als erstes der imposante Schrank mit Arzneimitteln, Grundstoffen, Mixturen und Essenzen in Flaschen, Porzellangefäßen und Schubladen ins Auge.

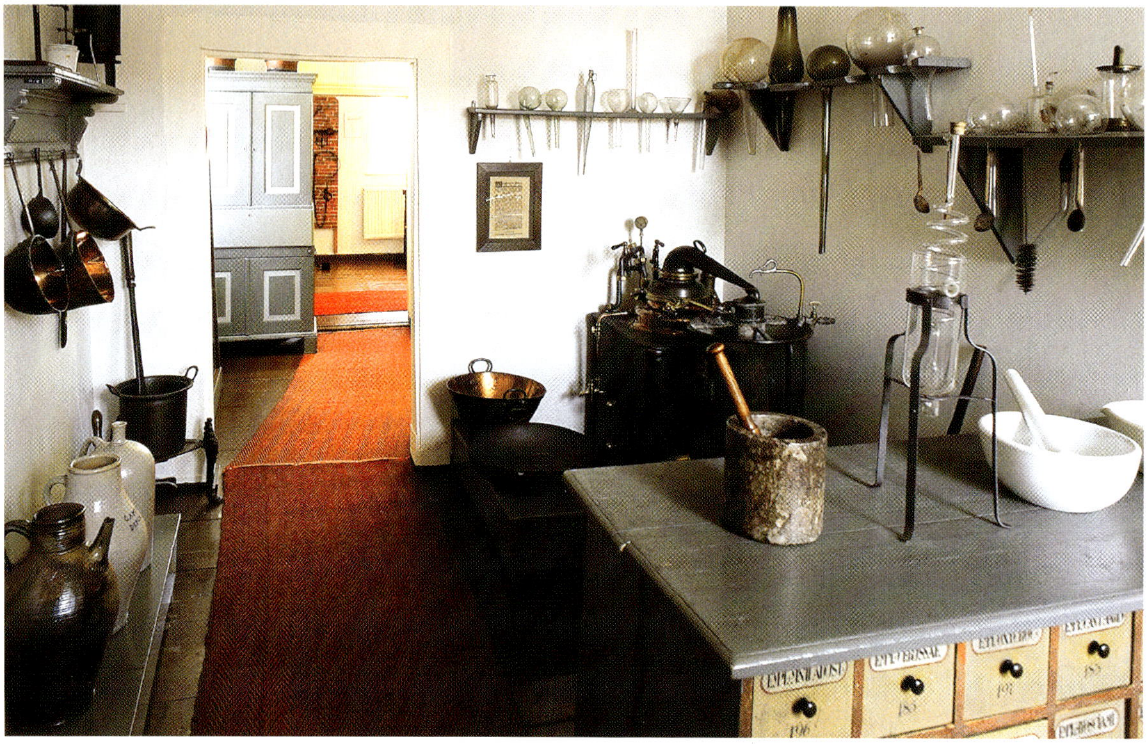

Der schnelle und praktische Zugriff auf Hilfsmittel, Geräte und Utensilien bestimmte den Raum, in dem der Apotheker Arzneien zubereitete.

stalliert, etwa solche zum Tablettenpressen oder ein Walzenstuhl zur Herstellung von Salben. Eine Kräutermühle und eine Pflanzenpresse gehörten ebenso zum Instrumentarium. Es roch cntsprechend würzig je nach der gerade laufenden Produktion; die Wände, wenn nicht gerade frisch getüncht, zeigten Ruß- und Qualmspuren, auf roh gezimmerten Brettern standen Batterien von Gefäßen, in Körben, Fässern und Bottichen warteten getrocknete Pflanzen, Mineralien und tierische Rohprodukte auf die Verarbeitung. Es herrschte reges Kommen und Gehen. Lehrlinge brachten Nachschub, die „Köche" ließen sich benötige Portionen anreichen, Knechte sorgten für gleichmäßige Feuerung, Gehilfen zerkleinerten in Mörsern Pflanzenteile, Korner und Mineralien.

Stiller ging es in den Lagerräumen zu, wo nur bei neuen Lieferungen und Entnahmen Mitarbeiter oder Abholer auftauchten. Ansonsten wirkte hier der Lagerist, der frisch Geerntetes zum Trocknen auf Lattenroste ausbreitete oder auf Leinen hängte, die Kellerregale abstaubte, neue Gefäße auf-

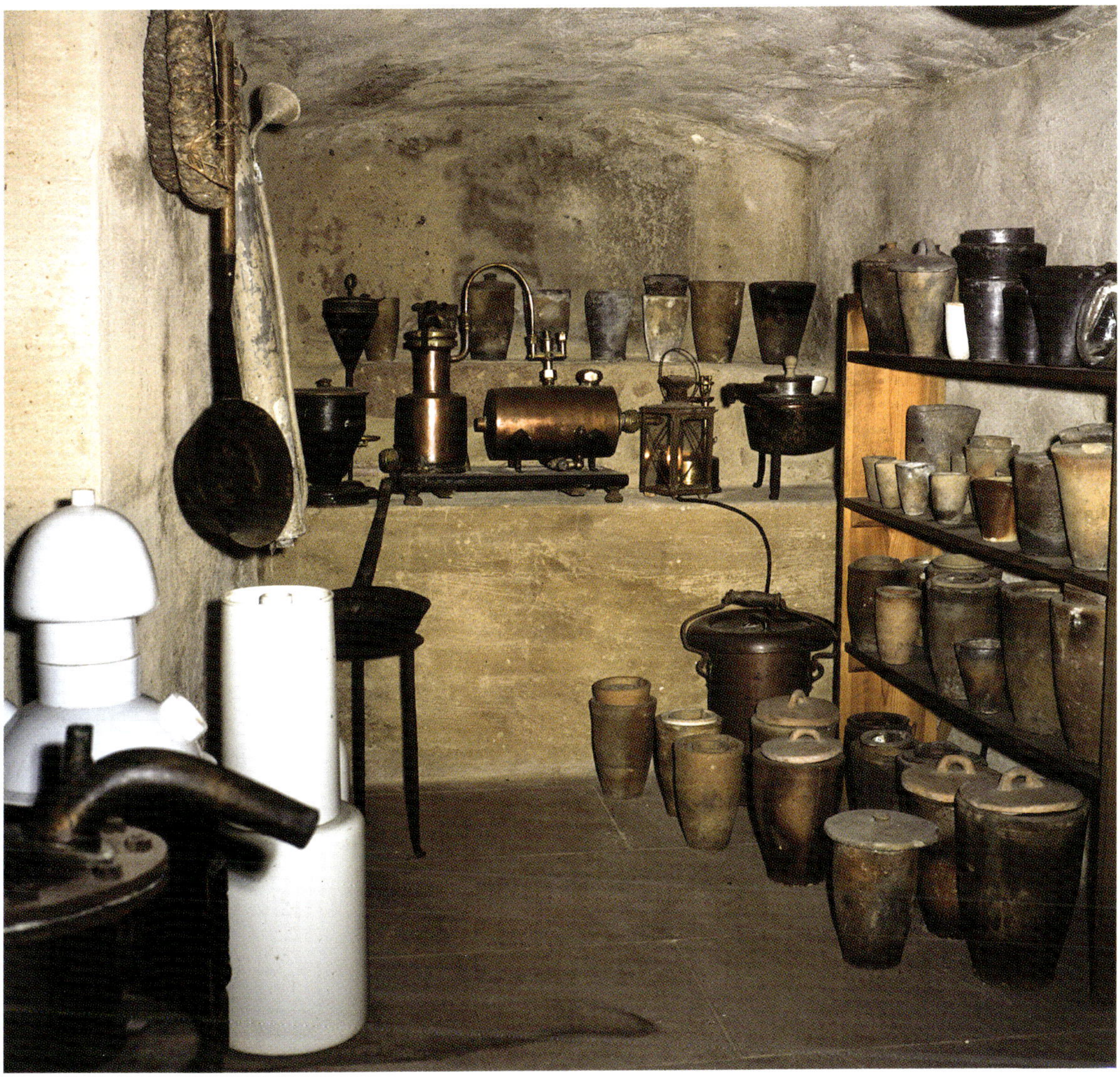

Während der dem Kunden zugängliche und einsehbare Bereich einer Apotheke nicht selten feudal ausgestattet war, blieben die Lagerräume – schon aus Gründen der sachgerechten Lagerung – meist fensterlos.

stellte und leer gewordene auswusch, Tinkturen und Essenzen an Laufburschen der Offizin ausgab, an einem Pult in der Ecke Etiketten beschriftete oder Inventarlisten ergänzte, Sendungen versandfertig machte, ausgehende Ware bereitstellte oder Verpackungsmaterial stapelte. Viele Rädchen griffen im Organismus Apotheke ineinander und hielten den Betrieb in Gang. Stockungen in einzelnen Bereichen wirkten sich auf alle aus, von der Gläserkammer bis zum Buchhalter.

Dass es dazu möglichst gar nicht erst kam, darum kümmerte sich der Apotheker selbst, der die Augen überall haben und schon im Voraus erkennen musste, wo es vielleicht haken könnte. Der Beruf schulte den Blick für Details, verlangte ausgeprägtes Organisationstalent und ein Gespür für Probleme. Fontane meinte später einmal mit Blick auf seine Ausbildung, warum ihn die Schauspiele seines norwegischen Kollegen Ibsen (1828–1906) so beeindruckten. Man merke eben, dass der Dramatiker ebenfalls aus dem Arzneifach stamme:

Überall der kleine, verrückte Apotheker, der sich, weltabgeschieden, in eine furchtbare Frage einbohrt.

Am wachsenden Maschinenpark ließ sich spätestens seit der Mitte des 19. Jahrhunderts bereits ablesen, dass die Stunden der fast autarken Apothekenwelt gezählt waren.

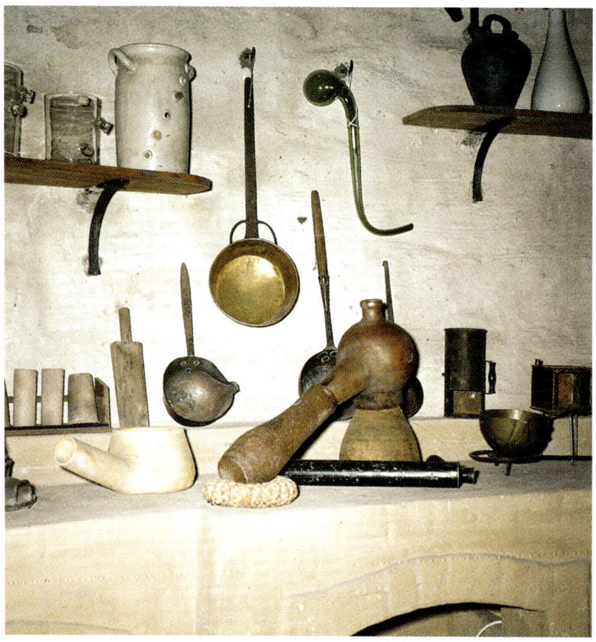

Apothekenlaboratorium mit Geräten des 17. bis 19. Jahrhunderts im deutschen Apothekenmuseum in Heidelberg.

Zu Beginn des Kapitels haben wir einen der ersten chemischen Großbetriebe erwähnt, die sich bei vermehrter und verbesserter Mechanisierung und Analytik nun auch mehr und mehr pharmazeutischer Produkte bemächtigten. Das entwand, zunächst kaum merklich, dem Apotheker das Monopol auf Herstellung von Heilmitteln und entzog ihm diese auf längere Sicht fast ganz. Er konnte weder kalkulatorisch noch qualitativ mit der Massenfertigung mithalten, sodass die Produktion und die Dispensierung von Arzneimitteln, nach und nach auf immer mehr Artikel übergreifend, nicht mehr aus einer Hand kamen.

Nicht nur Soda, wie eingangs dargestellt, sondern auch andere Chemikalien wie Glaubersalz, Schwefel- und Salzsäure, Chlor und Chlorkalk wurden schon länger in Fabriken produziert. Vorreiter waren hier sogar Apotheker wie Wolfgang Caspar Fikentscher (1770–1837), dessen Glas- und Chemiemanufakturen im bayerischen Redwitz Goethe 1822/23 mehrfach besuchte und bestaunte, oder Johann Gottfried Dingler (1778–1855), der ein Chemiewerk in Augsburg betrieb und ein „Polytechnisches Journal" herausgab. Das industrielle Know-how stand daher zur Verfügung, als durch den Übergang von Extrakten auf reine Wirkstoffe die Massenfertigung von Heilmitteln sich förmlich anbot. Insbesondere die Alkaloide, deren Isolierung mit dem Morphin durch den Apotheker Sertürner eingesetzt hatte, ließen sich durch fabrikmäßige Verfahren in bester Qualität gewinnen und zur Stillung der wachsenden Nachfrage auf den Markt bringen. Auch die Verarbeitung zu standardisierten Tabletten, Ampullen und Kapseln gelang im Großmaßstab in weit genauerer Dosierung als im Labor des Apothekers, in dem es zu stärkeren Qualitätsschwankungen kam und dessen Produkte erheblich teurer waren. Das bewiesen beispielsweise Chinin-Fabriken, die schon in den 1820er-Jahren in Frankreich und Deutschland die Produktion aufnahmen.

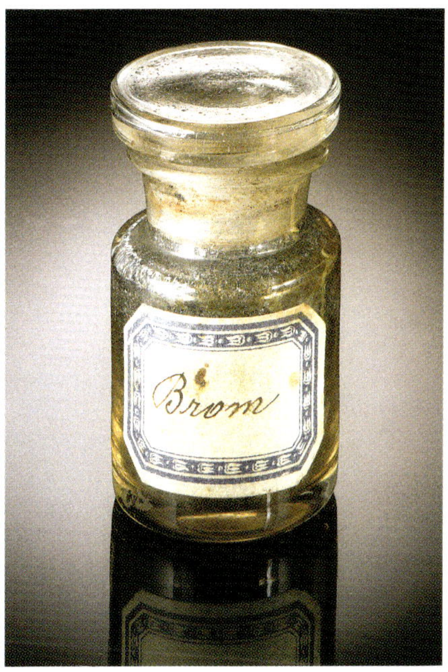

Hinzu kam, dass größere pharmazeutische Unternehmen eigene Forschungsabteilungen aufbauten, deren Mitarbeiter sich ganz und gar auf die Entwicklung neuer, hochwirksamer Arzneien und auf die Optimierung der bewährten konzentrieren konnten, während der Apotheker, wie eben geschildert, von einem umfangreichen Katalog anderer Aufgaben beansprucht war. Er musste hier notgedrungen den Anschluss verlieren, was aufs Ganze gesehen Vorteile brachte, aber am Selbstbewusstsein kratzte und Geschäftsgrundlagen wie, schlimmer noch, Berufsbild in Frage stellte. Klagen über einen Verfall der wissenschaftlichen Standards im Apothekenwesen wurden laut, man sorgte sich über Kompetenzverluste und Einbußen auf dem Ausbildungssektor. Man rief nach dem Staat, der da und dort zwar Schutzbestimmungen erließ,

Die unaufhaltsame Entwicklung der industriellen Produktion von chemischen Präparaten im 19. Jahrhundert hatte zur Folge, dass immer mehr Apotheker chemische Substanzen als fertiges Produkt bezogen und nur noch selten selbst herstellten.

sich aber ebenso wenig gegen die Entwicklung zu stemmen vermochte. Die Restriktionen für die pharmazeutische Industrie fielen bald wieder, und es blieb nur bei einer Verpflichtung für die Apotheker, die von Fremdunternehmen bezogenen Arzneimittel qualitativ zu prüfen und für ihre Wirkweise die Verantwortung zu übernehmen.

Selbst das wurde mit der Zeit illusorisch, denn die Pharma-Hersteller lieferten ihre mit klingenden Namen angepriesenen Präparate in Originalverpackung und setzten die Apotheken unter Druck, sie unverändert an den Kunden abzugeben. Zudem kam es zu Konflikten um nachgemachte Medikamente, sodass auch hier der Staat eingreifen musste. Patentgesetze und vor allem das Gesetz über Warenzeichen von 1894 schoben dem in Deutschland schließlich einen Riegel vor. Proteste der Apotheker und ihr Pochen auf die Berufsehre fruchteten nichts, und auch die wachsende Konkurrenz von Drogerien und Versandhändlern hat sich nur mit großer Mühe und mit einer wenig förderlichen Regelungswut eindämmen lassen. Sorgen um die Volksgesundheit und gesundheitspolitische Aspekte standen einer liberaleren Praxis im Wege.

So radikale Umbrüche, wie sie sich durch die Industrialisierung anbahnten, sind schmerzhaft, erweisen sich aber nicht selten als produktiv. Die Apotheker fügten sich in das Unvermeidliche und spezialisierten sich auf immer weniger lukrative Präparate und auf die Bedienung besonderer Kundenwünsche. Einige wenige mutige Pharmazeuten traten zudem die Flucht nach vorn an und begannen auf eigene Hand mit der Großfertigung von Medikamenten.

Einer von ihnen war Heinrich Emanuel Merck (1794–1855), der 1816 vom Vater die Führung der Darmstädter Engel-Apotheke übernommen hatte. Er setzte auf seine Morphin-Produkte, die sich großen Zuspruchs erfreuten und in der Qualität unerreicht waren. Schon 1826 belieferte Merck Großhändler damit, und 1842 hatte die Fertigung derartige Ausmaße angenommen, dass die Räumlichkeiten der alten Apotheke nicht mehr genügten. Immerhin lieferte Merck im gleichen Jahr bereits knapp 80 Kilogramm Morphin und stellte fast 850 Kilogramm Rohopium her, von anderen Standardarzneimitteln nicht zu reden. Er verlegte den Alkaloid-Betrieb in eine neues großes Gebäude vor der Stadt und nahm eine dampfmaschinenunterstützte Produktion auf unter ständiger Ausweitung der Produktpalette, die schon 1865 an die 1000 und zum Jahrhundertende über 10 000 Artikel umfasste.

Ein weiterer Pionier der Pharma-Industrie war der Apotheker Paul Carl Beiersdorf (1836–1896) aus Brandenburg, der sich in Hamburg niedergelassen hatte und dort in der Mühlenstraße die Hammonia-Apotheke betrieb. Er entwickelte in enger Kooperation mit dem damals führenden deutschen Dermatologen Paul Gerson Unna (1850–1929) ein neuartiges Pflaster, nachdem sich Unna ständig über die geringe Haftfähigkeit der üblichen Pflaster beschwert hatte. 1882, heute als Gründungsdatum der Weltfirma Beiersdorf begangen, meldete der Apotheker sein Guttapercha-Pflaster (Guttaplast) auf Kautschuk-Kleber-Basis zum Patent an und

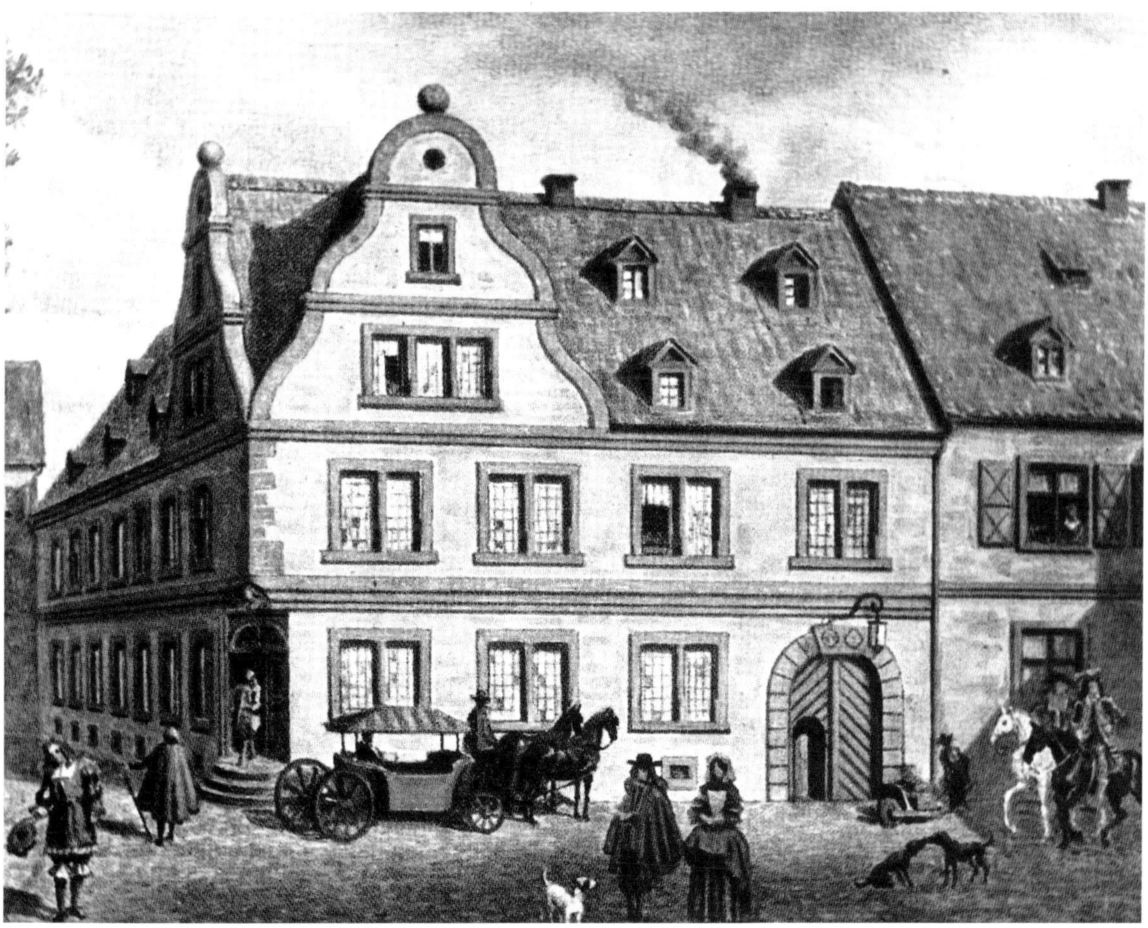

Viele heute weltweit agierende Pharmaunternehmen entstanden aus einer ehemals kleinen Apotheke. Die Engel-Apotheke im hessischen Darmstadt existierte schon im 17. Jahrhundert (gegründet 1654) und wurde von der Familie Merck betrieben.

konnte rasch eine wachsende Kundschaft gewinnen. Er verlegte den Betrieb nach Altona und verkaufte ihn 1892 an einen Apotheker-Kollegen, der neue Produktionsstätten in Hamburg-Eimsbüttel, dem heutigen Sitz der Konzernzentrale, errichtete. Hier entwickelte das Beiersdorf-Labor den Emulgator Eucerit, auf dessen Basis eines der weltweit bekanntesten Pflegemittel entstand: die Nivea-Creme (lateinisch *nivea* = die Schneeweiße).

Als drittes und letztes Beispiel eines aus dem Bereich der Homöopathie: Der 26-jährige Apotheker Willmar Schwabe (1839–1917) gründete 1866 in Leipzig ein Unternehmen zur Großherstellung pflanzlicher Heilmittel nach den Richtlinien Samuel Hahnemanns. Schwabes Betrieb firmierte seit 1878 als Homöopathische Centralapotheke und bediente den wachsenden Bedarf nach alternativen Arzneien. Vielen Menschen behagten die „harten" Drogen der Schulmedizin nicht, ihnen leuchtete vielmehr die Devise ein: „Similia similibus" – Ähnliches mit Ähnlichem (kurieren), und sie begrüßten in Sorge um drohende Nebenwirkungen gerade die niedrige Dosierung der homöopathischen Arzneien. Schwabe warb für das Konzept auch publizistisch durch die Veröffentlichung seiner „Pharmacopoea homeopathica polyglotta" (Vielsprachiges homöopathisches Arzneibuch). Schwabe hinterließ ein florierendes Unternehmen, das inzwischen in Karlsruhe beheimatet ist und bis heute Zuwächse zu verzeichnen hat.

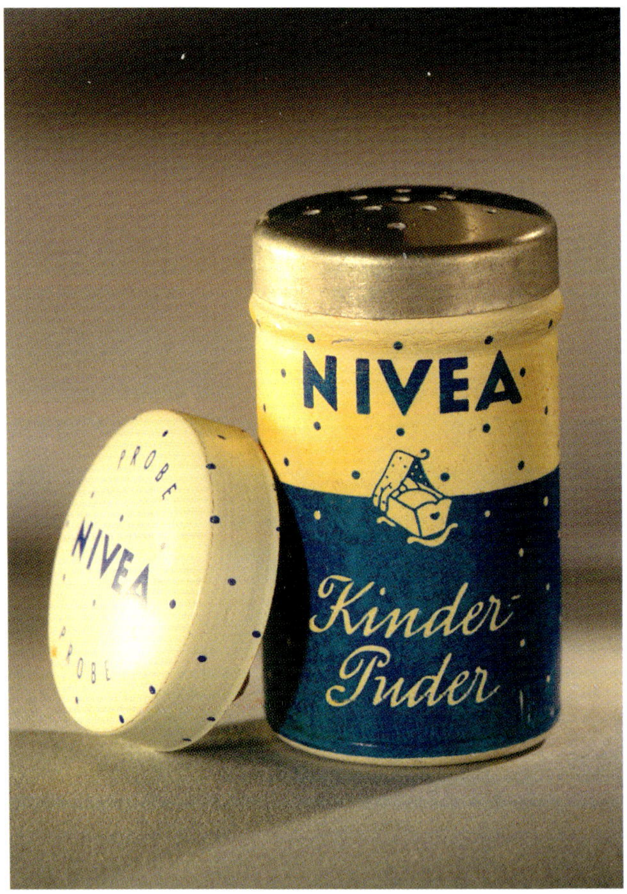

Auch der Aufstieg der Firma Beiersdorf gründet sich auf ein Apothekenlaboratorium. Produkte wie Pflaster oder die weltweit bekannte Nivea-Creme sind nur zwei Markenprodukte, die aus der Entwicklung zwischen Apotheken und Labors entstanden und heute allgemein bekannte Heil- und Pflegemittel darstellen.

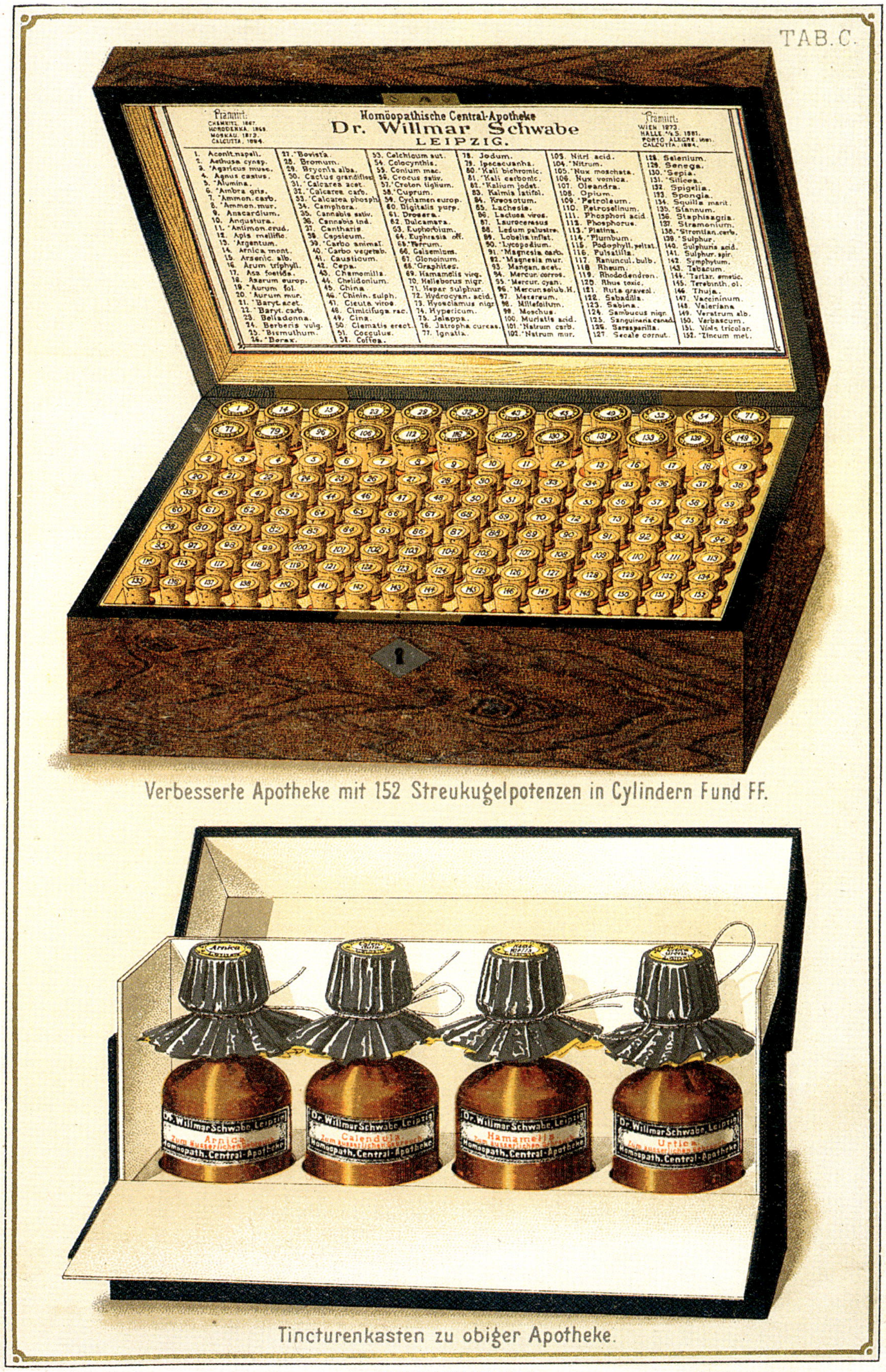

Verbesserte Apotheke mit 152 Streukugelpotenzen in Cylindern F und FF.

Tincturenkasten zu obiger Apotheke.

Was 1889 mit dem homöopathischen Apothekenkasten des Willmar Schwabe begann, ist heute eine der weltweit führenden Firmen zur Herstellung hochwertiger pflanzlicher Arzneimittel.

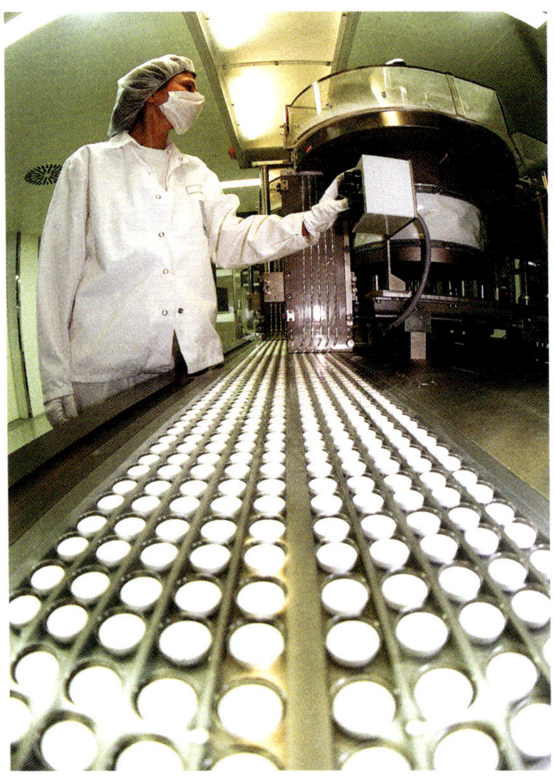

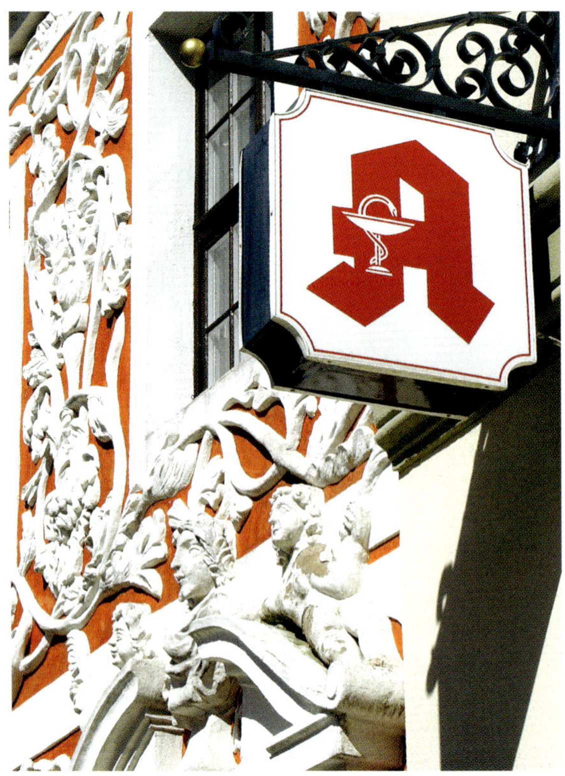

Neueste Entwicklung X

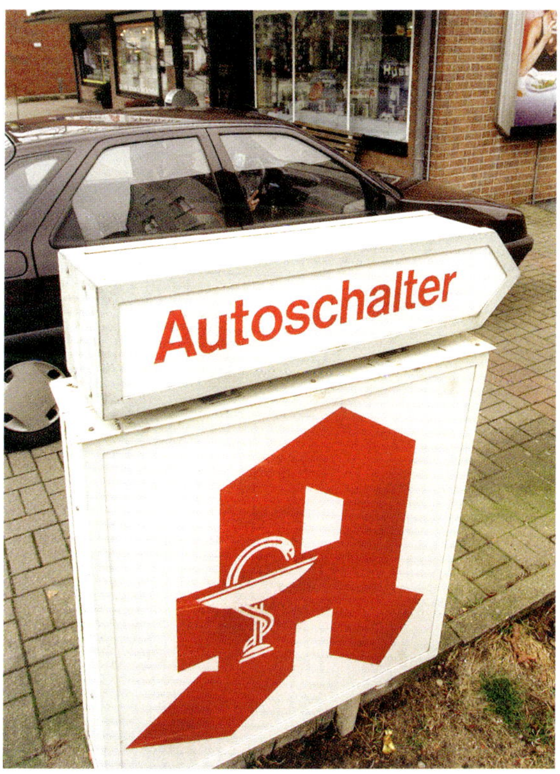

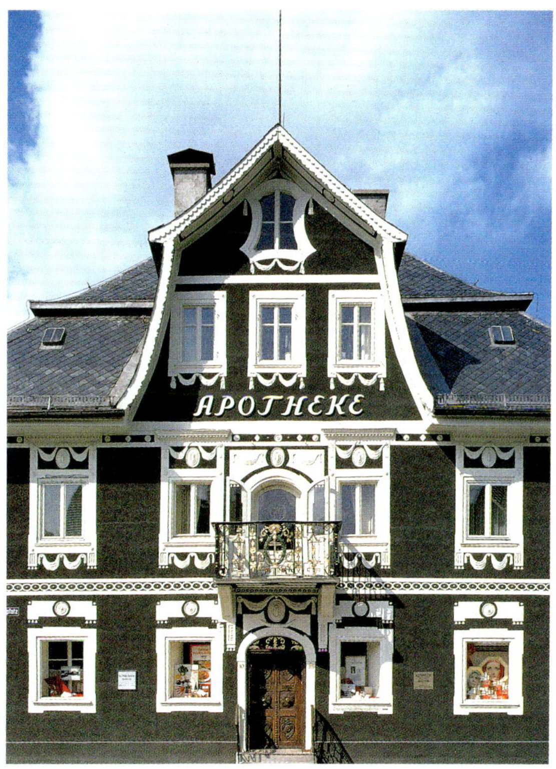

Im 20. Jahrhundert setzten sich die Entwicklungen fort, die durch den Zuwachs an wissenschaftlichen Erkenntnissen und an technischen Möglichkeiten eine unerhörte Dynamik in den medizinischen wie pharmazeutischen Fortschritt gebracht haben. Und selbst die beiden Weltkriege, sicherlich auf vielen Gebieten schwere Rückschläge, vermochten ihn letztlich nicht aufzuhalten oder auch nur zu bremsen. Es war im Gegenteil stellenweise so, dass die Not und das Leid zu immer intensiveren Forschungen trieben und manche Erfolge etwa in der Wundbehandlung oder in der Infektionsbekämpfung förmlich herbeizwangen. Auch die Impulse, die andere Branchen, zum Beispiel die Kunststoffindustrie, durch die Waffengänge und die von ihnen verursachten Engpässe empfingen, blieben nicht ohne Folgen für die Pharmazie und das Apotheken-Sortiment. Der ungeheure Zwang zur Anspannung aller Kräfte führte zu Innovationen auf vielen Feldern, ob bei den Ersatzstoffen, in der Prothetik oder in der Rehabilitation. Zwar verschob sich dadurch das Interesse bedenklich in Richtung einer einseitigen Leistungsmedizin, von entsetzlichen eugenischen Irrwegen und verbrecherischen Menschenversuchen ganz zu schweigen. Doch letztlich, allein vom Wissensgewinn her gesehen, blieb die Bilanz positiv. Seine Wertung ist eine Frage der Perspektive, je nachdem man beispielsweise die Ergebnisse der Kernforschung waffentechnisch oder nuklearmedizinisch betrachtet.

DURCHBRÜCHE

Anknüpfend an die letzten Abschnitte des vorigen Kapitels seien einige weitere Pharmafirmen genannt, die aus apothekarischen Anfängen entstanden sind und schon qua späterer Bedeutung die enorme Expansion dieses wissenschaftlichen wie wirtschaftlichen Sektors beleuchten: Der Pharmariese Schering entwickelte sich seit 1854 aus der Grünen Apotheke von Ernst Friedrich Christian Schering (1824–1889) in Berlin; aus der Hirsch-Apotheke von Eduard Fresenius (1874–1946) in Frankfurt am Main ging seit 1912 das gleichnamige Unternehmen hervor; aus der Sieben-Schwalben-Apotheke in Laupheim wuchs von 1924 an ein nach dem Gründer Erwin Renschler (1900–1950) benannter Pharmabetrieb; die 1891 gegründeten JSO-Werke haben ihre Wurzeln in der

Regensburger Engel-Apotheke des Johannes Sonntag (1863–1945); der Geist der Kloster-Apotheke von Wilhelm Thomas Sauter (1880–1933) im badischen Alpirsbach prägte die Produktpalette des Phytopharma-Herstellers Kytta (gegründet 1924).

Zu den größten Unternehmen der Branche aber gehören auch solche, die sich aus chemischen Fabriken der Farbenindustrie zu Pharmafirmen wandelten oder aber pharmazeutische Zweige ausbildeten: So blieb die Badische Anilin- und Soda-Fabrik (BASF) ihren Ursprüngen als 1861 gegründete Chemische Fabrik Dyckerhoff, Clemm & Co. treu, machte bald aber erheblichen Umsatz mit Grundstoffen für Arzneimittel. Ein regelrechter Pharmamulti hingegen wurde das 1863 ins Elberfelder Handelsregister eingetragene Unternehmen Friedrich Bayer et comp., das seit der Wende zum 20. Jahrhundert unter der wissenschaftlichen Leitung von Carl Duisberg (1861–1935) stand. 1890 hatte die Firma vom Apotheker Carl Leverkus (1804–1889) eine Ultramarinfabrik am rechten Ufer des Niederrheins in Wiesdorf

1920 gehörte die Badische Anilin- und Soda-Fabrik schon zu den größten Unternehmen Europas. Bis zur Jahrhundertwende vor allem auf die industrielle Herstellung und Synthetisierung von Farben und Farbstoffen spezialisiert, widmete sich das Unternehmen in den ersten 20 Jahren des 20. Jahrhunderts vor allem der Erzeugung von Stickstoffdünger.

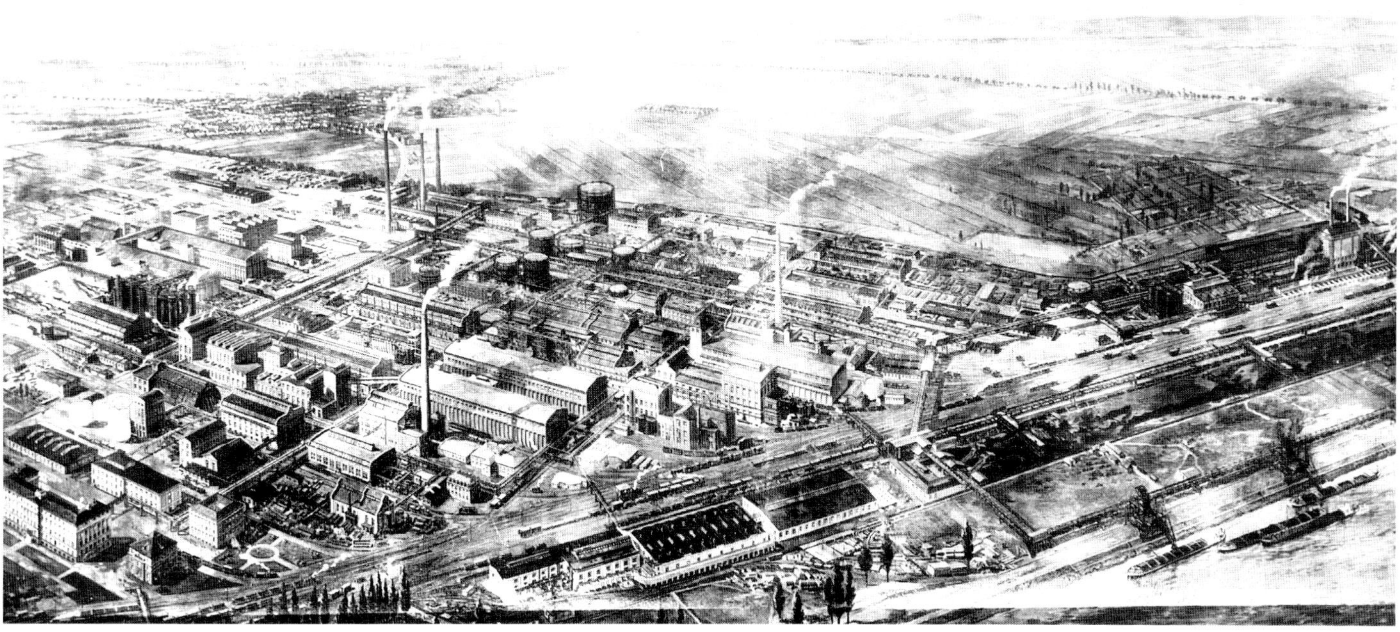

hinzugekauft, das nach dem Gründer seit 1930 Leverkusen heißt. Dort produzierte Bayer seit der Übernahme Arzneimittel, darunter etwa das Phenacetin und das schon genannte Aspirin®, von dem bei Kriegsbeginn 1914 bereits 200 Tonnen jährlich abgesetzt wurden. Nach dem Zweiten Weltkrieg wuchsen die Farbenfabriken Bayer (heute Bayer AG) zu einem weltweit operierenden Unternehmen mit einem kaum noch überschaubaren Pharmaangebot.

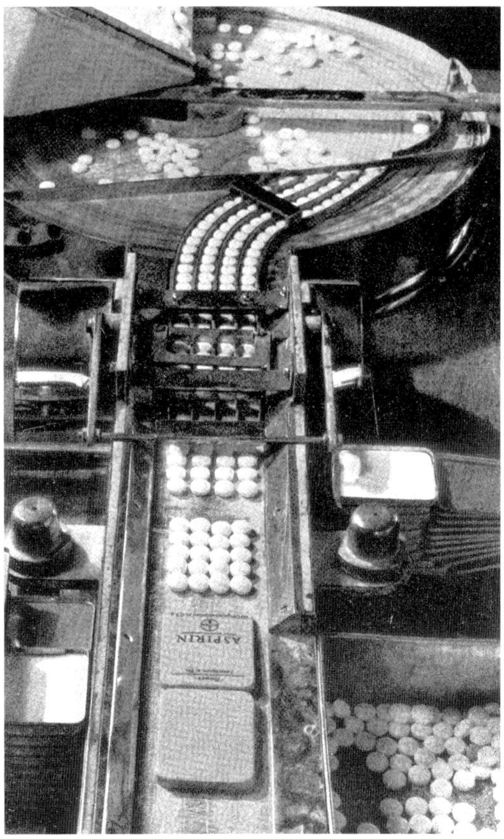

Gemeinsam mit Hoechst, der BASF und weiteren Unternehmen entschloss sich Bayer 1925 zur Fusion und ging in der I. G. Farben auf. Die Pharmaproduktion war zu diesem Zeitpunkt (hier die maschinelle Verpackung von Aspirin-Tabletten) schon weitgehend automatisiert.

Ähnlich die Entwicklung und ähnlich lang die Tradition der Farbwerke Hoechst (seit 1974 Hoechst AG), benannt nach dem gleichnamigen Stadtteil von Frankfurt am Main: Sie entstanden 1863 als Fabrik für Anilinfarbstoffe und hießen zunächst nach den Gründern Farbwerke Meister, Lucius und Brüning OHG. Der Aufschwung begann mit dem Fiebermittel (Antipyreticum) Kairin® im Jahr 1883 und beschleunigte sich seit 1900 durch das Analgetikum Pyramidon® sowie Impfstoffe und Sera. Als besonders fruchtbar erwies sich die vertragliche Zusammenarbeit mit dem Mediziner Emil von (geadelt 1901) Behring (1854–1917), dem es gelungen war, ein passiv immunisierendes Heilserum gegen die verheerende Volksseuche Diphtherie zu finden, die vor allem Kinder dahinraffte. 1891 gelang die Rettung eines bereits aufgegebenen kleinen Patienten. Behring veröffentlichte über seine Entdeckung 1890 die Schrift „Ätiologische [d. h. an den Ursachen ansetzende] oder Blutserumtherapie“. 1894 nahm Hoechst die Produktion des Serums auf. 1901 erhielt Behring, der auch ein Serum gegen Wundstarrkrampf (Tetanus) entwickelte, den ersten Medizin-Nobelpreis.

Viele Fortschritte verdankte die Wissenschaft den Labors der rapide wachsenden Pharmafirmen oder, wie im eben geschilderten Beispiel, der Kooperation von Forschern mit ihnen. Gespeist wurde der Kenntniszuwachs zugleich aus der staatlichen und universitären Forschung durch herausragende Wissenschaftler wie den mit 36 Jahren zum Professor und zum Assistenten von Robert Koch nach Berlin berufenen Paul Ehrlich (1854–1915). 1899 mit seinem Institut für experimentelle Therapie nach Frankfurt gewechselt, widmete sich Ehrlich dort der von ihm entwickelten Chemotherapie und suchte unermüdlich nach weiteren wirksamen Substanzen; über alle seine Versuche legte er Laborberichte an. Beim Präparat 606 wurde er wieder einmal fündig. Er hatte nach einer organischen Arsen-Verbindung gesucht und eine dreiwertige gefunden, die vorzüglich gegen Spirochäten wie den Syphiliserreger, das Bakterium *Treponema pallidum*, wirkte. Salvarsan® nannte er den ebenfalls von Hoechst vertriebenen Stoff, weil er heilte (lateinisch *salvare* = heilen, *sanus* = gesund) und Arsen enthielt. Damit gelang es, die verbreitete, im Quartärstadium tödliche Geschlechtskrankheit zu kurieren, wenn sie spätestens im zweiten Stadium behandelt wurde. 1914 brachte Ehrlich die verbesserte Version Neosalvarsan® heraus. 1908 hatte er den Nobelpreis erhalten.

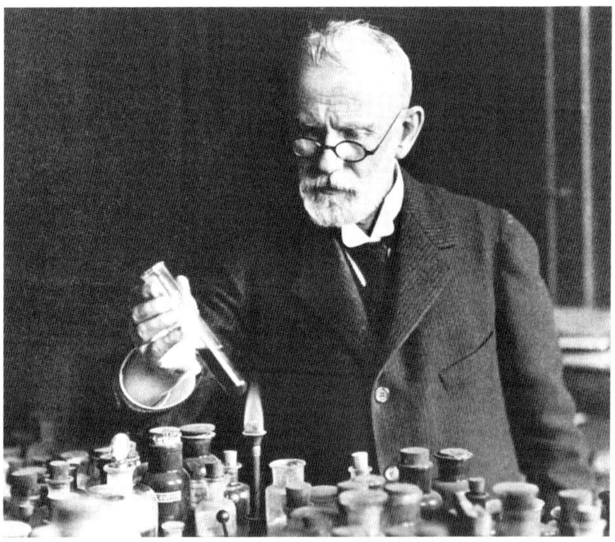

Als Schüler und Mitarbeiter von Robert Koch hatte sich Paul Ehrlich der experimentellen Therapie verschrieben. Ihm gelangen zahlreiche Entdeckungen und die Entwicklung neuer Medikamente. 1908 wurde ihm für seine Verdienste gemeinsam mit Ilja Metschnikow der Nobelpreis für Medizin verliehen.

Ein vergleichbarer Durchbruch gelang 1921 bei der Zuckerkrankheit: Schon im Papyrus Ebers wird anderthalb Jahrtausende vor der Zeitenwende die Beobachtung erwähnt, dass einige Menschen süßen Harn ausscheiden. Seit dem 16. Jahrhundert wird dieses Phänomen als Diabetes mellitus (honigsüßer Durchfluss) bezeichnet. Auch die Folgen des Diabetes waren bekannt: Mattigkeit, Durst, komatöse Krämpfe, Geschwürbildung, Erblindung. Dem dafür verantwortlichen Stoff war im 19. Jahrhundert der Berliner Pathologe Paul Langerhans (1847–1888) dicht auf der Spur: Er entdeckte in der Bauspeicheldrüse (Pankreas) inselartige Zellen, die nach ihm benannt wurden und deren innersekretorische Funktion er erkannte, ohne freilich den Zusammenhang mit dem Diabetes zu durchschauen. Den erkannten erst die nordamerikanischen Physiologen Frederik Grant Banting (1891–1941) und Charles Herbert Best (1899–1978) bei Versuchen an der Universität Toronto. Sie konnten das Insulin isolieren, das den Zuckerhaushalt des Körpers steuert und nach den produzierenden Zellen benannt ist. Jetzt war die Behandlung der Zuckerkrankheit möglich, auch wenn sich die Hoffnungen nicht erfüllten, Insulingaben könnten die gestörte Eigenproduktion des Körpers wieder in Gang bringen. Insulinpflichtige Diabetiker bleiben ein Leben lang auf künstliche Regulation angewiesen. Heute wird das früher aufwändig aus Lebendmaterial extrahierte Humaninsulin gentechnisch gewonnen.

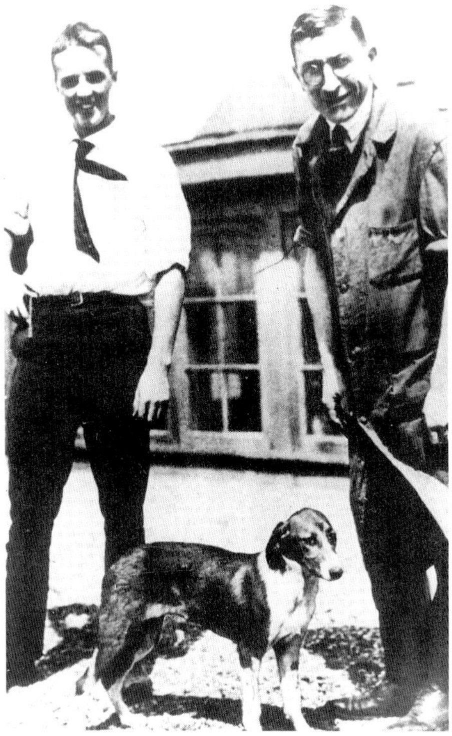

Charles Herbert Best (links) und Frederik Banting (rechts), die Entdecker des Insulins mit ihrem Versuchshund Marjorie, dem die Bauchspeicheldrüse entfernt wurde, der aber durch die regelmäßige Gabe von Insulin überleben konnte.

HORMONE, VITAMINE

Insulin ist ein Hormon. Den Begriff gibt es erst seit 1905, das, was er meint, vermuteten Mediziner allerdings schon seit langem. Das Wort stammt vom griechischen *hormao* (= ich setze in Bewegung, ich treibe an) und bezeichnet Stoffe, die Organfunktionen beeinflussen. Schon seit der Entdeckung des großen Blutkreislaufs (1628) durch William Harvey (1578–1657), Leibarzt der englischen Könige Jakob I. und Karl I., setzte sich die Vorstellung durch, dass alle Organe spezifische Stoffe produzieren, die das Blut überall dorthin transportiert, wo sie gebraucht werden. Der deutsche Anatom Johannes Müller

(1801–1858) erkannte dann, dass bestimmte Organe Sekrete bilden und diese entweder nach außen abscheiden (exokrine Drüsen) oder in die Blutbahn abgeben (endokrine Drüsen). Die letzteren identifizierte der Pariser Mediziner Charles-Edouard Brown-Séquard (1817–1894) als die Hormonlieferanten, auch wenn er den Terminus noch nicht verwendete. Er empfahl zur Steigerung des Wohlbefindens die Gabe von Hodenextrakten. So abwegig das war und wohl nur wirkte, weil sich die damit Behandelten Verbesserungen einredeten, es markierte den Anfang der Organtherapie. Und es bereicherte das pharmazeutische Sortiment beträchtlich mit immer weiteren Extrakten aus Hirnanhangdrüse (Hypophyse), Nebenniere, Schilddrüse, Eierstöcken und anderen Organen.

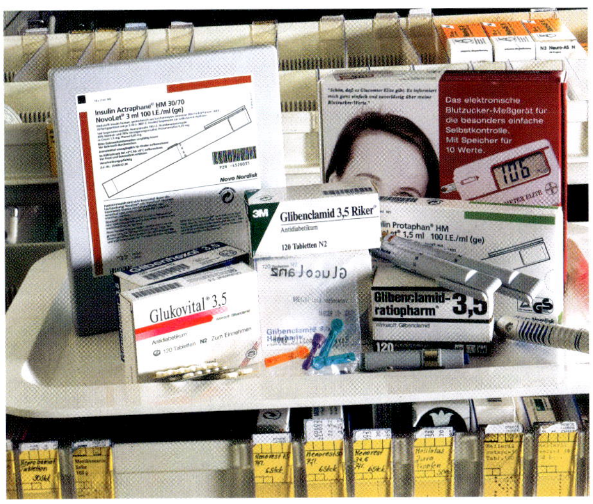

Die Bandbreite der Medikamente und Hilfsmittel zur Behandlung der inzwischen zur Volkskrankheit gewordenen Diabetes ist heutzutage sehr groß. Insulin-Pens oder -Pumpen machen die früher übliche Gabe von Insulin mittels normaler Spritzen überflüssig. Die richtige Einstellung von Zuckerkranken ist weniger das Problem als die im Zusammenhang mit Diabetes auftauchenden Folgekrankheiten.

Erst die Klärung der Wirkweise der Botenstoffe sowie die Isolierung und schließlich die Synthese dieser Hormone selbst aber ermöglichten den gezielten Einsatz von entsprechenden Präparaten. 1901 gewann der Japaner Jokichi Takamine (1854–1922) aus dem Mark der Nebennierenrinde das Adrenalin, das so genannte Stresshormon, das Herzleistung, Stoffwechsel und Sauerstoffverbrauch ankurbelt. Es wurde schon drei Jahre später als erstes aller Hormone vom deutschen Apotheker Friedrich Stolz (1860–1936) synthetisiert. 1914 konnte der US-Biochemiker Edward Calvin Kendall (1886–1972) das Schilddrüsenhormon Thyroxin, das für die Stoffwechselsteuerung lebenswichtig ist, kristallin isolieren (Nobelpreis 1950). Weitere Hormone folgten, und bald gelang auch die Aufdeckung ihrer Strukturen. Als besonders wichtig neben dem Insulin erwiesen sich die Sexualhormone und die Hormone der Nebennierenrinde, die Korticosteroide. Als Beispiel für viele andere Hormonpräparate sollen hier daher nur die Wege zur „Pille“ und zu den Arzneimitteln skizziert werden, die auf der Basis von Nebennierenrindenhormonen entwickelt worden sind.

Nach Isolierung der weiblichen (Östrogene, Gestagene) und männlichen Sexualhormone (Androgene) in den 1930er-Jahren, an der Adolf Butenandt (1903–1995) als Pionier der Biochemie wesentlichen Anteil hatte, konnte der komplexe hormonelle Prozess der Weitergabe des Lebens geklärt werden. Eine ganze Reihe von Mitteln gegen Menstruationsbeschwerden, zur Verbesserung der Fruchtbarkeit, zur Regulierung der Wehentätigkeit oder zur Verhütung von Fehlgeburten konnten die Pharma-Labors in rascher Folge anbieten. Bekannt war nun auch, dass Östrogene (in der Fachliteratur oft „Estrogene" geschrieben) und das Progesteron, Hauptvertreter der Gestagene, den Eisprung (Ovulation) verhindern und mithin zu temporärer Unfruchtbarkeit führen. Es dauerte aber bis in die 1950er-Jahre, ehe ernsthaft über ihren Einsatz zur Empfängnisverhütung nachgedacht wurde. Den Impuls gaben die im Gefolge des Krieges weltweit besorgniserregend ansteigenden Geburtenzahlen; besonders dramatisch stellte sich die Lage in den Entwicklungsländern dar, wo mit der Verelendung ganzer Völker bei gleichzeitigem irreparablem Umweltverbrauch zu rechnen war.

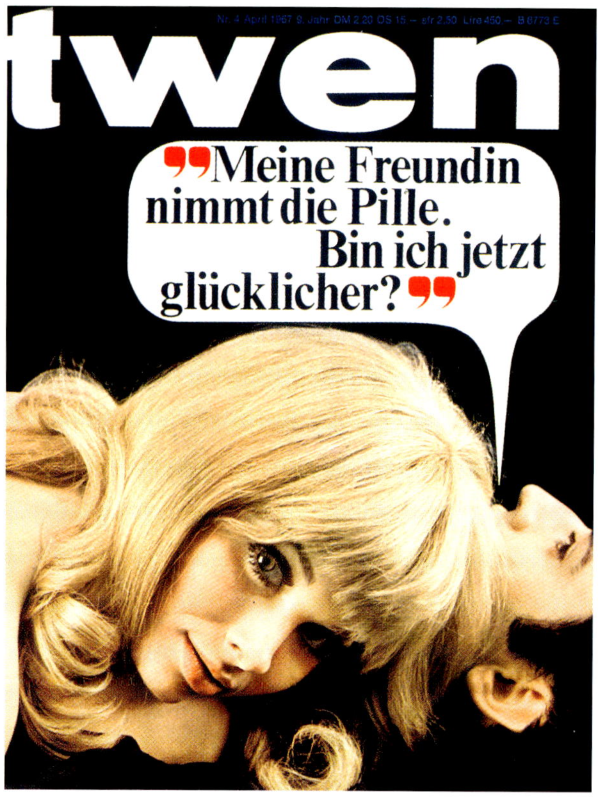
twen
„Meine Freundin nimmt die Pille. Bin ich jetzt glücklicher?"

Kaum ein Medikament hat im 20. Jahrhundert das Leben und vor allem die Lebensplanung so vieler Menschen beeinflusst wie die „Antibabypille"...

Auch jetzt war die Zeit für einen offenen Umgang mit hormonellen Methoden der Empfängnisverhütung offenbar immer noch nicht reif. Wissenschaftler, die sich mit der Frage beschäftigten, mussten ihre Arbeit nicht selten unter andere Zielangaben stellen. Ihnen drohten sonst, vor allem in katholischen Ländern und in den USA, Budgetkürzungen oder Schlimmeres. Die Organisationen zur Familienplanung standen unter scharfer Beobachtung einer angesichts der wachsenden medizinischen Möglichkeiten ohnedies verunsicherten Öffentlichkeit. Dennoch gelang gerade in den Vereinigten Staaten der Durchbruch: Hier griff der Physiologe und Hormonforscher Gregory Pincus (1903–1967) die Anregung von Familienplanern auf, ein sicheres Verhütungsmittel (Kontrazeptivum) zu entwickeln. 1951 begann er mit Tierversuchen auf der Basis von Progesteron. Sie glückten Erfolg versprechend, und Pincus wandte sich an den Gynäkologen John Rock (1890–1984), damit seine Methode auch klinisch getestet würde. Diese Versuchsreihe begann 1954, ihre ermutigenden Ergebnisse veröffentlichten die beiden Forscher 1956:

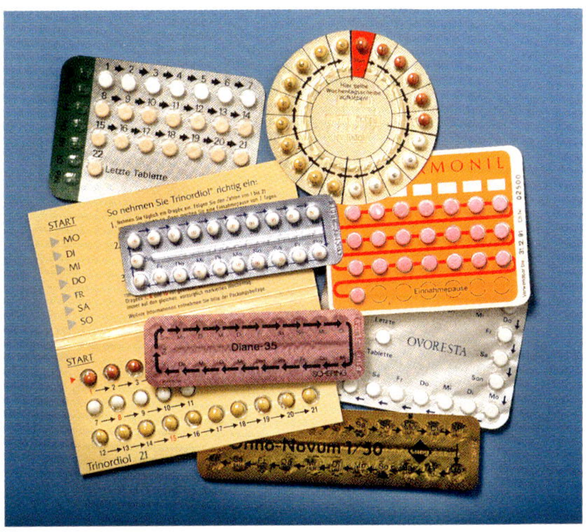

Das von ihnen eingesetzte Norethinodrel hatte sich als sehr zuverlässiger Ovulationshemmer erwiesen, beunruhigende Nebenwirkungen waren weitgehend ausgeblieben. Die dadurch erreichte Sterilität verlor sich sogleich wieder nach Absetzen des Präparates. Ja, es kam sogar zu einem so genannten Rebound-Effekt: Die Fruchtbarkeit stellte sich nach der Behandlung deutlich gestärkt wieder ein. Das betonten die Wissenschaftler besonders und wiesen ihre Studie als eine über Fertilitätsförderung aus. Von den empfängnisverhütenden Möglichkeiten war allenfalls indirekt die Rede. Sie kamen binnen Kürze natürlich dennoch zur Sprache. Und die heftigen Debatten, die sich daran entzündeten, erschreckten die Pharma-Firmen, die mit Pincus und Rock zusammengearbeitet hatten. Erst nachdem mit Feldversuchen auf Puerto Rico die Unschädlichkeit der hormonellen Kontrazeption erwiesen worden war, wurde 1957 das erste Medikament zur „Zyklusregulation“ in den USA zugelassen. Ein Kombinationspräparat auf Progesteron- und Ös-

... und gleichzeitig vor allem in den ersten Jahrzehnten seiner Einführung für so viel Diskussionsstoff gesorgt.

trogen-Basis, nun ausdrücklich zur Empfängnisverhütung, folgte 1960.

Jetzt gab es kein Halten mehr: Viele Unternehmen in vielen Ländern erkannten das Umsatzpotenzial einer solchen „Antibabypille", wie das Mittel bald allenthalben genannt wurde. In Deutschland begann die Firma Schering, die sich bereits einen Namen mit Hormonpräparaten gemacht hatte, 1959 als erste mit der klinischen Erprobung von Anvolar®, das zwei Jahre später zugelassen wurde. Mitte der 1960er-Jahre nahm bereits jede sechste Frau unter 30 „die Pille", so die Kurzbezeichnung. Sie revolutionierte nicht nur das generative Verhalten der Menschen, sondern hatte auch unabsehbare Folgen für das Geschlechterverhältnis. Frauen erlebten sie als Befreiung, die Rollenklischees gerieten ins Wanken, die Frage der Lastenverteilung in den Familien stellte sich neu, die Emanzipation der Frau erhielt entscheidende Impulse, das Alter der Erstgebärenden stieg drastisch an, weibliche Berufstätigkeit ebenfalls, die Kinderzahl pro Familie schrumpfte nachhaltig. Kaum ein gesellschaftliches Feld, das von der durch die Pille ausgelösten sexuellen Revolution nicht erfasst wurde, zumal in den 1980er-Jahren auch die „Pille danach" (Mifepriston, RU 486) zum Abbruch von Frühschwangerschaften nach ungeschütztem Geschlechtsverkehr auf den Markt kam. Apotheken und Pharmaunternehmen brachte die Einführung von inzwischen fast unzählbaren empfängnisverhütenden Mitteln bis hin zu Mini- und Mikropille einen beträchtlichen Umsatzschub.

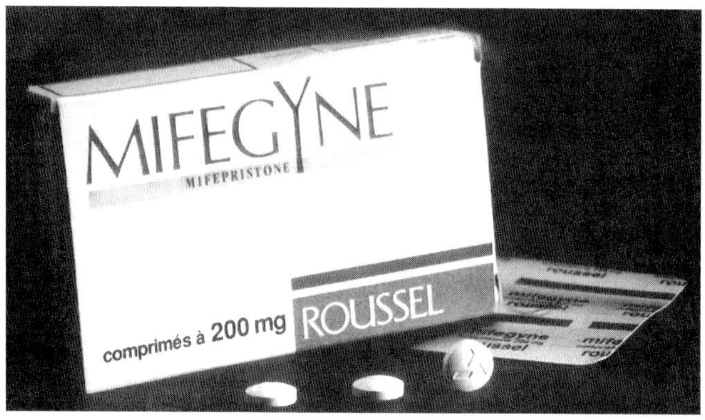

Der Streit um die Pille erreichte um 1999 einen neuen Höhepunkt, als das als „Abtreibungspille" titulierte Produkt Mifegyne® in den meisten westeuropäischen Ländern die Zulassung zum medikamentösen Schwangerschaftsabbruch erhielt. Seitdem sie in Frankreich 1988 erstmals eingesetzt wurde, ist die Diskussion um die ethischen Aspekte der Verwendung von Arzneimitteln neu entbrannt.

Die Bevölkerungspolitiker allerdings haben ihre Lektion aus dieser Revolution offenbar bis heute nicht gelernt, und die Statistiker müssen in eine Schreckensstarre verfallen sein. Wie sonst ist es zu erklären, dass nicht beizeiten klar wurde, welche demographischen Folgen der „Pillenknick" mit sich bringen würde? Hier interessieren vor allem die volksgesundheitlichen und gesundheitspolitischen Folgen, denn die rapide Überalterung der Bevölkerung in den Industriestaaten stellt die Politik vor Probleme, deren Ausmaße anscheinend nicht einmal in Umrissen erkannt worden sind. In Kombination mit den wachsenden Möglichkeiten von Medizin und Pharmazie rollt eine Kostenlawine heran, der gegenüber alle bisherigen Gesundheitsreformen wie Deichbau mit dem Teelöffel wirken. Natürlich stecken auch Chancen in der Entwicklung, wenn noch rechtzeitig verstanden wird, dass die Gesundheitsbranche bei entschlossener Investition zum Zukunftsmotor werden kann. Was der Stahl im 19., was Chemie, Automobil und Computer im 20. an Impulsen gesetzt haben, das könnte im 21. Jahrhundert von Medizin und Medizintechnik sowie von der Pharmazie ausgehen.

Doch zurück zu den Hormonen, die von der Rinde der Nebennieren produziert werden. Diese Drüsen liegen auf dem oberen Pol der Niere und schütten zusammenfassend Steroidhormone genannte Botenstoffe aus. Hier dauerte es mehr als ein Vierteljahrhundert, ehe nach dem vom Nebennierenrindenmark abgegebenen Adrenalin weitere Hormone gefunden wurden: 1927 konnte der amerikanische Physiologe Frank A. Hartmann (1883–1971) in Buffalo (New York) zunächst einen von Adrenalin weitgehend befreiten Extrakt aus der Nebennierenrinde gewinnen. Er bewährte sich bei der Behandlung der Addison-Krankheit (Bronzehautkrankheit) und legte die Vermutung nahe, dass die Patienten an einer Unterversorgung mit Cortin (von lateinisch *cortex* = Rinde) litten, wie Hartmann den im Extrakt konzentrierten Stoff nannte.

Erst 1936 fand Kendall (s.o. beim Thyroxin) die entscheidenden Hormone Cortison und Cortisol, während sein Schweizer Kollege Tadeus Reichstein (1897–1996) wenig später aus dem Cholesterin dass später so bezeichnete Cortexon isolierte. Der klinische Einsatz von Präparaten auf der Basis dieser Hormone begann nach dem Zweiten Weltkrieg, und bald setzte auch die Herstellung im industriellen Maßstab ein unter ständiger Bemühung um Abbau von Nebenwirkungen durch Varianten wie Prednisolon oder Betamethason. Die damit erzielten erstaunlichen Erfolge ließen corticoidhaltige Heilmittel als wahre Wunderarzneien erscheinen bei

Rheuma wie bei Asthma bronchiale sowie bei Hauterkrankungen. Der Segen, den sie stifteten, soll nicht geschmälert werden, doch stellten sich auch Probleme wie Wassereinlagerung oder Pergamenthaut bei Dauermedikation und hoher Dosierung ein.

Zu den weiteren wichtigen Arzneimittelgruppen, die aus der Natur gewonnen wurden und deren Synthese schließlich glückte, gehören gleichrangig neben den Hormonen die Vitamine. Krankheiten, die auf Vitaminmangel zurückgehen, sind so alt wie die Menschheit. Nur wusste bis vor 100 Jahren niemand, was das ist, was da mangelt. Skorbut, der Schrecken der Seeleute, musste irgendetwas mit frischem Gemüse oder Obst zu tun haben, das war Medizinern schon im 16. Jahrhundert durch Beobachtung klar geworden; Sauerkraut etwa gehörte daher manchmal schon zu den Vorräten bei langen Seereisen. Doch noch im 18. Jahrhundert mauerte die britische Marineführung, als der Arzt James Lind (1716–1794), Begleiter des Weltumseglers James Cook (1728–1779), Vorschläge zum Mitführen von Zitrusfrüchten machte. Er hatte mit diesen Früchten 1758 Skorbutkranke retten können und das durch eine vergleichende Studie belegt. Erst zwei Jahre nach seinem Tod griff man seinen Vorschlag auf; Skorbutfälle hatten fortan Seltenheitswert. Warum die Südfrüchte dieses „Wunder" bewirkten, hätte freilich auch Lind nicht zu sagen gewusst. Noch im 19. Jahrhundert verkündete eine Autorität wie Justus von Liebig, der uns schon ausführlich begegnet ist, dass der Mensch außer Wasser und Mineralien nur Eiweiße, Fette und Kohlenhydrate als Nährstoffe brauche. Die junge Wissenschaft der Bakteriologie führte die Forscher zusätzlich auf falsche Fährten, indem sie etwa angesichts der gehäuft auftretenden Beriberi-Erkrankung, die sich in Herzschwäche und Wassersucht äußert, in Süd- und Südostasien einen womöglich tropischen Erreger vermuteten.

So auch der niederländische Hygieniker Christiaan Eijkman (1858–1930). Seine intensive Suche danach um die Wende zum 20. Jahrhundert auf Java verlief insoweit ergebnislos, brachte aber eine interessante Beobachtung: Menschen, die vornehmlich geschälten und polierten Reis aßen, erkrankten besonders oft und heftig an Beriberi. Eijkman bereitete daher einen Sud aus den Reisschalen und konnte schon nach wenigen Gaben davon bei den Kranken deutliche

Besserung feststellen. Sein polnischer Kollege, der Pasteurschüler Casimir Funk (1884–1967) machte sich dann daran, aus großen Mengen Reisschalen ein Amin zu isolieren, das er Beri-Beri-Vitamin (lateinisch *vita* = Leben) nannte, weil es offenbar essentiell (lebenswichtig) für den Körper ist. Der Begriff „Vitamin" setzte sich für alle die Stoffe durch, die der Mensch mangels körpereigener Synthetisierung mit der Nahrung aufnimmt und zum Leben braucht. Dass es sich dabei keineswegs stets um Amine (organische Basen) handelt, wurde bald offenbar, änderte aber nichts mehr am einmal gewählten Terminus.

In den nächsten Jahrzehnten fanden Forscher mehr und mehr von diesen „Lebensstoffen", erkannten den Zusammenhang mit Krankheiten, die bei Mangel daran entstehen (Avitaminosen) und entwickelten ein Buchstabensystem: Als Vitamin A bezeichneten sie das Retinol, das in Leber, Eigelb, Milch, Butter und Gemüse vorkommt und bei dessen Mangel Nachtblindheit (Hemeralopie) und Verhornung der Augenepithelien drohen. Vitamin B umfasst eine ganze Gruppe: B_1 ist das eben geschilderte Beri-Beri-Vitamin oder Thiamin, das in Hefe, Vollkornprodukten, Fleisch, Gemüse und Nüssen enthalten ist; Vitamin B_2 heißt auch Riboflavin, das mit Milch, Käse, Fleisch und Innereien aufgenommen wird und dessen Mangel sich an Haut- und Schleimhautschäden (Lichtdermatosen) bemerkbar macht; Pyridoxol nennt man das Vitamin B_6, das wir aus Fisch, Obst, Gemüse und Vollkorn beziehen und das vor Krämpfen und Blutarmut (Anämie) schützt; Mangel an Cobolaminen, wie Vitamin B_{12} chemisch genannt wird, kann sogar zu perniziöser (gefährlich chronischer) Anämie führen, die mit Injektionen des Vitamins behandelt wird. Zu wenig Vitamin C verursacht den Skorbut und heißt chemisch Ascorbinsäure, die in Zitrusfrüchten, Paprika, Kohl und Leber besonders reich vorhanden ist. Mangel an Vitamin D oder Calciferol führt zu Rachitis, wovor Milchprodukte, Fisch und Pilze auf dem Speisezettel schützen.

Es gibt noch eine ganze Reihe weiterer Vitamine, auch solche ohne Buchstabenkennung wie Pantothensäure, deren Mangel Nerven schädigen kann. Eine ausgewogene Ernährung, wie sie in den entwickelten Ländern in der Regel gewährleistet ist, liefert alle diese „Lebensstoffe". Ihre hohe Bedeutung hat jedoch dazu geführt, dass viele Menschen Vitaminpräparate zur Ergänzung einnehmen. Das kann in gesundheitlich schwierigen oder riskanten Phasen sinnvoll sein und auch dann, wenn, aus welchen Gründen auch immer, das Nahrungsangebot zu einseitig ausfällt. Schädlich sind solche Vitaminergänzungen gewöhnlich nicht, denn ein Zuviel wird einfach ausgeschieden. Für das Apothekensortiment erwiesen sich die Vitaminpräparate als hochwillkommene Erweiterung. Da allerdings die wenigsten apothekenpflichtig sind oder geblieben sind, machen das Hauptgeschäft Supermärkte, Drogerien und Discounter. Daran hat auch das durch zeitweilige Monopolstellung entstandene, inzwischen unsinnige Kostenvorurteil vom „Apothekerpreis" seinen Anteil.

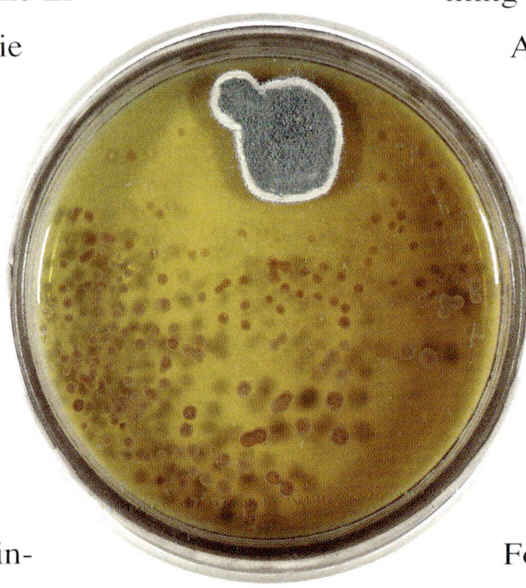

Modell der zufälligen Beobachtung von Alexander Fleming, dass der Ring um den Schimmelpilz auf einer angesetzten Staphylokokkenkultur frei von Bakterien war. Fleming entdeckte damit die Wirkungsweise des Penicillins.

ANTIBIOTIKA, SYNTHETIKA

Unter den weiteren Naturstoffen, die pharmazeutisch hohen Rang gewonnen haben, sind noch Enzyme, Stoffe zur Unterdrückung unerwünschter Immunreaktionen etwa bei Transplantationen (Immunsuppressiva) und Antibiotika zu nennen. Der immensen Bedeutung der letzteren wegen soll ihre Entwicklung hier kurz skizziert werden: Sie begann mit einem Zufall, und dass er zum Glücksfall werden würde, war lange keineswegs absehbar. Im Jahr 1928 kehrte der 47-jährige Bakteriologe Alexander Fleming (1881–1955) nach einem Ausgang in sein Londoner Labor zurück und sah, dass eine Staphylokokkenkultur, die er angesetzt hatte, von Schimmel befallen war. Nicht weiter aufregend. Es hatte sich aber, und das nahm den Forscher denn doch Wunder, rund um den Schimmelpilz ein Ring gebildet vollkommen frei von den angezüchteten Kugelbakterien. Fleming unterbrach seine Staphylokokkenforschung und versuchte herauszubekommen, ob der Schimmelpilz eine Substanz bilde, die Bakterien töten oder doch wenigstens im Wachstum hemmen könne. Er war eben Bakteriologe und daher neugierig geworden. Er selbst begründete den Interessenwechsel so:

Ich bin eben Schotte, und Schotten werfen nie etwas leichtfertig weg. Daher habe ich die verschimmelte Bakterienkultur nicht abgeräumt, sondern habe mich näher mit ihr beschäftigt [...]

Zunächst schien die Sache in eine Sackgasse zu führen. Zwar erkannte Fleming bald, dass es sich bei dem Pilz um *Penicillium notatum* handelte, und er fand auch seine bakterientötende Potenz bestätigt. Sein Assistent hatte gerade eine Nebenhöhlenentzündung, die Fleming mit konzentrierter Schimmelpilzlösung auspinselte und mit der er den jungen Kollegen kurieren konnte. Doch dann ergab sich die eigentliche Schwierigkeit: Es ließ sich einfach nicht genügend von dem nun „Penicillin" genannten Stoff extrahieren. Er erwies sich als so empfindlich, dass er sich immer schon verflüchtigt hatte, ehe eine nennenswerte Menge beisammen war. Fleming und seine Assistenten gaben schließlich 1930 die Versuche auf. Nur eine bald vergessene Publikation darüber kam heraus. Bitter für Fleming, der als Militärarzt im Ersten Weltkrieg erlebt hatte, wie furchtbar die Infektionen unter den Soldaten gewütet hatten, und der seine ganze spätere Arbeit der Suche nach einem antibakteriellen Stoff gewidmet hatte. Doch mehr als das so genannte Lysozym, das er 1922 entwickelte, fand er nicht; es wirkte leider nur gegen relativ harmlose Erreger.

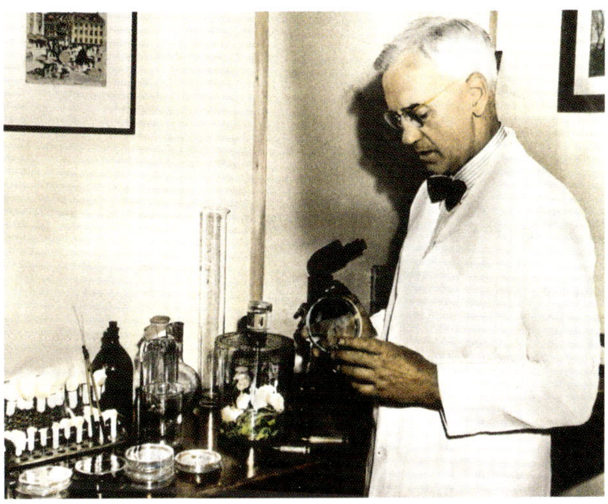

Der Entdecker des Penicillins, Sir Alexander Fleming, erhielt 1940 für seine bahnbrechenden Forschungsergebnisse den Nobelpreis.

Das Penicillin schien genau seinen Forderungen nach einem Stoff zu entsprechen, der die Mikroben stoppte oder ganz auflöste, ohne die Gewebezellen zu schädigen. Über ein Jahrzehnt sollte nach seiner Entdeckung vergehen, ehe zwei jüngere britische Forscher auf Flemings Arbeit stießen: Howard Florey (1898–1968) und Ernest Boris Chain (1906–1979). Und nun wurde, wie eingangs des Kapitels gesagt, der Kriegsfall 1939 in einem pharmazeutischen Sinn zum Glücksfall. Mit Sorgen sah man auf der britischen Insel der neuen Flut von Verwundeten entgegen, denen man bei Infektionen kaum würde helfen können; schon die vage Hoffnung, die jungen Forscher seien vielleicht auf ein Heilmittel gestoßen, ließ Fördergelder fließen. Zwar hatte man weiter schwer mit dem Problem genügender Mengen zu kämpfen, doch gewannen Chain und Florey soviel Penicillin, dass sie erfolgreiche Tierversuche und 1941 die Behandlung eines bereits als hoffnungslos aufgegebenen Polizisten durchführen konnten, der an einer Staphylokokkensepsis (Blutvergiftung) litt. Der Mann wurde gesund, und das Interesse an Penicillin wuchs ungeheuer.

Der Krieg ließ jedoch eine Fertigung von Wirkstoff in industriellem Maßstab in Großbritannien nicht zu, weswegen die Forscher in den USA Pharma-Betriebe interessierten. Da 1941 auch die Vereinigten Staaten in den

Ein Plakat am Straßenrand warnt 1947 die Soldaten der US-Besatzungstruppen in Deutschland vor Geschlechtskrankheiten.

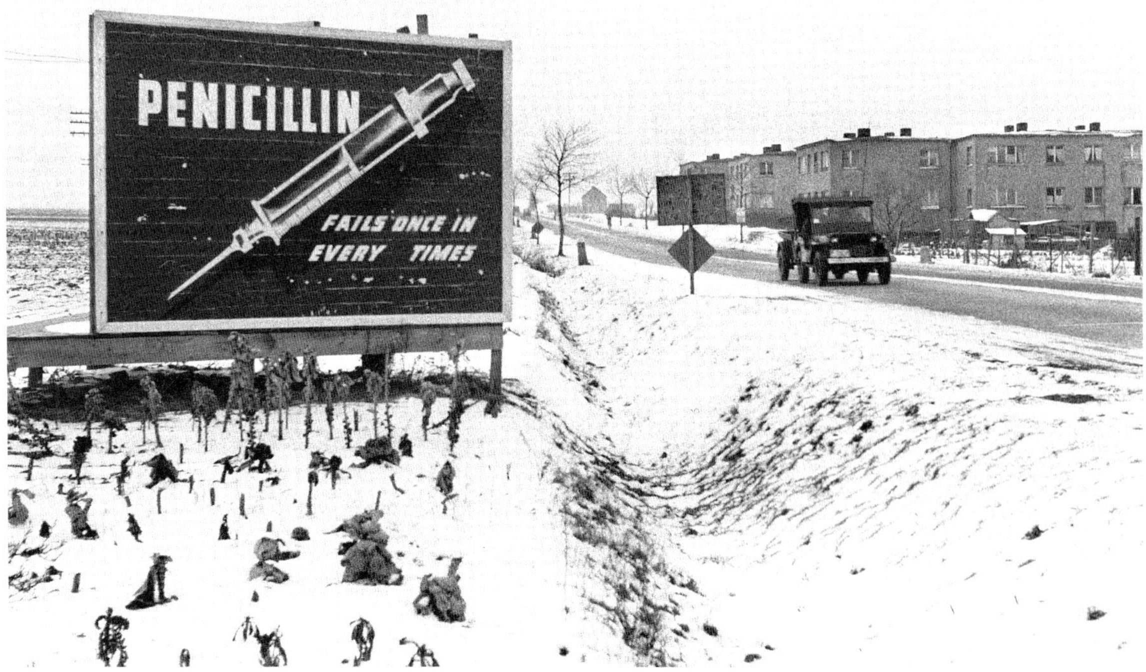

Krieg eingetreten waren, fanden sie schnell Gehör und ebenfalls Förderung. In amerikanischem Tempo schritt nun die Produktion parallel zu klinischen Versuchen voran; Hunderttausende von Kranken und Verwundeten konnten bereits bis 1945 durch das Antibiotikum gerettet werden. So nannte man Penicillin, weil es von lebenden Organismen gewonnen wird und abtötend auf andere Mikroorganismen (bakterizid) wirkt. Zwar hatte während des Krieges auch in Deutschland die Penicillinforschung eingesetzt, doch gelang hier die Überwindung des Mengenproblems nicht. Die geringen Chargen, die hergestellt wurden, kamen nur der Forschung und in Einzelfällen ausgewählter NS-Prominenz zugute. Die Menschen auf dem kriegszerstörten Kontinent erfuhren die Segnungen des neuen Mittels erst in den 1950er-Jahren und erlebten es wie alle als ein Wunder. Das Zeitalter der Infektionskrankheiten schien endgültig vorüber; Fleming wurde geadelt und erhielt mit seinen beiden Nachfolgern, denen er die Vollendung seines Traums verdankte, 1945 den Nobelpreis. Sie hatten, so jubelte man, einem der grimmigsten Menschheitsfeinde den Garaus gemacht. Die Euphorie führte rasch zu Penicillin-Missbrauch, auch in der Veterinärmedizin, und schließlich zur Bildung von resistenten Bakterienstämmen; eine eben noch scharfe Waffe drohte, stumpf zu werden.

Das konnte durch Entwicklung weiterer Penicilline, vor allem aber durch neue Antibiotika aus anderen Pilzkulturen letztlich verhindert oder als Problem eingegrenzt werden: Streptomycin und Neomycin Ende der 1940er-Jahre mit Wirksamkeit gegen Tuberkelbakterien und den Meningitiserreger; etwa zur gleichen Zeit Tetracyclin, dessen Totalsynthese 1959 glückte und das zum Beispiel gegen den Syphiliserreger eingesetzt wird, wenn eine Penicillin-Allergie vorliegt. Es folgte Chloromycetin (Chloramphenicol) mit einem sehr weiten Wirkungsspektrum (Breitbandantibiotikum) und besonders gegen den Typhuserreger einsetzbar; Mitte der 1950er-Jahre Cefalosporin, das sich ebenfalls bei Penicillinresistenz oder bei einer Allergie gegen Penicilline eignet; Erythromycin 1952, das gegen Kokken wirkt, die nicht auf Penicilline ansprechen. Die Liste ließe sich noch eine Weile fortsetzen und käme doch nie an ein Ende, weil die Erforschung der Antibiotika ständig neue Funde bringt und Kombinationspräparate in reicher Auswahl und unterschiedlicher Pharmakokinetik (Tempo der Verstoffwechselung) sowie Indikation zur Verfügung stehen.

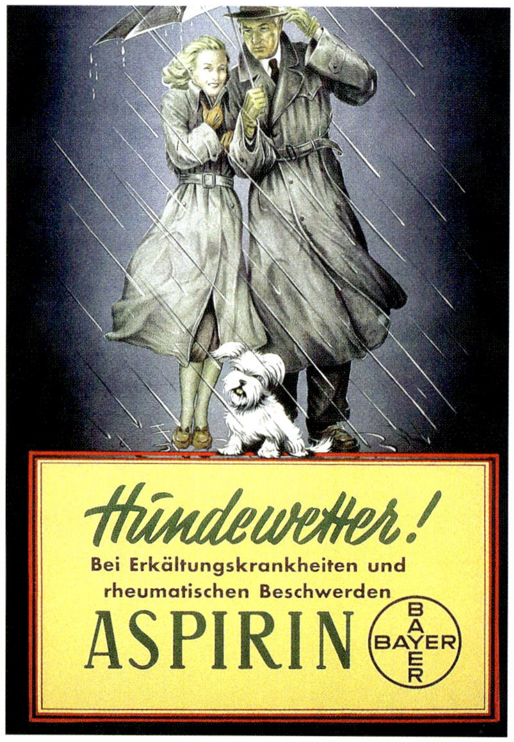

Reklameplakat für das Schmerzmittel Aspirin®

Diese Vielfalt wird noch um ein Vielfaches von den im 20. Jahrhundert entwickelten synthetischen Arzneimitteln übertroffen, weswegen hier Einzelporträts nicht möglich sind. Nur ein summarischer Überblick nach Wirkgruppen soll veranschaulichen, welche enormen Möglichkeiten moderne Chemie und Pharmazie geschaffen haben:

Schmerzstillende Mittel (Analgetika): Sie gehören zu den am häufigsten eingesetzten Arzneimitteln überhaupt. Schmerz entsteht durch mechanische, thermische, chemische oder elektrische Reize, die an das Großhirn geleitet werden. Man kann also versuchen, die Entstehung der Schmerzempfindung durch Betäubung zu verhindern, die Reizleitung zu unterbinden oder die Schmerzzentren im Gehirn lahmzulegen. Stark wirksame Mittel sind das Morphin und morphinähnliche Medikamente wie Fentanyl oder Penthidin. Relativ schwache Analgetika sind Abkömmlinge (Derivate) der Salicylsäure wie ASS (Aspirin®) oder der Arylpropionssäure (etwa Ibuprofen) sowie Pyrazol- und Anilinderivate (Penacetin, Paracetamol). Alle diese milden Analgetika wirken zudem mehr oder minder fiebersenkend (antipyretisch) und entzündungshemmend (antiphlogistisch) und werden daher auch als Rheumamittel eingesetzt. Eine große Zahl von Kombinationspräparaten aus den genannten Wirkstoffen ist auf dem Markt.

„Seelische" Mittel (Psychopharmaka): Im Grunde sind hier noch antike Grundgedanken am Werk. Jemand, der aus dem seelischen Gleichgewicht geraten ist, soll chemisch wieder einigermaßen die Balance finden. Seit den 1950er-Jahren sind dazu Mittel entwickelt worden, die man in drei große Gruppen einteilt: 1. Neuroleptika (sozusagen seelische Weichmacher) wie Chlorpromazin oder Thioxanthen kommen, auch vorbeugend, zur Dämpfung von Psychosen, chronischen Erregungszuständen, Halluzinationen, Ich- oder Denkstörungen zum Einsatz. 2. Antidepressiva helfen beim Abbauen von krankhaften Verstimmungen, wirken antriebssteigernd und vermindern Ängste; mit Iproniazid kam 1952 ein erstes starkes Mittel auf den Markt, das sich den Spitznamen *happy pills* zuzog, es folgte 1958 Imipramin. Gegen manische Zustände, das gegenteilige Extrem der Depression, erwiesen sich Lithiumsalze als hilfreich. 3. Größte Psychopharmaka-Gruppe sind die Beruhigungsmittel (Sedativa), zu denen im weiteren Sinn auch die Schlafmittel (Hypnotika) gehören, zur Dämpfung von Unruhe, Gereiztheit, Angstzuständen. Neben Librium oder Oxazepam machte hier die wohl bemerkenswerteste Karriere das 1969 eingeführte, schon zehn Jahre zuvor entwickelte Diazepam unter dem Handelsnamen Valium®. All diese Medikamente, manche mit nicht geringem Suchtpotenzial, bilden eine tragende Säule des Arzneimittelhandels.

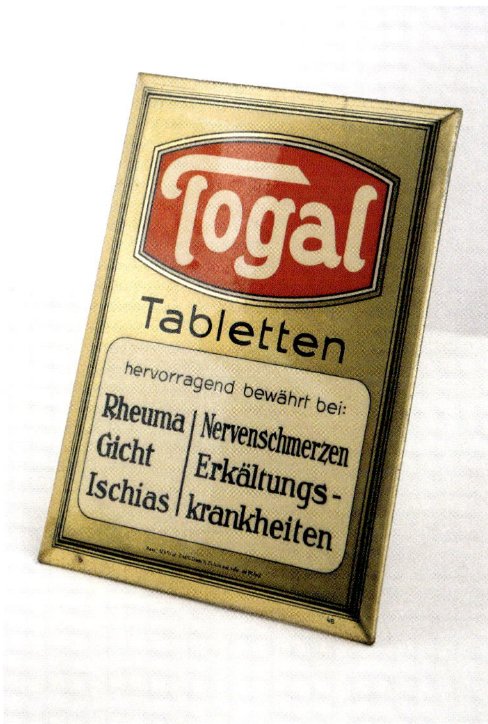

Auch andere Hersteller erkannten schnell das Potenzial von Acetylsalicylsäure als Analgetikum. Emailliertes Reklameschild aus den 1940er-Jahren.

Herz-Kreislauf-Mittel: Hierher gehört eine fast unübersehbare Fülle von synthetischen Medikamenten, die so unterschiedliche Aufgaben haben wie die Bekämpfung von Rhythmusstörungen und Herzinsuffizienz, Senkung oder Steigerung des Blutdrucks, Linderung von Angina-pectoris-Anfällen, Akuthilfe bei Schockzuständen, Behebung von Durchblutungsstörungen, Thrombose- und Infarktprophylaxe, Regulierung der Cholesterinfracht (Blutfettwerte). Die Bandbreite der eingesetzten Wirkstoffe reicht daher von Nitroverbindungen über Stickstoffmonoxid, Phenytoin, Glucagon, Nicotinsäure, Alpha- und Betarezeptorenblocker, Papaverin, ACE-Hemmer (Captopril), Nifedipin (Adalat), Diuretika (harntreibende Mittel), Lipidsenker bis hin zu Sildenafil, das als Mittel gegen Angina pectoris geplant war, aber dann unter dem Namen Viagra® eine doch sehr andere Richtung nahm. Da Herz-Kreislauf-Leiden bei alternder Bevölkerung in den Industriestaaten zu den häufigsten Erkrankungen gehören und besonders gefährlich werden können, gilt ihnen auch pharmazeutisch hohe Aufmerksamkeit. Kreislaufmittel und Koronartherapeutika machen einen beträchtlichen Teil des Apothekensortiments aus.

Mittel gegen Atemwegserkrankungen: Noch häufiger sind die alljährlich in der „schlechten" Jahreszeit gehäuft auftretenden Erkrankungen des Respirationstraktes: Schnupfen (Rhinitis) und Husten (Bronchitis). Sie sind aber meistens schon mit Hausmitteln und auch mit synthetischen Arzneimitteln und Naturstoffen (bei Bronchitis etwa Antibiotika) relativ gut zu behandeln und gewöhnlich ungefährlich. Quälend hingegen ist das weit verbreitete Asthma bronchiale, gekennzeichnet durch akute Atemnot bis hin zu Erstickungsanfällen (meistens durch erschwertes Ausatmen wegen der Bildung von zähem Schleim). Asthma kann genetisch begünstigt, psychosomatisch verursacht, auf eine Allergie zurückgehend oder mit Infekten vergesellschaftet sein. Dieses unscharfe Bild macht eine kausale Therapie nur schwer möglich, sodass medikamentöse Hilfe für das meistens in Schüben verlaufende Leiden vor allem in Linderung durch Erweiterung der Bronchien sowie Krampf- und Schleimlösung besteht. Das leisten beispielsweise Mittel wie Ephedrin, ein aus der Gattung Meersträubel (Ephedra) gewonnenes Alkaloid, und Theophyllin, ein aus Teeblättern isoliertes Alkaloid. Ansonsten bewähren sich corticoidhaltige Medikamente sowie Salbutamolsulfat (Handelsname Sultanol®) in Form von Inhalationssprays. Da die Kassen für Bagatellmedikamente gegen Schnupfen oder Husten nicht aufkommen, hat sich hier für Apotheken ein interessanter, allerdings von Konsumschwankungen stark abhängiger Markt entwickelt.

Mittel zur Stoffwechselregulierung: Wenn bestimmte Stoffe vom Organismus nicht oder unzureichend abgebaut werden oder wenn die Synthetisierung anderer im Körper nicht im erforderlichen Maße gelingt, spricht man von Störungen des Gesamt- oder eines Teilstoffwechsels. Eine ist uns schon ausführlich begegnet: die Zuckerkrankheit (Diabetes mellitus), andere betreffen Magen, Darm, Leber, Galle und Niere. Im Magendarmtrakt äußern sich Störungen durch Geschwüre (Ulzera), Schleimhautreizungen (Gastritis), Sodbrennen (Pyrosis), Durchfall (Diarrhö), Verstopfung (Obstipation), Entzündung (Enterokolitis, bei Beteiligung des Magens: Gastroenteritis). Auch die anderen am Stoffwechsel zentral beteiligten Organe erleiden Funktionsstörungen durch Erreger, Vergiftung, Überbeanspruchung, Steinbildung (Lithiasis). Oft sind dann chirurgische Maßnahmen erste Wahl, doch hat sich auch eine große Zahl von Medikamenten in der Behandlung vor allem von weniger schweren Erkrankungen bewährt. Ob Abführmittel (Laxantien) pflanzlicher (Rhabarber, Senna oder drastischer Rizinus) oder synthetischer Art, galletreibende Mittel (Choleretika) oder Impfstoffe (Vakzine) gegen einige Formen der Leberentzündung (Hepatitis) – die Palette der bei Stoffwechselstörungen wirksamen Medikamente wächst ständig mit immer besserer Kenntnis der biochemischen Prozesse.

In diesen Zusammenhang sind noch viele weitere synthetische Arzneien zu nennen, von den zur Infektionsvorbeugung entwickelten keimtötenden Mitteln (Antiseptika) über solche gegen Pilzerkrankungen vor allem der Haut (Antimykotika) bis hin zu den antibakteriell wirkenden Sulfonamiden. In der Krebstherapie spielen Mittel eine zentrale Rolle, die das Zellwachstum und die Zellvermehrung hemmen (Zytostatika). Fortschritte sind auf ähnlichem Wege erzielt worden beim Bemühen, das Eindringen von Viren und deren Vermehrung zu hemmen durch so genannte Virostatika. Von ihnen erhofft man sich vor allem in der Aids-Behandlung wesentliche Verbesserungen. Auch Grippeimpfstoffe werden mit diesem Ziel entwickelt, wobei das hohe Tempo der Virenveränderung eine große Herausforderung darstellt. Nicht auszuschließen beispielsweise ist der Befall von Menschen durch die zunächst auf Geflügel beschränkte Vogelgrippe, die 2004 in Südostasien ausbrach und inzwischen auch Zugvögel infiziert hat, die das Virus um den Globus tragen können.

MIT DER ZEIT GEHEN

Die Apotheken mussten sich dem drastisch gewachsenen und radikal gewandelten Arzneimittelschatz ebenso anpassen und außerdem den weitgehenden Verlust der Arzneibereitung zugunsten industrieller Fertigung hinnehmen. Hinzu kamen häufige gesetzliche Neuregelungen des Handels mit Heilmitteln und Reformen in den Ausbildungsgängen des Fachpersonals. Das lässt sich hier nicht in den Einzelheiten darstellen. Nur ein Punkt verdient herausgehoben zu werden: Wer heute in eine Apotheke geht, wird in vielen, wenn nicht in den meisten Fällen von Frauen beraten. Das war noch vor wenigen Generationen völlig anders. Zwar gab es bedeutende Frauen schon in der mittelalterlichen Pharmazie, wie am Beispiel der Hildegard von Bingen gesehen, doch nur hinter Klostermauern oder als Apotheker-Ehefrauen, die sich durch Zuschauen und Selbststudium die notwendigen Kenntnisse verschafft hatten. Bei Verwitwung übernahmen nicht wenige ohne formale Approbation das Geschäft des Mannes; die Vorschrift, dass sie dann eigentlich einen Provisor hätte einstellen müssen, konnte nicht im gewünsch-

In den 1960er-Jahren hatte sich am Erscheinungsbild vieler Apotheken zwar einiges verändert – im Mittelpunkt aber standen noch immer Tresen und Apothekerschrank.

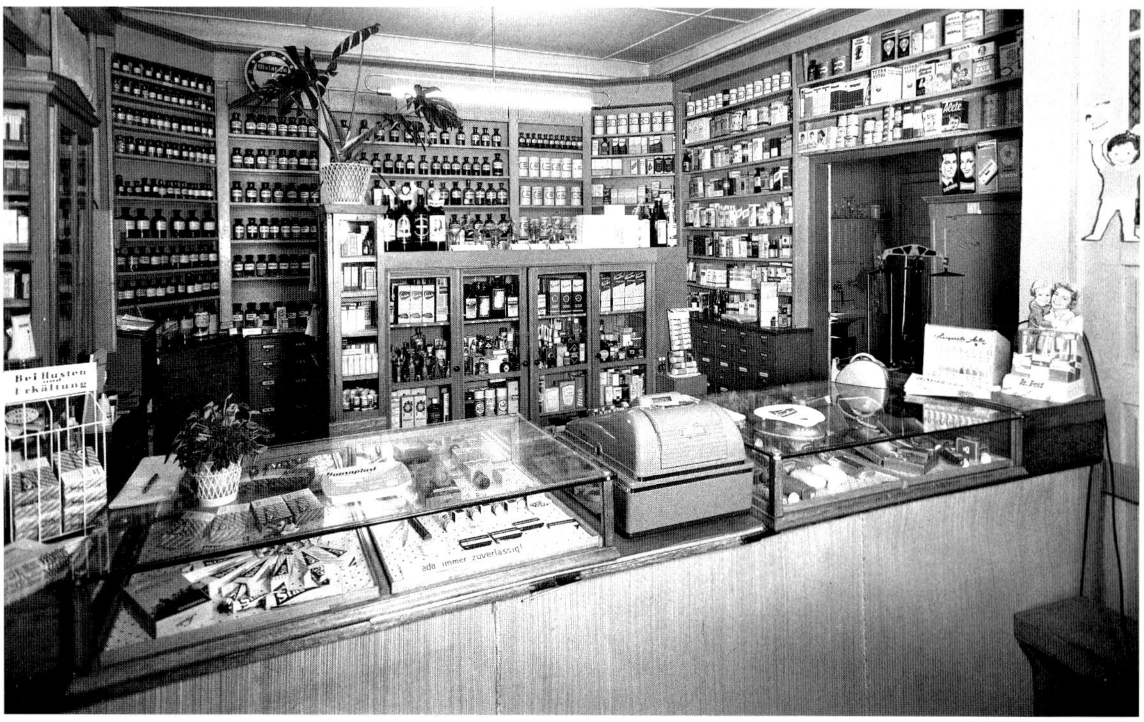

ten Maße durchgesetzt werden, weil dies oft an kalkulatorischen Gründen scheiterte und das Geschäft ruiniert hätte.

Offiziell zugelassen zum Pharmaziestudium wurden Frauen in Deutschland erst 1899, und 1906 legte dann die erste Frau das Examen ab. Es sollte aber noch bis 1931 dauern, ehe eine Frau die erste Konzession für eine eigene Apotheke erhielt, obwohl der Anteil der examinierten Frauen unter den Beschäftigten von Apotheken inzwischen bereits auf 30 Prozent angestiegen war. Danach ging er aus ideologischen Gründen wieder zurück, weil eine der Arbeitsbeschaffungsmaßnahmen der Regierung Hitler in der Hinauslockung (Ehestandsdarlehen) der Frauen aus dem Berufsleben und in ihrer Verdrängung (Studentinnenquote) aus den Universitäten bestand. Erst als der von derselben Regierung vom Zaun gebrochene Krieg Arbeitskräfte in allen Branchen rar machte, kehrten die Apothekerinnen mehr oder weniger freiwillig in die Offizin zurück.

Nur vorübergehend änderte sich das nach dem Krieg, als viele Männer zurückkehrten, denn es kamen ja beileibe nicht alle heim,

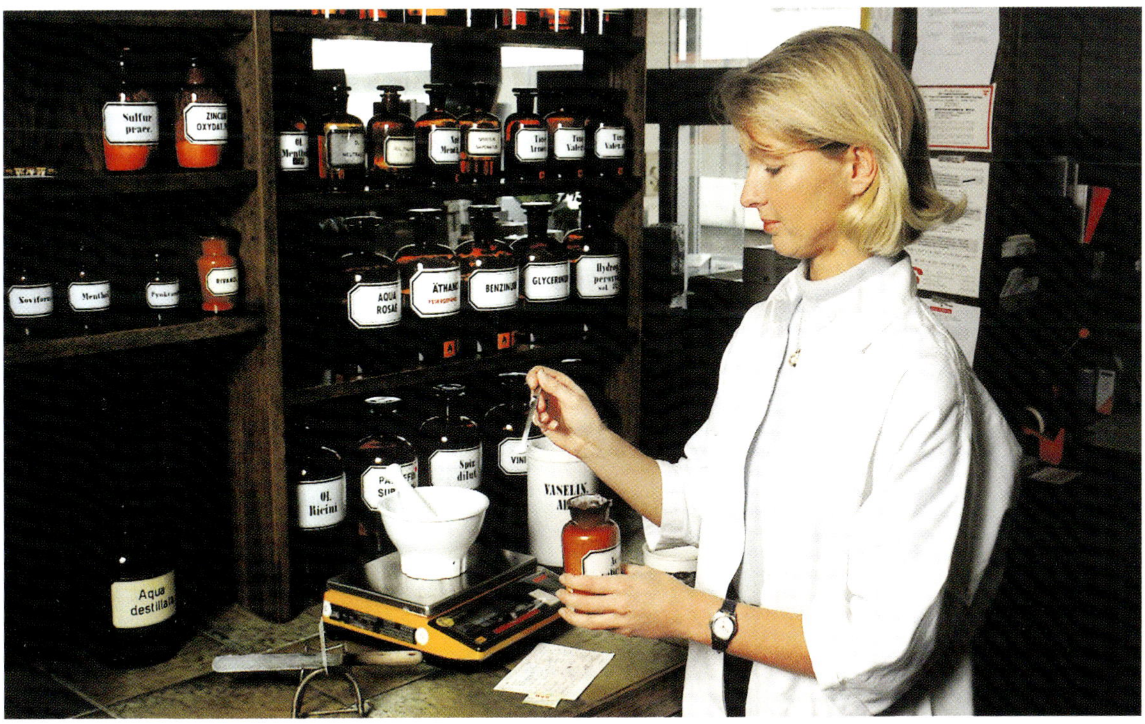

Frauen spielen im heutigen Apothekenwesen die dominierende Rolle. Etwa zwei Drittel aller approbierten Apotheken werden von Frauen geführt.

und der unterdessen eingetretene Wandel des Frauenbildes ließ sich zudem nicht mehr zurückdrehen; die im Grundgesetz verbriefte Gleichberechtigung tat ein Übriges. Heute sind drei Viertel aller Pharmazeuten und zwei Drittel aller berufstätigen approbierten Apotheker Frauen. Allerdings stellen Frauen nur knapp die Hälfte der Apothekenleiter, obwohl seit 1960 Niederlassungsfreiheit herrscht, und nur ein Drittel der Promovierten. Doch das ist keine branchentypische Erscheinung, sondern spiegelt den noch immer familiär gebremsten Aufstieg von Frauen.

Vielleicht hat bei der „Verweiblichung" des Apothekerberufs auch der Wandel weg von der Arzneimittelbereitung hin zur medikamentösen Beratung mitgewirkt. Der allgemeine Abbau von Autoritätsschwellen mag ebenso mitgespielt haben. Wie in vielen Dienstleistungsunternehmen hat es sich auch hier gezeigt, dass Frauen sich leichter tun im Umgang mit den Kunden und oft einen Sympathievorschuss genießen, da hier unterschwellig auch ein pflegerisches Moment zum Tragen kommt. Und weil Beratungsbedarf ausdrücklich einer der Gründe für die

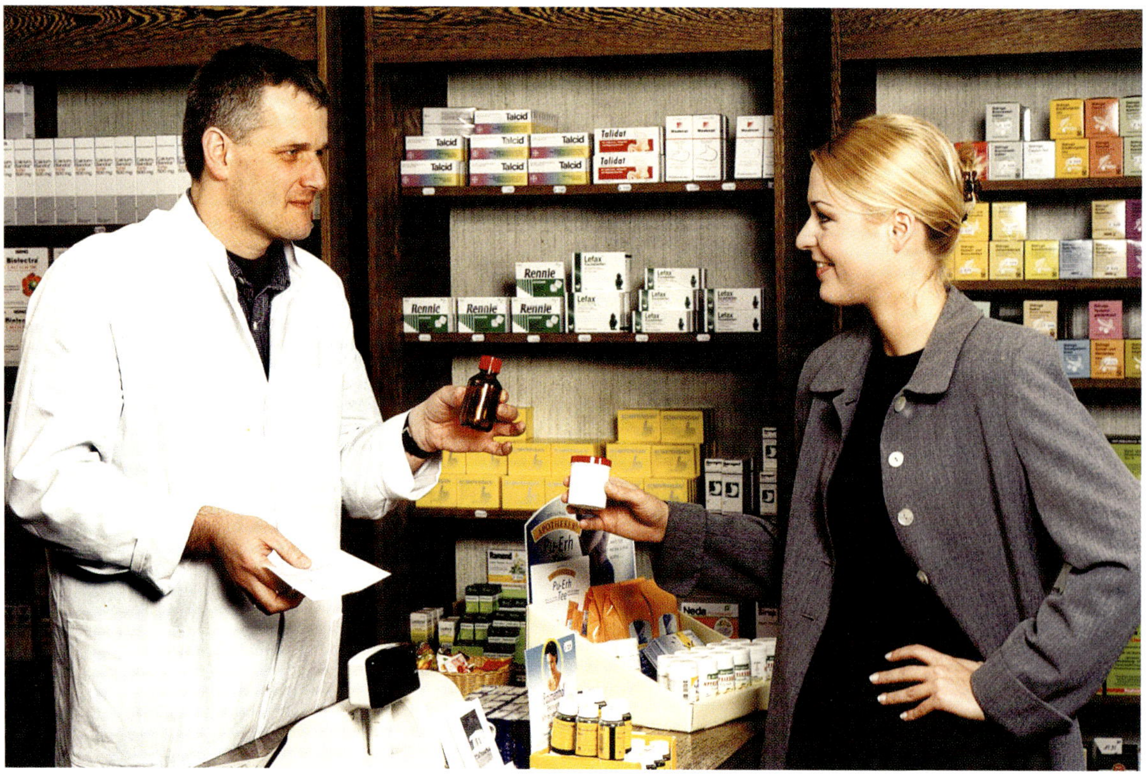

Mit der Vielzahl neuer Medikamente hat sich auch das Berufsbild des Apothekers entscheidend gewandelt. Ein Großteil seiner Arbeitszeit dient der Kunden- und Patientenberatung.

Apothekenpflichtigkeit von Heilmitteln ist, werden diese Stärken im Kundenkontakt gern genutzt. Dazu gehört auch ein ausgeprägtes Gespür dafür, wie sich die Apotheke der Kundschaft gegenüber präsentieren sollte. Allerdings brauchen hier die Apotheker und ihre Kolleginnen ihrerseits Beratung, denn die Erwartungen der Zielgruppe unterliegen dem Wandel ebenso wie der geschmackliche Trend.

Stabil akzeptiert ist die klassische Apotheke, die noch immer in der gediegenen Form des 19. Jahrhunderts oder noch früherer Epochen mit Holzeinbauten und Batterien großväterlich anmutender Apothekengefäße auftritt. Sie profitiert von der Altehrwürdigkeit, darf sich aber etwa in Warenangebot und Service nicht darauf ausruhen, sondern muss zeitgemäße Antworten auf die Fragen und Wünsche des Publikums zu geben verstehen. Dabei unterliegt der Betreiber eines solchen tradionsreichen Hauses meist räumlichen Beschränkungen, die aber mit einiger Flexibilität gut zu überwinden sind. So war in der Gründungszeit der Platzbedarf für La-

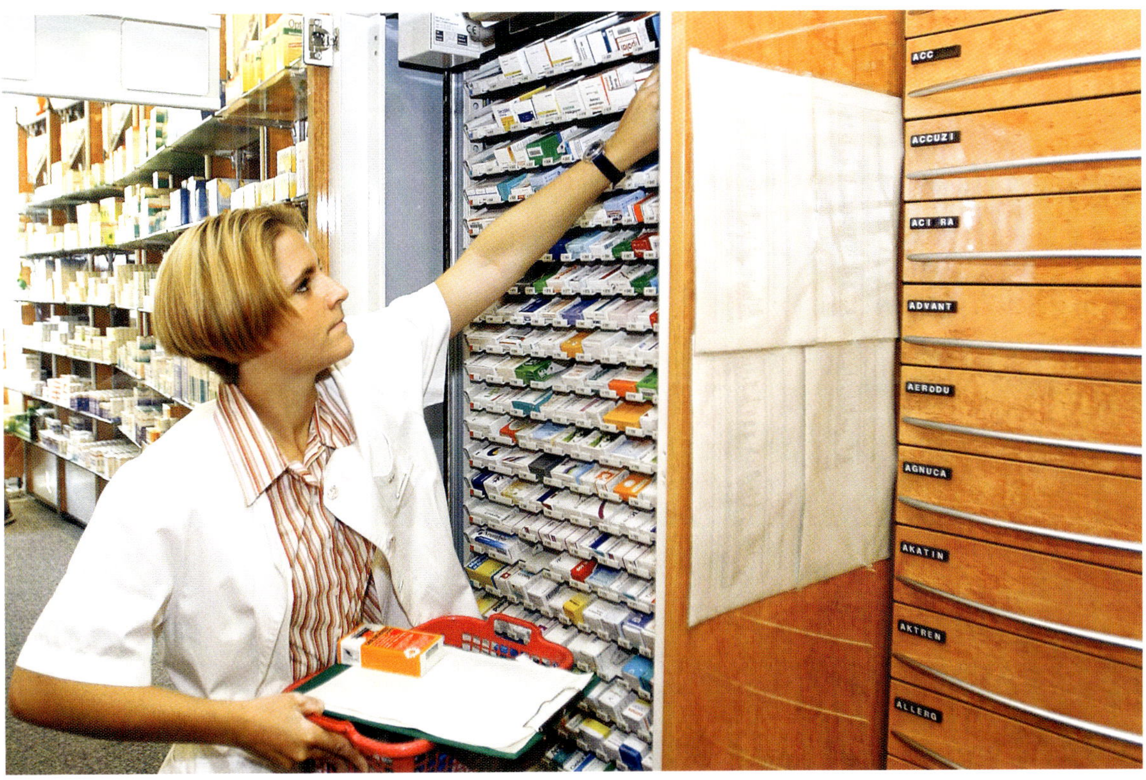

Sei es Versandhandel oder die Apotheke im Internet – niedergelassene Apotheken müssen sich mit gezielter und persönlicher Kundenbindung gegen moderne Formen der Arzneimitteldistribution behaupten.

gerhaltung und Zubreitung um ein Vielfaches größer als heute. Die dafür vorhandenen Räume können mit einen gewissen innenarchitektonischen Geschick so geöffnet werden, dass sie als Erweiterung des „Front“-Bereichs wirken, ohne den patrizischen Eindruck zu schmälern. Ein Selbstbedienungsladen freilich sollte man tunlichst in derartigem Ambiente nicht etablieren, es wäre dadurch „entweiht“ und verlöre seinen Nimbus.

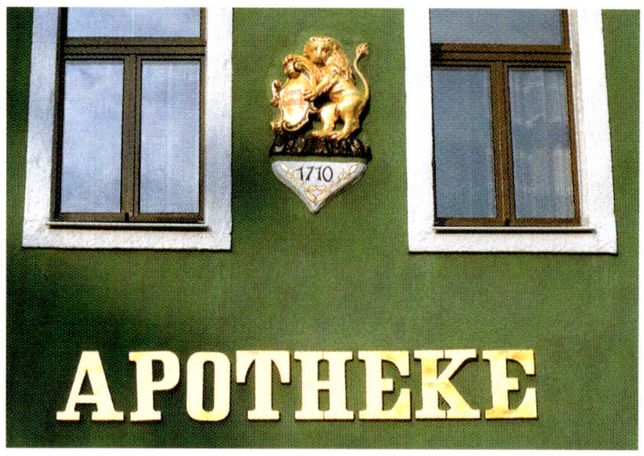

Außenfassade einer alteingesessenen Apotheke

Das bedeutet nicht, dass nicht auch solche modernen, mit Drogeriemärkten konkurrierenden Apotheken ihre Berechtigung haben. Ihre Zahl und Bedeutung hat in letzter Zeit nicht von ungefähr zugenommen: Durch ständig weiter erhöhte Zuzahlungen und Praxisgebühren hat sich der Trend zur Selbstmedikation verstärkt. Und durch die Medien hat sich der Informationsstand der Kundschaft soweit gehoben, dass die aus Supermärkten gewohnte Selbstbedienung gut auf- und angenommen wird. Der Apotheker muss allerdings darauf achten, dass er das Angebot klar nach Themen gliedert und dass er, dies vor allem, seinen Kompetenzvorsprung nicht einer bequemen Beliebigkeit opfert. Musterbeispiele für Apotheken mit einem großen Freiverkaufanteil glänzen durch geschickt-unauffällige Kundenführung nach verkaufspsychologischen Gesichtspunkten und zugleich durch Beratungsnischen für das vertrauliche Gespräch mit dem Apotheker und durch Servicebereiche, in denen etwa Blutdruck gemessen, Prothesen angepasst oder Kosmetika ausprobiert werden. Der Personalbestand wird also immer deutlich höher bleiben als in einem Drogeriemarkt.

Zwischen klassischer und Selbstbediener-Apotheke haben diverse Mischformen Platz, aber auch konservative und doch hochmodern gestaltete Apotheken. Diese setzen weiter auf den traditionellen Frontalverkauf, empfehlen sich ästhetisch aber durch ein manchmal fast klinisch-hochwertiges Design und durch eine Ausleuchtung von ähnlicher Wirkung. Damit heben sie sich deutlich ab von Drugstores und SB-Märkten und erinnern eher an Juwelier-Geschäfte, was die Wertanmutung der Produkte steigert. Auch hier wird der Beratungsgesichtspunkt schon im Schaufenster durch Hinweis auf entsprechende Leistungen betont: Individuell entwickelte Diätkonzepte, kosmetische Betreuung, Tipps zur Säuglingspflege und für die Reiseapotheke, Vorschläge für Nahrungsergänzungsmittel – all das weist die Apotheke als vertrauenerweckenden modernen Dienstleister aus, bei dem sich der Ratsuchende gut aufgehoben weiß und sich nicht als bloßen Umsatzbringer empfindet.

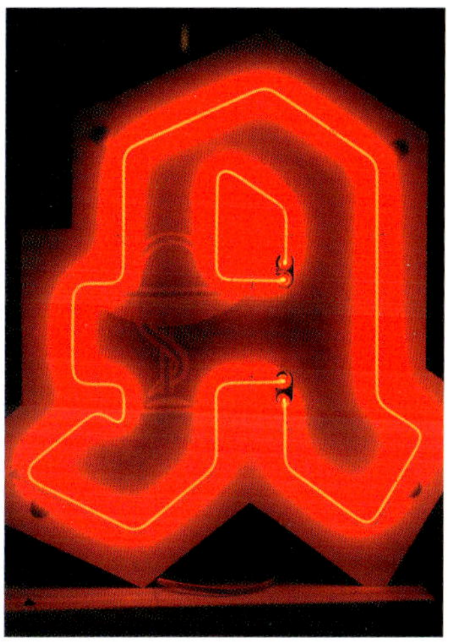

Wollen die Apotheken nicht ihr unschätzbares fachliches Plus verspielen, müssen sie einen Weg finden zwischen Anpassung an das gewandelte Kaufverhalten und der traditionellen Würde der Institution. Bei sinkenden Margen mit verschreibungspflichtigen Medikamenten aufgrund von Maßnahmen zur Kostendämpfung ist der Apotheker auf ein gewisses Nebensortiment von an sich nicht genuin pharmazeutischen Produkten angewiesen, als da sind Kosmetika, mehr oder weniger seriöse Schlankheitspillen, Antifalten-Cremes, Badezusätze, Waren der Wellness-Industrie. Dieses Angebot braucht jedoch einen Rahmen der Seriosität und darf nicht im Vordergrund stehen oder gar durch schreiend bunte Sonderverkaufsständer das Bild beherrschen. Sonst verkommt die Vielfalt zum Apothainment. Der Kunde soll stets das Gefühl haben, dass er mit seinem gesundheitlichen Problemen und Sorgen ernst genommen wird. Die Apotheke der Zukunft kann zu einem segensreichen Tempel der hörenden und sprechenden Medizin werden, wenn sie bei zunehmender Fragmentierung der Gesellschaft den fast intimen Part der Gesundheitskommunikation und eine Lotsenfunktion im unübersichtlichen Gelände der medizinischen Versorgung zu übernehmen versteht durch niveauvolle Diskussion und ehrliche Zuwendung, durch sorgfältige Aufklärung und verlässliche Empfehlungen.

Wahr-Zeichen: Das unübersehbar große rote A, das in unseren Städten auf Apotheken hinweist, präsentiert sich merkwürdig eckig. Das liegt an der Entstehungszeit des Logos: Es ging aus einem Wettbewerb Anfang der 1930er-Jahre hervor, als Frakturschrift für besonders deutsch gehalten wurde. Zunächst zierte das Schnittgeviert von linkem Aufstrich und Querbalken ein weißes Kreuz. Das aber erinnerte zu sehr ans Kreuz des Schweizer Wappens, weswegen es im Dritten Reich durch die Lebensrune ersetzt wurde. Durch das Unrechtsregime gründlich diskreditiert, wurde sie nach 1945 vom Schlangenkelch abgelöst. Der 1951 übernommene Entwurf von Karl Floßmann vereinigt die Asklepios-Schlange mit der Giftschale als Sinnbild des heilenden Umgangs mit gefährlichen Stoffen. In dieser Form ist das große rote A bis heute Aushängeschild und Wahrzeichen der Apotheken.

Register

Bildquellennachweis

Archiv für Kunst und Geschichte, Berlin:
20 (r.), 23, 34, 40, 42, 48, 53 (r.), 62, 71, 83, 85 (2), 89, 90 (2), 91 (2), 94, 95, 97, 100, 101, 103, 105, 106, 107, 110 (r.), 111 (2), 113, 115, 121, 124, 126, 127, 128, 131, 138 (l.), 140, 141 (2), 142 (2), 145, 146, 148, 151, 157, 161, 167, 171, 173, 179, 180, 181, 183, 185, 186, 187, 194 (2), 198, 199, 203 (r.), 215, 217, 219, 220, 224 (2), 232, 233 (3), 247, 248 (o.), 250 (r.), 251 (r.), 253, 254, 258, 263, 269, 271, 275, 287, 288, 291 (r.), 294, 298, 306, 312, 316,

picture-alliance, Frankfurt/Main:
8 (2), 9 (2), 11, 12, 13, 14, 15, 16, 17, 18, 19, 20 (l.), 21 (2), 22, 24, 25, 26, 28, 30, 31, 32, 36, 37, 39, 41, 43, 44, 45, 47, 49, 50, 51, 52 (2), 53 (l.), 54, 55, 56, 57, 58, 59, 60 (2), 61, 63 (2), 65, 66, 67, 68, 72, 73, 74, 75, 76, 77, 79, 80, 81 (4), 82, 84 (2), 86, 87, 88, 92, 93, 96, 98, 99, 102, 104, 109, 110 (l.), 112, 116, 117, 118, 119, 120, 123, 134, 135, 136, 138 (r.), 139 (2), 147, 149, 154, 155, 156, 158, 159, 160, 162, 163, 164, 165, 168, 170, 172, 174, 175, 176, 178, 182, 188, 189, 190 (2), 191 (2), 192, 193, 195 (2), 196, 197 (2), 200, 201, 202, 203 (l.), 205, 207, 208, 209, 210, 211, 212, 213, 214, 216, 223, 225 (2), 226, 227, 229, 230, 231, 234, 236, 239, 240, 241, 242, 243, 244, 246 (2), 248 (u.), 249, 250 (l.), 251 (l.), 255, 257, 259, 260, 261, 262, 264, 266, 267, 272, 273, 274, 276, 277, 279, 280, 281, 282, 283, 284, 285, 289, 290 (2), 291 (l.), 293, 295, 296, 297, 299, 300, 304, 305, 308, 309, 313, 314, 315, 317